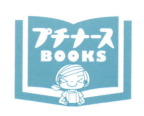

## アセスメントに使える
# 疾患と看護の知識

編集 池西静江　小山敦代　西山ゆかり

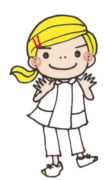

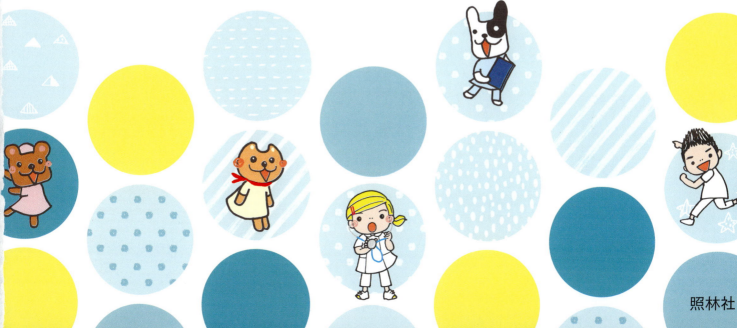

照林社

# はじめに

　「看護過程の授業は難しかったし、臨地実習では受け持ち患者さんの疾患から看護のことまで、たくさんの本を見てもどこから手をつけていいか、もうパニックになりそう…」と感じていませんか。

　看護過程は、アセスメント、問題の明確化（看護診断）、計画、実施、評価の構成要素が相互に関連し合う、系統的でダイナミックな問題解決技法です。看護専門職には、綿密な観察により得られた情報と知識や経験を照合して得られる判断に基づいて、看護ケアを実施することが求められますので、問題解決の思考と実践のプロセスである看護過程はとても重要です。

　しかし、初学者である看護学生にとって、その学習は簡単ではなく、難しいと感じるのが常です。それでも、学生時代に看護過程についてしっかり学んで、看護専門職として必要な力を培ってほしいと思います。

　受け持ち患者さんの看護過程を実践するうえで大切なのが、ナイチンゲールのいう三重の関心（知的な関心、心のこもった関心、技術的な関心）ですが、その基盤になるのがアセスメント能力であり、知的な関心として疾患と看護の基礎知識は不可欠です。

　本書では、臨地実習で遭遇するであろう22の主要疾患と正常分娩について、ビジュアルなイラストを用い、医学監修のもと解剖生理から疾患の病態生理・症状・検査・治療・ヘルスアセスメント・看護ケアまで、この1冊で全体をイメージできるようにまとめています。授業での疾患理解や看護過程の演習、実習での受け持ち患者さんのアセスメント、計画立案、看護ケアに役立ててください。きっとパニックにならずに済むでしょう。また、国家試験につながる学習のまとめとしてもおおいに役立つと思います。

　実習で出会う一人ひとりの患者さんに誠実に向き合い、真摯な学習の積み重ねが看護専門職としての力量形成につながっていくことを願っています。

　本書は看護学生向け雑誌『プチナース』連載（2011年4月号～2013年3月号）がもとになりますが、プチナースBOOKSシリーズの1冊として今回の書籍化にあたり、すべての内容の見なおし、データ更新、医学監修のもとに信頼性の高い内容となっております。

　お世話になりました皆さまに感謝申し上げます。

2016年1月

編者を代表して
小山敦代

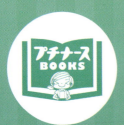

# アセスメントに使える 疾患と看護の知識

## CONTENTS （執筆／医学監修）

### 肺炎　池西静江／苗村建慈 ……… 1
解剖生理 ……… 2
疾患と看護の基礎知識 ……… 4

### 肺がん　池西静江／苗村建慈 ……… 15
解剖生理 ……… 16
疾患と看護の基礎知識 ……… 18

### 慢性閉塞性肺疾患（COPD）　池西静江／苗村建慈 ……… 25
解剖生理 ……… 26
疾患と看護の基礎知識 ……… 28

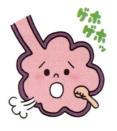
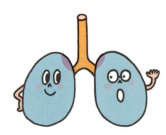

### 心筋梗塞　岡田朱民／金井恵理 ……… 37
解剖生理 ……… 38
疾患と看護の基礎知識 ……… 40

### 心不全　糀谷康子／金井恵理 ……… 49
解剖生理 ……… 50
疾患と看護の基礎知識 ……… 53

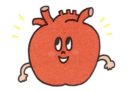
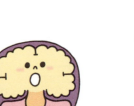

### 脳梗塞　荒木大治／樋口敏宏 ……… 63
解剖生理 ……… 64
疾患と看護の基礎知識 ……… 66

### クモ膜下出血　西山ゆかり／中島正之 ……… 73
解剖生理 ……… 74
疾患と看護の基礎知識 ……… 76

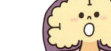
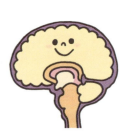

## パーキンソン病 岩郷しのぶ／栗山長門……… 89
　解剖生理……… 90
　疾患と看護の基礎知識……… 92

## 胃がん 西山ゆかり／糸井啓純……… 103
　解剖生理……… 104
　疾患と看護の基礎知識……… 106

## 肝硬変 石束佳子／山村義治……… 117
　解剖生理……… 118
　疾患と看護の基礎知識……… 120

## 大腸がん 中森美季／糸井啓純……… 129
　解剖生理……… 130
　疾患と看護の基礎知識……… 132

## クローン病 髙岡寿江／山村義治……… 143
　解剖生理……… 144
　疾患と看護の基礎知識……… 146

## 糖尿病 髙岡寿江／嶺尾 徹……… 153
　解剖生理……… 154
　疾患と看護の基礎知識……… 156

## 甲状腺機能亢進症 中島小乃美／嶺尾 徹……… 165
　解剖生理……… 166
　疾患と看護の基礎知識……… 168

## 慢性腎臓病／慢性腎不全 中島小乃美／嶺尾 徹……… 175
　解剖生理……… 176
　疾患と看護の基礎知識……… 178

## 小児ネフローゼ症候群 辻野睦子／丸山立憲……… 187
　解剖生理……… 188
　疾患と看護の基礎知識……… 190

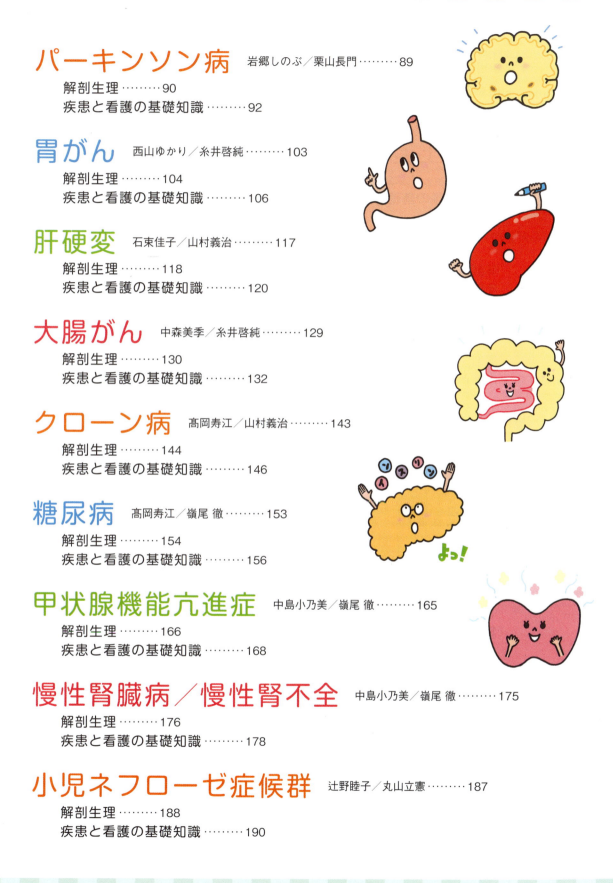

## 大腿骨頸部／転子部骨折 　渡邉江身子／糸井 恵……… 199
- 解剖生理………200
- 疾患と看護の基礎知識………202

## 胸腰椎圧迫骨折 　中島真由美／糸井 恵……… 211
- 解剖生理………212
- 疾患と看護の基礎知識………215

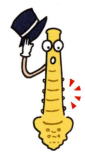
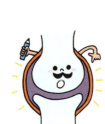

## 関節リウマチ 　渡邉江身子／糸井 恵……… 223
- 解剖生理………224
- 疾患と看護の基礎知識………226

## 小児白血病 　辻野睦子／丸山立憲……… 237
- 解剖生理………238
- 疾患と看護の基礎知識………240

## 乳がん 　井村弥生／神山 順……… 247
- 解剖生理………248
- 疾患と看護の基礎知識………250

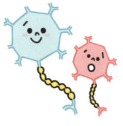

## 統合失調症 　柴田早苗、北村雄児／田中邦雄……… 257
- 解剖生理………258
- 疾患と看護の基礎知識………260

## 番外編 正常分娩 　糠塚亜紀子／兒玉英也……… 269
- 解剖生理………270
- 妊娠・分娩・産褥の看護と新生児の基礎知識………272

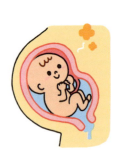

索引………280

### 資料
- 呼吸の観察………14
- おもな呼吸管理用語一覧………62
- 失語症の分類………88
- 実習で出合う検査基準値一覧①………102
- おもな抗がん薬の略号………116
- 便の観察………128
- 実習で出合う検査基準値一覧②………186
- 臨床でよく使われる数式・数字………198
- 関節可動域（ROM）による上肢測定………210
- 臨床でよく使われる計量単位………236

装丁：ビーワークス
本文デザイン：D.tribe（林慎悟）
カバー・表紙イラスト：ウマカケバクミコ
本文イラスト：今崎和広、ウマカケバクミコ、
　　　　　　中村知史、日の友太、
　　　　　　松村暁宏（ビーワークス）、村上寛人
DTP制作：明昌堂

## 編集
（五十音順）

| | |
|---|---|
| 池西静江 | Office Kyo-Shien・代表 |
| 小山敦代 | 聖泉大学看護学部看護学科・教授 |
| 西山ゆかり | 四條畷学園大学看護学部看護学科・准教授 |

## 執筆

| | |
|---|---|
| 荒木大治 | 武庫川女子大学看護学部看護学科・助教 |
| 池西静江 | Office Kyo-Shien・代表 |
| 石束佳子 | （専）京都中央看護保健大学校・副学校長 |
| 井村弥生 | 関西医療大学保健看護学部保健看護学科・准教授 |
| 岩郷しのぶ | 四條畷学園大学看護学部看護学科・講師 |
| 岡田朱民 | 佛教大学保健医療技術学部看護学科・講師 |
| 北村雄児 | 武庫川女子大学看護学部看護学科・実習助手 |
| 糀谷康子 | 京都大学医学部附属病院看護管理室・移植看護コーディネーター |
| 柴田早苗 | 特定医療法人福知会 クリニックもみじ |
| 髙岡寿江 | 佛教大学保健医療技術学部看護学科・講師 |
| 辻野睦子 | （専）京都中央看護保健大学校・専任教員 |
| 中島小乃美 | 佛教大学保健医療技術学部看護学科・准教授 |
| 中島真由美 | 聖泉大学看護学部看護学科・講師 |
| 中森美季 | 京都看護大学看護学部看護学科・講師 |
| 西山ゆかり | 天理医療大学医療学部看護学科・准教授 |
| 糠塚亜紀子 | 京都光華女子大学健康科学部看護学科・准教授 |
| 渡邉江身子 | （専）京都中央看護保健大学校看護保健学科・学科長 |

## 医学監修

| | |
|---|---|
| 糸井啓純 | 明治国際医療大学外科学・教授 |
| 糸井　恵 | 明治国際医療大学整形外科学・教授 |
| 金井恵理 | 天理医療大学医療学部・教授 |
| 神山　順 | 明治国際医療大学外科学・教授 |
| 栗山長門 | 京都府立医科大学医学部地域保健医療疫学教室・准教授 |
| 兒玉英也 | 秋田大学医学部保健学科大学院医学系研究科母子看護学講座・教授 |
| 田中邦雄 | 明治国際医療大学統合医療学・教授 |
| 中島正之 | 近江八幡市立総合医療センター脳神経外科・部長 |
| 苗村建慈 | 明治国際医療大学附属病院・病院長、同大学内科学・教授 |
| 樋口敏宏 | 明治国際医療大学脳神経外科学・教授 |
| 丸山立憲 | 宇治徳洲会病院・総長 |
| 嶺尾　徹 | 明治国際医療大学内科学・名誉教授 |
| 山村義治 | 医療法人大寿会 介護老人保健施設ユートピア・施設長 |

# 本書の特徴と使い方

プチナースBOOKS『アセスメントに使える 疾患と看護の知識』は、授業での疾患理解や看護過程の演習、また実習で患者さんを受け持つ際に欠かせない「解剖生理」と「病態生理から分類、検査・診断・治療、看護ケア」までの基礎知識を、主要22疾患＋正常分娩の全23項目取り上げ、ビジュアルにわかりやすくまとめました。

看護ケアでは、実習中に実際に患者さんを受け持ち、情報収集・アセスメントを行ううえで必要なフィジカルアセスメントについて充実させています。

医学監修のもと、より信頼性の高い内容で、疾患理解からアセスメント・看護ケアまでを系統的に学ぶことができます。

● 本書で紹介している治療・ケア方法などは、実践により得られた方法を普遍化すべく努力しておりますが、万一本書の記載内容によって不測の事故等が起こった場合、著者、出版社はその責を負いかねますことをご了承ください。
● 検査基準値は測定法によっても異なり、各施設でそれぞれ設定されているものも多くあります。本書を活用する際には、あくまでも参考になる値としてご利用ください。
● 本書に記載している薬剤・機器等の選択・使用方法については、出版時最新のものです。薬剤等の使用にあたっては、個々の添付文書を参照し、適応・用量等は常にご確認ください。
● 本書では「頚動脈」などに使用される「頚」の漢字表記を日本医学会用語委員会の見解に従い「頸」に統一しています。看護師国家試験や看護学テキストでは「頚」が使用されていますので留意してください。

## 1 「ミニマム・エッセンス」と「解剖生理・病態・検査・治療・看護ケアがわかるマップ」

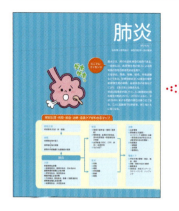

疾患の知識をサクっとおさえる！

## 2 病態理解につながる！「解剖生理」

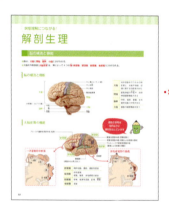

この1冊で、解剖生理から勉強できて便利！

## 3 アセスメントに活かせる！「疾患と看護の基礎知識」

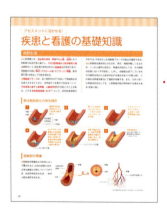

ビジュアルな解説で、よくわかる！

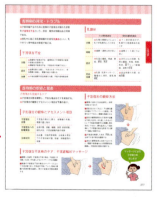

実習での情報収集に使える知識が満載！

# 肺炎
（はいえん）

●執筆＝池西静江　●医学監修＝苗村建慈

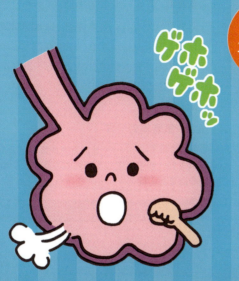

**ミニマム・エッセンス**

肺炎とは、肺の炎症性疾患の総称である。一般的には、病原微生物の侵入による肺実質の急性の感染性炎症を指す。

主症状は、発熱、咳嗽、喀痰、呼吸困難などである。形態学的あるいは発症の場や病原微生物の種類、基礎疾患の有無などにより、さまざまに分類される。

肺炎は罹患率が高いうえ、人口動態統計（国民衛生の動向2015／2016）によると、平成26年における死因の順位は第3位である。ことに高齢者では発症率、死亡率ともに高くなる。

## 解剖生理・病態・検査・治療・看護ケアがわかるマップ

**解剖生理**
呼吸器系（気道・肺・肺胞）

↓

**病態**
病原微生物の侵入
↓
病原微生物の増殖
↓
肺胞内や肺胞壁に炎症細胞が浸潤

↓

**肺炎**

**分類**
**形態学的な分類**
●肺胞性肺炎、間質性肺炎、混合性肺炎
**基礎疾患の有無による分類**
●原発性肺炎、続発性肺炎
**発症の場による分類**
●市中肺炎、院内肺炎、医療・介護関連肺炎
**病原微生物による分類**
●細菌性肺炎、非定型肺炎

**検査**
●胸部X線検査→陰影（浸潤影）
●喀痰検査、血清抗体価検査、尿中抗原検査→原因微生物の特定
●血液検査（WBC、CRP、赤沈）→炎症所見
●$SpO_2$低下

**症状**
●発熱
●咳嗽
●喀痰
●呼吸困難
●胸痛
●頻脈

**治療**
●全身管理
●薬物療法（抗菌薬）：エンピリック（経験的）治療→原因微生物が特定されれば感受性のある抗菌薬へ
●対症療法
　▶解熱薬
　▶去痰薬
　▶酸素吸入

**看護ケア**
●呼吸状態の観察：聴診、触診、視診
●咳嗽・喀痰の性状の観察
●酸素療法
●排痰法：体位ドレナージ、スクイージング、ハッフィング

# 病態理解につながる！
# 解剖生理

## 呼吸器系（おもに気道）の構造と機能

- 呼吸器系は、**鼻腔**、**咽頭**、**喉頭**、**気管**、**気管支**、**肺**で構成され、肺に出入りする空気の通路を総称して気道という。
- 気道は一般に**上気道**（鼻腔、咽頭、喉頭）と**下気道**（気管、気管支、細気管支）に分けられる。気管は**食道の前方**に位置し、喉頭に続く長さ**10cm**ほどの気管軟骨に囲まれた管をいう。
- **胸骨角**（第4～5胸椎の高さ）あたりで、右主気管支と左主気管支に分かれ、葉気管支、区域気管支、細気管支とさらに分岐し、肺胞に達する。
- 心臓のある左主気管支のほうが分岐角度は大きく、やや細く、かつ長い。

### 呼吸器の構造

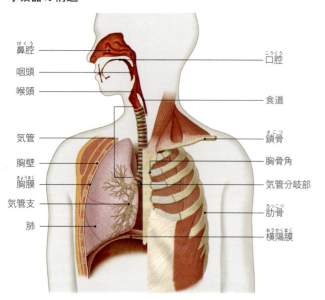

### 気管・気管支の分岐

- 呼吸器系では、入ってきた空気が気道を通ることで濾過、加温、加湿され、肺胞に達し、肺胞内の空気と肺胞中隔内の毛細血管内の血液との間で**ガス交換**を行う。

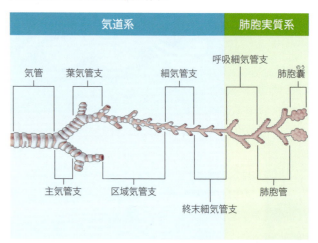

## 気道のクリアランス（清浄化）作用と感染防御機構

### 気道のクリアランス作用と感染防御機構

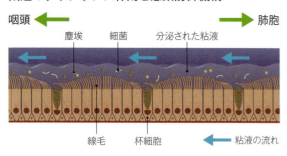

- 呼吸器系は、気道を通じて外界と直接接するために、病原微生物や有害物質の侵入に対処する必要があり、気道のクリアランス（清浄化）作用がある。
- 気道のクリアランス作用は、鼻毛、鼻腔壁により細菌などの侵入を防ぐとともに、杯細胞から分泌する粘液により侵入した細菌、塵埃などを吸着させ、**線毛運動**により咽頭の方向に送り出すシステムである。
- くしゃみ反射、咽頭のリンパ組織（ワルダイエル咽頭輪）、**咳嗽反射**、肺胞のマクロファージなども感染防御機構として働く。

# 肺の構造と機能

## 肺

- 肺は胸郭と横隔膜で形成される胸腔のなかにある1対の臓器である。
- 肺の表面は臓側胸膜で、胸腔の内面は壁側胸膜で覆われる。
- 肺は肺胞の集合体である。
- 肺は、「裂」によって「葉」に分割される。左肺は上葉と下葉、右肺は上葉、中葉、下葉に分かれる。
- 肺葉はさらに10の区域（左肺は区域1・2が1つになり、区域7が欠ける）に分割される。

気管・主気管支・葉気管支・区域気管支

肺区域

## 肺胞

- 肺胞は半球状のやわらかく弾力性に富む小さな袋状のもので、薄い肺胞中隔で支持される。その壁内には毛細血管が広がる。
- 肺胞の数は左右合わせて、約3億～8億個で、その表面積は70～100m²にも及ぶ。
- 肺胞内面を覆う肺胞上皮細胞は、扁平肺胞上皮細胞（Ⅰ型肺胞上皮細胞）と大肺胞上皮細胞（Ⅱ型肺胞上皮細胞）からなる。
- 扁平肺胞上皮細胞（Ⅰ型肺胞上皮細胞）は毛細血管内皮を通してガス交換を行い、大肺胞上皮細胞（Ⅱ型肺胞上皮細胞）は、表面活性物質（サーファクタント）を分泌する。
- サーファクタントは、肺胞の表面張力を低下させ、肺胞が虚脱するのを防いでいる。
- 肺胞におけるガス交換は、拡散により行われる。
- 肺胞に到達した微生物は、マクロファージに貪食され、分泌物とともに気道から排出されるか、間質のリンパ管に入る。

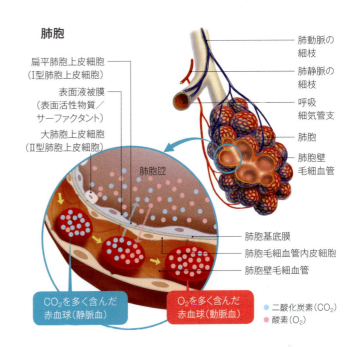

アセスメントに活かせる！
# 疾患と看護の基礎知識

## 病態生理

- 発熱、咳嗽、喀痰などの呼吸器症状を伴い、胸部X線において、炎症による陰影（浸潤影）の出現を認めるものを肺炎という。
- 多くは上気道から肺に病原微生物を吸入することで感染する。
- 感染すると病原微生物の増殖により、肺胞内や肺胞壁などに炎症細胞が浸潤し、発熱、咳嗽、喀痰などの症状が出現する。
- 病原微生物のなかで発症が多いのは、肺炎球菌、インフルエンザ菌、マイコプラズマ、クラミジアなどである。

## 分類

- 肺炎には、形態学的、発症の場の違い、基礎疾患の有無、病原微生物の種類などにより、いろいろな分類がある。これらの分類は、病原微生物の推定、それによる抗菌薬などの薬剤の選択、治療効果の判定などに有用である。

> このほか
> 術後肺炎、嚥下性（誤嚥性）肺炎、沈下性肺炎などがあります

### 肺炎の分類

#### 形態学的な分類

| | |
|---|---|
| 肺胞性肺炎  | 肺胞の炎症、一般にこれを肺炎という。炎症の広がり方により以下の2つに分類される |
| 大葉性肺炎 | ●肺の一葉を占める肺炎<br>●おもな病原微生物：肺炎球菌、肺炎桿菌（クレブシエラ）など  |
| 気管支肺炎 | ●気管支の支配領域に一致する肺炎<br>●おもな病原微生物：黄色ブドウ球菌、インフルエンザ菌  |
| 間質性肺炎 | 肺胞中隔などの間質の炎症<br>●原因が明らかになっているものと不明なものがある（特発性間質性肺炎） |
| 混合性肺炎 | 肺胞性と間質性の混合型 |

#### 基礎疾患の有無による分類

| | |
|---|---|
| 原発性肺炎 | ほかの肺疾患の関与なしで発症 |
| 続発性肺炎 | 肺がんなどのほかの肺疾患に続発して発症 |

#### 発症の場による分類

| | |
|---|---|
| 市中肺炎 | ●病院外の社会生活のなかで発症<br>●おもな病原微生物：肺炎球菌、インフルエンザ菌、マイコプラズマなど |
| 院内肺炎 | ●宿主の易感染状態が一因して、入院後48時間以降に新たに発症<br>●おもな病原微生物：黄色ブドウ球菌（MRSA[*1]）、緑膿菌など 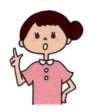 |

※このほかに、「医療・介護関連肺炎」といい、在宅療養を続けている人や長期療養型の医療および介護施設に入所している人が発症する市中・院内肺炎の中間型を示すものを区分することがある。

#### 病原微生物の種類による分類（p.5「症状・合併症」を参照）

| | |
|---|---|
| 細菌性肺炎 | 細菌の感染による肺炎 |
| 非定型肺炎 | 細菌以外の病原微生物による肺炎で、細菌性肺炎と異なる臨床像を示す |

*1【MRSA】methicillin resistant *Staphylococcus aureus*：メチシリン耐性黄色ブドウ球菌

## 症状・合併症

- 肺炎は、**発熱**、**咳嗽**、**喀痰**、**呼吸困難**などの症状がある。
- 胸膜に炎症が波及すれば**胸痛**が出現する。
- おもな合併症には、低酸素血症、肺化膿症、胸膜炎や膿胸、敗血症などがある。

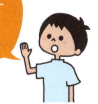

肺炎の種類によって特徴的な症状が異なります

## 肺炎の種類と特徴

### 細菌性肺炎

| 原因菌 | 特徴 |
|---|---|
| 肺炎球菌肺炎 | ●突然の**高熱**、**鉄錆**色の喀痰、一葉を侵す大葉性肺炎を呈することがある（高熱を発する／咳嗽や鉄錆色の喀痰を伴う／大葉性肺炎） |
| インフルエンザ菌肺炎 | ●**上気道**の病変から発症することが多いが、**慢性気管支炎**や**気管支拡張症**に合併して発症しやすい |
| モラクセラ肺炎 | ●**冬季**に多発する。小児やCOPDなどの呼吸器疾患をもつ人がよく発症する |
| ブドウ球菌肺炎 | ●院外発症は、**メチシリン感受性黄色ブドウ球菌**（MSSA*2）、院内発症では、**メチシリン耐性黄色ブドウ球菌**（MRSA）がよくみられる<br>● MRSAは、医療従事者が媒介となる**院内感染**もあり、**手洗い**が重要である<br>●肺化膿症や膿胸を合併しやすい<br>●気管支肺炎像を呈する |
| クレブシエラ肺炎 | ●急性発症し、重篤化しやすい<br>●院内で**免疫機能の低下**した人が罹患しやすい |
| 緑膿菌肺炎 | ●抗菌薬に耐性を**示す**ものが多い<br>●医療従事者が媒介となる**院内感染**もあるため**手洗い**が重要である<br>●緑色の喀痰や膿性痰を伴う<br>●気管支肺炎像を呈する（特徴的な緑色の喀痰や膿性痰を伴う） |

### 非定型肺炎

| 原因菌 | | 特徴 |
|---|---|---|
| マイコプラズマ肺炎 | | ●若年者に多く、**乾性咳嗽**、**発熱**を症状とする<br>●寒冷凝集反応がみられる<br>●胸部CT像では、**すりガラス様**の陰影や粒状影が見られることが多い |
| クラミジア肺炎 | | ●クラミジア‐シッタシ肺炎は、**オウム病**といわれ、**鳥類**から感染する。重症化することもある<br>●クラミジア‐ニューモニエ肺炎（クラミジア肺炎）は、**ヒト**からの感染であり、成人の市中肺炎の**5〜10％**程度を占める |
| レジオネラ肺炎 | | ●温泉、公衆浴場などで**水**を介して感染する。重症化しやすい<br>●**発熱**、**比較的徐脈**、**咳嗽**や**筋肉痛**なども症状とする<br>●**マクロライド系**、**抗結核薬のリファンピシン**を投与する |
| 真菌性肺炎 | 肺アスペルギルス症 | ●アスペルギルスは自然界（腐った野菜）、建築物の内部に存在し、胞子を吸入することにより、感染する<br>●基礎疾患を持つ人の発症が多い |
| | 肺クリプトコッカス症 | ●鳥類の糞で汚染された土壌の中で増殖しやすい<br>●**髄膜炎**を併発することがある<br>●フルコナゾールなどの**抗真菌薬**を投与する |
| | ニューモシスチス肺炎 | ●**AIDS**\*3患者など免疫力の低下した患者に合併することが多い |
| ウイルス性肺炎 | サイトメガロウイルス肺炎 | ●免疫力の低下に伴い、潜伏感染していたウイルスが顕在化して発症することが多い |
| | その他 | ●そのほかのウイルス性肺炎の原因には**インフルエンザウイルス**、**麻疹ウイルス**、**水痘ウイルス**などがある |

\*2【MSSA】methicillin sensitive *Staphylococcus aureus*　　\*3【AIDS】acquired immunodeficiency syndrome：後天性免疫不全症候群

# 検査と診断

- 以下の検査と所見などで「肺炎」の臨床診断を行う。
  ① 発熱、咳嗽、喀痰、呼吸困難などの症状
  ② 身体所見として、聴診で肺胞呼吸音の減弱・断続性副雑音聴取、胸部の打診で濁音、触診で声音震盪の増強
  ③ 血液検査で白血球数（細菌性肺炎では好中球増加）、CRP*4 の上昇、赤血球沈降速度（赤沈）の亢進などの炎症所見
  ④ 胸部X線像で陰影（浸潤影）

- その後、喀痰グラム染色検査、喀痰の菌培養検査、血清抗体価測定、尿中抗原検査などで原因微生物の推定や、確定により治療方針を決定する。

> 多くは胸部X線像で診断できますが、原因微生物を特定する検査が必要です

## 肺炎の症状と身体所見

| | |
|---|---|
| 発熱・頻脈 | ●悪寒・戦慄を伴う発熱（高齢者では必ずしも高熱を示さない）・頻脈がみられる<br>●熱型は弛張熱や稽留熱を呈する<br>●レジオネラ肺炎の場合、熱に比して徐脈となることがある（比較的徐脈） |
| 胸痛 | ●炎症が胸膜に及び、知覚神経を刺激することで出現する<br>●咳嗽時に疼痛が増強するため、痰の喀出が困難となる |
| 咳嗽 | ●細菌性肺炎の場合は、末梢気管支に貯留した滲出液（痰）を除去するために湿性咳嗽がみられる<br>●非定型肺炎の場合（特にマイコプラズマ肺炎）は、乾性咳嗽が特徴的である |
| 喀痰 | ●原因微生物の侵入に対する炎症反応により、気道粘膜の分泌物が増加する<br>●一般には黄色の膿性痰がみられる<br>●原因微生物により、特徴的な痰を喀出することがある。肺炎球菌の場合は鉄錆色痰、緑膿菌の場合は緑色痰、嫌気性菌の場合は悪臭のする痰などである |
| 呼吸困難 | ●喀痰による気道の閉塞や、炎症による呼吸容積の減少により起こる<br>●呼吸数は、軽症の場合は20回/分以上、重症の場合は30回/分以上にも及ぶ頻呼吸を認める<br>●重症の場合にはSpO₂*5 90%以下になり、チアノーゼ出現、努力様呼吸がみられる |
| その他 | ●主要な症状とともに、全身倦怠感、食欲不振、頭痛、関節痛などが出現する |

## 肺炎の検査と所見

| | |
|---|---|
| 胸部X線検査 | ●細菌性肺炎で大葉性肺炎の場合は、一葉全体に及ぶ比較的均等な陰影、気管支肺炎の場合は、気管支の支配領域に一致して境界が不明瞭な陰影がみられる<br>●非定型肺炎では多様な陰影を認める。限局性のすりガラス様陰影が特徴的にみられる |

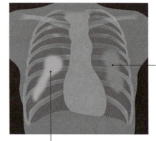

すりガラス様陰影
陰影（浸潤影）

| | |
|---|---|
| 微生物学的検査 | **喀痰検査**<br>●迅速診断で、細菌はグラム染色法で判定<br>●培養検査により菌を同定<br>**血清抗体価検査**<br>●ウイルス、マイコプラズマ抗体価測定<br>**尿中抗原検査**<br>●迅速診断でレジオネラ、肺炎球菌抗原測定 |
| 一般血液検査 | ●細菌性肺炎では白血球増加が著明（特に、好中球が増加し、核の左方移動を示す）。CRP上昇、赤沈亢進を示す<br>●非定型肺炎では著明な白血球増加や好中球の増加は認めないことが多い。CRP上昇、赤沈亢進を示す |
| 動脈血ガス分析 | ●病巣が広がると、PaO₂*6 の低下がみられる |

*4【CRP】C-reactive protein：C反応性タンパク
*5【SpO₂】percutaneous oxygen saturation：経皮的動脈血酸素飽和度
*6【PaO₂】partial pressure of arterial oxygen：動脈血酸素分圧

# 肺炎の重症度分類

● 身体所見・年齢による肺炎の重症度分類に使用する指標と分類を示す。

## 身体所見・年齢による市中肺炎の重症度分類（A-DROP）

**使用する指標**

A 年齢（Age）　男性70歳以上、女性75歳以上

D 脱水（Dehydration）　BUN[*7] 21mg/dL 以上または脱水あり

R 呼吸（Respiration）　$SpO_2$ 90%以下（$PaO_2$ 60Torr 以下）

O 見当識（Orientation）　意識障害あり

P 血圧（B. Pressure）　血圧（収縮期）90mmHg 以下

**重症度の分類**

| | |
|---|---|
| 軽症 | 左記の5つの項目のいずれも満足しないもの（外来治療） |
| 中等症 | 左記項目の1つまたは2つを有するもの（外来／入院治療） |
| 重症 | 左記項目の3つを有するもの（入院治療） |
| 超重症 | 左記項目の4つまたは5つを有するもの。ただし、ショックがあれば1項目のみでも超重症とする（ICU治療） |

日本呼吸器学会市中肺炎診療ガイドライン作成委員会編：成人市中肺炎診療ガイドライン, 日本呼吸器学会, 東京, 2007：8. より引用

## 院内肺炎の重症度分類（I-ROAD）

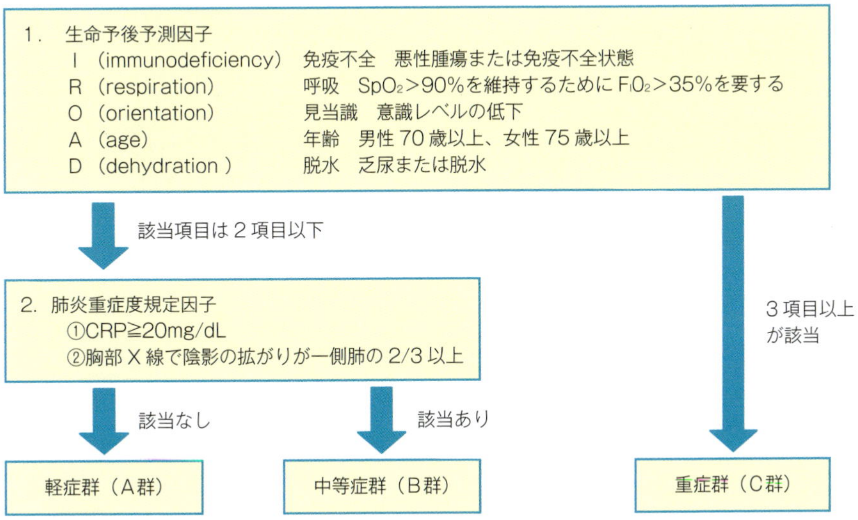

1. 生命予後予測因子
    - I （immunodeficiency）　免疫不全　悪性腫瘍または免疫不全状態
    - R （respiration）　呼吸　$SpO_2>90\%$を維持するために$F_iO_2>35\%$を要する
    - O （orientation）　見当識　意識レベルの低下
    - A （age）　年齢　男性70歳以上、女性75歳以上
    - D （dehydration）　脱水　乏尿または脱水

　　↓　該当項目は2項目以下

2. 肺炎重症度規定因子
    - ①CRP≧20mg/dL
    - ②胸部X線で陰影の拡がりが一側肺の2/3以上

該当なし → 軽症群（A群）
該当あり → 中等症群（B群）
3項目以上が該当 → 重症群（C群）

→抗MRSA薬の使用を考慮すべき条件（グラム染色なども含めて）
MRSA保有リスク

①長期（2週間程度）の抗菌薬投与
②長期入院の既往
③MRSA感染やコロニゼーションの既往

日本呼吸器学会 呼吸器感染症に関するガイドライン作成委員会編：成人院内肺炎診療ガイドライン, 日本呼吸器学会, 東京、2008：4. より引用

---

[*7]【BUN】blood urea nitrogen：血液尿素窒素

# 治療

●肺炎の治療とおもな原因微生物に対する抗菌薬を示す。

## 肺炎の治療

| 全身管理 | ●安静、栄養補給、電解質バランスを保ち脱水症予防のための輸液を行う |
|---|---|
| 薬物療法（抗菌薬） | ●原因微生物が特定されないうちは、通常、**エンピリック(経験的)治療**を行う<br>●エンピリック治療を行うにあたり、まず、細菌性肺炎と、非定型肺炎を鑑別してそれに応じてエンピリック治療における抗菌薬を選択する |
| 対症療法 | ●発熱時には解熱薬、喀痰の喀出には去痰薬、呼吸困難時の酸素吸入など、症状に応じた治療を行う |

## おもな原因微生物に対する抗菌薬

| 肺炎名 | 抗菌薬 |
|---|---|
| 肺炎球菌肺炎 | ●広域ペニシリン系が第一選択<br>●高度ペニシリン耐性菌にはカルバペネム系を用いる |
| インフルエンザ菌肺炎 | ●広域ペニシリンや$\beta$-ラクタマーゼ阻害薬配合ペニシリンが第一選択 |
| 黄色ブドウ球菌肺炎 | ●第一、第二世代セフェム系が第一選択<br>●MRSAに対してはバンコマイシンが第一選択 |
| マイコプラズマ肺炎 | ●マクロライド系が第一選択<br>●テトラサイクリン系、ニューキノロン系も有効(ただし小児、妊婦には禁忌) |

## エンピリック治療

①年齢60歳未満
②基礎疾患がないか、軽微
③頑固な咳嗽がある
④胸部聴診の所見が乏しい
⑤痰がない、迅速診断法で原因菌が証明されない
⑥末梢白血球数が 10,000/μL 未満である

以下の場合は非定型肺炎を疑う
　①～⑥のうち4項目以上
　①～⑤のうち3項目以上
それ以外は細菌性肺炎を疑う

細菌性肺炎の疑い
・βラクタマーゼ阻害薬（ペニシリン）
・セフェム系
・カルバペネム系（ICUなどで使用）

非定型肺炎の疑い
・マクロライド系
・テトラサイクリン系
・ニューキノン系

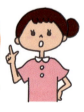

治療にあたり重症度の判断と原因微生物の推定が大切

## 看護ケア

### フィジカルアセスメント

#### 聴診―呼吸音聴取のポイント

- 呼吸の聴診は聴診器の膜型を使用し、1か所1呼吸以上、左右交互に両肺の同位置で聴診する。
- 聴診により聴こえるべき部位で、聴こえるべき音が聴取できない場合は異常と捉える。

呼吸音の聴診部位

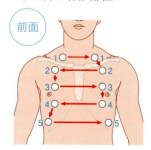
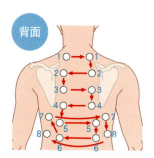
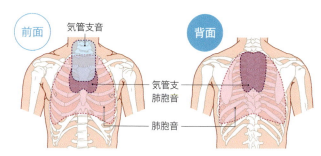

呼吸音聴診部位と観察のポイント

| 呼吸音 | 吸気：呼気 | 音の質 | 正常な聴取部位 |
|---|---|---|---|
| 気管支音 | 1：2 | 高調音<br>吸気より呼気で音が大きい | 気管直上とその周囲 |
| 気管支肺胞音 | 1：1 | 中音調<br>吸気呼気の長さが等しい | 第2・第3肋間の胸骨の左右、背面は第1～4胸椎の左右 |
| 肺胞音 | 2.5：1 | 低調音<br>呼気より吸気がはっきり聴こえる<br>風が吹き抜けたような柔らかな音 | 肺野末梢 |

池西靜江, 石束佳子編：看護学生スタディガイド2016年版. 照林社, 東京, 2015：270. より引用

#### 呼吸音の評価（異常呼吸音）

- 間質性肺炎では、線維化して弾力性を欠く肺胞が吸気により膨らんでいくときに、パリパリという細かい断続性の捻髪音（fine crackles。ベルクロ・ラ音と呼ばれる）が聴取される。
- 細菌性肺炎などでは、気道内にたまった水分のなかを、呼気・吸気が通るときに、ブクブクという粗い断続性の水泡音が聴取される。

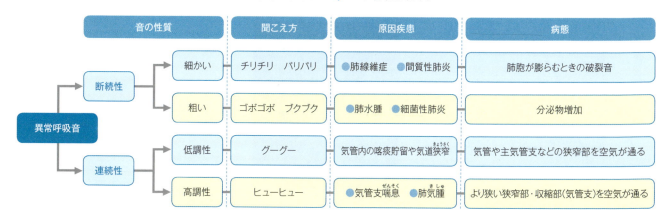

### 触診—声音振盪の観察法

- 発声により生じる胸郭壁の振動を**声音振盪**という。
- 自分の指の骨で振動を感知するため、骨の近く（尺側部や中指骨関節部など）で触診する。
- **左右差**の有無で肺の状態を評価する。
- 肺炎や腫瘍、肺の線維化があると肺内の一部が固体や液体で満たされるため、声音振盪は**増強**する。胸膜の肥厚や気胸では**減弱**する。

**声音振盪の観察法**

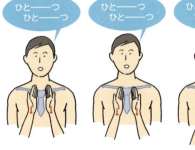

患者さんにできる限り低く長い声で「ひとーつ」と繰り返してもらう。胸郭の各部で音声による振動を触知する。
背部も同様に、脊椎に沿って上から順に触知する

池西静江, 石束佳子編: 看護学生スタディガイド 2016年版. 照林社, 東京, 2015:272. より引用

### 視診—チアノーゼ、努力様呼吸の観察

- **チアノーゼ**とは、動脈血中の還元ヘモグロビンが**5g/dL以上**に増加し、皮膚・粘膜が青紫色を呈する状態をいう。
- チアノーゼを観察した場合は低酸素血症と判断し、安静にするとともに、酸素療法などの緊急的な対処も必要になる。
- 呼吸困難が出現したら呼吸回数の増加に加えて、補助呼吸筋（胸鎖乳突筋・斜角筋など）を使う**努力様呼吸**が出現する。

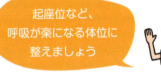

起座位など、呼吸が楽になる体位に整えましょう

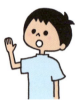

## 低酸素血症の知識

- **低酸素血症**は、動脈血酸素分圧が標準予測値に比べて低い状態をいう。
- 動脈血中の酸素は、ほとんどヘモグロビンと結合（酸化ヘモグロビン）して、運搬される。したがって、動脈血中で、酸素と結合しているヘモグロビンの割合（酸素飽和度）を測定することで、動脈血酸素分圧値を推定することができる。この関係を表したものが、**酸素解離曲線**（下図）である。
- 動脈血酸素分圧（$PaO_2$）、動脈血酸素飽和度（$SaO_2$）のいずれも、動脈血採血によって測定するが、動脈血採血は身体的侵襲を伴う。そのため、臨床では、簡便なパルスオキシメータを用いて、経皮的に計測することが多い。パルスオキシメータを用いて、経皮的に測定した数値は$SpO_2$と表す。
- 酸素解離曲線をみると、酸素飽和度が**90%**を下回ると、動脈血酸素分圧は**60Torr**を下回り、**酸素吸入療法**を検討する（Ⅰ型呼吸不全：動脈血酸素分圧60Torr、動脈血二酸化炭素分圧45 Torr未満（正常範囲）、Ⅱ型呼吸不全：動脈血酸素分圧60Torr、動脈血二酸化炭素分圧45 Torrを超える）。

酸素飽和度と動脈血酸素分圧（酸素解離曲線）　　パルスオキシメータ（携帯用）

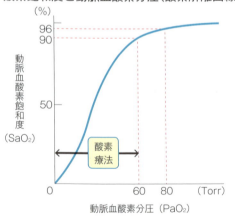
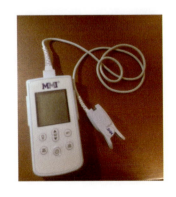
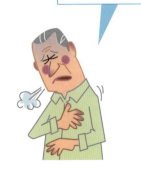

低酸素血症に伴う症状
- チアノーゼ
- 呼吸困難
- 頻脈・血圧上昇
- 興奮・不穏
- 皮膚冷感　など

## 酸素吸入療法

- 酸素吸入療法は、低酸素血症を改善し、低酸素状態に陥った組織障害を軽減する目的で行う。
- 酸素吸入療法は、動脈血酸素分圧（$PaO_2$）**60Torr**を目標値に設定する。
- **酸素流量**は医師の指示による。
- 酸素供給方法には、酸素ボンベ式、中央配管式、在宅では酸素濃縮器を使用する。
- 酸素吸入方法には、ベンチュリーマスク、鼻腔カニューラ、酸素マスク、リザーバー付き酸素マスク、テントなどがある。

### 酸素吸入の方法と特徴

#### ●低流量システム

| 酸素吸入方法 | 酸素流量(L/分) | 吸気酸素濃度のめやす(%) | 特徴 |
|---|---|---|---|
| 鼻腔カニューラ | 1 | 24 | ・両鼻腔に挿入する<br>・鼻粘膜への刺激がある<br>・呼吸状態で濃度が変化する<br>・食事や会話がしやすい |
| | 2 | 28 | |
| | 3 | 32 | |
| | 4 | 36 | |
| 酸素マスク | 5 | 40〜45 | ・呼気の妨げ防止で排気口がある<br>・食事や会話がしにくい<br>・酸素マスクに隙間があると濃度が低下する |
| | 6 | 45〜50 | |
| | 7 | 50〜55 | |
| | 8 | 55〜60 | |
| リザーバー付き酸素マスク | 6 | 60 | ・呼気時に酸素をリザーバーバッグ内にため吸気時にたまった酸素を吸うことで高濃度の酸素を得られる |
| | 7 | 70 | |
| | 8 | 80 | |
| | 9 | 90 | |
| | 10 | 95 | |

#### ●高流量システム

| 酸素吸入方法 | 設定濃度(%) | 酸素流量(L/分) | 空気量(L/分) | 総流量(%) | 特徴 |
|---|---|---|---|---|---|
| ベンチュリーマスク | 24 | 4 | 98.1 | 102.1 | ・濃度により6種類のダイリューター（ベンチュリーノズル）がある<br>・正確な酸素吸入ができる |
| | 28 | 6 | 60.8 | 66.8 | |
| | 31 | 8 | 54.7 | 62.7 | |
| | 35 | 10 | 46.1 | 56.0 | |
| | 40 | 12 | 37.7 | 49.7 | |
| | 50 | 12 | 20.6 | 32.6 | |

※正確な吸気酸素濃度を維持できるのはベンチュリーマスクのみである。

- 酸素流量の設定は、酸素流量計のボール型ではボールの中央、コマ型(ロタ型)では上端に合わせる(下図)。
- 酸素吸入時には、呼吸数、呼吸音、呼吸パターン、チアノーゼの有無、$SpO_2$などを観察する。
- マスク・カニューラなどの使用が長期に及ぶと、感染の原因になることがあるため、定期的な交換が必要である。
- 同時に酸素吸入による皮膚・粘膜の乾燥、マスク・カニューラが当たる部位の皮膚トラブル(発赤など)に注意する。
- 酸素吸入中は火気厳禁である。

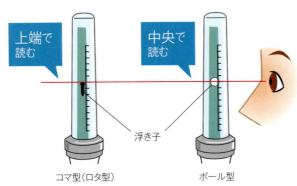

酸素流量計の設定

## 咳嗽・喀痰の分類と看護ケア

- 咳嗽・喀痰の観察では、発現の時期、湿性咳嗽か乾性咳嗽か、随伴症状の有無を問診し、視診で喀痰の性状・色・量・粘稠度・臭い、呼吸の性状、胸郭の動き、随伴症状の程度、聴診で呼吸音・心音の聴取などを行う。

咳嗽・痰の分類とおもな疾患

| 咳 | 痰 | 痰の特徴 | 疾患 |
|---|---|---|---|
| 湿性咳嗽 | 漿液性 | サラサラした水様(毛細血管の透過性亢進による) | 肺うっ血、肺水腫、気管支喘息発作時など |
| | 粘液性 | 半透明で粘稠(健常者でも見られる) | 急性気管支炎、慢性気管支炎、咽頭炎、喉頭炎、気管支喘息発作時 |
| | 膿性 | 黄色ないし緑色(細菌感染により好中球などが混じる) | 細菌性肺炎、肺結核、肺化膿症、気管支拡張症(感染を伴う)など |
| | 血性 | 血液が混じる | 肺がん、肺結核、肺炎、肺膿瘍、気管支拡張症、肺塞栓、肺うっ血(淡血性)など |
| | 泡沫性 | 泡状 肺毛細血管のうっ血による漏出液・血液が混入することもある | 肺うっ血、肺水腫 |
| 乾性咳嗽 | なし | なし | 上気道炎症の初期、間質性肺炎、自然気胸、縦隔腫瘍、大動脈瘤による気管支圧迫など |

池西靜江、石束佳子編:看護学生スタディガイド 2016年版. 照林社、東京、2015:418. より引用

## 排痰法

- 痰貯留時の排痰法として、喀痰が貯留している部位を上にして重力を利用し、排痰する方法(**体位ドレナージ**)や喀痰の貯留しているほうの胸郭を呼気時に圧迫する方法(**スクイージング法**)、効果的な排痰をめざす呼吸法を用いた方法(**ハッフィング法**)などがある。

体位ドレナージ

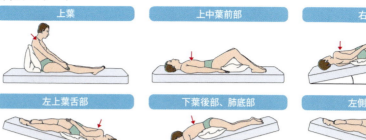

スクイージング法

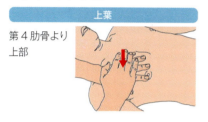

上葉
第4肋骨より上部

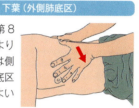

下葉(外側肺底区)
中腋窩線と第8肋骨の交点より上部。体位は側臥位。後肺底区は腹臥位がよい

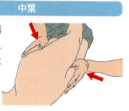

中葉
一方は第4〜第6肋骨に挟まれた部位、一方は肩甲骨下角部

- ハッフィング法は、声門を閉じずに、腹部に力を入れて「ハッ、ハッ」と、強く、短く呼気をする排痰法である。気道閉塞が起こりにくく、咳嗽よりも患者の負担が少なく、効果的に貯留している喀痰の移動を可能にする。
- このほか、喀痰をとる方法として、吸引についてはp.35を参照。

ハッフィング法

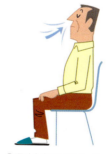

①深く息を吸い込み、2〜3秒止める

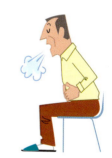

②おなかに手を当てながら力を入れ、速く強く息を吐き出す

## 嚥下性(誤嚥性)肺炎を予防するケア

- 脳梗塞などにより摂食・嚥下障害のある患者では、嚥下性(誤嚥性)肺炎を発症するリスクがあるため、食事時の体位の設定に注意する(p.71 参照)。

〈文献〉
1. 池西静江, 石束佳子編:看護学生スタディガイド 2016年版. 照林社, 東京, 2015.
2. 日本呼吸器学会市中肺炎診療ガイドライン作成委員会編:成人市中肺炎診療ガイドライン. 日本呼吸器学会, 東京, 2007:12.
3. 日本呼吸器学会 呼吸器感染症に関するガイドライン作成委員会編:成人院内肺炎診療ガイドライン. 日本呼吸器学会, 東京, 2008:4.
4. 医療情報科学研究所編:病気がみえる vol.4 呼吸器 第2版. メディックメディア, 東京, 2013.

## 資料 呼吸の観察

| | | | |
|---|---|---|---|
| 呼吸数と深さの異常 | 頻呼吸 | 呼吸の深さは変わらないが、呼吸数が正常より増加<br>1分間に25回以上 | |
| | 徐呼吸 | 呼吸の深さは変わらないが、呼吸数が正常より減少<br>1分間に12回以下 | |
| | 多呼吸 | 呼吸数も呼吸の深さも増加 | |
| | 少呼吸 | 呼吸数も呼吸の深さも減少 | |
| | 過呼吸 | 呼吸数は変わらないが、呼吸の深さが増加 | |
| | 無呼吸 | 呼吸の一時的停止 | |
| リズムの異常 | チェーンストークス呼吸 | 無呼吸と深く速い呼吸が交互に出現する | |
| | ビオー呼吸 | 深さ、速さの一定しない呼吸と無呼吸が交互に出現する | |
| | クスマウル呼吸 | 異常に深く遅い呼吸が持続する | |
| | あえぎ呼吸 | 吸息および呼息が速く、呼息性停止期が延長する | |
| 努力呼吸 | 下顎呼吸 | 下顎を下方に動かし口を開いて吸気する | |
| | 鼻翼呼吸 | 鼻翼が呼吸に応じてピクピクする | |
| | 陥没呼吸 | 胸腔内が陰圧になり、吸気時に胸壁が陥没する | |
| | 肩呼吸 | 肩を上下させて呼吸する | |
| 異常な胸部・腹部の動き | 奇異呼吸（シーソー呼吸） | 吸気時に胸郭が収縮し、呼気時に拡張する | |

# 肺がん

（はいがん）

●執筆＝池西静江　●医学監修＝苗村建慈

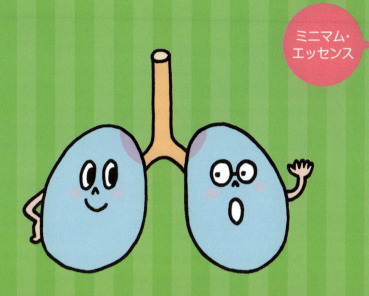

**ミニマム・エッセンス**

気管支から肺胞の間に存在する上皮細胞に生じる上皮性悪性腫瘍を肺がんという。

特に喫煙歴との関連が大きく、男性に多い（男性の部位別悪性腫瘍の死亡率第1位〈平成26年〉）。

治療は、病期分類によって手術・化学療法・放射線療法を組み合わせて行う。

治療による副作用のケアと、肺がんによって生じるさまざまな症状の観察・ケアが重要である。

## 解剖生理・病態・検査・治療・看護ケアがわかるマップ

### 解剖生理
気道、肺、リンパ系、腕神経叢 など

↓

### 病態
喫煙、職業的物質（アスベストなど）、放射線 など
↓
遺伝子が変異
↓
肺門・肺野で無秩序な細胞の増殖

↓

### 肺がん

### 分類
**組織型による分類**
- 非小細胞がん（腺がん、扁平上皮がん、大細胞がん、腺扁平上皮がんなど）
- 小細胞がん

**発生部位による分類**
- 中心型（肺門型）、末梢型（肺野型）

**病期による分類**
- TNM分類（Stage 0〜Ⅳ）

### 検査
- 胸部X線、CT検査
- 腫瘍マーカー
- 喀痰の細胞診
- 気管支鏡検査
- 生検（組織診）
- PET

### 症状
**呼吸器症状**
- 咳嗽、喀痰
- 血痰
- 呼吸困難
- 胸痛

**合併症**
- 無気肺
- 閉塞性肺炎
- がん性胸膜炎（胸水）
- パンコースト症候群
- ホルネル症候群
- 上大静脈症候群
- 嚥下困難
- 食道圧迫浸潤（嚥下困難）
- 反回神経麻痺（嗄声）

### 治療
- 手術療法
- 化学療法
- 放射線療法

### 看護ケア
- 手術前・後のケア（合併症予防、ドレーン管理など）
- 化学療法・放射線療法による副作用の早期発見とケア

# 病態理解につながる！
# 解剖生理

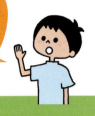

呼吸器は、気道（上気道、下気道）と肺実質（肺胞）で構成されます

## 気道・肺の構造と機能

### 気道

- 気道は空気の通路で、**上気道（鼻腔・咽頭・喉頭）**と**下気道（気管・気管支・細気管支）**からなる。
- 喉頭のなかほどには発声器官の**声帯**がある。発声は声帯の振動により起こる。
- 声帯は迷走神経から枝分かれした**反回神経**の支配を受ける。
- 気管は**食道の前方に位置**し、喉頭の声帯を超えたところ（輪状軟骨の下端付近）から始まり、胸骨角（第4～第6胸椎の高さ）あたりで、左右の**主気管支**に分岐するまでの、長さ10cm程度の**気管軟骨**に囲まれた管腔臓器をいう。
- 左右の主気管支を比べると、心臓のある側の**左主気管支**のほうが**細く**、かつ**長い**。
- **吸入された異物は**、太くて分岐角度の小さい右主気管支のほうに入りやすい。
- 気管・気管支の上皮組織は**多列円柱線毛上皮**で、**杯細胞**を含んでいる。杯細胞は**粘液を分泌**する。
- 杯細胞が分泌する粘液は、呼吸とともに侵入してくる**ほこり（塵埃）や細菌を吸着**させる。その粘液は**線毛運動**により咽頭のほうに押し出される。
- 成人は通常1日50～100mLの気道分泌物（粘液・漿液）を分泌する。
- 左右の主気管支はさらに、それぞれ**葉気管支**を経て、**区域気管支**に分岐し、さらにその先は軟骨を伴わない**細気管支**になる。
- 細気管支はさらに分岐して、**終末細気管支**、**呼吸細気管支**となり、**肺胞**に達する。

### 肺

- 肺の構造と機能については、p.3を参照。
- 気管支や肺の動静脈が出入りする部位を**肺門**という。
- 肺の上端を**肺尖**、下端を**肺底**という。
- 肺の表面は臓側と壁側の**2枚の胸膜**におおわれている。
- 胸膜は薄い**漿膜**で、2葉の胸膜でつくる胸膜腔には少量の**漿液**がある。

## 気道・肺の構造と気管・気管支の組織

**気道**

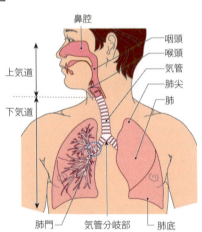

**気管の分岐**

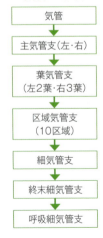

**気管・気管支の組織**

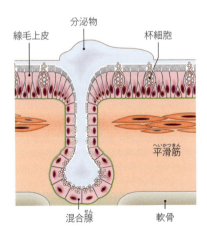

## リンパ系

- 肺の末梢部から肺門に向かってリンパが流れる。
- 肺内のリンパ管が合流して肺門リンパ節に入り、さらに、縦隔リンパ節(縦隔にある気管支リンパ節・気管傍リンパ節)に集まり、静脈角に注ぐ。
- 左右の肺の間にあって、気管、食道、心臓、胸部大動脈などが入る空間を縦隔といい、そこにあるリンパ節を縦隔リンパ節という。

### リンパの流れ

正面

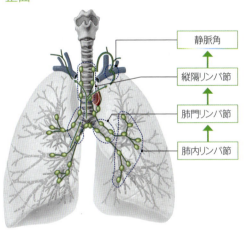

## 周辺の神経・血管の走行

### 腕神経叢

- 肺尖部は、鎖骨の上2cmほどのところである。頚髄5(C5)〜胸髄1(T1)から出る腕神経叢が近くを走行する。
- 腕神経叢からは腋窩神経、橈骨神経、筋皮神経、正中神経、尺骨神経などが分岐する。

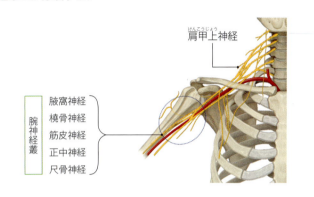

### 肺尖部周辺の神経・血管とリンパの流れ

- 肺尖部付近には、①交感神経幹、②反回神経(迷走神経の枝分かれ)、大動脈弓や上大静脈が走行する。

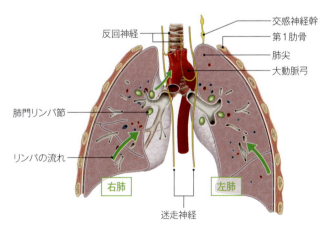

右上記の腕神経叢も重ねて理解しよう

# アセスメントに活かせる！
# 疾患と看護の基礎知識

## 病態生理・分類

- 肺腫瘍の多くが**上皮性悪性腫瘍（肺がん）**である。
- がんは、がん遺伝子の変異や活性化、がん抑制遺伝子欠失など、遺伝子が変異し、無秩序な細胞の増殖が起こり発生する。
- 肺がんには、**原発性**肺がん、**転移性**肺がんがある。以下、原発性肺がんについて記す。
- 原発性肺がんを発症させる遺伝子変異が起こる原因に、**喫煙**、職業的物質（アスベスト、クロム、ニッケルほか）、ディーゼルエンジンの排ガス、放射線などが挙げられる。
- なかでも、肺門部に発生する肺がんには喫煙が大きく関与する。
- **ブリンクマン指数（喫煙指数）400以上で肺がん危険群、600以上で肺がん高度危険群**とされる。
- ブリンクマン指数は**喫煙年数×1日の喫煙本数**で計算する。

### 組織型でみるおもな肺がん

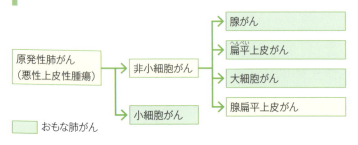

### 発生部位による分類

| 中心型（肺門型） | 扁平上皮がん、小細胞がんに多い |
|---|---|
| 末梢型（肺野型） | 腺がん、大細胞がんに多い |

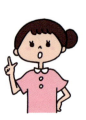

組織型や発生部位によって分類されます

### 組織型でみるおもな肺がんの種類と特徴

| 組織型 | 非小細胞がん | | | 小細胞がん |
| | 腺がん | 扁平上皮がん | 大細胞がん | |
|---|---|---|---|---|
| 好発部位 | ●肺野 胸膜陥入像 | ●肺門 空洞形成 | ●肺野 | ●肺門 |
| 画像所見 | ●胸膜陥入像<br>●末梢の気管支や血管の収束 | ●空洞形成がみられることがある | ●境界明瞭な凸凹像 | ●肺門縦隔リンパ節腫大 |
| 進行の速さ | ●やや速い | ●比較的遅い | ●やや速い | ●非常に速い |
| 性別 | ●女性の肺がんの70％を占める | ●男性に多い | ●やや男性に多い | ●男性に多い |
| 喫煙との関連 | ●あり | ●強い | ●あり | ●強い |
| 発生率※ | ●約45〜50％ | ●約30〜35％ | ●約5％ | ●約15％ |
| 特徴 | | ●副甲状腺ホルモン様物質の分泌による高Ca*1血症が出現することがある | | ●ホルモン様物質の分泌による腫瘍随伴症候群が出現することがある |

※原発性肺がんのなかで占める割合。

*1【Ca】calcium：カルシウム

## 転移

- 肺がんの転移は血行性、リンパ行性、浸潤性に起こる。

### 肺がんの転移

| | |
|---|---|
| 血行性 | ● 血行性転移は腺がん・小細胞がんに多く、転移の好発臓器は脳・肝臓・骨・副腎である<br>● 脳転移では、頭蓋内圧亢進症状が出現する<br>● 骨転移は脊椎骨、骨盤骨が多く、大腿骨、肋骨、頭蓋骨にも発生する |
| リンパ行性 | ● リンパ行性転移は、肺内リンパ節へ転移し、リンパの流れに乗って、肺門リンパ節、縦隔リンパ節、静脈角へと広がる |

| | |
|---|---|
| 浸潤性 | ● 浸潤性転移は、がんが周囲の胸膜、心膜などに達し、がん性胸膜炎、がん性心膜炎を起こす<br>● がん性胸膜炎はがんが臓側胸膜に浸潤し、胸膜腔(胸腔)に広がり、胸水が貯留し、呼吸困難を呈する<br>● がん性心膜炎はがんが心膜に浸潤し、心膜腔に多量の心嚢液が貯留し、心膜腔内圧の上昇をきたし、心室の拡張が阻害され、心タンポナーデを起こす |

## 症状

- 呼吸器の症状と、呼吸器以外の症状とに分けられる。

### 肺がんの症状

#### 呼吸器の症状

- 初期には症状はほとんどない。その後、咳嗽、喀痰、血痰などの呼吸器症状が現れる。肺門部に発生するがんでは、咳嗽、喀痰、血痰などの症状が比較的早期に現れる。
- 肺門部に発生するがんでは、進行すると太い気管支の閉塞による広範囲の無気肺、閉塞部の肺炎(閉塞性肺炎)により呼吸困難を呈する。

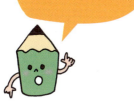
咳嗽・喀痰以外の症状にも注目しましょう

#### 呼吸器以外の症状

- がんが壁側胸膜に達すると、持続的な鈍い疼痛(胸痛)が出現する。
- 肺尖部のがんが、腕神経叢などを浸潤・圧迫することで、肩・上腕部の疼痛、あるいは運動麻痺、知覚異常などの症状を呈する場合がある。これをパンコースト症候群という。
- 同時に肺尖部のがんが頚部交感神経節に浸潤・圧迫すると、同側の眼瞼下垂や縮瞳などの症状がみられる。これをホルネル症候群という。
- がんが縦隔に浸潤・増殖し、上大静脈を圧迫・狭窄すると、上半身にうっ血をきたし、顔面や上肢に浮腫や静脈の怒張がみられる。これを上大静脈症候群という。
- がんが縦隔に浸潤し、反回神経を浸潤・圧迫することで声帯が麻痺し、嗄声が起こるとともに、誤嚥しやすくなる。
- 肺がんはホルモン様物質を分泌することがあり、内分泌や代謝の異常が出現することがある。
- 小細胞がんでは筋力低下症状を呈するランバート・イートン症候群を合併することがある。これは神経筋接合部の神経終末にあるCaチャンネルの異常により、Caの流入が阻害されて起こる。

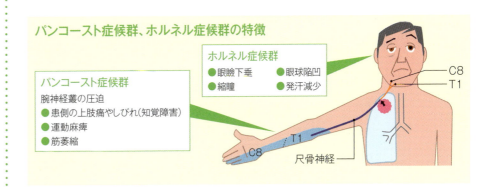

パンコースト症候群、ホルネル症候群の特徴

**ホルネル症候群**
- 眼瞼下垂
- 眼球陥凹
- 縮瞳
- 発汗減少

**パンコースト症候群**
腕神経叢の圧迫
- 患側の上肢痛やしびれ(知覚障害)
- 運動麻痺
- 筋萎縮

# 肺がんの病期分類（Stage分類）

- 肺がんは、**TNM**[*2]**分類**をもとに病期分類（Stage分類）を行い、治療方法を決定する。
- **小細胞がん**は転移しやすいこと、**非小細胞がん**と比べて臨床的性質が異なることもあり、病期分類はTNM分類で行い、そのうえで、**下表**のような小細胞がんに特有の病期分類を行い、治療方法を決定する。

## 肺がんのTNMの分類

| 原発腫瘍 T：tumor | T1 | 腫瘍最大径3cm以下、T1a：腫瘍最大径2cm以下、T1b：腫瘍最大径2cm超え3cm以下 |
|---|---|---|
| | T2 | 腫瘍最大径3cm超え7cm以下、主気管支への進展は気管分岐部から2cm以上、臓側胸膜への浸潤、部分的な無気肺、T2a：腫瘍最大径3cm超え5cm以下または3cm以下で胸膜浸潤あり、T2b：腫瘍最大径5cm超え7cm以下 |
| | T3 | 腫瘍最大径7cm超え、胸壁・横隔膜・横隔神経・心嚢・縦隔胸膜への浸潤、主気管支への進展が気管分岐部から2cm未満、一側全肺の無気肺 |
| | T4 | 縦隔・心臓・大血管・気管分岐部・気管・食道・反回神経・椎骨への浸潤、同側の異なった肺葉内に存在する副腫瘍結節 |

TX：原発腫瘍の存在が判定できない、あるいは細胞診のみ陽性
T0：原発腫瘍を認めない　Tis：上皮内がん

| 所属リンパ節転移 N：node | N0 | なし |
|---|---|---|
| | N1 | 同側気管支周囲、同側肺門 |
| | N2 | 同側縦隔、気管分岐部 |
| | N3 | 対側縦隔または対側肺門、前斜角筋または鎖骨上窩 |
| 遠隔転移 M：metastasis | M0 | なし |
| | M1 | ある、M1a：対側肺内の副腫瘍結節、胸膜結節、悪性胸水（同側・対側）、悪性心嚢水、M1b：他臓器への遠隔転移 |

NX、MX：評価不能

日本肺癌学会編：臨床・病理 肺癌取扱い規約 第7版．金原出版．東京，2010：3-9．より転載

## 肺がんの病期分類（Stage分類）

| 因子 | T1a | T1b | T2a | T2b | T3 | T4 |
|---|---|---|---|---|---|---|
| M0 N0 | ⅠA期 | ⅠA期 | ⅠB期 | ⅡA期 | ⅡB期 | ⅢA期 |
| M0 N1 | ⅡA期 | ⅡA期 | ⅡA期 | ⅡB期 | ⅢA期 | ⅢA期 |
| M0 N2 | ⅢA期 | ⅢA期 | ⅢA期 | ⅢA期 | ⅢA期 | ⅢB期 |
| M0 N3 | ⅢB期 | ⅢB期 | ⅢB期 | ⅢB期 | ⅢB期 | ⅢB期 |
| M1 N4 | Ⅳ期 | | | | | |

潜伏がん：TX・N0・M0　　0期：Tis・N0・M0
日本肺癌学会編：臨床・病理 肺癌取扱い規約 第7版．金原出版．東京，2010：3-9．より転載

## 小細胞がんの病期分類

| 病期分類 | 進展の程度 | TNM分類で相当する期 |
|---|---|---|
| 限局型（LD[*3]） | 片側で、放射線の根治照射が可能な範囲に限局しているもの | Ⅰ～ⅢA期に相当 |
| 進展型（ED[*4]） | 限局型を超えて進展しているもの | ⅢB～Ⅳ期に相当 |

# 検査と診断

- 症状が出現、あるいは検診などで異常を指摘され受診してきた場合、まず**胸部X線**や**胸部CT**[*5]などで一次検査（スクリーニング）をする。
- 一次検査で異常陰影が確認されたら肺がんを疑い、**喀痰細胞診**や**気管支鏡検査**、**生検**（**組織診**）などから確定診断を行う。
- さらに、治療方針の決定のために、全身の精査を行い、Stageを分類する。
- **PET**[*6]は、異常陰影の良性・悪性の判定や肺がんのリンパ節転移、遠隔転移の有無などを判定するのに役立つ。
- **腫瘍マーカー**は診断確定の補助に用いられる。
- 検体を用いて遺伝子変異の有無を調べることも、治療方針を決定するのに有用である。

## 肺がんの検査と診断の流れ

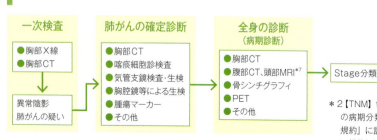

## 診断確定を助ける腫瘍マーカー

| 腺がん | CEA[*8]、SLX[*9] |
|---|---|
| 扁平上皮がん | SCC[*10]抗原、CYFRA21[*11] |
| 小細胞がん | NSE[*12]、Pro-GRP[*13] |

*2【TNM】tumor nodes metastases：腫瘍・リンパ節・転移を指標とする、がんの病期分類。日本の臨床ではすべてのがんについて、分類はそれぞれの『癌取扱い規約』に記される TNM 分類に基づいて行われており、例えば肺がんは『肺癌取扱い規約』における TNM 分類が利用されている。

# Stage 分類と治療法

● Stage 分類により、**手術療法、化学療法、放射線療法**を組み合わせて治療する。

## Stage 分類と治療法

| Stage（期） | 一般的な治療法 ||
|---|---|---|
| | 非小細胞がん | 小細胞がん |
| ⅠA | 手術 | ・手術可能→手術＋術後補助化学療法 |
| ⅠB | | ・手術不可能→化学療法＋放射線療法（あるいはいずれか） |
| ⅡA | 手術＋術後補助化学療法 | 化学療法＋放射線療法（あるいはいずれか） |
| ⅡB | | |
| ⅢA | ・手術可能→手術＋術後補助化学療法<br>・手術不可能→化学療法＋放射線療法（あるいはいずれか） | |
| ⅢB | 化学療法＋放射線療法（あるいはいずれか）、小数例で、手術＋術後補助化学療法 | 化学療法（ⅢBは放射線療法も対象になる場合がある） |
| Ⅳ | 化学療法 | |

※孤立性脳転移、あるいは転移巣が4個以内程度の脳転移には定位手術的照射が勧められる。

## 肺がんの手術療法・化学療法・放射線療法

| | | |
|---|---|---|
| 手術療法 | ●肺がんの治療は**早期**に手術療法を行うのが、最も効果的であるとされる（しかし、小細胞がんでは、進行が早く、一般に化学療法と放射線療法による治療が多い）<br>●手術には、**開胸手術と胸腔鏡下手術**がある<br>●開胸手術には、**肺摘出術、肺葉切除術、区域切除術、部分切除術**などがあるが、標準治療は**縦隔リンパ節郭清を伴う肺葉切除**である | ●開胸手術は身体的侵襲が大きく、全身状態の評価も加えて選択される<br>●胸腔鏡下手術は、小さな開胸創のため、開胸手術に比べて身体的侵襲が少なく、組織生検による診断から治療まで幅広く行われている |
| 化学療法 | ●非小細胞がんは、**Stage ⅠB期〜ⅢB期**では手術療法や放射線療法との併用で化学療法を行う<br>●非小細胞がんの化学療法で標準的な治療は、シスプラチンなどのプラチナ製剤とその他の抗がん薬の2剤併用療法である<br>●非小細胞がんの術後の化学療法は**Stage ⅠB期〜ⅡB期**（ⅢA期でも行うことがある）を対象に、**再発予防や転移のリスクを下げる**目的で行う | ●非小細胞がんの**Stage Ⅳ期**では多剤併用療法で、がんの増大や進展の抑制による**生存期間の延長**をめざして使用される<br>●小細胞がんは化学療法の感受性が高いこと、進行が速く遠隔転移も多いため、化学療法が**第一選択**となることが多い<br>●小細胞がんの化学療法で標準的な治療は、シスプラチンなどのプラチナ製剤とイリノテカンやエトポシドなどのトポイソメラーゼ阻害薬を組み合わせた2剤併用療法である |
| 放射線療法 | ●非小細胞がんに対しては、化学療法と併用すると、治療効果が増加する（化学療法単独治療と比較して）<br>●小細胞がんに対しては感受性が高く、遠隔転移のない小細胞がんでは化学療法との併用で治癒をめざす<br>●小細胞がんの脳転移を予防するために、予防的全脳照射を行う | ことがある<br>●脳転移、骨転移に対して放射線治療を行うことがある<br>●症状緩和（圧迫骨折疼痛）のために腫瘍の縮小をめざして照射することもある |

*3【LD】limited disease
*4【ED】extensive disease
*5【CT】computed tomography：コンピュータ断層撮影
*6【PET】positron emission tomography：陽電子放出断層撮影法。腫瘍細胞は細胞分裂速度が速く、代謝が亢進する。そのため、グルコースの消費量が増加する。放射線アイソトープでラベルされたグルコースを利用して腫瘍を描出する。
*7【MRI】magnetic resonance imaging：磁気共鳴画像診断
*8【CEA】carcinoembryonic antigen：がん胎児性抗原
*9【SLX】sialyl Lewis X-i antigen：シアリル LeX-i 抗原
*10【SCC】squamous cell carcinoma：扁平上皮がん抗原
*11【CYFRA21】soluble cytokeratin 21-1 fragments：サイトケラチン21部分抗原
*12【NSE】neuron specific enolase：神経特異的エノラーゼ
*13【Pro-GRP】pro-gastrin-releasing peptide：ガストリン放出ペプチド前駆体

## 肺がんの化学療法に使用されるおもな薬剤と副作用

※内服薬

| 系統 | 一般名 | | 副作用 | |
|---|---|---|---|---|
| プラチナ製剤 | シスプラチン | CDDP | 悪心・嘔吐・腎障害・末梢神経障害 | 骨髄抑制（すべての薬剤に共通） |
| | カルボプラチン | CBDCA | 悪心・嘔吐・腎障害・肝障害 | |
| トポイソメラーゼ阻害薬 | イリノテカン塩酸塩 | CPT-11 | 下痢・間質性肺炎 | |
| | エトポシド | VP-16 | 悪心・嘔吐・ショック・間質性肺炎・肝障害 | |
| 代謝拮抗薬 | テガフール・ウラシル配合剤※ | UFT | 下痢・口内炎・肝障害・発疹 | |
| | ゲムシタビン塩酸塩 | GEM | 間質性肺炎 | |
| 微小管阻害薬 | ビンデシン硫酸塩 | VDS | 末梢神経障害・皮膚炎 | |
| | パクリタキセル | PTX | アレルギー反応・末梢神経障害・便秘 | |
| | ドセタキセル | DOX[TXT] | アレルギー反応・浮腫 | |
| アルキル化薬 | イホスファミド | IFM | 出血性膀胱炎、排尿障害 | |

### 分子標的治療薬*14

※内服薬

| 系統 | 一般名 | 副作用 |
|---|---|---|
| 上皮成長因子受容体阻害薬（EGFR阻害薬） | ・ゲフィニチブ※<br>・エルロチニブ※ | 皮膚障害・肝障害・消化器症状・間質性肺炎 |
| 血管内皮増殖因子抗体薬 | ベバシズマブ（点滴静脈注射） | 高血圧・出血・タンパク尿・血栓栓塞症、消化管穿孔 |

## 看護ケア

### 肺がんの観察チャート

●肺がんの症状は、発現すれば、組織型や部位により、さまざまな症状が出現する。呼吸器症状以外についても、観察が重要である。

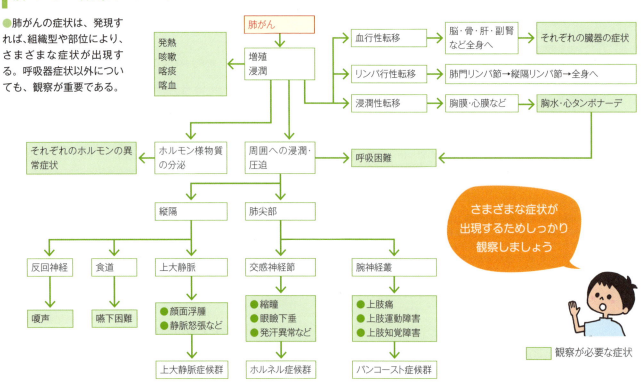

さまざまな症状が出現するためしっかり観察しましょう

■ 観察が必要な症状

*14【分子標的治療薬】がんの発生・増殖・転移にかかわる特定の分子を特異的に抑制する薬剤で、がんの進展を押さえる働きをする治療薬。

## 手術療法と看護

- 病巣が切除できる状態であれば、手術療法は第一選択である。特に、非小細胞がんのⅠ~Ⅱ期には治療効果が期待できる。
- 標準の術式は肺葉切除（肺葉をすべて切除）＋リンパ節郭清である。

## 術前・術直後の観察ポイント

| | | | |
|---|---|---|---|
| 術前ケア | 術後の肺合併症予防 | 腹式呼吸・トリフロー | |
| | 気道浄化 | 超音波ネブライザー | |
| | 咳嗽・排痰訓練 | ハッフィングの練習 | |
| | 禁煙指導（**重要**） | | |
| | 心理的ケア | | |
| 術後早期のケア | 胸腔ドレーンの管理 | 吸引圧・逆流防止・閉塞予防・排液の観察、皮下気腫の観察など | |
| | 術後合併症の予防 | 後出血 | バイタル・胸腔内ドレーンの排液量、呼吸状態の観察 |
| | | 無気肺 | 呼吸状態・呼吸音聴取・排痰の状況、動脈血ガス分析 |
| | | 肺炎 | |
| | | 創感染 | 発熱・創の発赤・腫脹 |
| | 創痛緩和 | 硬膜外カテーテルの管理 | 適切な鎮痛薬の投与 |
| | 早期離床 | 座位は肺の再膨張を助ける | |

## 胸腔ドレーンの管理

- 胸腔内に貯留した血液・滲出液・空気などを、胸腔内の陰圧を保ったまま、持続的に吸引することで、肺の再膨張を促進させる目的で行う。

胸腔ドレーンの観察ポイント

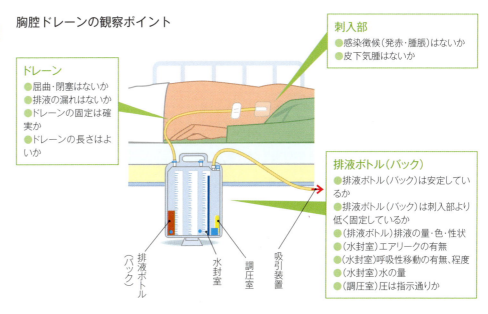

## 化学療法と看護

- 小細胞がんにはその効果が確認され、化学療法が第一選択である。一方、非小細胞がんにおいても手術療法後の再発予防を目的として化学療法が用いられ、進行例では第一選択となることもあり、その有効性が示されている。
- 骨髄抑制をはじめ、特徴的な副作用があるため、その早期発見と適切な対処が重要である。

## 肺がんに用いる抗がん薬によくみられる副作用とケア

| 副作用 | 出現する症状 | 抗がん薬 | 観察・対処・ケア |
|---|---|---|---|
| 消化器症状 | ●悪心・嘔吐<br>●食欲不振<br>●下痢　　　　など | ●シスプラチン | ●発現率90％以上。急性嘔気は6時間以内、遅発性嘔気は48時間以後に発現<br>●積極的に制吐薬などで対応する。食事の工夫が必要 |
| | | ●イリノテカン塩酸塩 | ●白血球減少時の下痢は、止痢薬とともに肛門周囲の清潔に注意 |
| 腎機能障害 | ●浮腫<br>●尿量・体重の増減 | ●シスプラチン | ●抗がん薬の腎障害は不可逆的な場合が多い。予防が重要であり、十分な輸液と利尿薬を使用する |
| 骨髄抑制 | ●白血球（好中球）減少（ほかに血小板減少・貧血もみられることがある） | ●ほとんどの抗がん薬 | ●好中球が減少する時期は投与後5～14日が多い<br>●1,000/μL以下で感染のリスクが増大する<br>●好中球が減少しても自覚症状はほとんどないため、データのチェックと感染徴候の観察が重要である<br>●感染を防ぐための患者指導が重要である |
| その他 | ●脱毛 | ●特にエトポシドは著しい | ●治療開始2～3週間で脱毛しはじめ、治療終了後、2～3か月で発毛することを伝え、それまでの間は帽子やカツラの使用を勧める<br>●脱毛しているときの処理を指導する |

## 放射線療法と看護

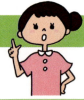

放射線療法に伴う副作用へのケアが重要です

### 放射線療法に伴う副作用とケア

| 副作用 | 時期・概要 | 出現する症状 | 観察・対処・ケア |
|---|---|---|---|
| 放射線宿酔 | ●一般に頻度は低いが広範囲照射する場合に起こりやすい<br>●治療開始直後から数日以内に起こりやすい | ●悪心・嘔吐<br>●食欲不振<br>●頭痛　　　　など | ●治療の進行に伴い軽減するため、患者指導が必要である<br>●安静と消化のよい食事、制吐薬の使用 |
| 放射線皮膚炎 | ●放射線の線質、線量(Gy)、面積、部位などにより出現の時期・仕方が変わる<br>●治療している照射野で起こる<br>●肺がんに対する放射線療法の場合は開始後2～3週間で出現することがある | ●日焼けに類似<br>●発赤、びらん、色素沈着 | ●照射野の保護、清潔保持、クーリング<br>●症状の強い場合はステロイド薬のクリームや軟膏塗布 |
| 放射線粘膜炎 | ●皮膚炎と同様で、照射野に含まれる粘膜に注意が必要である<br>●肺がんに対する放射線療法の場合は開始後2～3週間で出現することがある | ●照射野の粘膜の発赤、浮腫、びらん、疼痛 | ●食道炎を起こすことがあり、やわらかい食物、刺激物を避けるなど、食事の工夫が必要である |
| 骨髄抑制 | ●治療開始数日以降に出現することがある<br>●照射範囲に骨髄が広範囲に含まれる場合は特に注意が必要<br>●化学療法と併用する場合は早く強く現れることがあるので注意が必要 | ●白血球・血小板・赤血球数の減少 | ●白血球減少時は、感染症予防のための指導が重要。手洗い、うがいの励行<br>●血小板減少時は、消化管の粘膜出血の症状が現れることがあるので注意して観察する |
| 放射線肺炎 | ●肺への放射線照射により、照射後、数か月の後に間質性肺炎を起こすことがある | ●咳嗽・喀痰・呼吸困難・発熱 | ●治療はステロイドの投与が第一選択である<br>●咳嗽・喀痰、発熱、呼吸困難へのケアが必要 |

※最近は、X線、γ線、電子線だけでなく陽子線、重粒子線などの粒子線治療を用いることがある。

〈文献〉
1. 池西静江, 石束佳子編：看護学生スタディガイド2016. 照林社, 東京, 2015.
2. 坂井健雄, 岡田隆夫：系統看護学講座 専門基礎分野 人体の構造と機能① 解剖生理学 第9版. 医学書院, 東京, 2014.
3. 医療情報科学研究所編：病気がみえる vol.4 呼吸器 第2版. メディックメディア, 東京, 2013：223,232.
4. 松村讓兒：イラスト解剖学 第8版. 中外医学社, 東京, 2014.
5. 浅野浩一郎, 梅村美代志, 川村雅文, 他：系統看護学講座 専門分野Ⅱ 成人看護学② 呼吸器 第14版. 医学書院, 東京, 2015.
6. 高倉倫子：疾患別看護過程 肺がん. プチナース 2008；17(10)：59-81.
7. 唐澤久美子編：がん放射線治療の理解とケア. 学研メディカル秀潤社, 東京, 2007.
8. 宮崎和子監修：新看護観察のキーポイントシリーズ がん看護・緩和ケア. 中央法規出版, 東京, 2010.
9. 任和子, 秋山智弥編：根拠と事故防止からみた基礎・臨床看護技術. 医学書院, 東京, 2014.
10. 川本利恵子, 中畑高子編：ナースのための最新術前・術後ケア. 学研メディカル秀潤社, 東京, 2012.
11. 日本肺癌学会編：臨床・病理 肺癌取扱い規約 第7版. 金原出版, 東京, 2010.

# 慢性閉塞性肺疾患（COPD）

まんせいへいそくせいはいしっかん

●執筆＝池西静江　●医学監修＝苗村建慈

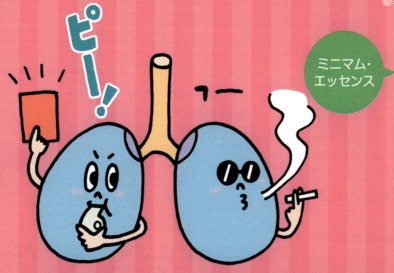

**ミニマム・エッセンス**

有害物質（タバコ煙など）を長期にわたって吸入曝露することで生じる、肺の炎症性疾患である。
末梢気道病変と気腫性病変が複合的に作用することで、進行性の気流閉塞を示す。
人口動態統計（国民衛生の動向2015/2016）によると、平成26年における死因の順位は10位である。

## 解剖生理・病態・検査・治療・看護ケアがわかるマップ

**解剖生理**
呼吸、呼吸運動、pH調節
↓
**病態**
タバコ煙、大気汚染、呼吸器感染症 など
↓
気道・肺の炎症
↓
気道病変と肺胞病変を生じる
↓
**COPD**

**分類**
病変部位による分類
- 末梢気道病変優位型（非気腫型）
- 気腫病変優位型（気腫型）

**検査**
- 呼吸機能検査
- 画像検査（胸部X線、胸部CT）
- 動脈血ガス分析、パルスオキシメータ

**症状**
自覚的症状
- 労作時呼吸困難
- 慢性的な咳嗽・喀痰

他覚的症状
- 口すぼめ呼吸
- ビア樽状胸郭
- 胸鎖乳突筋の肥大
- 呼気の延長
- ばち指
- 顔面や下肢の浮腫
- 肝うっ血による肝機能障害
- 抑うつ、不安などの精神症状

**治療**
- 禁煙指導
- 薬物療法
- 酸素吸入療法
- 呼吸リハビリテーション
- 栄養管理

**看護ケア**
- 禁煙指導
- 呼吸リハビリテーション（口すぼめ呼吸、排痰法）
- 気道清浄化のためのケア（吸入・吸引）
- 呼吸困難時のケア

# 病態理解につながる！
# 解剖生理

## 呼吸器の構造

- 呼吸器の構造および、気管・気管支の分岐については p.2 を参照。

## 呼吸および呼吸運動

### 呼吸運動のイメージ

- 呼吸とは、生体に酸素（$O_2$）を取り込み、二酸化炭素（$CO_2$）を排出することである。
- 肺胞と毛細血管の間で、酸素（$O_2$）と二酸化炭素（$CO_2$）を交換することをガス交換という。
- 肺胞で行うガス交換を外呼吸、全身の体組織の細胞内で行う $O_2$ と $CO_2$ の交換を内呼吸という。
- 肺胞と毛細血管の間のガス交換は、肺胞壁内のガスの拡散により行われる。
- 呼吸運動は、延髄にある呼吸中枢が神経を介した刺激を横隔膜や肋間筋などに伝えることで起こる。
- 横隔膜と外肋間筋が収縮し胸郭を広げることで、胸腔が広がり、胸腔内圧が下がり、吸気が起こる。
- 横隔膜や外肋間筋が弛緩すると胸腔内圧は元に戻り、同時に肺のもつ弾性収縮力で、受動的に呼気が起こる。
- 呼吸運動を通して、肺のなかに空気を取り入れ、呼出することを、特に換気という。
- 換気に影響を与えるものに、呼吸運動と気道抵抗（気道の広さ）と肺のコンプライアンス（やわらかさ）がある。
- 換気量を増大しようとする場合は、呼吸補助筋（斜角筋や胸鎖乳突筋など）が働く。

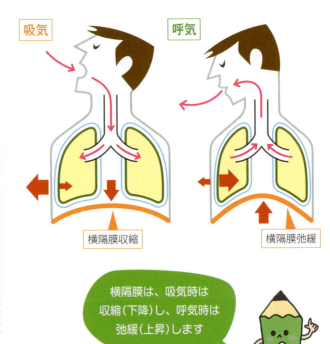

横隔膜は、吸気時は収縮（下降）し、呼気時は弛緩（上昇）します

### 肺胞で行われるガス拡散

- 肺胞気と、肺胞壁毛細血管内の血液とのガス交換を外呼吸という。酸素と二酸化炭素が濃度勾配に従い拡散し移動することで行われる。

※生体内の圧力を表現するときは Torr あるいは mmHg を用いる。Torr と mmHg は同じ大きさを表す。

静脈血　$PO_2$*1=40Torr※　$PCO_2$*2=46Torr
肺胞壁毛細血管
大気　肺胞気　$O_2$　$CO_2$
$PO_2$=100Torr　$PCO_2$=40Torr
動脈血　$PaO_2$=96Torr　$PaCO_2$=40Torr

*1【$PO_2$】oxygen partial pressure：酸素分圧　　*2【$PCO_2$】carbon dioxide partial pressure：二酸化炭素分圧

## 呼吸中枢と呼吸運動の調節

- 呼吸は、①神経、②化学受容器、③肺の伸展受容器、などを介して調節される。
- 神経性調節の中枢は、延髄にある呼吸中枢で、延髄の腹側部と背側部に存在する。
- 延髄の上の橋には、呼吸調節中枢がある。
- 延髄の呼吸中枢では、化学受容器や肺の伸展受容器からの情報を得て、呼吸の速さや深さを自動的に調節する。
- 化学受容器は中枢化学受容器と末梢化学受容器に分けられる。
- 中枢化学受容器は延髄の呼吸中枢の近くにあり、動脈血中の二酸化炭素分圧($PaCO_2$ [3])の上昇を感受して、呼吸中枢を刺激し、呼吸数を促進し、呼吸の深さを調節する。
- 末梢化学受容器は、大動脈小体と頸動脈小体であり、動脈血中の酸素分圧($PaO_2$ [4])の低下を感受して、呼吸中枢を刺激し、呼吸を促進し、呼吸を調節する。
- 肺の伸展受容器は気管支や細気管支の壁にあり、気管支や細気管支が伸展すると、伸展受容器が興奮し、その情報は迷走神経を介して呼吸中枢に伝えられ、吸息を停止する反射を起こし、これにより呼息が始まる。

## 肺におけるpH調節

- 血液(動脈血)はpH [5] 7.35～7.45に維持されており、この範囲を外れると生体は異常を呈することになる。
- pH調節のためにいくつかの緩衝系が存在するが、なかでも重要なものが、重炭酸緩衝系である。
- 重炭酸緩衝系におけるpH規定因子は、重炭酸イオン($HCO_3^-$)と動脈血二酸化炭素分圧($PaCO_2$)であり、そのバランスにより動脈血のpHが調節される。
- 重炭酸イオン($HCO_3^-$)はおもに腎臓で調節されるため、代謝性因子と呼ばれる。
- 動脈血二酸化炭素分圧($PaCO_2$)は呼吸で調節されるため、呼吸性因子と呼ばれる。
- 動脈血のpHが7.35より低下した状態をアシドーシスといい、7.45より上昇した状態をアルカローシスという。

## 血液のpH決定因子

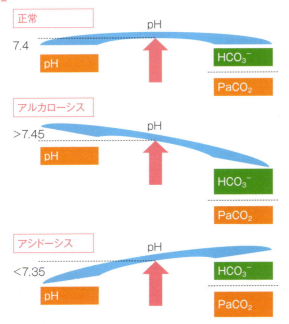

### アシドーシスとアルカローシスの分類と原因

| 分類 | | 一次性の変化 | | 原因疾患など |
|---|---|---|---|---|
| | | $HCO_3^-$ | $PaCO_2$ | |
| アシドーシス | 呼吸性アシドーシス | | 上昇 | 慢性閉塞性肺疾患(COPD)、神経・筋疾患など |
| | 代謝性アシドーシス | 低下 | | 糖尿病、腎不全、下痢などによる胃液・腸液の喪失など |
| アルカローシス | 呼吸性アルカローシス | | 低下 | 過換気症候群、薬物性、低酸素症に基づく過換気(間質性肺炎など) |
| | 代謝性アルカローシス | 上昇 | | 繰り返す嘔吐、重炭酸の過剰投与、アルドステロン症、クッシング症候群 |

＊3【$PaCO_2$】partial pressure of arterial carbon dioxide：動脈血二酸化炭素分圧
＊4【$PaO_2$】partial pressure of arterial oxygen：動脈血酸素分圧
＊5【pH】hydrogen ion exponent：水素イオン指数

# アセスメントに活かせる！
# 疾患と看護の基礎知識

## 定義（『COPD 診断と治療のためのガイドライン 第4版』[1]より）

- 慢性閉塞性肺疾患（COPD[*6]）は、タバコ煙を主とする有害物質を長期に吸入曝露することで生じた肺の炎症性疾患である。
- 呼吸機能検査で正常に復することのない気流閉塞を示す。
- 気流閉塞は末梢気道病変と気腫性病変がさまざまな割合で複合的に作用することにより起こり、進行性である。
- 臨床的には徐々に生じる労作時呼吸困難や慢性の咳嗽、喀痰を特徴とする。
- 従来から臨床で汎用される診断名の慢性気管支炎や肺気腫は、両者が合併することが多く、それらを合わせて慢性閉塞性肺疾患（COPD）と称される。
- 定義には肺の炎症性疾患とあるが、一般にいう感染症などの「炎症性疾患」とは異なり、有害物質の吸入曝露により生じる炎症反応によるものと捉える。

## 病態生理・分類

- 気流閉塞を起こす優位な病変部位により、末梢気道病変優位型（非気腫型）と気腫病変優位型（気腫型）の2つに分けられる。
- 最大の危険因子は長期にわたる喫煙である。日本人のCOPD患者の90％は喫煙者である。
- 喫煙以外には、粉じんや大気汚染などがある。また、喫煙者のなかでも発症しない人もいる。喫煙に対する感受性の個人差を規定するのが遺伝素因などの内因性危険因子である。日本人では$\alpha_1$-アンチトリプシン欠乏症はまれである。
- ブリンクマン指数（喫煙指数：1日の喫煙本数×喫煙年数）が大きいほど、疾病のリスクが高くなる。600以上を重喫煙者という。

## COPDの病態関連図

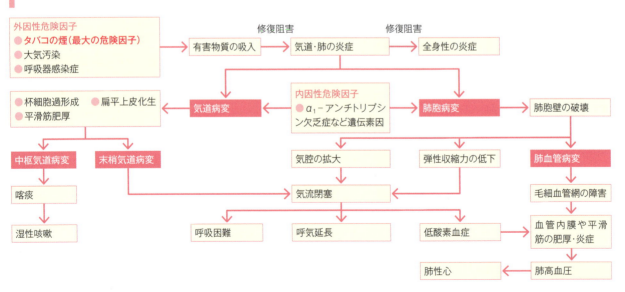

*6【COPD】chronic obstructive pulmonary disease

# 症状

## 自覚的症状

● おもな症状は、**労作時呼吸困難、慢性的な咳嗽・喀痰**である。なかでも労作時の呼吸困難の訴えが最も多い。

## 他覚的症状（身体所見）

● 進行例で以下の症状がみられることが多い。
- ▶気道内圧を高めようとする**口すぼめ呼吸**
- ▶肺の過膨張に伴う**ビア樽状胸郭**
- ▶努力様呼吸に伴う**胸鎖乳突筋（呼吸補助筋）の肥大**
- ▶胸部聴診では呼吸音が減弱、**呼気の延長**
- ▶末梢組織の低酸素状態の持続で**ばち指**
- ▶肺性高血圧・肺性心を伴う場合は、右心不全症状（顔面や下肢の浮腫、肝うっ血による肝機能障害）を呈する
- ▶抑うつ、不安などの精神症状を呈することがある

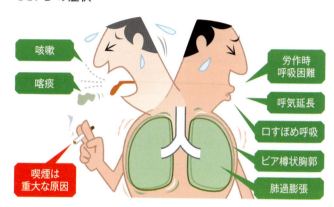

COPDの症状

ばち指

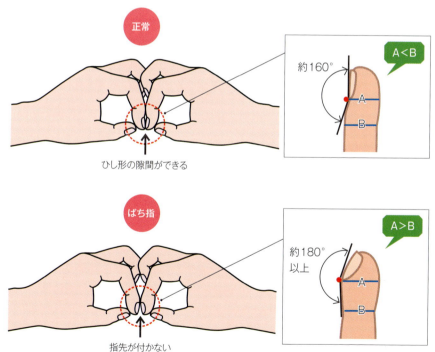

# 検査

## 呼吸機能検査

### スパイロメトリー
- スパイロメータで測定し、それをスパイログラム（下図）にして評価する。気流閉塞のため1秒量[*7]と1秒率[*8]が低下する。気管支拡張薬を吸入しても1秒率＜70％は、COPDと診断できる。

### フローボリューム曲線（下図）
- スパイログラムを変化させて、縦軸に呼気流速（フロー）、横軸に呼出量（ボリューム）をとって描いたものである。
- 気流閉塞により、努力性肺活量（FVC[*9]）の50％（$V_{50}$）時、25％（$V_{25}$）時の呼気流速は著しく低下し、曲線の下降脚は凹状を呈する。

スパイログラム（健常者および重症COPD患者）

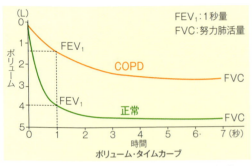

日本呼吸器学会編：COPD診断と治療のためのガイドライン 第4版．メディカルレビュー社，大阪，2013：41．より引用

フローボリューム曲線

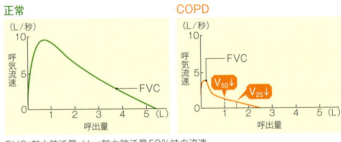

FVC：努力肺活量、$V_{50}$：努力肺活量50％時の流速
$V_{25}$：努力肺活量25％時の流速

## 画像検査
- 胸部単純X線写真は、他疾患との鑑別や進行した気腫性病変や気道病変の診断に有用である。
- 胸部単純X線写真において、①肺野の透過性亢進、②横隔膜の低位、平坦化、③滴状心による心胸郭比の低下、④肋間腔の拡大などがみられる。
- 早期の気腫性病変を検出するには、胸部のHRCT[*10]（高分解能CT）が有効である。

## 動脈血ガス分析、パルスオキシメータ
- 動脈血ガス分析は動脈血の酸素分圧、二酸化炭素分圧、pHを測定し、換気状態、酸素化能、酸塩基平衡などをみる。
- パルスオキシメータは、非侵襲的（経皮的）に動脈血酸素飽和度を測定する。

---

[*7]【1秒量】$FEV_1$：forced expiratory volume in one second
[*8]【1秒率】$FEV_1\%$：percentage of forced expiratory volume in one second．$FEV_1\% = FEV_1 \div FVC \times 100$ で求められる。
[*9]【FVC】forced vital capacity
[*10]【HRCT】high-resolution computed tomography

## 診断・病期分類

- COPDの病期は気流閉塞（気流制限）の重症度を示す％1秒量（％$FEV_1$）により分類される。
- 診断に用いるのは1秒率（$FEV_1$％＝$FEV_1$÷FVC×100）だが、病期分類には％1秒量（対標準1秒量）（％$FEV_1$＝$FEV_1$÷標準$FEV_1$×100）を用いる。Ⅰ期は**軽度**（％$FEV_1$ 80％以上）、Ⅱ期は**中等度**（％$FEV_1$ 50％以上80％未満）、Ⅲ期は**高度**（％$FEV_1$ 30％以上50％未満）、Ⅳ期は**きわめて高度**（％$FEV_1$ 30％未満、あるいは、50％未満で慢性呼吸不全合併）の気流閉塞を示す。
- COPDの増悪とは「息切れの増加、咳や喀痰の増加、胸部不快感・違和感の出現あるいは増強などを認め、安定期の治療の変更あるいは追加が必要になる状態をいう」[1]。
- 急性増悪期に至る原因として多いのは、呼吸器感染症と大気汚染である。しかし約3割は特定できない。
- 増悪（急性増悪期）がみられた場合、呼吸不全を呈する者、または、安定期の病期がⅢ期以上の者は入院治療が勧められる。

### COPD診断の流れ

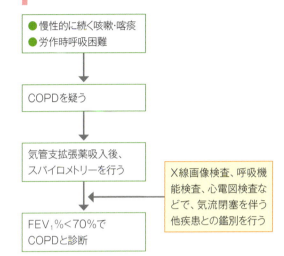

## 病期分類と治療

- COPDの病期は、気流閉塞（気流制限）の重症度を示す％1秒量（％$FEV_1$）によって分類される。

| 病期 | | Ⅰ期 軽度 | Ⅱ期 中等度 | Ⅲ期 高度 | Ⅳ期 きわめて高度 |
|---|---|---|---|---|---|
| 頻度 | | 79％ | 15％ | 4％ | 2％ |
| 判定基準 | 特徴 | ●速足で歩くと軽い呼吸困難が起こる | ●速足で歩くと呼吸困難が頻繁に起こる | ●体を動かすと呼吸困難が起こる | ●安静時にも呼吸困難が起こる |
| | ％1秒量（％$FEV_1$） | 80％以上 | 50％以上80％未満 | 30％以上50％未満 | 30％未満 または　50％未満 かつ 慢性呼吸不全合併 |
| 自覚症状（呼吸困難） | | 労作時＋ | 労作時＋＋ | | 労作時＋＋＋　安静時＋＋ |
| 治療法 | | ●禁煙、危険因子（大気汚染、受動喫煙など）からの回避、インフルエンザワクチン・肺炎球菌ワクチン※の接種 | | | |
| | | ●必要に応じて短時間作用性気管支拡張薬の投与 | | | |
| | | | ●長時間作用性気管支拡張薬を用いた定期的治療 | | |
| | | | ●呼吸リハビリテーション、栄養管理 | | |
| | | | | ●急性増悪を繰り返す場合、吸入ステロイド薬の投与 | |
| | | | | | ●在宅酸素療法（HOT[*11]） |
| | | | | | ●肺容量減少術（LVRS[*12]） |

※肺炎球菌ワクチン：65歳以上の患者と65歳未満で％$FEV_1$が40％未満の患者に勧奨する。

---

＊11【HOT】home oxygen therapy
＊12【LVRS】lung volume reduction surgery

# 治療

- 根治させる治療はないが、以下の治療を組み合わせて行うことで、症状の改善が期待できる。

## COPDのおもな治療

| | | | |
|---|---|---|---|
| 禁煙指導 | ● 最も重要なのが禁煙指導である。禁煙により呼吸機能の低下を防ぎ、生命予後を改善させることができる（詳細はp.33「看護ケア」参照） | 酸素療法 | **安定期：在宅酸素療法（HOT）**<br>● 低酸素血症を伴う例では、**在宅酸素療法（HOT）**を行う<br>● 1日15時間以上の長時間在宅酸素療法により生命予後を改善させることができる<br>● 在宅酸素療法の適用は、「動脈血酸素分圧が**55Torr以下、あるいは60Torr以下で睡眠時または運動負荷時に著しい低酸素血症をきたす者**で、医師が在宅酸素療法を必要と認めた者」[1]である<br>● 在宅酸素療法を受ける患者は、高濃度酸素吸入に伴う$CO_2$ナルコーシスに注意が必要である |
| 薬物療法 | ● 呼吸困難の軽減や急性増悪の予防に効果が期待できる<br>▶ 気管支拡張薬（抗コリン薬、$\beta_2$刺激薬、キサンチン製剤など）：治療効果が不十分な場合は多剤を併用することもある。気管支拡張薬の副作用を**p.33表**に示す<br>▶ ステロイド薬吸入<br>▶ 去痰薬<br>▶ 呼吸器感染症に伴う急性増悪期には、抗菌薬を用いることもある | 呼吸リハビリテーション | ● 薬物療法とともに行うことで、治療効果を上げることができる<br>● **呼吸訓練、運動療法、リラクセーション、排痰法**などを行う（詳細はp.33「看護ケア」参照） |
| 酸素療法 | **急性増悪期**<br>● 急性増悪期の酸素療法は、動脈血酸素分圧（$PaO_2$）が**60Torr未満**、もしくは$SpO_2$[*13]が**90%未満**の場合に、酸素療法を開始し、動脈血酸素分圧（$PaO_2$）60Torr以上、$SpO_2$90%以上になるように酸素吸入量を調整する<br>● 動脈血二酸化炭素分圧（$PaCO_2$）が高くなると$CO_2$ナルコーシスのリスクが高くなる<br>● 動脈血酸素分圧（$PaO_2$）60Torr以下で、同時に二酸化炭素分圧（$PaCO_2$）45Torrを超える場合は、酸素投与による$CO_2$ナルコーシスに特に注意が必要で、呼吸数を増加し、換気量を増やすためにも、**低濃度の酸素投与**から始める | その他の管理 | ● **栄養管理**：COPD患者の約70％に栄養障害を認める。原因は、気流閉塞や炎症サイトカインなどにより、エネルギー消費量の増加と、薬剤や症状に伴う食欲不振によるエネルギー摂取量の低下などがおもな原因である。標準体重の90％以下の場合は栄養障害が考えられ、栄養管理が必要である。80％以下の場合は除脂肪量の減少が考えられ、積極的な栄養補給療法が必要である。栄養障害のある患者においては、疾病予後、生命予後が悪くなる<br>● **安定期にワクチンの投与**：インフルエンザはCOPDの増悪を招き、死亡率を高める。ワクチン接種で死亡率を50％低下させることができる。肺炎球菌ワクチン接種は65歳以上で、％1秒量（％$FEV_1$）40％未満の患者の肺炎発症率を低下させるため、予防接種が勧められる |

### 酸素供給装置の種類

● 酸素ボンベ

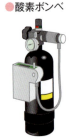

※酸素ボンベの酸素残量・使用可能時間の計算は、p.198「資料：臨床でよく使われる数式・数字」を参照。

● 酸素濃縮器

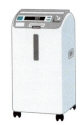

● 液化酸素（親器）

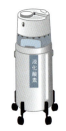

● 液化酸素（子器）

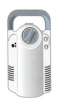

*13【$SpO_2$】percutaneous oxygen saturation：経皮的動脈血酸素飽和度

## 気管支拡張薬のおもな副作用

| 種類 | おもな副作用 |
|---|---|
| 抗コリン薬 | 動悸、口渇、悪心・嘔吐、眼圧上昇、排尿困難、便秘 |
| β₂刺激薬 | 動悸、不眠、不安、頭痛、めまい、振戦、悪心・嘔吐、低カリウム血症 |

| 種類 | おもな副作用 |
|---|---|
| キサンチン製剤（テオフィリン） | 悪心・嘔吐、腹痛、興奮、けいれん、意識障害、不眠、動悸、頻脈、タンパク尿、肝機能障害 |

# 看護ケア

## 禁煙指導

- 禁煙指導は、呼吸機能の低下を防ぎ、生命予後を改善させる最も重要な治療であり、看護である。
- 禁煙指導を行うにあたり、ニコチン依存症という薬物依存と行動変容のステージモデルを理解したい。
- 禁煙は人の行動変容を期待するもので、対象が行動変容のどのステージにいるかによって、働きかけを考える必要がある。そのような考えを用いた行動変容のステージモデルの活用は、禁煙指導を効果的にするものである。
- ニコチン依存症は2006年4月から禁煙治療が保険適用となり、一定の条件を満たした医療施設で治療が行われる場合、保険給付の対象となる。
- 禁煙治療には、行動療法と薬物療法（ニコチン置換療法）がある。
- 行動変容のステージモデルを理解し、ステージに応じた指導を行う。
- 米国の禁煙指導の5Aアプローチである、A(ask)：尋ねる、A(advice)：助言、A(assess)：評価、A(assist)：援助、A(arrange)：手配、も参考にしたい。

### 行動変容のステージモデルと禁煙指導の方法

| ステージ | 行動 | | 指導方法 |
|---|---|---|---|
| 無関心期 | 6か月以内に禁煙しようと思わない | 禁煙する気がない | 正しい知識を提供し、モチベーションを上げる |
| 関心期 | 6か月以内に真剣に禁煙しようとしている | 禁煙を考える | |
| 準備期 | 30日以内に禁煙することを計画する。あるいは、過去1年間に少なくとも1回禁煙を試みた | 禁煙を決心する | 情報提供／禁煙方法の指導 |
| 実行期 | 禁煙中であるが、6か月たっていない | 禁煙を実行する | 継続指導／サポートシステム |
| 維持期 | 6か月以上の禁煙を継続している | 禁煙を継続する | |

慢性閉塞性肺疾患（COPD）

# 呼吸リハビリテーション

- 呼吸リハビリテーションとは、「呼吸器の病気によって生じた障害をもつ患者に対して、可能な限り機能を回復、あるいは維持させ、これにより患者自身が自立できるように継続的に支援していくための医療である」(2001年、日本呼吸器学会・呼吸管理学会)。
- 呼吸リハビリテーションの効果は、①呼吸困難の軽減、②運動耐容能の改善、③QOL[*14]およびADL[*15]の向上である。
- 呼吸リハビリテーションは、薬物療法と併用して行うと、薬物療法の効果に上乗せする治療効果がある。
- 呼吸リハビリテーションの中核になるのは運動療法である。
- 運動療法は、継続的に定期的に行う必要がある。運動の処方はFITTを明確にする。
- FITTとは、F:Frequency(頻度)、I:Intensity(強度)、T:Time(時間)、T:Type(種類)である。
- 腹式呼吸(下図):呼吸筋のなかの横隔膜を有効に活用する呼吸法で、換気量が増えることが期待できる。同時に腹式呼吸は副交感神経の働きを整え、リラクセーション効果も期待できる。
- 口すぼめ呼吸(下図)を行うことで、呼吸数の減少、1回換気量の増加、$CO_2$排出量の改善を図ることができる。
- 排痰法はp.13を参照。

### 呼吸リハビリテーションの概要

| 運動療法 | ●全身持久力トレーニング<br>▶平地歩行<br>▶階段昇降<br>▶踏み台昇降<br>▶トレッドミル<br>▶自転車エルゴメータ<br>●筋力トレーニング(特に下肢)<br>●ストレッチ |
|---|---|
| リラクセーション | |
| 呼吸訓練 | ●口すぼめ呼吸<br>●腹式呼吸 |
| 排痰法 | ●体位ドレナージ<br>●ハッフィング法<br>●スクイージング法<br>など |

### 口すぼめ呼吸(イメージ図)

- 気道内圧を上昇させ、気道の虚脱・閉塞を防ぐために、口をすぼめて息をゆっくり少量ずつ吐く。そうすることにより気道から空気が呼出されやすくなる

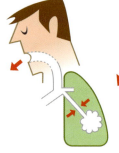
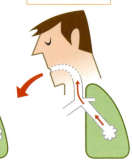

### 腹式呼吸(横隔膜呼吸)

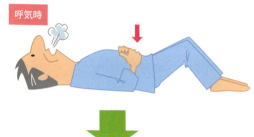

**呼気時**
- 横たわり、腹部に手を当てて、口すぼめ呼吸で呼出する
- 十分に呼出することを心がける

**吸気時**
- 腹部がふくらんでいることを感じながら、鼻から自然に吸気する
- 十分に呼出することを心がける

- 腹部に手を置き、自身の呼吸を意識しながら行う
- 砂嚢や本をおもりとして腹部に置くと、呼吸筋のトレーニングにもなる

[*14]【QOL】quality of life:生活の質、生命の質
[*15]【ADL】activities of daily living:日常生活動作

## 気道清浄化のためのケア（吸入・吸引）

- ここでは、吸入・吸引について紹介する。

### 吸入

- 吸入療法は、超音波ネブライザーなどを用いて、小さなエアロゾル粒子の薬剤を気道内に投与する方法である。気道の加湿、薬剤による去痰を目的とする。
- 気道の加湿を目的とする場合は、薬剤は用いず、生理食塩水などで行う。
- エアロゾル粒子は小さいほど気道の末梢にまで届き、エアロゾル粒子が2～5μmであれば、細気管支以下の末梢部に到達する。

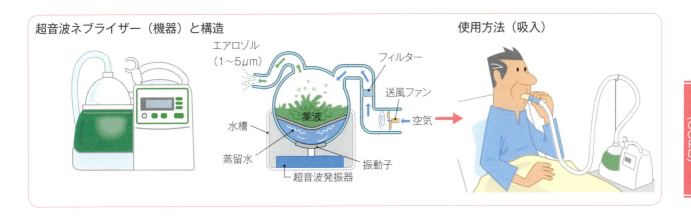

### 吸引

- 吸引とは、体腔内や管腔内などに貯留した滲出液や分泌物、血液などを体外に排出することである。
- 一時的吸引の種類には**口腔内・鼻腔内・気管内**吸引がある。

【口腔内・鼻腔内吸引】

- **陰圧をかけず**カテーテルを**約15～20cm挿入**する。
- 吸引圧は**－20～26kPa（150～200mmHg）**※で行う。
- 1回の吸引時間は**10～15秒以内**とする。
- 吸引中は患者の**呼吸状態・咳嗽反射・嘔吐反射**に注意し、分泌物の**性状**や**量**を観察する。
- 嘔吐による**誤嚥防止**のため、顔を**横**に向けて行う。

【気管内吸引】

- 気管内吸引は**無菌操作**で行う。
- 気管内吸引はカテーテルを**気管分岐部**にあたらない位置（挿管チューブの長さ＋1cm）まで挿入する。
- **自発呼吸**がある患者の場合、**吸気**に合わせてカテーテルを挿入する。
- 気道を損傷しないよう吸引圧は**－20kPa（150mmHg）**で行い、1回の吸引時間は**10秒以内**にする。

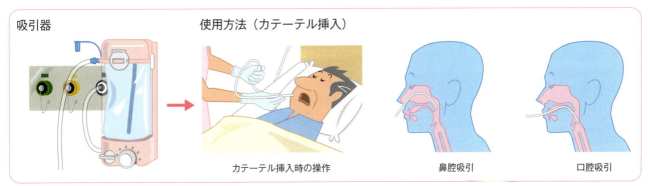

※1kPa≒7.5mmHg

## 呼吸困難時のケア

- 呼吸困難とは、**努力性の呼吸**を行い、息苦しさなどの苦痛を自覚する状態をいう。
- COPDの特徴的な症状に呼吸困難がある。Ⅰ期にはみられないこともあるが、Ⅱ期には労作時呼吸困難が現れ、病状の進行に伴い、次第に日常生活に支障をきたすような呼吸困難が出現する。
- COPDに初期からみられる労作時呼吸困難は以下のような機序が考えられる。

> 呼気時の気道抵抗の増大・肺の弾性収縮力の低下→残気量の増加→肺過膨張・最大吸気量の減少→労作時呼吸困難

- 看護ケアのポイントは、①**フィジカルアセスメントによる呼吸困難の程度の観察**（p.9「フィジカルアセスメント」を参照）、②**安静とポジショニング**（座位、前傾姿勢が横隔膜の運動を制限しない体位で効果的）、③**不安の軽減**（タッチング、そばにいる）、④**医師の指示のもと、酸素吸入療法や薬物療法の確実な実施**、である。

### 呼吸困難の重症度の評価

呼吸困難（息切れ）を評価するMRC（medical research council）質問票例

| グレード分類 | 当てはまるものにチェックしてください。（1つだけ） | |
|---|---|---|
| 0 | 激しい運動をしたときだけ息切れがする | ☐ |
| 1 | 平坦な道を早足で歩く、あるいはゆるやかな上り坂を歩くときに息切れがある | ☐ |
| 2 | 息切れがあるので、同年代の人よりも平坦な道を歩くのが遅い。あるいは平坦な道を自分のペースで歩いているとき、息切れのために立ち止まることがある | ☐ |
| 3 | 平坦な道を約100m、あるいは数分歩くと息切れのために立ち止まる | ☐ |
| 4 | 息切れがひどく家から出られない。あるいは、衣服の着替えをするときにも息切れがある | ☐ |

〈文献〉
1. 日本呼吸器学会COPDガイドライン第4版作成委員会編：COPD（慢性閉塞性肺疾患）診断と治療のためのガイドライン 第4版．メディカルレビュー社，大阪，2013.
2. 医療情報科学研究所編：病気がみえる vol.4 呼吸器 第2版．メディックメディア，東京，2013.
3. 任和子，秋山智弥編：根拠と事故防止からみた基礎・臨床看護技術．医学書院，東京，2014.
4. 福地義之助監修：COPDプライマリケア医のための診療のポイント．レスピレーションリサーチファンデーション，東京，2012.
5. 坂井建雄，岡田隆夫：系統看護学講座 専門基礎分野 人体の構造と機能① 解剖生理学 第9版．医学書院，東京，2009.
6. 浅野浩一郎，梅村美代志，川村雅文：系統看護学講座 専門分野Ⅱ 成人看護学② 呼吸器 第14版．医学書院，東京，2011.
7. 池西静江，石束佳子編：看護学生スタディガイド2016．照林社，東京，2015.
8. 医療情報科学研究所編：フィジカルアセスメントがみえる．メディックメディア，東京，2015.

# 心筋梗塞

しんきんこうそく

●執筆＝岡田朱民　●医学監修＝金井恵理

**ミニマム・エッセンス**

心筋梗塞とは虚血性心疾患の1つで、冠血管の狭窄・閉塞などにより冠動脈の血流が急に減少し、その支配領域の心筋が壊死に陥る病態をいう。
壊死した心筋は、再灌流が成功してもその機能は回復しないため、治療後は残りの生存心筋の保護と動脈硬化の進展などを予防することが重要となる。

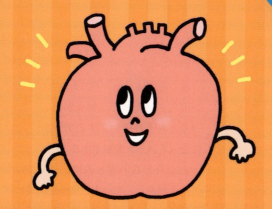

## 解剖生理・病態・検査・治療・看護ケアがわかるマップ

**解剖生理**
心臓（刺激伝導系、冠動脈）

↓

**病態**
粥状動脈硬化や血栓の発生

冠血管が狭窄・閉塞

冠動脈の血流が急に減少し、心筋の壊死に陥る

↓

**心筋梗塞**

**分類**
**時期による分類**
- 急性、亜急性、陳旧性

**筋層内範囲による分類**
- 貫壁性梗塞
- 非貫壁性梗塞（心膜内下梗塞）

**梗塞部位による分類**
- 中隔梗塞
- 前壁梗塞　など

**検査**
- 心電図
- 心エコー検査
- 心臓核医学検査
- 血液生化学検査
- 心臓カテーテル検査

**症状**
- 激しい胸痛
- 顔面蒼白
- 呼吸困難
- 悪心・嘔吐
- 腹痛

**治療**
**急性期**
- 初期治療（安静、疼痛コントロール）
- 心不全・血栓・不整脈など合併症の治療・予防
- 再灌流療法（PCI、血栓溶解療法）

**慢性期**
- 薬物療法

**看護ケア**
- 不整脈のアセスメント（心電図モニタリング）
- 急変時の対応
- 心臓リハビリテーション

## 病態理解につながる！
# 解剖生理

### 心臓の構造

●心臓は、左右の肺の間に挟まれ、正中線より左寄りに位置している。一般に手拳よりもやや大きく、重さは成人で約250〜300gである。心筋と呼ばれる特殊な筋肉からできていて、自分の意思では動かせない不随意筋である。

●心臓の内部は、心房中隔と心室中隔により左右に仕切られ、さらに弁膜によって心房と心室に分かれており、2心房（右心房、左心房）、2心室（右心室、左心室）からなる。

#### 心臓の構造

●心臓の壁は、内層から心内膜、心筋層、心外膜（漿液性心膜の臓側板）の3層からなり、心膜腔を挟んで心嚢（漿液性心膜の壁側板）、さらに線維性心膜がその表面を包んでいる
●心嚢と線維性心膜を心嚢膜、心外膜と心嚢膜を心膜と呼び、その間を心膜腔という。心膜腔には少量の心嚢液が存在し、心臓の動きをスムーズにしている。

#### 心臓の内腔

●右心房には、上・下の大静脈が開口し、右心室からは肺に血液を送る1本の肺動脈が出る。また、左心房には肺から還る左右それぞれ2本の肺静脈が入り、左心室からは全身に血液を送る大動脈が出る。
●右心房と右心室との境には3つの弁尖からできている三尖弁があり、右心室と肺動脈の境には、3つの半月状弁で形成された肺動脈弁がある。左心房と左心室の境には、2つの弁尖からなる僧帽弁があり、左心室と大動脈の境には、3つの半月状弁である大動脈弁がある。

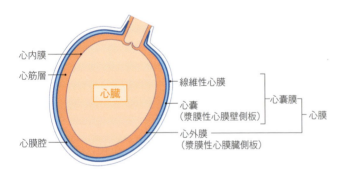

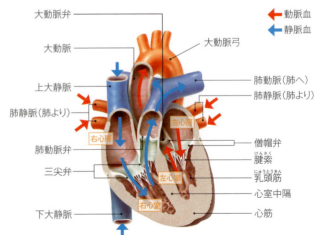

## 心臓の刺激伝導系

- 心臓は、**刺激伝導系**を介して心筋の収縮を刺激し、自動的に一定のリズムで収縮と拡張を繰り返す。
- 刺激伝導系によって心筋が収縮し、血液が心房から心室へ、さらに心室から動脈へ排出される。
- 心筋の電気的興奮の時間的変化を体の外から観察しているものを**心電図**という。心臓の正常な活動時には、多くの人に共通した基本的波形が現れる。

### 刺激伝導系と心電図

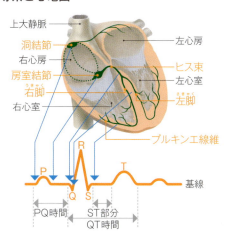

- 正常な刺激伝導系は、右心房の上大静脈開口部にある**洞結節**から始まる。
- 洞結節は**ペースメーカ（歩調とり）**となって、興奮を左右の心房に伝え、心房が収縮する。心房の刺激は、**房室結節**へと伝わり、ここで5分の1の速度に減速された後、**ヒス束**を介して心室に伝わる。
- ヒス束の刺激は、心室中隔の上部にある左右の脚に分かれ、それぞれ枝状に分かれて**プルキンエ線維**に伝わり、最後に左右の心室が収縮する。
- 心電図の基本波形については p.43 を参照。

## 心臓の機能と冠動脈

- 心臓は、電気刺激による心筋の収縮と4つの弁の開閉により、全身に血液を送り出す**ポンプの役割**を果たしている。
- 成人では、心臓の拍動は1分間に60～100回、1回の拍出量は50～60mLあり、1日の心拍数は約10万回、血液の拍出は1日約6,000Lになる。そのため、心臓は莫大なエネルギーを消費しながら、正常構造と機能を保持している。
- 心臓へ酸素や栄養を供給するのが、大動脈から最初に分岐する冠動脈である。冠動脈は、上行大動脈基部から左右の**冠動脈**に分かれ、心臓壁に分布する。

### 冠動脈の走行

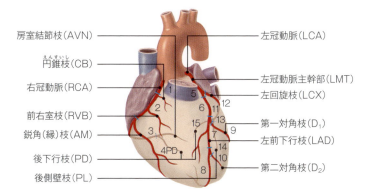

| 右冠動脈 | ●右心房と右心室の間を走行し、心臓の後面に回り、**右心室、左心室下面、心室中隔の後側**に血液を供給する |
|---|---|
| 左冠動脈 | ●左冠動脈主幹部から**左前下行枝**と**左回旋枝**に分かれる<br>●左前下行枝は、心臓の前面を走り、心尖部から後面に回り込み、**左心室の前面から後面、心室中隔の大部分**に血液を供給する<br>●左回旋枝は、左心房と左心室の間を走り、心臓の後面に枝を伸ばして、**左心室の側面から後面**に血液を供給する |

※図中の番号は、AHA*1（米国心臓協会）分類で、冠動脈造影（CAG*2）で観察可能な動脈を15の解剖学的区域に分けたもの。臨床で冠動脈病変の位置を示すときに用いられる。

*1【AHA】American Heart Association　*2【CAG】coronary angiography

## アセスメントに活かせる！
# 疾患と看護の基礎知識

### 病態生理

- 心筋梗塞とは、冠血管の狭窄・閉塞やれん縮、血栓により冠動脈の血流が急に減少し、その支配領域の心筋が壊死に陥る病態をいう。冠血管の狭窄はおもに動脈硬化が原因であり、冠動脈の内側に粥状（アテローム性）のプラーク（粥腫、粥状硬化巣）が発生して内腔を狭める。
- 冠動脈プラークは、長い時間をかけて成長して冠動脈血流を減少させるとともに、突然破れて血管内で血栓をつくり、不安定狭心症や心筋梗塞、心臓突然死を引き起こすことがある。これを急性冠症候群（ACS*3）という。急性冠症候群の予防では、不安定化した冠動脈プラークの検出が重要である。
- 心筋細胞は最終的に分化され、再生・増殖が難しくなるため、いったん壊死に陥ると、再灌流が成功しても、その機能は回復しない（不可逆性）。しかし、収縮能は低下しているものの壊死は免れた心筋が存在する場合があり（冬眠心筋）、この場合は再灌流療法にて機能が改善する。また、生存心筋への再灌流が成功しても、心筋障害が数日間持続する場合もある（気絶心筋）。

### 粥状動脈硬化の発生機序

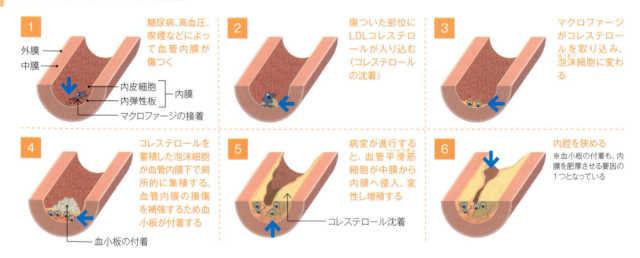

### 冠動脈の閉塞

- 冠動脈が粥腫および血栓によって塞がれると、血流は途絶えるが、正常な動脈との間にバイパスができ、血液が供給されれば、一部の心筋は壊死を免れる。

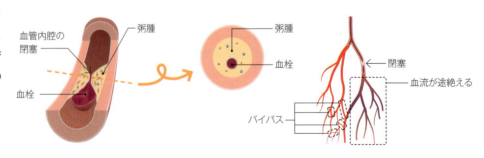

*3【ACS】acute coronary syndrome

## 分類

- 心筋梗塞は、一般的に時期によって**急性**（～3日）、**亜急性**（～30日）、**陳旧性**（30日～）に分類される。また、心筋壊死巣の範囲や梗塞部位によっても**下表**のように分類されることがある。

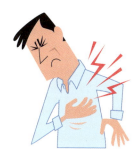

心筋梗塞は、時期や心筋壊死巣の範囲、梗塞部位によって分類されるんだね

### 心筋梗塞の分類

**筋層内範囲による分類**

| | |
|---|---|
| 貫壁性梗塞 | ●冠動脈主分枝の狭窄や閉塞によって、心内膜層から心外膜層まで心室壁に貫通性の壊死が生じる<br>●典型的なST上昇と異常Q波を認める（後壁梗塞など一部例外あり） |
| 非貫壁性梗塞<br>（心内膜下梗塞） | ●側副血行路のある場合や細い冠動脈の閉塞の場合など、心内膜層を主とする散在性の壊死が生じる<br>●病変部に異常Q波を認めないためnon-Q梗塞とも呼ばれる |

**梗塞部位による分類**

| 梗塞部位 | 冠動脈の一般的な支配領域 |
|---|---|
| 中隔梗塞 | 左前下行枝の灌流域 |
| 前壁梗塞 | 左前下行枝の灌流域 |
| 前壁中隔梗塞 | 左前下行枝の灌流域 |
| 側壁梗塞 | 左回旋枝の灌流域 |
| 高位側壁梗塞 | 左回旋枝の灌流域 |
| 後壁梗塞 | 左回旋枝の灌流域 |
| 下壁梗塞 | 右冠動脈の灌流域 |

## 症状・合併症

- 典型的な心筋梗塞発症時の症状は、**突然に前胸部に絞めつけられるような激痛が走り、30分以上持続**する。この場合の胸痛は、**硝酸薬（ニトログリセリン）**を舌下投与しても改善しない。
- 左肩や左腕、背中、頸部に**放散痛**がみられる場合があり、冷汗、顔面蒼白、呼吸困難、悪心・嘔吐、腹痛などの胃腸症状を伴うこともある。
- 高齢者や糖尿病患者では、痛みを感じない、あるいは弱い痛みしか感じない場合もある。
- 心筋梗塞が起こると、心筋収縮能の低下を引き起こし、心拍出量が低下して**心不全**や**心原性ショック**を起こすことがある。また、心筋梗塞による虚血部位から心室期外収縮が起こりやすく、**心室性不整脈**がみられることもあり、心停止を起こす危険性がある。

### 心筋梗塞の症状

- 激しい胸痛
  （ニトログリセリンを舌下投与しても改善しない）
- 顔面蒼白
- 呼吸困難
- 悪心・嘔吐
- 腹痛　など

### 心筋梗塞の合併症

- 心不全
- 心原性ショック
- （心室性）不整脈
- 再梗塞
- 心破裂
- 心室中隔裂孔
- 血栓塞栓症
- 心室瘤　など

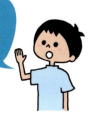

症状は30分以上続く胸痛、合併症は心不全や心原性ショック、不整脈だよ

# 検査と診断

- 心筋梗塞は、病歴、臨床症状、聴診などによる医師の診察と、下表（「心筋梗塞の検査」）の検査をもとに診断される。
- 広範囲の心筋梗塞により心筋収縮能が低下すると、急性左心不全や心原性ショック、不整脈などを合併するおそれがあり、重症度の判定が重要となる。急性心筋梗塞が原因の左心不全の分類には、キリップ（Killip）分類（下表）が用いられ、初診時の聴診所見で短時間に心機能障害の程度を推測することができ、重症度の判定に役立つ。
- 心不全の重症度判定には、スワンガンツカテーテル検査によるフォレスター（Forrester）分類（下図）が使われる。

## 心筋梗塞の検査

| | |
|---|---|
| 心電図（p.43参照） | ●早期から心電図に異常を認め、経時的な変化や異常の現れる誘導によって、梗塞部位・発症時期・大きさなどが推測できる<br>●心電図に見られる変化のもう1つ重要な所見が不整脈で、重症不整脈が認められればすみやかに治療や予防が行われる |
| 心エコー検査 | ●虚血に陥った心臓は収縮能と拡張能が障害され、心エコー検査では壁運動異常を示すため、収縮異常が評価できる |
| 心臓核医学検査 | ●心筋梗塞急性期にテクネチウム99m-ピロリン酸（99mTc-PYP*4）を用いたシンチグラフィにより、梗塞部位や範囲の評価ができる |
| 血液生化学検査（右図「急性心筋梗塞による心筋逸脱酵素の経時的変化」参照） | ●急性心筋梗塞では、心筋細胞の壊死によって傷害された心筋細胞から、特有の酵素やタンパクが血液中に出現し、経時的に特徴的な増減のパターンを示す。これらの酵素は心筋から逸脱するので、心筋逸脱酵素と呼ばれ、その濃度を血液生化学検査によって測定することで、心筋壊死の発生や程度を知ることができる |
| 心臓カテーテル検査 | ●カテーテルを経皮的に心血管に挿入し、造影剤による形態学的異常を検出したり、心臓内腔の圧力、酸素飽和度を測定し血行動態を把握したりする検査である<br>●左心カテーテルでは、左心室造影（LVG*5）や冠動脈造影（CAG）を行い、心機能や冠動脈の形態学的異常を検出する。一方で右心カテーテルでは、スワンガンツカテーテルを用いて肺動脈楔入圧（PCWP*6）や心係数（CI*7）を計測し、心不全を評価する（「フォレスター分類」参照） |

## 急性心筋梗塞による心筋逸脱酵素の経時的変化

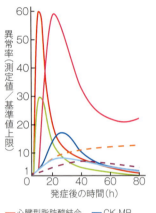

| 上昇を示す時期 | 心筋逸脱酵素 |
|---|---|
| 発症後数時間 | ●心臓型脂肪酸結合タンパク（H-FABP*8）<br>●ヘムタンパク質のミオグロビン |
| 発症後数時間～24時間の間 | ●トロポニンT<br>●クレアチンキナーゼ-MB（CK-MB*9）<br>●アスパラギン酸アミノトランスフェラーゼ（AST*10） |
| 発症後数時間後～10日ごろ | ●ミオシン軽鎖<br>●乳酸脱水素酵素（LDH*11） |

## キリップ分類

| | | | |
|---|---|---|---|
| I | ●心不全徴候なし | III | ●重度の心不全<br>●肺水腫<br>●肺ラ音聴取域が全肺野の50％以上 |
| II | ●軽度から中等度の心不全<br>●肺ラ音聴取域が全肺野の50％以下<br>●III音聴取<br>●静脈圧上昇（怒張） | IV | ●心原性ショック<br>●血圧90mmHg以下<br>●末梢循環不全 |

## フォレスター分類

(L/分/m²)

| | subset I<br>肺うっ血(−)<br>末梢循環不全(−) | subset II<br>肺うっ血(+)<br>末梢循環不全(−) |
|---|---|---|
| CI(心係数) 2.2 | subset III<br>肺うっ血(−)<br>末梢循環不全(+) | subset IV<br>肺うっ血(+)<br>末梢循環不全(+) |

0　　　　　　　18　　(mmHg)
PCWP（肺動脈楔入圧）

**おもな治療**
subset I：酸素投与と心筋消費量の減少を図り、観察
subset II：利尿薬と血管拡張薬を投与
subset III：前負荷減少：輸液
subset IV：強心薬・血管拡張薬、大動脈バルーンパンピング（IABP*12）での補助

---

*4【99mTc-PYP】technetium-99m pyrophosphate
*5【LVG】left ventriculography
*6【PCWP】pulmonary capillary wedge pressure
*7【CI】cardiac index
*8【H-FABP】heart type fatty acid-binding protein
*9【CK-MB】creatine kinase MB
*10【AST】aspartate aminotransferase
*11【LDH】lactic dehydrogenase
*12【IABP】intra-aortic balloon pumping

## 心電図の基本波形と名称

- 心電図は、心筋の電気興奮によって生じる電位変化を目に見える波形として記録したもので、虚血や壊死などの心筋の異常、刺激発生部位や興奮伝播の異常などの不整脈の診断に役立つ。
- 心臓リハビリテーション（p.45「看護ケア」参照）では、運動負荷前後の変化を心電図によって判定する。

| 波形 | 意味 |
|---|---|
| P波 | 心房筋の興奮（脱分極）過程を表す波形 |
| QRS波 | 心室の興奮（脱分極）によって生じる波形 |
| T波 | 心室筋の興奮（脱分極）から回復（再分極）過程を表す波形 |
| U波 | T波に続いてみられることがあるが成因は不明 |
| PQ時間 | P波の始まりからQRS波の始まりまでの部分（心房筋の興奮開始から心室筋の興奮開始までの時間） |
| QT時間 | QRS波の始まりからT波の終わりまでの部分（心室筋の興奮開始から回復完了までの時間） |
| ST部分 | QRS波の終わりからT波の始まりまでの部分（心室の興奮完了から回復開始までの部分） |
| RR間隔 | QRS波とQRS波との間隔 |

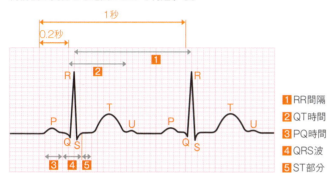

1 RR間隔
2 QT時間
3 PQ時間
4 QRS波
5 ST部分

## 急性心筋梗塞の経時的心電図変化

- 心筋梗塞では、典型的には、該当する誘導部位において、発作直後から**T波の増高**または**ST上昇**が認められ、数時間から数日持続する。次に、その範囲の誘導に**異常Q波**または**QS波**がみられる。
- 非貫壁性梗塞の場合は、**Q波**は現れない。STおよびT波の変化に注意が必要である。さらに、後壁梗塞の場合も、上述の典型的な心電図異常とは違った変化が現れる。

|  | 超急性期 | 発症2〜3時間 | 数時間〜数日 |  | 数か月 |
|---|---|---|---|---|---|
| 貫壁性梗塞 |  | ●STは上昇する | ●異常Q波がみられる | ●STはやがて下降してくる | ●最終的にSTは基線に戻り、冠性T波が残る |
| 非貫壁性梗塞（心内膜下梗塞） |  |  | ●Q波が現れない |  |  |

## 梗塞部位と心電図変化

| 閉塞血管 | 梗塞部位 | I | II | III | aV_R | aV_L | aV_F | V_1 | V_2 | V_3 | V_4 | V_5 | V_6 |
|---|---|---|---|---|---|---|---|---|---|---|---|---|---|
| 左前下行枝 | 中隔 |  |  |  |  |  |  | ○ | ○ |  |  |  |  |
|  | 前壁 |  |  |  |  |  |  |  |  | ○ | ○ |  |  |
|  | 前壁中隔 |  |  |  |  |  |  | ○ | ○ | ○ | ○ |  |  |
|  | 広範囲前壁 | ○ |  |  |  | ○ |  | ○ | ○ | ○ | ○ | ○ | ○ |
| 左回旋枝 | 側壁 | ○ |  |  |  | ○ |  |  |  |  |  | ○ | ○ |
|  | 高位側壁 | ○ |  |  |  | ○ |  |  |  |  |  |  |  |
|  | 後壁 |  |  |  |  |  |  | ● | ● |  |  |  |  |
| 右冠動脈 | 下壁 |  | ○ | ○ |  |  | ○ |  |  |  |  |  |  |
|  | 下側壁 |  | ○ | ○ |  |  | ○ |  |  |  |  | ○ |  |

- 異常の現れる誘導によって、梗塞部位・発症時期・大きさなどが推測できる（誘導法の種類はp.46「標準12誘導心電図」を参照）。

○ 異常Q波が出現
● Q波は出現せずR波が増高

佐藤千史，井上智子編：人体の構造と機能からみた病態生理ビジュアルマップ[1]呼吸器疾患，循環器疾患．医学書院，東京，2010：88．より引用

## 治療

- 急性期には、①安静や疼痛のコントロールなどの初期治療とともに、②心不全・血栓・不整脈に対する治療および合併症の予防管理を行い、③心臓カテーテル治療(冠動脈インターベンション)や冠動脈バイパス術などの再灌流療法を考慮する。血行動態が安定すれば、社会復帰に向けリハビリテーションを行う。
- 慢性期には、再発予防のため、①冠危険因子の除去と管理、②薬物療法を行う。

## 心筋梗塞の治療

| 初期治療 | ●胸痛や不安による心筋酸素消費量を抑制するために安静とし、モルヒネ塩酸塩やジアゼパムなどの鎮痛薬を投与する<br>●心筋虚血障害の軽減を図るため酸素投与を行い、動脈血酸素分圧が70mmHg(Torr)以下とならないように注意する<br>●胸痛の軽減および冠動脈と末梢血管の拡張による前・後負荷の軽減のため、硝酸薬(ニトログリセリン)を投与(舌下または静脈内注射)する<br>●血小板の凝集抑制のために、アスピリンの投与を行う |
|---|---|
| 合併症の治療および予防 | ●心筋梗塞後の梗塞範囲の拡大を防止し、虚血心筋を保護するためにβ遮断薬や硝酸薬、Ca拮抗薬が用いられる<br>●不整脈が出現した場合は、抗不整脈薬の投与、除細動、一時的心臓ペーシングなどの処置が行われる<br>●心不全を合併した場合は、スワンガンツカテーテルを挿入し、血行動態所見(フォレスター分類)を参考にしながら利尿薬や強心薬、血管拡張薬などを投与する<br>●血栓を予防するため、急性期から継続して抗血小板薬(アスピリン)や抗凝固薬(ヘパリン)などを投与する |
| 再灌流療法 | ●心臓カテーテル検査の結果、再灌流が必要と判断された場合、バルーンカテーテルやステントなどを用いた冠動脈インターベンションや冠動脈バイパス術を行う |
| 心臓リハビリテーション | ●血行動態が安定してきたら、徐々に心臓に負荷をかけ活動範囲を広げて活動耐性を高め、社会復帰できるように早期から行う(p.45「看護ケア」参照) |

## 再灌流療法の例

| 経皮的冠動脈インターベンション(PCI*13) | バルーン血管形成術(POBA*14)<br>●冠動脈造影下で、経皮的にバルーンカテーテルを挿入し、冠動脈の閉塞・狭窄している部位でバルーンを膨らませ、物理的に冠動脈を拡張させる<br>●急性冠閉塞などの合併症が起こる可能性があるため、緊急冠動脈バイパス術のできる医師により待機可能な専門施設で実施される |
|---|---|
| | ステント留置術(primary STENT)<br>●経皮的冠動脈拡張術(PTCA*15)を行った後、たたんだ金属製の管(ステント)を乗せたバルーンカテーテルを再挿入し、バルーンを膨らませてステントを広げ、病変部にステントを留置する |
| 血栓溶解療法 | 経静脈的血栓溶解療法(IVCT*16)<br>●血栓溶解薬を静脈注射または点滴により全身に投与する<br>●心臓カテーテル装置のない医療施設でも実施可能であるが、血栓溶解薬の投与量が多くなるので出血傾向が強くなる。また、再灌流の確認ができない |
| | 経皮的冠動脈内血栓溶解療法(PTCR*17)<br>●冠動脈造影下で、経皮的に挿入したカテーテルを通して、閉塞している冠動脈に選択的に血栓溶解薬を投与する<br>●心臓カテーテル装置のある医療施設でしかできない |

\*13【PCI】percutaneous coronary intervention
\*14【POBA】plain oldballoon angioplasty
\*15【PTCA】perucutaneous transluminal coronary angioplasty
\*16【IVCT】intravenous coronary thrombolysis
\*17【PTCR】percutaneous transluminal coronary recanalization

## 看護ケア

- 血行動態が安定してきたら、徐々に心臓に負荷をかけ活動範囲を広げて活動耐性を高め、社会復帰できるように早期から**心臓リハビリテーション**を行う。

## 心臓リハビリテーション

- 心臓リハビリテーションプログラムは、心筋梗塞の再発予防やQOL[*18]改善を目的に運動療法、患者教育（服薬、食事、禁煙など）、カウンセリングなどを総合的に行う長期プログラムである。
- 運動負荷後にはバイタルサイン、**心電図**所見をとる。**標準12誘導心電図**は6つの四肢誘導、6つの単極胸部誘導を記録する。四肢と胸部に10個の電極を付け、安静仰臥位で測定する（**p.46図参照**）。
- 心臓リハビリテーション進行中に、再梗塞や心機能の低下が起こらないよう、心負荷過剰の徴候に注意し、全身状態の観察を行う。

### 急性心筋梗塞14日間クリニカルパス（国立循環器病研究センター）

| 病日 | 1日目 PCI後 | 2日目 | 3日目 | 4日目 | 5日目 | 6日目 | 7日目 | 8日目 | 9日目 | 10日目 | 11日目 | 12日目 | 13日目 | 14日目 |
|---|---|---|---|---|---|---|---|---|---|---|---|---|---|---|
| 達成目標 | ●急性心筋梗塞およびカテーテル検査に伴う合併症を防ぐ | ●急性心筋梗塞およびカテーテル検査に伴う合併症を防ぐ | ●急性心筋梗塞に伴う合併症を防ぐ | ●心筋虚血が起きない | ●心筋虚血が起きない ●服薬自己管理ができる ●退院後の日常生活の注意点について知ることができる | | | ●心筋虚血が起きない ●退院後の日常生活の注意点について理解ができる | | | ●亜最大負荷で虚血がない ●退院後の日常生活の注意点について言える | | | 退院 |
| 負荷検査・リハビリ | ●圧迫帯除去、創部消毒 ●室内排便負荷 | ●尿道留置カテーテル抜去 | ●末梢ライン抜去 ●トイレ排泄負荷 | ●200m歩行負荷試験 ●合格後200m歩行練習1日3回 ●栄養指導依頼 | ●心臓リハビリ依頼 ●心臓リハビリ開始日の確認 | ●心臓リハビリ室でエントリーテスト ●心臓リハビリ非エントリー例では500m歩行負荷試験 | | ●心臓リハビリ室で運動療法（心臓リハビリ非エントリー例では、マスターシングル試験または入浴負荷試験） | | | | | | |
| 安静度 | ●圧迫帯除去後床上自由 | ●室内自由 | ●負荷後トイレまで歩行可 | ●200m病棟内自由 | | ●亜最大負荷試験合格後は入浴可および院内自由 | | | | | | | | |
| 食事 | ●循環器疾患普通食（1600kcal、塩分6g） ●飲水量指示 | | | ●循環器疾患普通食（1600kcal、塩分6g） ●飲水制限なし | | | | | | | | | | |
| 排泄 | ●尿道留置カテーテル ●排便：ポータブル便器 | ●尿道留置カテーテル ●排便：ポータブル便器 | ●排尿・排便：トイレ使用 | | | | | | | | | | | |
| 清潔 | ●洗面ベッド上 ●全身清拭、背・足介助 | ●洗面：洗面台使用 ●全身清拭、背・足介助 | | ●洗面：洗面台使用 ●清拭：背部のみ介助 | | ●洗面：洗面台使用 ●患者の希望に合わせて清拭 | | ●洗面：洗面台使用 ●患者の希望に合わせて入浴 | | | | | | |

循環器病の診断と治療に関するガイドライン（2011年度合同研究班報告）．心血管疾患におけるリハビリテーションに関するガイドライン（2012年改訂版）．
https://www.j-circ.or.jp/guideline/pdf/JCS2012_nohara_h.pdf（2015.11.1アクセス）より転載

---

*18【QOL】quality of life：生活の質、生命の質

## 標準12誘導心電図

標準肢誘導
- I誘導：右手と左手間の電位差（左心室高位側壁）
- II誘導：右手と左足間の電位差（心室下壁）
- III誘導：左手と左足間の電位差（心室下壁）

単極肢誘導
- $aV_R$：不関電極と右手間との電位差（左心室内膜面）
- $aV_L$：不関電極と左手間との電位差（左心室高位側壁）
- $aV_F$：不関電極と左足間との電位差（心室下壁）

単極胸部誘導
- $V_1$：第4肋間胸骨右縁（右心室・心室中隔）
- $V_2$：第4肋間胸骨左縁（右心室・心室中隔）
- $V_3$：$V_2$と$V_4$の結合線の中点（左心室前壁、心尖部）
- $V_4$：左鎖骨中線と第5肋間の交点（左心室前壁、心尖部）
- $V_5$：$V_4$の高さの水平線と左前腋窩線との交点（左心室側壁）
- $V_6$：$V_4$の高さの水平線と中腋窩線との交点（左心室側壁）

※（　）内は、誘導に反映される心臓の部位を示す。
※II、III、$aV_F$は下壁誘導、$V_1$〜$V_4$は前壁誘導、I、$aV_L$、$V_5$、$V_6$は側壁誘導ともいう。

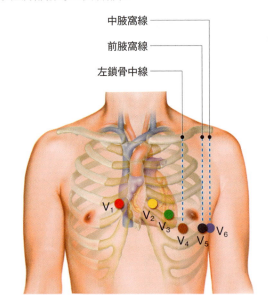

単極胸部誘導の装着部位

## 不整脈のアセスメント

- 急性期に起こりやすく頻度が高い不整脈は、致死的な心室期外収縮（VPC[19]）で、心室頻拍（VT[20]）や心室細動（VF[21]）を引き起こすこともある。下壁梗塞（右冠動脈の閉塞）では、房室ブロック（complete atrioventricular block）や洞徐脈（sinus bradycardia）が起こることもある。そのため、症状や心電図などにより早期に発見する必要がある。
- VTやVFなどの致死性不整脈が発生した場合には、救命処置が必要となる。

### 急性期に起こりやすい致死性の不整脈

| | 種類 | 対応 |
|---|---|---|
| 心室期外収縮（VPC） | 先行するP波のない幅の広い形の異なったQRS　QRSとは逆向きのT波 | ●先行するP波がない<br>●幅の広い形の異なったQRS波と、QRS波とは逆向きのT波の出現<br>→ 対応 ・病的意義のないものは経過観察<br>・心筋梗塞急性期に伴う場合は、医師の指示による抗不整脈薬の投与および経過観察 |
| 心室頻拍（VT） | R↔R↔R↔R | ●先行するP波がない<br>●幅の広いQRS波の規則的な出現<br>→ 対応 ・医師の指示による抗不整脈薬の投与および経過観察<br>・血行動態が不安定な場合は、カルディオバージョン（同期、100J）の実施 |

*19【VPC】ventricular Premature contraction　　*20【VT】ventricular tachycardia　　*21【VF】ventricular fibrillation

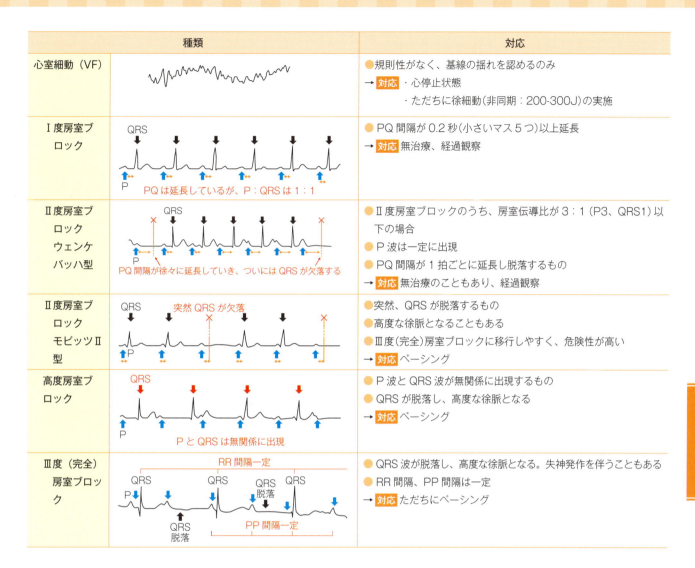

## VPCのLown分類

| grade | VPCの特徴 |
|---|---|
| 0 | 期外収縮なし |
| 1 | 散発性（30個／時間未満） |
| 2 | 頻発性（30個／時間以上） |
| 3 | 多源性（形の異なるVPCが2種類以上ある） |

| grade | | VPCの特徴 |
|---|---|---|
| 4 | a | 2連発 |
| | b | 3連発以上（同じ形のVPCが連発するもの）<br>【波形の例】 |
| 5 | | R on T（先行するT波の頂上付近に出現するVPC）<br>【波形の例】 |

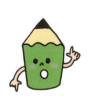

重症度によって分類され、grade 3以上は危険性が高い

## 致死性不整脈発生時の対応

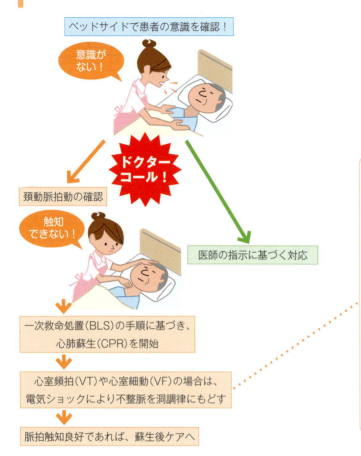

| 電気ショックの種類 | 通電の方法 | 適応 |
|---|---|---|
| 除細動 | QRS波と非同期で通電 | ・心室細動（VF）<br>・多形性心室頻拍 |
| カルディオバージョン | QRS波と同期で通電 | ・心室頻拍（VT）<br>・心房細動（AF）<br>・上室性頻拍 |

パドルの位置　　　　パッドの位置

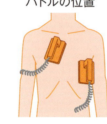 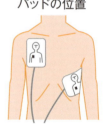

〈文献〉
1. エレインN.マリーブ著，林正健二，今本喜久子，他訳：人体の構造と機能 第4版．医学書院，東京，2015．
2. 安倍紀一郎，森田敏子：関連図で理解する循環機能学と循環器疾患のしくみ 第3版．日総研出版，名古屋，2010．
3. 山口和克監修：病気の地図帳．講談社，東京，2010．
4. 医療情報科学研究所編：病気がみえる Vol.2 循環器 第3版．メディックメディア，東京，2010．
5. 水野杏一，安武正弘，平山悦之編：医学スーパーラーニングシリーズ 循環器内科学．丸善出版，東京，2012．
6. 落合慈之監修，大西哲，田鎖治編：循環器疾患ビジュアルブック 初版．学研メディカル秀潤社，東京，2010．
7. 佐藤千史，井上智子編：人体の構造と機能からみた病態生理ビジュアルマップ [1] 呼吸器疾患，循環器疾患．医学書院，東京，2010．
8. 江連和久，村田栄子編著：看護学生のための解剖生理．メヂカルフレンド社，東京，2011．
9. 佐伯由香，田中美智子編：ナーシング・グラフィカ 健康の回復と看護① 呼吸機能障害／循環機能障害 第3版．メディカ出版，大阪，2014．
10. 吉田俊子，宮地鑑，上塚芳郎，他：系統看護学講座 専門分野Ⅱ 成人看護学③ 循環器 第14版．医学書院，東京，2015．
11. 日本循環器学会編：心血管疾患におけるリハビリテーションに関するガイドライン（2012年改訂版）．日本循環器学会，東京，2015．
12. 三宅良彦編：特集1 すぐ動ける対応できるモニター心電図で知っておきたい100のこと．月刊ナーシング 2015；35（4）：4-97．
13. 山口徹，北原光夫，福井次矢編：今日の治療指針 私はこう治療している（2015年版）．医学書院，東京，2015．
14. 浦部晶夫，島田和幸，川合眞一，他編：今日の治療薬2015 解説と便覧．南江堂，東京，2015．
15. 伊藤文代編，内藤博昭 医学監修：循環器看護ケアマニュアル 第2版．中山書店，東京，2013．
16. 吉田俊子，池亀俊美編：ナースのための心臓リハビリテーション完全ガイド．メディカ出版，大阪，2009．
17. 今村恭子：疾患別看護過程 狭心症．プチナース 2009；18（7）：48，54．
18. 清村紀子：疾患別看護過程 急性心筋梗塞．プチナース 2008；17（4）：65-69．

# 心不全

(しんふぜん)

●執筆＝糀谷康子　●医学監修＝金井恵理

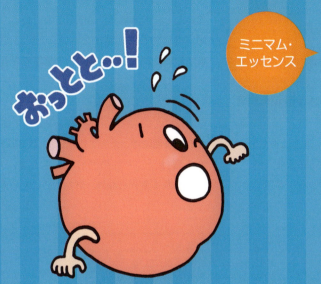

**ミニマム・エッセンス**

心不全とは、それ自体は病名ではなく、心臓のポンプ機能の障害による一連の症状や徴候を示す病態である。

おもな症状は、呼吸困難や浮腫などうっ血によるものと、意識障害など低心拍出量によるものに分けられる。

治療には、薬物療法と非薬物療法がある。看護においては正常な心臓の構造と機能を理解し、患者のバイタルサインをはじめモニタリングし、心不全の徴候とその悪化に気付くことが重要となる。

## 解剖生理・病態・検査・治療・看護ケアがわかるマップ

### 解剖生理
心臓（刺激伝導系、ポンプ機能）、心拍出量

### 病態
心機能の低下、代償機転の破綻
↓
右房圧上昇、左房圧上昇
↓
ガス交換の障害、心筋への酸素供給の阻害
↓
**心不全**

### 分類
**病態による分類**
- 急性心不全、慢性心不全
- 左心不全、右心不全
- 収縮不全、拡張不全
- 低拍出性心不全、高拍出性心不全

**重症度による分類（NYHA分類）**
- クラスⅠ～Ⅳ

ノーリア／スティーブンソン分類

### 検査
- 心電図
- 心臓カテーテル検査
- 心エコー検査
- 胸部X線検査
- 血液生化学検査

### 症状
**うっ血によるもの**
- 呼吸困難
- 息切れ
- 頻呼吸
- 起座呼吸
- 右季肋部痛
- 食思不振
- 腹部膨満感
- 易疲労感
- 浮腫

**低心拍出量によるもの**
- 意識障害
- 不穏

### 治療
**薬物療法**
**非薬物療法**
- 植込み型除細動器治療
- 心臓カテーテル治療
- 心臓再同期療法
- 手術（弁置換、心肺移植など）
- 補助人工心臓（体外設置型、植込型）
- 心臓リハビリテーション
- 食事療法
- 安静療法
- 酸素療法

### 看護ケア
- 心音・呼吸音の聴診
- 安楽な体位の調整
- 頸静脈のアセスメント
- 浮腫の観察
- 水分出納バランスのアセスメント

病態理解につながる！
# 解剖生理

## 心臓の位置と大きさ、構造

### 心臓の位置と大きさ

- 心臓は、左右両肺のほぼ中間に位置し、ほぼ握り拳大の大きさの臓器である。
- 重量は約250～300g程度で、その約2/3は正中線より左側に位置する。
- 心基部はおよそ第2肋間と胸骨中線を結ぶ線上にあり、心房と心室の境界面、心臓の上端である。心尖部は第5肋骨から第5肋間の左鎖骨中線にあり、心基部から一番遠く離れた心室の先端部、心臓の下端である。心基部と心尖部を結ぶ線は約50°の傾きをもつ。心尖部上の体表面では、前胸壁の触診として、心尖拍動を確認できる。

### 心臓の内腔

- 心臓は、血液を送り出すポンプとして循環の中枢にある。
- 心臓表面には、冠(状)動脈と冠(状)静脈が走行している。
- 心臓は、右心系の右心房・右心室、左心系の左心房・左心室の4室からなり、解剖学的に右心系（右心房・右心室）

### 心臓の位置と心臓の内腔

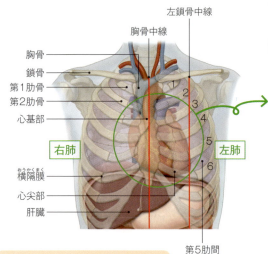

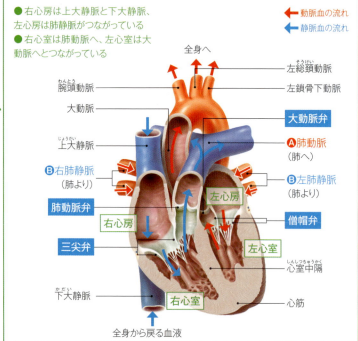

Q. なぜ右心室から肺へつながる血管は、流れる血液が静脈血なのに「肺動脈」というの？

A. 前提として、心臓から血液が流れ出る血管はすべて動脈、心臓へ血液が流れ入る血管をすべて静脈と呼びます。
よってAは肺動脈（静脈血が流れる）、Bは肺静脈（動脈血が流れる）と称されます！

動脈血・静脈血は、「肺を出ていったか・肺に向かうか」で決まります

全身から心臓へ戻った血液が、再び心臓から全身へ流れるまでを理解しましょう！ 血液の流れを指でたどってみましょう！

は左心系（左心房・左心室）の前方に位置する。
- **左心室の壁**は右心室の壁よりも**約2〜3倍厚い**。血液を全身へ送り出すためにより厚くできている。
- 心臓には**三尖弁**、**肺動脈弁**、**僧帽弁**、**大動脈弁**の4つの弁がある。弁の働きにより一方向への血液の流れを維持している。

## 心臓の刺激伝導系

- **刺激伝導系**は、心臓が全身に血液を循環させるための心臓そのものの動き、規則的な心拍動を可能にするためのしくみである。
- 刺激伝導系は、自ら活動電位を繰り返し発生できる**特殊心筋細胞（筋線維）**からなる。
- 心臓は刺激伝導系のしくみにより、自ら周期的に収縮できる**自動能**が備わっている。
- 刺激伝導系における刺激の流れは、上大静脈と右心房の移行部にある**洞（房）結節**からはじまり、**房室結節**、**ヒス（房室）束**、**左脚**と**右脚**に分かれ、さらに左心室は壁が厚いので左脚は前枝と後枝に分かれて、**プルキンエ線維**を介して左・右心室に伝わり、1回の収縮をみる。

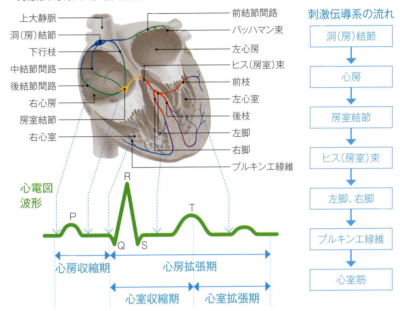

刺激伝導系と心電図波形

## 心臓のポンプ機能

### 肺循環と体循環

- 体内をめぐった静脈血は上・下大静脈から右心房に還る。この二酸化炭素を多く含んだ**静脈血**は右心室・肺動脈を経て肺へ送られる。肺動脈から左右の肺に送り込まれた静脈血は、肺胞での**ガス交換**の後、酸素の多い**動脈血**にかわり、肺静脈から左心房に戻る。この流れを**肺循環**という。
- 肺胞でのガス交換の後の動脈血は、左心系を経由した後、大動脈などの血管によって全身の臓器や組織に送られ、毛細血管での$O_2$と$CO_2$の交換や老廃物の交換によって静脈血となり、再び右心房に戻る。この血液の流れを**体循環**という（**右図**）。

### 心周期

- 心臓の大切な役割は血液を循環させるポンプの働きで、大きく分けて**血液を送り出す働き**と**血液を受け取る働き**がある。
- 心臓は心室の収縮と拡張により、全身に血液を送り出し、拍出・駆出している。

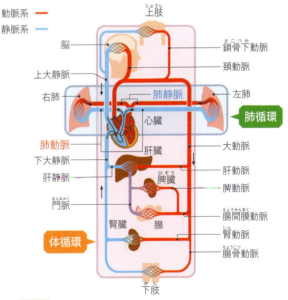

血液の循環（肺循環と体循環）

- 心臓の縮んで緩む、1回の経過のことを**心周期**といい、心室が収縮する時期をさす**収縮期**と心室が拡張する時期をさす**拡張期**からなる（**下図**参照）。

### 心周期（心音図、心電図と収縮期・拡張期の関連）

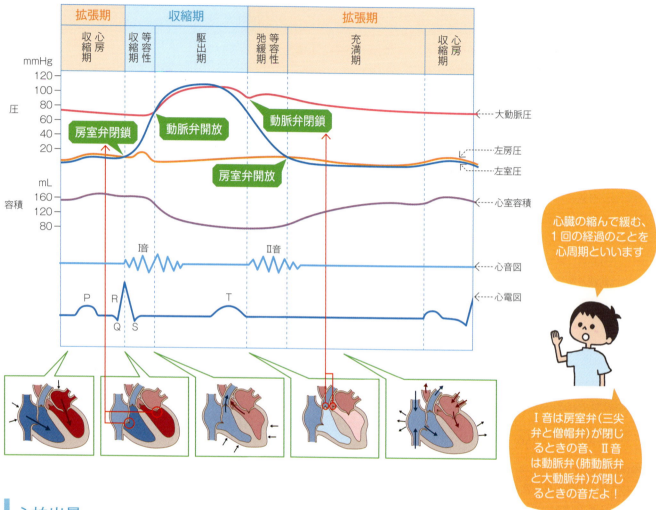

心臓の縮んで緩む、1回の経過のことを心周期といいます

Ⅰ音は房室弁（三尖弁と僧帽弁）が閉じるときの音、Ⅱ音は動脈弁（肺動脈弁と大動脈弁）が閉じるときの音だよ！

## 心拍出量

- 心臓のポンプ機能は心拍出量（CO[*1]）で評価される。

  心拍出量（CO）（L/分）＝心拍数（回/分）×1回拍出量（mL）

- 心拍数は自律神経の刺激で変動する（**交感神経刺激↑、副交感神経刺激↓**）。

- 1回の心拍出量は、**心拍数、収縮力、前負荷と後負荷**に影響される（**下表**）。心室の収縮性が増大すると機能曲線は上方に移動し、同じ前負荷でも1回拍出量は増大する。

### 心拍出量を規定する4つの因子

| 因子 | 定義 |
|---|---|
| 心拍数 | ● 一定の時間内に心臓が拍動する回数<br>● 通常は1分間の拍動の数（bpm：beats per minute）をいう |
| 収縮力 | ● 心筋の収縮力 |

| 因子 | 定義 |
|---|---|
| 前負荷 | ● 心室が収縮を始める直前の負荷。容量負荷（循環血液量や左心室拡張末期容積（圧）が指標） |
| 後負荷 | ● 心室が収縮中に担う負荷。圧負荷（末梢血管抵抗、平均血圧、左心室収縮末期圧が指標） |

[*1]【CO】cardiac output

アセスメントに活かせる！
# 疾患と看護の基礎知識

## 原因

- 心不全の原因は、**高血圧症**、**虚血性心疾患**や**心臓弁膜症**など多岐にわたる。
- 心不全が起こっている部分に分けて考えると、**左心不全**（左心室や左心房など）と**右心不全**（右心室や右心房など）がある。
- 左心不全・右心不全に至るおもな原因を**右表**に示す。

### 心不全の原因

| 左心不全 | 右心不全 |
|---|---|
| ● 心筋疾患（心筋症、心筋炎）<br>● 虚血性心疾患（心筋梗塞、狭心症）<br>● 不整脈<br>● 僧帽弁疾患<br>● 後負荷の増大：大動脈狭窄、大動脈弁疾患、高血圧症 | ● 慢性閉塞性肺疾患（COPD）、肺性心<br>● 肺梗塞、肺高血圧<br>● 心タンポナーデ<br>● 左心不全による肺高血圧<br>● 肺動脈弁狭窄症<br>● 心房中隔欠損症<br>● 三尖弁閉鎖不全症<br>● 虚血性心疾患（下壁梗塞による右室梗塞）<br>● 収縮性心膜炎 |

## 分類

- 病態などの違いから、**急性心不全**と**慢性心不全**、**左心不全**と**右心不全**（下図）、**収縮不全**と**拡張不全**、**低拍出性心不全**と**高拍出性心不全**などに分類される※。
- 心不全の重症度には、**NYHA**[*2] **分類**（p.54 表）が国際的に広く用いられている。

### 心不全の病態

- 肺を循環している肺胞毛細血管領域で、血液が増加し、左心に戻りづらくなり肺に血液が滞っている状態を**肺うっ血**という。

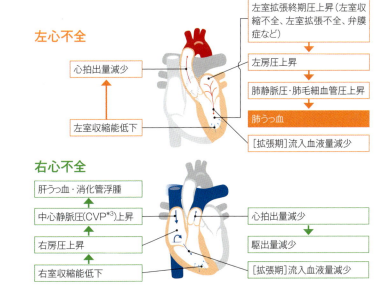

- 右心にたまった血液を左心に送れず、全身から右心に戻ろうとする血液が右心に入れずに右心房手前であふれている状態は、**肝うっ血・消化管浮腫**をともなう。

※心不全という症候群を異なる側面で捉えているのであって共通する部分が多い。

*2【NYHA】New York Heart Association：ニューヨーク心臓協会
*3【CVP】central venous pressure

## NYHA分類

● 心疾患の重症度を身体活動の自覚症状より分類したもの。疾患別の相違もなく身体活動の内容があいまいであるため、患者や医師の主観に左右され、客観性に欠けるところがある。

| 分類 | 内容 |
|---|---|
| クラスⅠ | ● 心疾患はあるが身体活動では症状がない<br>● 通常の身体活動では、疲労、動悸、呼吸困難、あるいは狭心痛を生じない |
| クラスⅡ | ● 普通の身体活動がある程度制限される<br>● 通常の身体活動で疲労、動悸、呼吸困難、あるいは狭心痛を生じる<br>● 安静時には苦痛がない |
| クラスⅢ | ● 普通の身体活動が高度に制限される<br>● 通常以下の身体活動でも、疲労、動悸、呼吸困難、あるいは狭心痛を生じる<br>● 安静時には苦痛がない |
| クラスⅣ | ● 安静時にも心不全症状や狭心症徴候が認められる<br>● いかなる身体活動によっても苦痛が増悪する |

## 心不全のメカニズム

● 生体には、循環血液量を維持しようとする代償機転が働く。心不全とは、この代償機転が破綻した状態である。
● 代償機転がバランスよく働いているときは無症状で経過する（心不全代償期）が、心機能のさらなる低下や代償機転が破綻すると心不全症状が出現する（心不全期）。
● 代償機転には、交感神経系、レニン・アンジオテンシン・アルドステロン系（RAAS＊4）などの神経内分泌因子が関与する。
● 交感神経系は心拍数を増やし、末梢血管を収縮させることで血圧を保持しようとし、組織間液が血管内へ移動することで血液量を補う。腎臓では、腎動脈圧が低下するとレニンが分泌され、RAASにより、腎臓での水分、ナトリウム（Na＊5）の再吸収が増加し、循環血液量を増加させる。
● 代償機転が長期または過剰に働くと、交感神経系の作用により末梢血管が収縮することで後負荷が大きくなり、水分やNaの再吸収が増加しすぎると肺胞でのガス交換を妨げ、心筋そのものへの酸素供給も阻害する。

## 症状

● 心不全のおもな症状・所見は、**息切れまたは呼吸困難、湿性咳嗽と泡沫状喀痰、うっ血症状**（頸静脈怒張、肝腫大、下腿浮腫）、**乏尿、チアノーゼ、意識障害**である。
● おもな症状は、うっ血によるものと低心拍出量によるもの（**右表**）に分けられる。

### 心不全の症状

**うっ血による症状・身体所見**

|  | 症状 | 身体所見 |
|---|---|---|
| 左心不全 | 呼吸困難、息切れ、頻呼吸、起座呼吸 | 喘鳴、泡沫状喀痰、Ⅲ音やⅣ音の聴取など |
| 右心不全 | 右季肋部痛、食思不振、腹部膨満感、易疲労感、浮腫 | 肝腫大、肝胆道系酵素の上昇、頸静脈怒張など |

**低心拍出量による症状・身体所見**

| 症状 | 身体所見 |
|---|---|
| 意識障害、不穏 | 冷汗、四肢チアノーゼ、低血圧、乏尿など |

---

＊4【RAAS】renin angiotensin aldosterone system
＊5【Na】natrium
＊6【PCWP】pulmonary capillary wedge pressure
＊7【CI】cardiac index
＊8【CTR】cardiothoracic radio
＊9【BNP】brain natriuretic peptide：脳性ナトリウム利尿ペプチド
＊10【hANP】human atrial natriuretic peptide：ヒト心房性ナトリウム利尿ペプチド

# 診断とおもな検査

- 心不全は、問診および身体所見により診断される。
- 心不全が疑われた場合、**下表**に示すおもな検査によって確定診断、重症度の評価を行う。

## 心不全のおもな検査

| 検査 | 目的、具体的な検査内容、評価など |
|---|---|
| 心電図検査 | ●①心房負荷、②心肥大、③虚血性心疾患、④不整脈、⑤心室早期興奮症候群、⑥電解質異常、⑦薬剤の効果判定、などが判別される |
| 心臓カテーテル検査 | ●カテーテルを末梢動静脈から心内腔まで挿入し、採血、心臓内の心腔、大血管の圧測定などを行い、心疾患の診断、手術適応の判定や重症度評価を行う<br>●肺動脈楔入圧(PCWP[*6])[※1]、心係数(CI[*7])の測定は、スワンガンツカテーテルを挿入して測定される。その測定値は、フォレスター分類(p.42表)に適応される |
| 心エコー検査 | ●心内膜液貯留や心臓の形態、駆出率、収縮・拡張の状態を心室の領域別に評価する。心機能の評価、診断にきわめて重要である<br>●弁異常、中隔欠損の発見、拡張型心筋症、閉塞性肥大型心筋症、大動脈解離、肺高血圧症などの診断に有効である<br>●暗室、臥床位で行い、ベッドサイドでも可能な検査であり、簡易でかつ非侵襲的である |

※1：肺動脈楔入圧とは、大腿静脈、内頸静脈などよりスワンガンツカテーテルを挿入し、右房に達したあと、カテーテルの先端をふくらませ、血流にのせて肺動脈まで進める。肺動脈を塞いだとき、カテーテルの先端にかかる圧のことである。左心房圧および左室拡張末期圧の代用となる。

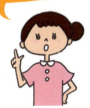

> 心肥大は心臓の壁が厚くなった状態。心拡張は心臓の内腔の容積が増大した場合を指します！

> 肺水腫は肺実質に、胸水は胸膜腔内に体液が貯留することをいいます！

* 11【CPK】creatine phosphokinase：クレアチンホスホキナーゼ
* 12【CK】creatine kinase：クレアチンキナーゼ
* 13【TnT】troponin T：心筋トロポニンT
* 14【AST】aspartate aminotransferase：アスパラギン酸アミノトランスフェラーゼ
* 15【ALT】alanine aminotransferase：アラニンアミノトランスフェラーゼ
* 16【T-Bil】total bilirubin：総ビリルビン
* 17【TP】total protein：総タンパク
* 18【Alb】albumin：アルブミン
* 19【Hb】hemoglobin：ヘモグロビン
* 20【CT】computed tomography：コンピュータ断層撮影
* 21【MRI】magnetic resonance imaging

| 検査 | 目的、具体的な検査内容、評価など |
|---|---|
| 胸部X線検査[※2] | ●心臓の大きさを評価するのに、心臓の最大横径と胸部内側の最大横径との心胸郭比(CTR[*8])を用いる<br>●通常(正常)CTRは50%以下である<br><br>**心不全時に特徴的な胸部X線写真画像**<br><br>**心陰影の拡大**(CTRの拡大)<br>●B(心臓の横の長さ)÷A(胸郭の長さ)≧50%<br><br>**肺うっ血**<br>●肺野部は血管陰影がうっ血のために薄くなる<br><br>**肺水腫(肺うっ血の進行)**<br>①カーリーAライン<br>②カーリーBライン<br>③カーリーCライン<br>④気管支周囲の浮腫<br>⑤肺胞浮腫(肺門部に強い)<br><br>**胸水**<br>●胸膜腔内への体液の貯留がみられる |
| 血液生化学検査 | ●血球計数、電解質、BNP[*9]・hANP[*10]、CPK[*11]、CK[*12]、TnT[*13]、AST[*14]、ALT[*15]、T-Bil[*16]、TP[*17]、Alb[*18]、Hb[*19]がおもな項目である<br>●心房から分泌されるのがhANP(基準43pg/mL以下)、心室から分泌されるのがBNP(基準8.4pg/mL以下)で、心臓に負荷が増える、または心筋の肥大が起こると増加するホルモンである<br>●CPK、CK、TnTは筋肉に障害が起きると血液中にみられるようになる酵素で、心筋梗塞など、心不全を引き起こす可能性のある疾患の鑑別に有用である<br>●T-Bil、AST、ALTは、全身うっ血(右心不全)時、肝臓に血液がうっ滞し、肝障害をきたすと上昇する |
| 動脈血ガス検査 | ●動脈血中の酸素や二酸化炭素、pHなどを測定して、肺のガス交換がうまく行われているか、体内の酸塩基平衡が保たれているかを調べる |

※2：その他の画像検査として、胸部CT[*20]では血管狭窄の有無が、MRI[*21](磁気共鳴画像診断)では心尖部領域の心臓壁の厚みなどが描写される。

## Nohria／Stevenson 分類
（ノーリア／スティーブンソン）

- 心不全の臨床病型を把握するのに有効な分類である。

**うっ血所見の有無**

| | なし | あり |
|---|---|---|
| **低灌流所見の有無 なし** | **A** warm and dry／肺動脈楔入圧―正常／心係数―正常（代謝性） | **B** warm and wet／肺動脈楔入圧―上昇／心係数―正常 |
| **低灌流所見の有無 あり** | **L** cold and dry／肺動脈楔入圧―低い／正常／心係数―減少 | **C** cold and wet／肺動脈楔入圧―上昇／心係数―減少 |

**うっ血所見**
- 起座呼吸
- 頚静脈圧の上昇
- 浮腫・腹水
- 肝頚静脈逆流

**低灌流所見**
- 低い脈圧
- 四肢冷感
- 傾眠傾向
- ACE阻害薬で過度の血圧低下
- 低ナトリウム血症
- 腎機能悪化

Nohria A1, Tsang SW, Fang JC, et al. Clinical assessment identifies hemodynamic profiles that predict outcomes in patients admitted with heart failure. J Am Coll Cardiol 2003；41(10)：1797-1804.より引用

## 治療

- 心不全の治療は、原因疾患、発症パターン、病態からアプローチされる。
- 食事療法としては、塩分や水分制限を行う。
- 一般管理としては**体重測定**が必要であり、短期間での体重増加は体液貯留の指標となり、1日で体重が **2kg以上**増加する場合、心不全の急性増悪を考える。
- 生活習慣の改善も必要で、原則として**禁煙**すべきである。
- 本稿では、薬物療法を中心に述べる。

## 急性心不全の治療

- 急性心不全は、心臓に器質的および/あるいは機能的異常が生じて、急速に心ポンプ機能の代償機能が破綻した状態である。
- 一般的に心不全の5年生存率は約50%である。
- フォレスター分類（**p.42表参照**）は、急性心筋梗塞における心不全治療の方針に有効である。
- 急性心不全では**安静**と**酸素吸入療法、利尿薬、血管拡張薬、心筋収縮力の増強薬**などが用いられる。**硝酸薬**や**カテコラミン製剤**の静脈内投与、**ホスホジエステラーゼ（PDE*[22]）Ⅲ阻害薬**が有効なこともある。
- 慢性心不全患者の急性増悪による場合は、代償的に全身の水分貯留が増加しており、利尿薬が著しく効果が出ることが多い。

## 慢性心不全の治療

- 慢性心不全は、慢性の心筋障害により心臓のポンプ機能が低下し、末梢主要臓器の酸素需要に見合うだけの血液量を絶対的または相対的に拍出できない状況であり、肺または体静脈系にうっ血をきたし、生活機能に障害を生じた病態である。
- 慢性心不全の治療目的は血行動態の改善により、自覚症状およびQOL[*23]の維持・拡大のみでなく、心不全の進行を抑制し、生命予後を改善することである。
- 心不全の重症度であるNYHA分類（p.54 表）からみた薬物治療の指針を下図に示す。

## 心不全の重症度からみた薬物治療指針

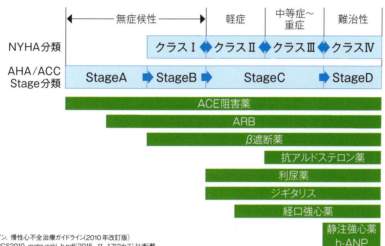

循環器病の診断と治療に関するガイドライン．慢性心不全治療ガイドライン（2010年改訂版）
http://www.j-circ.or.jp/guideline/pdf/JCS2010_matsuzaki_h.pdf（2015. 11. 1アクセス）より転載

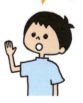

StageAは危険因子を有するが、心機能障害がない。StageBは無症状の左室収縮機能不全、StageCは症候性心不全、StageDは治療抵抗性心不全を示します（AHA/ACC[*24]）

[*22]【PDE】phosphodiesterase
[*23]【QOL】quality of life：生活の質、生命の質
[*24]【AHA／ACC】American Heart Association／American College of Cardiology

## うっ血性心不全／慢性心不全のおもな治療薬

| 内服薬分類 | 一般名 | 商品名 | 薬のおもな効果 | 薬のおもな副作用 |
|---|---|---|---|---|
| アンジオテンシンⅡ受容体拮抗薬（ARB[25]） | カンデサルタンシレキセチル | ブロプレス®など | ●降圧作用、心血管保護作用<br>●神経内分泌因子のバランスを整える（RAASの抑制） | カリウム上昇など |
| アンジオテンシン変換酵素阻害薬（ACE[26]阻害薬） | エナラプリルマレイン酸塩 | レニベース®など | ●降圧作用、心血管保護作用<br>●神経内分泌因子のバランスを整える（RAASの抑制） | カリウム上昇など |
| β遮断薬 | カルベジロール | アーチスト®など | ●神経内分泌因子のバランスを整える（交感神経系の抑制）<br>●心血管保護作用 | 徐脈、低血圧など |
| 利尿薬 | フロセミド | ラシックス®など | ●利尿による浮腫、心臓前負荷の軽減 | 低カリウム血症など |
| ARB・利尿薬配合剤 | ロサルタンカリウム・ヒドロクロロチアジド配合 | プレミネント® | ●降圧作用、心血管保護作用<br>●神経内分泌因子のバランスを整える（RAASの抑制） | めまい、頭痛など |
| アムロジピン・スタチン配合剤 | アムロジピンベシル酸塩・アトルバスタチンカルシウム水和物配合 | カデュエット® | ●降圧作用、心血管保護作用<br>●高脂血症改善効果 | CPK上昇、肝機能障害など |
| 抗アルドステロン薬 | スピロノラクトン | アルダクトン®A | ●利尿とカリウム保持 | カリウム上昇、性ホルモン関連の異常など |
| ジギタリス | ジゴキシン | ジゴシン®など | ●房室電動抑制（強心作用） | ジギタリス中毒：消化器症状、不眠、抑うつ、低カリウム血症など |
| 血管拡張薬 | 硝酸イソソルビド | フランドル®など | ●末梢静脈拡張による後負荷軽減 | 頭痛、低血圧など |
| PDEⅢ阻害薬 | ピモベンダン | アカルディ® | ●強心作用 | 不整脈など |
| | ミルリノン | ミルリーラ® | ●強心作用、血管拡張作用 | 腎機能低下など |
| カテコラミン製剤 | ドブタミン塩酸塩 | ドブトレックス® | ●心筋収縮増強作用 | 過度の血圧上昇、動悸など |
| α型hANP製剤 | カルペリチド製剤（遺伝子組み換え） | ハンプ® | ●強力なNaの利尿作用<br>●血管拡張作用 | 血圧低下、重篤な肝機能障害など |

# 看護ケア

## 心音と心雑音、呼吸と呼吸音の聴診

● **Ⅰ音・Ⅱ音**はいずれも**正常時に聴取される心音**である。Ⅰ音は**三尖弁・僧帽弁**領域、Ⅱ音は**大動脈弁・肺動脈弁**領域で聴き取りやすく、**高調な音**である（p.52 図も参照）。

● **Ⅲ音、Ⅳ音**は、いずれも**低調な音**であり、拡張期の過剰心音である。

● Ⅰ音・Ⅱ音は高調な音であることから**膜型**で、Ⅲ音・Ⅳ音は低調な音であることから**ベル型**で聴取すると、聴き取りやすい（p.59 図）。Ⅰ音は p.59 図 ❹❺ で、Ⅱ音は p.59 図 ❶

❷で最も大きく聴こえる。

● 左心不全時には心拍数が増加し、過剰なⅢ音、Ⅳ音が聴かれる。

● 心雑音とは、出現時期により収縮期雑音、拡張期雑音、両者が混在する3種類に分類される。

● 心室が収縮しているときに出る**収縮期雑音**は、Ⅰ音とⅡ音の間に聴かれ、無害性雑音のこともある。

● 心室が拡張しているときに出る**拡張期雑音**は、Ⅱ音とⅠ音

[25]【ARB】angiotensin receptor blocker　　[26]【ACE】angiotensin converting enzyme

**心音の聴取部位と聴診器の使い方** ※（ ）内にⅠ音とⅡ音の聴こえやすさ、音量の関係を示す。

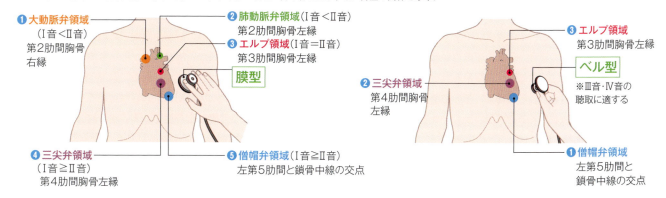

❶ 大動脈弁領域
（Ⅰ音＜Ⅱ音）
第2肋間胸骨右縁

❷ 肺動脈弁領域（Ⅰ音＜Ⅱ音）
第2肋間胸骨左縁

❸ エルブ領域（Ⅰ音＝Ⅱ音）
第3肋間胸骨左縁

膜型

❸ エルブ領域
第3肋間胸骨左縁

ベル型
※Ⅲ音・Ⅳ音の聴取に適する

❷ 三尖弁領域
第4肋間胸骨左縁

❹ 三尖弁領域
（Ⅰ音≧Ⅱ音）
第4肋間胸骨左縁

❺ 僧帽弁領域（Ⅰ音≧Ⅱ音）
左第5肋間と鎖骨中線の交点

❶ 僧帽弁領域
左第5肋間と鎖骨中線の交点

の間で聴かれ、拡張期での生理的な雑音はなく、異常ととらえる。
● 呼吸困難の有無、呼吸回数（安静時・労作時）、$SpO_2$の変動は重要である。よって、頚静脈の怒張の有無を確認することが重要である。
● 心不全では、肺胞音聴取部で、粗い断続性副雑音（coarse crackles、水泡音）が聴取される。

## 頚静脈のアセスメント

● 右心不全時には、中心静脈圧が上昇するためベッド挙上にともない消失するはずの頚静脈のうねり、または怒張が、ベッドアップ45°を超えても目視される。

### 頚静脈圧の測定方法

① ベッド（頭部側）を **45°** に挙上し、患者さんの右側に立つ
② 頚静脈の**上端**（静脈の膨らみ［怒張］の一番高いところ、または拍動点の一番高いところ）をみつけ、**胸骨角から垂直**に定規を立て、胸骨角からの高さを測定する（**下図**）

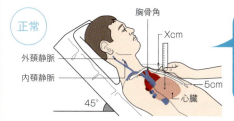

正常
外頚静脈
内頚静脈
胸骨角
Xcm
5cm
心臓
45°

正常では、頚静脈の怒張（拍動点）が胸骨角より**3cm**を超えない（健康な人ではほとんど0cm）。
**4.5cm**以上のレベルに静脈拍動がみられるときは、右心内圧が高い状態を示唆する

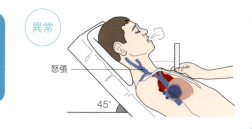

異常
怒張
45°

## 浮腫の観察

● 個別性はあるが、水分の体内への取り込み（Intake）と体外への排出（Output）**(p.60 図)** は、基本的にほぼ同量になるようにバランスが保たれている。浮腫とはナトリウムと水が過剰となり、皮下組織に組織間液が異常にたまった状態である。

● ヒトの身体は約60％が水分である。そのうち40％が細胞内液で、20％が細胞外液であり、その違いは電解質の割合である。細胞内液に多いのはカリウムで、細胞外液に多い

- のがナトリウムとクロールである。
- 水と電解質のバランス調整を担うのが腎臓である。この腎臓への血流量が減ると、その働きは不十分となる。
- うっ血性心不全の場合、心臓の収縮力が低下して全身に血液を送り出す力が弱くなると、静脈系を通って心臓に戻ってくるべき血液が至るところに滞る。その結果、循環血液量が減り、腎臓に送られてくる血液量が少なくなるため、尿量が減少する（肺水腫では、肺の還流に障害が起こり肺うっ血となるが、これもまた尿量は減少する）。
- 心不全では排出されるべき尿量が減少するため、下図に示すように、摂取量が排出量を上回る結果となり、全身性（特に下肢）に水分が滞る結果となる。
- 腎血流量が減ったために滞った血液中の水分は、浮腫症状として眼瞼、手、下肢などに特に顕著に現れる。
- 浮腫があれば心不全である、とは言い切れず、腎疾患による浮腫、肝性浮腫、薬剤性浮腫などがあるため、全身性か局所性か、左右差の有無の観察が重要である。
- 急激に浮腫が起こった場合には、心不全の可能性は否定できず、浮腫の程度とともに、水分摂取量、尿量の確認を行い、水分出納の継続的な経過記録、観察が重要である。
- 心不全による浮腫は全身性で、下肢脛骨前面、足背の下肢に現れやすい。視診で浮腫を確認した場合、母指で5秒から10秒間圧迫し、圧痕の深さをみる。浮腫が軽度の場合は30秒圧迫して圧痕の深さをみる。下肢の浮腫のアセスメントについては、p.196図もあわせて参照。
- ある程度同じ条件下（同じ時刻、排泄を済ませるなど）での毎日の体重測定は浮腫増強のめやすとなる。

**水分出納と浮腫（Intake、Output）**

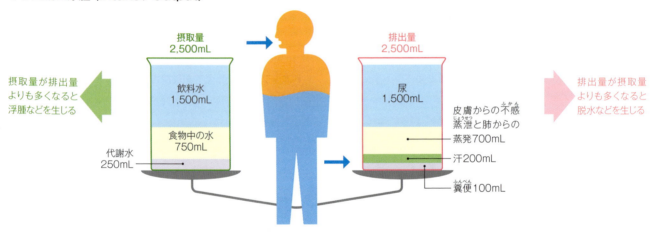

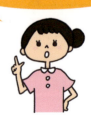

ナトリウムと水が過剰となって、皮下組織に組織間液が異常にたまった状態が"浮腫"です

水は$H_2O$、分子量18ととても小さい。重力により、下方へ移動する特徴があります！

## 安楽な体位

- 心不全時には、体位の変化に伴う呼吸・循環機能に及ぼす影響を考慮し、安楽な体位を保つことが重要である。
- 仰臥位からセミファーラー位、ファーラー位、起座位に変化した場合、この順に横隔膜の運動が増加し、換気量は増加するが、その一方、肺血流量は減少する(下図)。
- 収縮期血圧は仰臥位で最も高く、上半身を起こすにつれて低くなる。これは、下半身に血液が貯留して静脈血の心臓への還流が困難になり心拍出量が低下するからである。一方で、自律神経反射によって心拍数増加、血管収縮の代償機転により静脈還流が増加して循環系を維持する体位血圧反射が起こり、回復過程をとる。
- 肺うっ血時は、呼吸を楽にするために起座位が選ばれるが、重力の法則上、基底面部には体内の水分がたまりやすく、背面、殿部、下腿などの皮膚の状態の観察が重要である。浮腫をきたしやすい下肢にはきつすぎない靴下を選択するなどの配慮をする。
- 寒いと末梢血管は収縮し、血圧は上昇するため四肢冷感の有無を確認し、室温、掛け物の調整、足浴などを行い、保温に努めることも必要である。
- 活動不足などによる便秘・不眠の有無、その程度も確認する。

### 体位と生理学的要素との関係

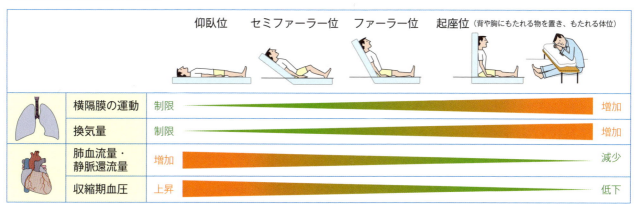

内服アドヒアランス、家族サポート状況、退院後の社会資源活用状況も重要です

〈文献〉
1. 吉田俊子, 上塚芳郎, 岡田彩子, 他：系統看護学講座 専門分野Ⅱ 成人看護学③ 循環器 第13版. 医学書院, 東京, 2011.
2. 増田敦子：解剖整理をおもしろく学ぶ新訂版. サイオ出版, 東京, 2008：49-60.
3. 平尾明美著, 中村恵子監修：疾患別看護過程 心不全. プチナース 2007：16(9)：63, 65.
4. 立野淳子著, 小田正枝監修：疾患別看護過程 心不全. プチナース 2010：19(1)：45-46.
5. 岡田朱民著, 金井恵理監修：疾患別看護過程 心筋梗塞. プチナース 2011：20(7)：43-60.
6. 落合慈之監修, 小西敏郎, 松橋信行編：循環器疾患ビジュアルブック. 学研メディカル秀潤社, 東京, 2009：13.
7. 友田春夫：心不全 循環生理からみた診断と治療. 医学書院, 東京, 2010：112.
8. 井上智行, 佐藤千史編：疾患別看護過程＋病態関連図. 医学書院, 東京, 2008：192.
9. 志自岐康子, 城生弘美, 松尾ミヨ子編：ナーシンググラフィカ 基礎看護学② ヘルスアセスメント 第4版. メディカ出版, 大阪, 2014.
10. 志自岐康子, 松尾ミヨ子, 習田明裕編：ナーシンググラフィカ 基礎看護学③ 基礎看護技術 第5版. メディカ出版, 大阪, 2014.
11. 山内豊明：フィジカルアセスメント ガイドブック 目と手と耳でここまでわかる 第2版. 医学書院, 東京, 2011.
12. 浅野嘉延, 吉山直樹編：看護のための臨床病態学. 南山堂, 東京, 2011.
13. 山内豊明：患者さんのサインを読み取る！山内先生のフィジカルアセスメント 症状編. エス・エム・エス, 東京, 2014.

## 資料 おもな呼吸管理用語一覧

| 第一次記号 | 略語 | 意味 | 第一次記号 | 略語 | 意味 |
|---|---|---|---|---|---|
| C（concentration of gas in blood：血中ガス濃度） | $CaO_2$ | 動脈血酸素含量 | P（gas-pressure：圧、分圧） | $PCO_2$ | 二酸化炭素分圧 |
| | $Cc'O_2$ | 肺胞終末毛細血管血酸素含量 | | $PcO_2$ | 肺胞毛細血管内酸素分圧 |
| | $C\bar{v}O_2$ | 混合静脈血酸素含量 | | $P_IO_2$ | 吸気ガスの酸素分圧 |
| F（fractional concentration：乾燥ガス内での各ガス濃度） | $F_IO_2$ | 吸気酸素濃度 | | $P_ICO_2$ | 吸気ガスの二酸化炭素分圧 |
| | $F_EO_2$ | 呼気酸素濃度 | | $PO_2$ | 酸素分圧 |
| P（gas-pressure：圧、分圧） | $P_AO_2$ | 肺胞気酸素分圧 | | $P\bar{v}O_2$ | 混合静脈血酸素分圧 |
| | $PaO_2$ | 動脈血酸素分圧 | | $P\bar{v}CO_2$ | 混合静脈血二酸化炭素分圧 |
| | $P_ACO_2$ | 肺胞気二酸化炭素分圧 | S（% Saturation of Hb with $O_2$：ヘモグロビン酸素飽和度） | $SaO_2$ | 動脈血酸素飽和度 |
| | $PaCO_2$ | 動脈血二酸化炭素分圧 | | $S\bar{v}O_2$ | 混合静脈血酸素飽和度 |
| | PB | 大気圧 | | | |

※呼吸管理用語は第一次記号（略語の頭文字）と第二次記号（略語の2番目の文字）の組み合わせにより成り立っている。上記に使われている第二次記号は以下の通り。気相関連の第二次記号：A（肺胞）、B（大気圧）、E（呼気）、I（吸気）。血液相関連の第二次記号：a（動脈）、c（毛細管）、c'（終末毛細管）、v（静脈性）、$\bar{v}$（混合静脈性）

# 脳梗塞

(のうこうそく)

●執筆＝荒木大治　●医学監修＝樋口敏宏

**ミニマム・エッセンス**

脳梗塞は、脳血管が詰まることによって脳組織が機能障害や壊死に陥る疾患である。
合併症や後遺症の軽減のため、リハビリテーションを行う。
摂食・嚥下障害がある場合は、食事時の体位などに注意する。

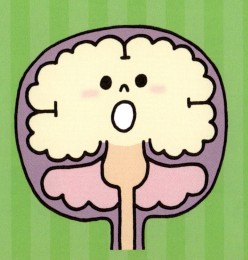

## 解剖生理・病態・検査・治療・看護ケアがわかるマップ

**解剖生理**
脳、大脳皮質、脳動脈、脳神経

↓

**病態**
動脈硬化、高血圧、血栓
心房細動、心筋梗塞、弁膜症
↓
脳動脈の狭窄・閉塞
↓
灌流域の虚血による脳組織の壊死

↓

**脳梗塞**

**分類**
**臨床病型**
●アテローム血栓性脳梗塞、ラクナ梗塞、心原性脳梗塞

**検査**
●神経学的診察
●頭部CT検査
●頭部MRI検査
●頭部MRA検査

**症状**
**脳組織の壊死部位によって異なる**
●手足のしびれ、麻痺による歩行困難
●構音障害、失語

**治療**
●薬物療法（急性期）
●抗血栓療法（慢性期）
●リハビリテーション

**看護ケア**
●摂食・嚥下障害のリハビリテーション
●食事時の体位の設定
●失語、構音障害時のコミュニケーション

# 病態理解につながる！
# 解剖生理

## 脳の構造と機能

- 脳は、**大脳**と**間脳**、**脳幹**、**小脳**に分けられる。
- 大脳の外側表面（**大脳皮質**）は、溝によって4つの**葉**（**前頭葉**、**頭頂葉**、**側頭葉**、**後頭葉**）に分けられる。

### 脳の構造と機能

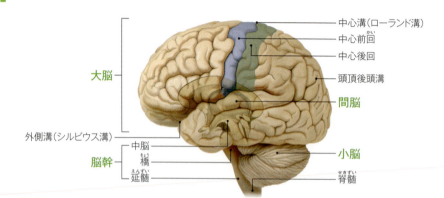

| | |
|---|---|
| 大脳 | 知的活動を行うための新皮質と、本能や情動、記憶に関する旧皮質がある |
| 間脳 | 感覚神経の中枢や、自律神経調節機能がある |
| 脳幹 | 呼吸、循環、意識、生命維持活動の中枢がある |
| 小脳 | 運動の調節機能を担う |

### 大脳皮質の機能

運動と感覚は図のように機能局在しています

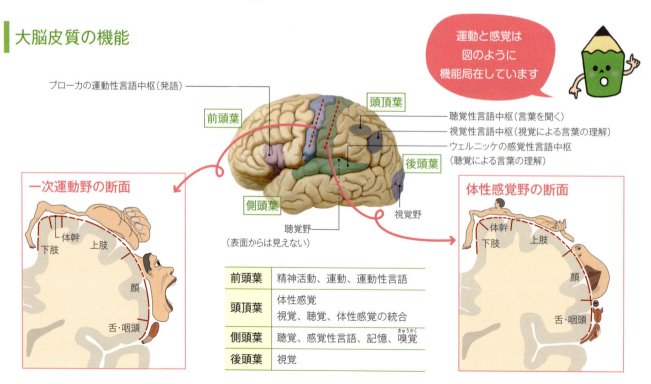

| | |
|---|---|
| 前頭葉 | 精神活動、運動、運動性言語 |
| 頭頂葉 | 体性感覚<br>視覚、聴覚、体性感覚の統合 |
| 側頭葉 | 聴覚、感覚性言語、記憶、嗅覚 |
| 後頭葉 | 視覚 |

## 脳動脈

- 脳細胞は多量の酸素とブドウ糖（エネルギー源）によって養われている。それらを運ぶためには十分な脳血流（全血流量の15％程度）が必要である。神経細胞は虚血に弱く、酸素供給が10～20％以下になると、不可逆的に細胞死を起こす。脳梗塞により現れる症状は、障害が起こった部位によって異なるため、脳動脈の走行の理解が重要である。
- 脳への血液供給は、左右一対の**内頚動脈**と**椎骨動脈**によって行われる。
- 内頚動脈と椎骨動脈は**脳底部**で**ウィリス動脈輪**に連結し、**前・中・後大脳動脈**に分かれ、脳の内部を走行する。
- 前・中・後大脳動脈は、皮質枝と穿通枝に分けられる。皮質枝は、脳底部から脳表面に沿って走行し、脳表面（大脳皮質）に分布・栄養する。穿通枝は、脳底部から脳実質に進入して上行し、間脳や基底核などに分布・栄養する。

## ウィリス動脈輪

- 脳底部にて、左右の前大脳動脈の連結（1本の前交通動脈）と、内頚動脈・後大脳動脈の連結（2本の後交通動脈）により、動脈輪（ウィリス動脈輪）が形成されている。いずれかの血管に閉塞が生じてもほかの血管から血液が供給され、脳底部の血流が維持されるしくみになっている。

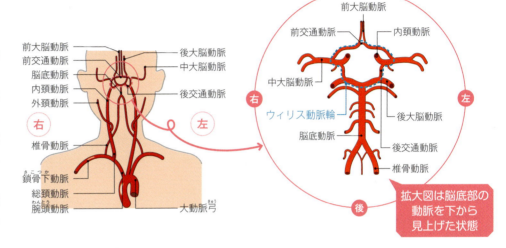

拡大図は脳底部の動脈を下から見上げた状態

## 脳神経と機能

- 神経系は、中枢神経系と末梢神経系に分けられる。
- 末梢神経系は、12対の脳神経と31対の脊髄神経から構成され、機能的に**体性**神経（感覚神経と運動神経）と**自律**神経（交感神経と副交感神経）に分けられる。
- 脳神経は、感覚を中枢に伝える**感覚**神経と中枢から指令を伝える**運動**神経がある。また脳神経のうち、動眼神経、顔面神経、舌咽神経、迷走神経には自律神経（副交感神経のみ）が含まれる。

### 12 脳神経の機能

| 脳神経 | | 機能 |
|---|---|---|
| Ⅰ 嗅神経 | 感覚 | ●嗅覚を中枢に伝達 |
| Ⅱ 視神経 | 感覚 | ●視覚を中枢に伝達 |
| Ⅲ 動眼神経 | 運動 | ●眼球の上・下・内転、まぶたを開く運動指令を伝達 |
| | 自律 | ●瞳孔縮瞳 |
| Ⅳ 滑車神経 | 運動 | ●眼球を下外側に向ける運動指令を伝達 |
| Ⅴ 三叉神経 | 感覚 | ●顔面の知覚を中枢に伝達 |
| | 運動 | ●咀嚼の運動指令を伝達 |
| Ⅵ 外転神経 | 運動 | ●眼球を外側に向ける運動指令を伝達 |
| Ⅶ 顔面神経 | 運動 | ●顔面の運動指令を伝達 |
| | 感覚 | ●味覚を中枢に伝達 |
| | 自律 | ●唾液や涙の分泌 |

| 脳神経 | | 機能 |
|---|---|---|
| Ⅷ 内耳神経 | 感覚 | ●聴覚、平衡覚を中枢へ伝達 |
| Ⅸ 舌咽神経 | 感覚 | ●舌、咽頭の知覚を中枢へ伝達、味覚 |
| | 運動 | ●咽頭への運動指令を伝達 |
| | 自律 | ●唾液の分泌 |
| Ⅹ 迷走神経 | 感覚 | ●外耳道、咽頭、喉頭の知覚を中枢へ伝達、味覚 |
| | 運動 | ●外耳道、咽頭、喉頭への運動指令を伝達 |
| | 自律 | ●内臓機能の調節 |
| Ⅺ 副神経 | 運動 | ●胸鎖乳突筋、僧帽筋への運動指令を伝達 |
| Ⅻ 舌下神経 | 運動 | ●舌の運動指令を伝達 |

## アセスメントに活かせる！
# 疾患と看護の基礎知識

## 疫学

- 脳梗塞は、脳出血、クモ膜下出血と並ぶ、脳血管疾患の1つである。脳卒中とはこれらの**脳血管障害**が急性に現れたものを指す。
- 脳血管疾患は、悪性新生物・心疾患・メタボリックシンドロームなどと並ぶ、**生活習慣病の1つ**と考えられており、国内死因の**第4位**を占めている。年間の死亡者数は約11万4千人であり、その約58%が脳梗塞による[1]。
- 原因は、メタボリックシンドロームによる**動脈硬化**や**高血圧**、**心疾患**が関係している。
- 近年は、食生活の欧米化によって脂質の摂取量が増えたことなどにより、特に男性で肥満の割合が増加しており、日本の脳梗塞のタイプも以前とは変化し、ラクナ梗塞が減少しアテローム血栓性脳梗塞が増加してきている[2]。
- 脳卒中は、死亡を免れても後遺症として障害が生じたり、療養時に長期の臥床を要す。これらがきっかけとなり、脳卒中は介護が必要となった最大の原因(21.7%)となっている[3]。

## 病態生理・分類

- 動脈硬化や高血圧、血栓などが原因となり、脳組織に血液を送る動脈の**狭窄**や**閉塞**が起こる。脳動脈の狭窄や閉塞によって、その先にある神経細胞に**血液が供給されず**、脳組織が**壊死**に陥る。脳梗塞に至らない一過性の脳虚血発作を**TIA**[*1]という。すみやかに原因を突き止め、脳梗塞発症予防のために治療を開始する必要がある。
- 脳梗塞は原因によって、**アテローム血栓性脳梗塞**、**ラクナ梗塞**、**心原性脳梗塞**に分類される。

### 脳梗塞の分類

| | 原因・病態 | | 危険因子 | 発症機序 |
|---|---|---|---|---|
| アテローム血栓性脳梗塞 | 頚部〜頭蓋内の比較的大きな動脈の、血管内膜の肥厚および脂質の蓄積（動脈硬化）による狭窄や閉塞から生じる | 梗塞／血栓／プラーク | ●高血圧 ●脂質異常症 ●大量飲酒 ●糖尿病 ●喫煙 | ●血栓性 ●血行力学性 |
| ラクナ梗塞 | 脳内小動脈（穿通枝）が動脈硬化を起こし、閉塞することによって生じる | ラクナ梗塞／リポヒアリン変性 | ●高血圧 ●糖尿病 | ●血栓性 ●血行力学性 |
| 心原性脳梗塞 | 心房細動などの不整脈が原因で、血栓が脳血管を閉塞することによって生じる | 梗塞／塞栓／血栓 | ●心房細動などの心疾患 | ●塞栓性 |

*1【TIA】transient ischemic attack：一過性脳虚血発作
*2【ADL】activities of daily living：日常生活動作
*3【HDS-R】revised Hasegawa dementia scale：改訂長谷川式簡易知能評価スケール
*4【MMSE】mini mental state examination：簡易精神状態検査

## 症状・合併症

- 脳梗塞の症状は、脳組織の壊死部位によって異なる。
- 心原性脳梗塞は急激に発症し、一挙に症状が完成する。
- 広範な虚血では、意識障害、皮質症状を呈する。自然再開通もあれば、出血性梗塞による増悪もある。
- 皮質症状は脳の高次機能を司る大脳皮質が障害されることにより起こり、ADL[*2]自立への大きな阻害因子となる。
- ラクナ梗塞の症状は限定的で、意識障害や皮質症状はない。
- 合併症に、肺炎、尿路感染症、転倒、褥瘡、認知症などがある。

### 梗塞部位に対応するおもな神経症状

| 内頚動脈 | ●反対側片麻痺 | ●意識障害 |
|---|---|---|
| 中大脳動脈 | ●反対側上肢の片麻痺<br>●顔面麻痺<br>●失認 | ●失行<br>●失語<br>●半側空間無視<br>●着衣失行 |
| 前大脳動脈 | ●反対側下肢の片麻痺 | ●知能低下<br>●尿失禁 |
| 椎骨動脈・<br>脳底動脈・<br>後大脳動脈 | ●脳神経症状(めまい、嚥下障害など)<br>●小脳症状(運動失調)<br>●同名性半盲 | |

### 皮質症状

| 失認 | ●感覚自体に異常がなく情報は大脳に届いているが、それが認識されていない状態。代表的な失認に半側空間無視がある<br>▶損傷された脳の反対側の壁にぶつかる<br>▶身体各部位の指示命令ができない<br>▶食膳の半分の食事に気づかない |
|---|---|
| 失行 | ●運動機能は正常、指示されたことを理解し、認知面への異常がないのに、指示された動作を行うことができない状態<br>▶道具が使えない<br>▶歯磨きができない<br>▶模倣、指真似ができない<br>▶衣服が着られない |
| 失語 | ●ブローカ失語は、言語の理解はできるが、発話が流暢にできない<br>●ウェルニッケ失語は、言語の発話は流暢だが、言語の理解ができないため、会話が成立しない |
| 認知症 | ●いったん正常に発達した脳の認知機能が、後天的な脳の器質障害によって持続的に低下し、日常生活に影響を及ぼす状態。認知機能検査として、HDS-R[*3]やMMSE[*4]がある |

## 検査と診断

- 神経学的診察を行ったうえ、頭部CT[*5]やMRI[*6]によって病変を確認し診断される。
- 脳梗塞の治療目的は、後遺症を最小限に抑え、可能な限りADLを回復させ、社会復帰を促進することにある。そのために、発症後はできるだけ早期にリハビリを開始することが大切である。そこで、疾患が疑われる場合に、脳梗塞の診断や治療方針を確定させるために、まず画像検査が行われる。同じ脳血管障害においても、脳出血か脳梗塞かによって治療方針が異なるため、鑑別が重要である。

### 脳梗塞の画像検査

| 頭部CT | ●検査が簡単で患者の負担も小さいため、治療方針の決定や予後の推定に有用である<br>●脳梗塞は黒く(低吸収域)写る。発症12〜24時間後までは病変が明確にならない場合が多い。脳出血は、早期からCTに写る |
|---|---|
| MRI | ●CTより鮮明で、さまざまな撮影法により多種の画像が得られる。断層面も自由に選ぶことができる<br>●発症3〜5時間後には、病変を検出することができる。さらに、拡散強調像を用いると早期に(1〜3時間後には)病変を検出することができる<br>●金属類(義歯、時計、ピンなど)は外して撮影する<br>●ペースメーカ装着患者は禁忌である |
| MRA[*7] | ●MRIと同じ装置を用いて、血管の状態を調べる<br>●血管のより詳しい評価を行う場合は、3D-CTA[*8]や脳血管撮影を行う |

*5【CT】computed tomography:コンピュータ断層撮影
*6【MRI】magnetic resonance imaging:磁気共鳴画像診断
*7【MRA】magnetic resonance angiography:磁気共鳴血管造影
*8【3D-CTA】3D computed tomography angiography:三次元CT血管造影

## 意識障害の程度の判定

- 脳梗塞による意識障害の程度を判定するため、Japan Coma Scale（3-3-9度方式）やGlasgow Coma Scaleが用いられる。
- JCSとGCSの評価方法の詳細はp.84〜85表を参照。

### Japan Coma Scale（JCS）

| Ⅰ 刺激しなくても覚醒している | 1 | 意識清明とはいえない |
| --- | --- | --- |
| | 2 | 見当識障害がある |
| | 3 | 自分の名前、生年月日が言えない |
| Ⅱ 刺激すると覚醒する | 10 | 呼びかけに容易に開眼する |
| | 20 | 刺激で開眼する（離握手など簡単な命令に応じる） |
| | 30 | かろうじて開眼する |
| Ⅲ 刺激しても覚醒しない | 100 | 痛み刺激に対し、払いのけるような動作をする |
| | 200 | 痛み刺激で少し手足を動かしたり、顔をしかめる |
| | 300 | 痛み刺激にまったく反応しない |

- 必要があれば、患者の状態を付加する
  R（restlessness）：不穏
  I（incontinence）：失禁
  A（akinetic mutism、apallic state）：自発性喪失
- 評価例：3A、3R など

### Glasgow Coma Scale（GCS）

| 開眼（E）(Eye Opening) | 4 | 自発的に |
| --- | --- | --- |
| | 3 | 呼びかけにより |
| | 2 | 疼痛により |
| | 1 | 開眼せず |
| 最良言語反応（V）(Best Verbal Response) | 5 | 指南力良好 |
| | 4 | 会話混乱 |
| | 3 | 言語混乱（不適当な言葉） |
| | 2 | 理解不明な声 |
| | 1 | 発語せず |
| 最良運動反応（M）(Best Motor Response) | 6 | 命令に従う |
| | 5 | 疼痛部認識可能 |
| | 4 | 逃避反射（屈曲） |
| | 3 | 異常な屈曲反応（除皮質硬直） |
| | 2 | 伸展反応（除脳硬直） |
| | 1 | まったく動かない |

- 開眼・発語・運動機能の各項目の点数を合計する
- 最低は3点であり、最高は15点である
- 必要時、患者の状態が付記される
  T：気管挿管、気管切開
  A：失語症
  E：眼瞼浮腫
- 評価例：「E：3」+「V：1T」+「M：4」= 8点 など

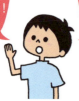

見当識障害とは、時間や場所や人がわからなくなること！

GCSでは除皮質硬直はM3、除脳硬直はM2と評価するよ

### JCSとGCSの違い

| | 点数 | 評価 |
| --- | --- | --- |
| JCS | 点数が**高い**ほど状態が悪い | 意識レベルと意識内容を**同時**に評価する |
| GCS | E＋V＋Mの合計点数が**低い**ほど状態が悪い | 意識レベルと意識内容を**別々**に（E、V、Mをそれぞれ）評価する |

# 治療

- 脳梗塞の治療は、急性期（発症〜2、3週間）と慢性期（2、3週間〜）の治療に分けられる。

## 急性期の治療

### 全身管理

- 急性期は、バイタルサインの確認（特に、呼吸、血圧、意識レベルなど）と全身管理がまず求められる。

| | | | |
|---|---|---|---|
| 呼吸管理 | ●意識障害や麻痺が起これば、気道分泌物の喀出が困難となるため吸引などで気道のクリアランスを保つ。口腔内分泌物の吸引や口腔ケアにより誤嚥性肺炎を予防し、体位変換などにより沈下性肺炎を予防する<br>●舌根沈下による気道閉塞や呼吸抑制が起こった際は、気道確保や、場合によっては酸素吸入療法、人工呼吸も必要となる | 体温管理 | ●中枢性高熱は予後不良因子となるため、クーリングや解熱薬により体温を下げる |
| | | 血圧管理 | ●原則的に積極的な降圧治療は行わない<br>●脳血流量の自動調節能が破綻しているため、無理に降圧すると脳組織の虚血により脳梗塞を悪化させることがある |

### 薬物療法

- 脳梗塞の分類によって、使用する薬剤が選択される。

| 薬剤 | 作用 | アテローム血栓性脳梗塞 | ラクナ梗塞 | 心原性脳梗塞 |
|---|---|---|---|---|
| 血栓溶解療法 | 発症超早期（4.5時間以内）に血栓を溶解し、血流を改善することで、梗塞部周辺の脳細胞壊死を防ぐ | ○ | ○ | ○ |
| 抗血小板療法 | 血小板凝集を抑制し、血栓を防ぐ | ○ | ○ | |
| 抗凝固療法 | 凝固因子の働きを抑制し、血栓を防ぐ | ○ | ○ | △ |
| 脳保護療法 | 脳細胞の破壊を促進するフリーラジカル*9を除去し、脳を保護する | ○ | ○ | ○ |
| 血液希釈療法 | 血液の濃度を下げて、梗塞部周辺の血流を改善する | ○ | ○ | |
| 抗脳浮腫療法 | 脳のむくみをとることで、脳の圧迫を防ぐ | ○ | | ○ |

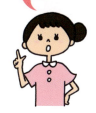

血栓溶解療法の適応は発症から4.5時間以内だよ！

## 慢性期の治療

### 危険因子の管理

- 高血圧：血圧コントロール（140/90mmHg未満）
- 糖尿病：血糖コントロール
- 脂質異常症：TG*10、LDL*11、HDL*12 コントロール
- 心疾患・不整脈の治療
- 喫煙、飲酒をやめるように指導する
- 肥満：食事療法、運動療法

### 抗血栓療法

- 抗血小板療法、抗凝固療法を行う。

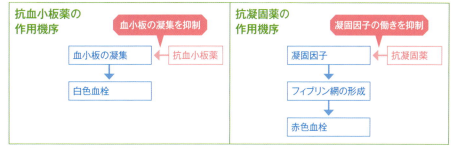

*9【フリーラジカル】遊離活性基
*10【TG】triglyceride：中性脂肪、トリグリセリド
*11【LDL】low density lipoprotein：低密度リポタンパク
*12【HDL】high density lipoprotein：高密度リポタンパク

## 看護ケア・リハビリテーション

- 一般に脳梗塞のリハビリの流れは、**急性期**(発症～数週間)、**回復期**(数週間～半年ごろ)、**維持期**(半年ごろ～)に分けられる。
- 脳梗塞の急性期と慢性期の期間とリハビリの期間は、必ずしも一致しない。脳梗塞急性期の重症度が軽症から中等症であれば、急性期リハビリからすみやかに回復期リハビリへ移行する。重症であれば、急性期リハビリを行いながら、病状が落ち着いた段階で回復期リハビリへ移行する。

### 病期におけるリハビリテーションの目的と内容

#### 急性期
発症～数週間

**リハビリの目的**
- 発症直後からベッドサイドで開始され、**廃用症候群**※の予防と**セルフケアの自立**を最大の目標とする

**リハビリの例**
- 体位変換
- 良肢位保持
- ROM*13 訓練(他動運動から徐々に自動運動へ)
- 座位訓練
- 早期の ADL 訓練(摂食、排泄など)

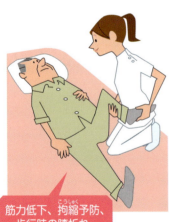

筋力低下、拘縮(こうしゅく)予防、歩行時の膝折れ、尖足(せんそく)予防のため下肢のROM 訓練を行う

#### 回復期
数週間～半年ごろ

**リハビリの目的**
- リハビリチームによる集中的かつ包括的なリハビリを行う
- 急性期リハビリよりも積極的に行うことにより、**セルフケア**、**移動**、**コミュニケーション**など、能力の最大限の回復および早期の社会復帰をめざす

**リハビリの例**
- 立位保持や歩行の訓練など
- 食事、排泄、更衣、入浴など ADL に沿った訓練など
- 失語、構音障害*14 に対する訓練、嚥下(えんげ)訓練など

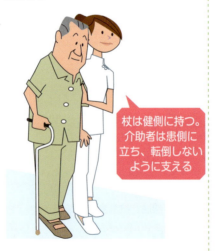

杖は健側に持つ。介助者は患側に立ち、転倒しないように支える

#### 維持期
半年ごろ～

**リハビリの目的**
- 維持期リハビリは、回復期リハビリにより獲得した能力をできるだけ**長期に維持する**ために実施される

**リハビリの例**
- 住環境の整備(手すりの設置など)
- 日常生活活動の習慣化
- 通所リハビリ施設での訓練

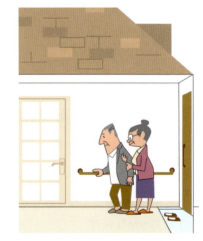

※廃用症候群とは、安静状態が長期に続くことによる、さまざまな心身の機能低下を表す。健康人であっても、使わないと筋肉の萎縮や関節拘縮は進行する。老年期においては、さらに進行のスピードは早くなる。運動器障害(筋萎縮・関節拘縮・骨粗鬆症)以外にも、循環器障害(褥瘡・浮腫・静脈血栓症)や、自律神経障害(便秘・失禁)、精神障害(抑うつ・食欲不振・睡眠障害)などが起こる。

*13【ROM】range of motion:関節可動域(詳細は p.208、210 参照)
*14【構音障害】発声・発語器官に障害が生じ、正しく言葉を発することができない状態(詳細は p.72 参照)

## 摂食・嚥下障害のリハビリテーション

●嚥下障害のリハビリには、食物を用いない訓練と食物を用いて実際に食べる訓練がある。

| | | | |
|---|---|---|---|
| 口腔ケア<br>誤嚥性肺炎の予防には欠かせない | 口唇・頬の運動 | 口唇の自動運動<br>❶口唇を大きく開ける<br>❷ギュッと閉じる | 頬の自動運動<br>❶「ウー」と口をすぼめる<br>❷「イー」と横に引く<br>❸口をすぼめて、口腔内を膨らませる（麻痺側の口角を手で補助する） |
| | | 口唇の他動運動<br>❶口角の両端を指で挟んで、「イー」と横に伸ばし、外側に広げる<br>❷上口唇の両端を指で挟んで、中心に「ウー」とすぼめ、外側に広げる | ❸下口唇の両端を指で挟んで、中心に「ウー」とすぼめ、外側に広げる<br>❹上下口唇の両端を指で挟んで、中心に「ウー」とすぼめ、外側に広げる |
| | 舌の運動 | 左右自動運動<br>❶できるだけ横に大きく口を開ける<br>❷右の口角に舌先をつける<br>❸左の口角に舌先をつける | 前後自動運動<br>❶できるだけ大きく口を開ける<br>❷真っ直ぐに舌を前に突き出す<br>❸突き出した舌を口腔内にできるだけ奥に引く |
| | | 上下自動運動<br>❶できるだけ大きな口を開ける<br>❷舌先を上にできるだけ上げ、上口唇をなめる<br>❸舌先を下にできるだけ上げ、下口唇をなめる | 他動運動<br>❶スプーンなどで舌背を押さえる<br>❷歯肉のマッサージ<br>❸ガーゼで舌をつかみ、舌を左右、上下に動かす |
| | 咽頭のアイスマッサージ | ●氷なめや大きな綿棒を凍らせ寒冷刺激を行うことで、嚥下反射を誘発する | |
| | 発声練習 | ●"パ""タ""カ""ラ"などの音をできるだけ長く持続して発音し、飲み込み機能の改善を図る | |
| 呼吸器の運動 | 空咳・空嚥下の練習 | ●唾液を溜めて飲み込むことで喉頭の動きを引き出す。空咳の練習は喀痰を促す | |
| | 呼吸訓練 | ●腹式呼吸や口すぼめ呼吸 | |
| 頸部・肩の運動 | ●筋の緊張が強いと嚥下が阻害されるため、食事前に頸部から肩の運動を行う<br>▶首を前後左右にゆっくりと回旋　　▶肩の上下・回旋運動 | | |
| 頸部から頬のマッサージ | ●クリームを塗る要領で、やさしく患側部から顔全体をマッサージする | | |

## 食事時の体位の設定

●嚥下障害がある場合、食事時の体位に注意する。

❶食塊が咽頭に送り込めない場合はベッドを30°挙上し、軽く顎を引く
❷麻痺がある場合は、患側を上方にした体位にする
❸咽頭に食べものが残留する場合は、頸部を残るほう（麻痺したほう）に90°回すと残留を減らすことができる
❹飲み込む瞬間に顎を引く

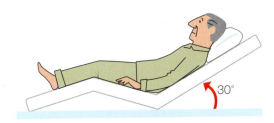

## 失語、構音障害時のコミュニケーション方法

●失語と構音障害は、脳卒中によってみられるおもな言語障害である。

リハビリテーションの進行状況や今後の見通しについて、言語聴覚士（ST[*15]）と話し合いケアに活かします！

## 失語

●失語は、脳の言語中枢が損傷したために言語理解、言語表出ができない状態である。
●脳の損傷部位によって、運動性失語、感覚性失語、全失語などの種類があり、症状はさまざまである。よって、言語障害の症状を把握し、残存機能を活かした、患者に合ったコミュニケーション方法をみつけることが大切である。
●言語障害があっても人格は保たれている。患者の人格を尊重し、自尊心を傷つけないような対応方法に注意する。
●自己表現ができないという身体機能の喪失からボディイメージの混乱[*16]をきたし、患者本人は情緒不安定になりやすいうえ、家族にも混乱が起こる。よって患者や家族が現状を受け入れられ、失語があってもコミュニケーションをとれるという前向きな気持ちをもてるよう、継続して支援する。

**コミュニケーションの具体的なポイント**

- 普段よりもゆっくりと、わかりやすい言葉で明瞭に話す
- 具体的な内容について話し、急に話題を変えない
- 一度でわかりにくいときは、くり返し話すなど伝え方を工夫する
- 漢字を使うと理解しやすい
- 言葉でわかりにくいときは、絵・写真・ジェスチャーを使って話す
- なかなか理解できないときは、実物を示し、実際にその場に行って話す
- 言葉の回復には、生活のなかでの生きた言語刺激が大切である

## 構音障害

●構音障害は、発声・発語器官に障害が生じ、正しく言葉を発することができない状態である。嚥下障害を同時に併発していることが多い。
●失語と違って、基本的には言語知識に問題はない。よって、コミュニケーション方法を工夫したり、音声以外の手段を利用する。

**コミュニケーションの具体的なポイント**

- 姿勢を安定させ、ゆっくり短く話してもらう
- クローズド・クエスチョン（Yes/Noで答えられるような質問のしかた）も活用し、言いたいことを絞り込んでいく
- 書字を活用する
- 文字盤、コミュニケーションボード（よく使う単語を集約したボード、イラストで示したボード）などの活用
- わかった素振りは誤解を生じるおそれがあるので、しない

〈文献〉
1. 厚生労働統計協会：国民衛生の動向 2015/2016．厚生労働統計協会，東京，2015．
2. 日本脳卒中学会 脳卒中ガイドライン委員会編：脳卒中治療ガイドライン 2015．協和企画，東京，2015．
3. 厚生労働省：平成25年国民生活基礎調査の概況，2014．
　　http://www.mhlw.go.jp/toukei/saikin/hw/k-tyosa/k-tyosa13/index.html (2015.11.1 アクセス)
4. 医療情報科学研究所編：病気がみえる Vol.7 脳・神経．メディックメディア，東京，2011．
5. 美田誠二編著：得意になる解剖生理．照林社，東京，2010．
6. 下舞紀美代：疾患別看護過程 脳梗塞．プチナース 2008；17 (12)：51-74．
7. 白坂誉子, 市村久美子：脳血管障害における摂食・嚥下障害リハビリテーション．月刊ナーシング 2008；28 (10)：26-35．
8. T. ヘザー・ハードマン編，日本看護診断学会監訳，上鶴重美訳：NANDA-I 看護診断 定義と分類 2015-2017 原書第10版．医学書院，東京，2015．
9. 田口芳雄, 北原和子編：脳卒中ケアブック 治療からリハビリまで．学研メディカル秀潤社，東京，2012．

[*15]【ST】speech-language-hearing therapist
[*16]【ボディイメージの混乱】心のなかに描き出される自分の姿・形が混乱している状態

# クモ膜下出血

くもまくかしゅっけつ

●執筆＝西山ゆかり　●医学監修＝中島正之

**ミニマム・エッセンス**

クモ膜下出血は、脳血管障害の1つであり、クモ膜下腔に出血が生じ、脳脊髄液中に血液が混入した状態をいう。

特に脳動脈瘤破裂によるクモ膜下出血が多く、突然発症し致命率が高い。

危険因子として高血圧、喫煙、過度の飲酒などの環境要因と遺伝要因（家族性脳動脈瘤）がある。

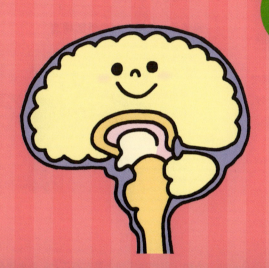

## 解剖生理・病態・検査・治療・看護ケアがわかるマップ

**解剖生理**
頭蓋骨、髄膜
頭蓋内、脳血管系、脳脊髄液

↓

**病態**
動脈分岐部に脳動脈瘤が形成
（クモ膜下出血のおもな原因）
↓
脳動脈の破裂により、クモ膜下腔に出血が生じる
↓
脳脊髄液中に血液が混入

↓

**クモ膜下出血**

**分類**
**大きさによる分類**
● 小～中型動脈瘤　● 大型動脈瘤
● 巨大動脈瘤
**形による分類**
● 嚢状動脈瘤　● 紡錘状動脈瘤

**検査**
● 頭部CT検査
● 腰椎穿刺
● 脳血管造影（DSA）
● 頭部3D-CTA検査
● 経頭蓋超音波検査
● 頭部MRA検査

**症状**
● 激しい胸痛
● 意識障害
● 嘔吐
● 局所神経症状
● 項部硬直
● ケルニッヒ徴候
● 髄膜刺激症状

**治療**
● 手術療法（開頭術、血管内塞栓術）
● 血管れん縮の予防・治療（トリプルH療法、ドレナージ、薬物療法など）
● 水頭症の治療（脳室・脳槽・腰椎ドレナージ）

**看護ケア**
● ドレナージの管理・観察
● 意識レベルの評価
● 瞳孔・対光反射の観察
● 麻痺の評価

# 病態理解につながる！
# 解剖生理

## 頭蓋骨と髄膜などの外部構造

- 脳・脊髄は、骨性・膜性構造で保護されている。
- 脳は頭蓋骨で保護され、さらに外側から順に頭皮・筋・筋膜でおおわれている。
- 頭蓋骨の内側は、硬膜・クモ膜・軟膜の3層の膜構造（髄膜）で脳を保護している。
- 硬膜は内外の2層からなり、約1mmの厚みがある膜であり、頭蓋正中部では大脳鎌となって大脳半球を左右に分け、後頭部では小脳テントとなり、大脳と小脳を区切っている。
- クモ膜は薄い半透明な膜で、脳全体を包んでいる。
- 軟膜は脳表に密着して脳をおおっている。
- クモ膜と軟膜の間にはクモ膜下腔があり、脳脊髄液（髄液）で満たされている。

**頭蓋骨と髄膜などの外部構造**

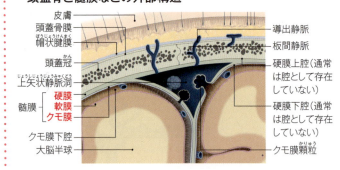

## 頭蓋内の恒常性

- 頭蓋内は、脳実質（約80%）、脳脊髄液（約10%）、脳血液（約10%）がバランスよく存在する。この3成分のいずれかが増加すると、残りの容積が減少することで一定の頭蓋内圧（ICP*¹）が維持されている。
- 病的状態では、髄液や脳血流量の増加、腫瘍や血腫などの成分が加わることで頭蓋内圧亢進を起こす。さらに何らかの障害を受けた脳は、脳内に流入する血液が一定に保たれないため、平均血圧が上昇するごとに脳血流量（脳灌流圧）が増加し、頭蓋内圧が上昇する。脳血管は動脈血中の二酸化炭素分圧に敏感に反応し、血中二酸化炭素が増加するためにますます脳血流量が増加する。
- 頭蓋内圧の基準値は、60〜150mmH$_2$O（10〜15mmHg）である。

## 脳血管系の構造と機能

- 脳組織を養う動脈は、大脳へ血液を供給している内頚動脈と、脳幹や小脳に血液を供給している椎骨動脈からなる。
- 脳動脈「構造として、輪状の動脈吻合（ウィリス動脈輪：p.76「好発部位」参照）があり、この構造があることで一部の動脈に閉塞が起こっても、各交通動脈がバイパスの役割を果たす。

**脳動脈**

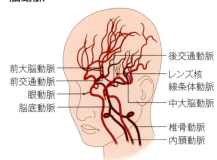

*1【ICP】intracranial pressure

# 脳の血管支配と神経症状

- 神経症状から障害を受けた血管を推測することができる。

## 脳の血管支配と神経症状

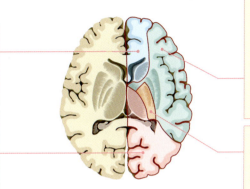

**前大脳動脈**
- 下肢に強い片麻痺
- 感覚障害
- 無言・失語
- 無動性無言（両側）

**後大脳動脈**
- 同名性半盲
- 純粋失読（優位側）
- 半側空間無視（劣位側）
- 相貌失認（劣位または両側）

**中大脳動脈**
- 対側の高度片麻痺
- 感覚障害
- 意識障害
- 失語（優位側）
- 半側空間無視（劣位側）
- 病態失認（劣位側）
- 着衣失行（劣位側）

**前脈絡叢動脈**
- 片麻痺
- 半側感覚障害
- 半盲

# 脳脊髄液の産生と循環

- クモ膜下腔は無色透明な脳脊髄液（CSF[*2]）で満たされている。
- 脳脊髄液は、おもに**脈絡叢**（側脳室脈絡叢、第三脳室脈絡叢、第四脳室脈絡叢）で産生され、クモ膜下腔を循環して、頭頂部のクモ膜顆粒で静脈系に吸収される。
- 脳脊髄液の総量は **120〜150mL** であり、1日の産生量は約 **500mL**（0.35mL/分）であることから、1日に3〜4回は入れ替わる。
- 脳脊髄液の循環経路は、側脳室脈絡叢からモンロー孔を通り第三脳室へ、さらに中脳水道を通り第四脳室へ、第四脳室から左右の小脳橋角部に向かうルシュカ孔と延髄下のマジャンディー孔を通り、クモ膜下腔（脳室外）に出る。その後、クモ膜下腔を回って、頭頂部のクモ膜顆粒に到達し、吸収され血液に戻る。
- この経路で循環障害・吸収障害が起こると、水頭症になる。

## 脳脊髄液の循環

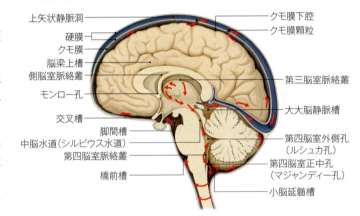

## 脳脊髄液の流れ（おもな循環経路）

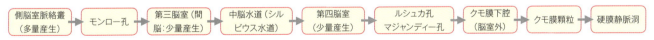

側脳室脈絡叢（多量産生）→ モンロー孔 → 第三脳室（間脳：少量産生）→ 中脳水道（シルビウス水道）→ 第四脳室（少量産生）→ ルシュカ孔 マジャンディー孔 → クモ膜下腔（脳室外）→ クモ膜顆粒 → 硬膜静脈洞

*2【CSF】cerebrospinal fluid

## アセスメントに活かせる！
# 疾患と看護の基礎知識

- 脳血管障害（cerebrovasular accident）は、おもにクモ膜下出血（SAH[*3]）、高血圧性脳内出血、脳動静脈奇形、脳梗塞に分類できる。
- クモ膜下出血とは、クモ膜下腔に出血が生じ、脳脊髄液中に血液が混入した状態をいう。

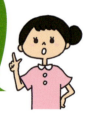

病態と神経症状を関連づけて経時的に症状の観察を行えば、変化する患者の病状を予測することができます

## 疫学

- SAHは年間人口10万人につき6〜29人が発症している。年齢は50〜60歳代の発症が最も多く、家族歴に動脈瘤やクモ膜下出血があれば発症頻度はより高くなる。男女差は、動脈瘤破裂によるSAHは女性のほうが多い[1]。
- クモ膜下出血の原因は、脳動脈瘤破裂によるものが約80%を占めている。そのほかには、頭部外傷、脳腫瘍、脳動静脈奇形や脳動脈解離の破裂などがある。
- 危険因子としては、喫煙習慣、高血圧、過度の飲酒があり、過度の飲酒が最も危険な因子とされている。

## 脳動脈瘤の好発部位

- 脳動脈瘤は、主幹動脈、特にウィリス動脈輪を形成している動脈分岐部に好発する。
- 好発部位は、前交通動脈（Acom[*4]）、内頚動脈と後交通動脈（IC-PC[*5]）の分岐部、中大脳動脈（MCA[*6]）の分岐部である。
- 破裂しやすい部位は、脳底動脈先端部、前交通動脈、内頚動脈と後交通動脈の分岐部などである。

### 脳動脈瘤の好発部位

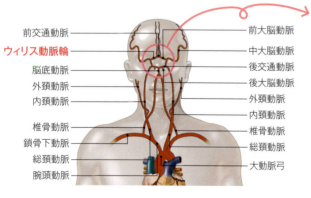
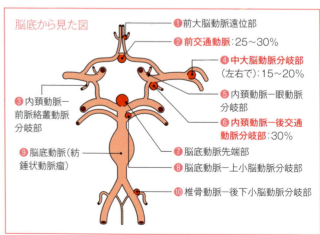

*3【SAH】subarachnoid hemorrhage
*4【Acom】anterior communicating artery
*5【IC-PC】internal carotid-posterior communicating artery
*6【MCA】middle cerebral artery

## 脳動脈瘤の形成と分類

- 動脈瘤は先天的な動脈壁の中膜欠損に、後天的な要因（高血圧、動脈硬化、喫煙、遺伝性因子など）や血管内皮の修復障害が加わることで形成される。
- 動脈瘤は大きさにより、径 10mm 未満が小〜中型動脈瘤（small）、径 10〜24mm が大型動脈瘤（large）、径 25mm 以上が巨大動脈瘤（giant）と分類される。
- 70％以上が10mm 未満の動脈瘤、7％が巨大動脈瘤で女性に多い。動脈瘤が大きいほど圧迫症状が出現（症候性）しやすく、破裂の危険性が高い。

## 脳動脈瘤の分類：形による

**囊状動脈瘤**
ほとんどの破裂性動脈瘤が囊状であり、突出部のブレブ*7 が破裂することが多い

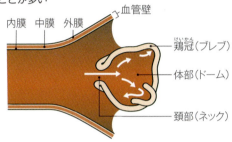

**紡錘状動脈瘤**
動脈硬化を基礎として脳底動脈などに発生する

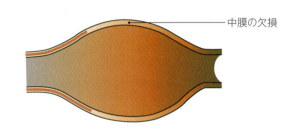

## 症状

- 脳動脈瘤破裂によるクモ膜下出血の場合は、少量の血液の漏れによる症状（警告症状）として、頭痛、後頸部痛、嘔吐、複視、眩暈などがある。さらに数日後、突然の激しい頭痛が出現し、急速な頭蓋内圧亢進による意識障害、嘔吐などの症状が起こる。
- 未破裂動脈瘤の場合は、脳神経などを圧迫して局所神経症状として現れることがある。圧迫症状のある未破裂動脈瘤を症候性未破裂動脈瘤、ないものを無症候性未破裂動脈瘤という。
- クモ膜下出血発症後の特徴的な所見としては、項部硬直、ケルニッヒ徴候などの髄膜刺激症状がある（これらの症状は発症後急性期にはみられないことが多い）。観察方法はp.82参照。

### 脳動脈瘤とおもな神経症状

| 部位 | 神経症状 |
|---|---|
| 前交通動脈（Acom） | ●一側または両側の下肢麻痺<br>●精神障害<br>●尿崩症<br>●電解質異常 |
| 前大脳動脈 | ●対側下肢の麻痺 |
| 内頸動脈ー前脈絡叢動脈分岐部 | ●上肢に強い対側の片麻痺<br>●感覚障害<br>●半盲 |
| 内頸動脈と後交通動脈（IC-PC）の分岐部 | ●動眼神経麻痺<br>▶眼球運動障害<br>▶散瞳<br>▶眼瞼下垂<br>●反対側の片麻痺<br>●半盲 |
| 中大脳動脈（MCA）の分岐部 | ●反対側の片麻痺<br>●失語（優位半球の場合）<br>●けいれん |

*7【ブレブ】bleb。小さなコブ。鶏冠

## クモ膜下出血の重症度分類

- Hunt and Kosnik 分類、世界脳神経外科学会連盟（WFNS*8）分類がある。

### Hunt and Kosnik の重症度分類（1974）

| 重症度 | 基準徴候 |
|---|---|
| Grade 0 | 未破裂の動脈瘤 |
| Grade Ⅰ | 無症状か、最小限の頭痛および軽度の項部硬直をみる |
| Grade Ⅰa | 急性の髄膜あるいは脳症状をみないが、固定した神経学的失調のあるもの |
| Grade Ⅱ | 中等度から重篤な頭痛、項部硬直をみるが、脳神経麻痺以外の神経学的失調はみない |

| 重症度 | 基準徴候 |
|---|---|
| Grade Ⅲ | 傾眠状態、錯乱状態、または軽度の巣症状を示すもの |
| Grade Ⅳ | 昏迷状態で、中等度から重篤な片麻痺があり、早期除脳硬直および自律神経障害を伴うこともある |
| Grade Ⅴ | 深昏睡状態で除脳硬直を示し、瀕死の様相を示すもの |

※意識や髄膜刺激症状の有無、神経症状の有無で分類している。
※重篤な全身性疾患、例えば高血圧、糖尿病、著明な動脈硬化、または慢性肺疾患や脳血管造影でみられる頭蓋内血管攣縮が著明な場合には、重症度を1段階悪いほうにする。

### 世界脳神経外科学会連盟（WFNS）によるクモ膜下出血重症度分類（1983）

| 重症度 | GCS*9スコア | 主要な局所神経症状（失語あるいは片麻痺） |
|---|---|---|
| Grade Ⅰ | 15 | なし |
| Grade Ⅱ | 14-13 | なし |
| Grade Ⅲ | 14-13 | あり |

| 重症度 | GCSスコア | 主要な局所神経症状（失語あるいは片麻痺） |
|---|---|---|
| Grade Ⅳ | 12-7 | 有無は不問 |
| Grade Ⅴ | 6-3 | 有無は不問 |

※GCSを用いて意識レベルを評価し、局所神経症状の有無により分類している。

## 検査と診断

- クモ膜下出血で行う検査は以下のとおり。

### クモ膜下出血で行うおもな検査

| | |
|---|---|
| 頭部CT*10（コンピュータ断層撮影） | ●クモ膜下出血の部位、程度、脳動脈瘤破裂であれば破裂部位の推定、予後の予測ができる<br>●発症24時間以内の診断率は92％であり、約5日以内なら診断可能である |
| 腰椎穿刺 | ●CT上でクモ膜下出血の所見はないが、臨床症状よりクモ膜下出血の疑いのある症例では、腰椎穿刺を行い、血性髄液の有無をみる |
| 脳血管造影（DSA*11） | ●脳動脈瘤破裂、脳動静脈奇形などの原因疾患を確定診断するために必要な検査である<br>●脳血管攣縮など、予後に関する病態を明らかにする |
| 頭部3D-CTアンギオグラフィー（3D-CTA*12） | ●頭蓋内の脳動脈瘤の80～90％の検出・診断ができる<br>●3～4mm以下の小さな脳動脈瘤の検出率は低いが、動脈瘤周囲の血管の立体構成の把握に適している |
| 経頭蓋超音波検査（TCD*13） | ●術後に脳血管攣縮の非侵襲的補助検査として行われる<br>●中大脳動脈水平部の平均血流速度の変化より、脳血管閉塞性病変あるいはクモ膜下出血後の脳血管攣縮を評価する |
| 頭部MRA*14 | ●脳血管攣縮がどの血管で起こっているのかを確認できる<br>●脳ドックにおいて未破裂の脳動脈瘤の発見に有用である。ただし、5mm以下の脳動脈瘤は検出できないこともある |

*8【WFNS】World Federation of Neurological Surgeons
*9【GCS】Glasgow Coma Scale：グラスゴー・コーマ・スケール
*10【CT】computed tomography
*11【DSA】digital subtraction angiography
*12【3D-CTA】3D computed tomography angiography：三次元CT血管造影
*13【TCD】transcranial doppler

## 治療

- 脳動脈瘤破裂によるクモ膜下出血の治療は、**再破裂、脳血管攣縮、水頭症（特に正常圧水頭症）の予防が重要**となる。
- 再破裂は、初回出血後 24 時間以内が高く、特に 6 時間以内が最も破裂しやすい時期といわれている。
- 再破裂による死亡や予後不良となる症例があるため、出血源である脳動脈瘤と親動脈との血流を遮断する外科的治療が必要となる。
- 手術を待機する間は、**絶対安静、酸素療法、血圧のコントロール、止血剤の投与**などの**保存的療法**が行われる。

## 合併症と発症時期

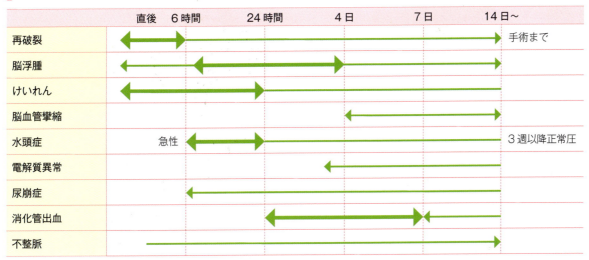

※矢印が太い時期が最も発症リスクが高い。

## 使用されるおもな薬剤

| 種類 | 薬剤名 | 特徴 |
|---|---|---|
| 抗脳浮腫薬 | 濃グリセリン（グリセオール®） | ●作用時間が比較的長い<br>●1 回 200mL を 1 〜 2 時間で点滴静脈注射する<br>●点滴速度が遅いと治療効果が弱くなる。速すぎると溶血・腎障害などが生じる |
|  | D-マンニトール | ●即効性があり、急速に頭蓋内圧を降下させる作用が強い<br>●100mL あたり 5 〜 10 分で急速投与する |
| 脳血管攣縮予防薬 | ファスジル塩酸塩水和物（エリル®） | ●ミオシン軽鎖リン酸化酵素阻害薬であり、血管を構成している平滑筋に作用し収縮するのを防ぐ |
|  | オザグレルナトリウム（カタクロット®） | ●トロンボキサン $A_2$ 合成酵素阻害薬であり、トロンボキサン $A_2$ の合成が少なくなることで、血管を弛緩させる $PGI_2$ *15 という物質を増やし血管を拡張させる |
| 抗てんかん薬 | フェニトイン（アレビアチン®） | ●脳の中枢に作用して、脳の神経細胞の興奮が広がるのを阻止し、てんかん発作を抑制する |
|  | フェノバルビタール（フェノバール®） | ●脳全体の神経を鎮める作用がある。鎮静・催眠作用のほか、抗けいれん作用もある<br>●強い抗けいれん作用から、てんかんの治療に用いる |
|  | バルプロ酸ナトリウム（デパケン®） | ●脳神経の興奮を抑えて、てんかん発作を予防する<br>●怒りやすい、不機嫌といったてんかんに伴う性格行動障害を改善する |

*14【MRA】magnetic resonance angiography：磁気共鳴血管造影　　*15【$PGI_2$】prostaglandin $I_2$：プロスタグランジン $I_2$

## 手術療法

- クモ膜下出血の重症度や年齢により、手術適応が決定される。出血から72時間を経過すると脳血管攣縮が発生しやすくなるため、72時間以内の手術あるいは脳血管攣縮が治まるのを待って手術をするのが望ましい。

### 開頭術

**動脈瘤頸部クリッピング術**

- 開頭して、脳動脈瘤の頸部をクリップで挟んで血流を遮断し、親動脈を温存する術式である

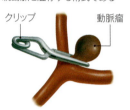

**動脈瘤トラッピング術**

- 巨大動脈瘤や親動脈そのものが動脈瘤化している場合に行う

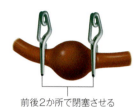

前後2か所で閉塞させる

**動脈瘤被包術**

- 動脈瘤が血管の分岐部に近く、分枝温存のためのクリップがかけられない場合、頸部クリッピングが困難な場合に、動脈瘤を筋膜（筋肉片）やガーゼで包んで（ラッピング）補強したり、フィブリン糊などで動脈瘤壁を強化（コーティング）する

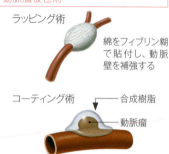

### 血管内塞栓術

- 開頭をしない血管内治療で、経動脈的に動脈瘤の中にプラチナコイルを埋め込む
- 大腿動脈からマイクロカテーテルを脳動脈瘤まで誘導し、動脈瘤の中にプラチナコイルを詰めて脳動脈瘤を閉塞させる。開頭手術と比べて、患者の体の負担や脳への侵襲が少ない

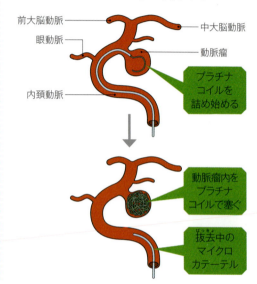

## 血管攣縮の予防と治療

- 脳血管攣縮とは、動脈瘤の破裂によりクモ膜下出血の血液分解産物が動脈壁に作用して、血管腔を狭窄させる状態をいう。その結果、その動脈が支配している領域が虚血症状を呈し、意識障害や麻痺などの症状が出現する。
- 血管攣縮が進めば、最悪の場合、脳梗塞に陥ることもあり、手術が成功しても、その後の血管攣縮によりADL[*16]が低下することもある。多くは**破裂後4〜14日**の間に起こる。
- 予防としては、循環血液量を正常範囲内に保つこと、脳槽あるいは脊髄ドレナージを留置して、原因である血性髄液の排出を図る。

## 血管攣縮の予防と治療

| トリプルH療法 | 循環血液量増加（hypervolemia）：全血あるいは血漿を使用し、循環血液量を増加させる | **血液の管理**<br>● 低アルブミン血症になっている場合は、アルブミン製剤などで補正する。Alb[*17]：3.0mg/dL以上、TP[*18]：6.0mg/dL以上に保つ<br>● ヘモグロビン（Hb[*19]）が低下している場合は、輸血を行い、Hb：10〜12mg/dL以上に保つ |
|---|---|---|
| | 血液希釈（hemodilution）：血液を希釈させ血液の粘稠度を低下させる | **水分量の管理**<br>● 輸液や経口からの摂取量を増やし、循環血液量を増やすことで、血液を希釈し、血液の流れやすい状態にする |

（次頁へ続く）

| | | |
|---|---|---|
| トリプルH療法 | 人為的高血圧（hypertension）：意図的に昇圧を行い、脳灌流圧を上昇させることで脳血流量を増加させる | **血圧の管理**<br>●脳血流を保持するために血圧を150～200mmHgに保つ<br>●血圧を上昇させるためにドブトレックス®などの循環不全改善薬の持続的静脈内投与を行うこともある |
| ハイパーダイナミック療法 | ●循環血液量を正常に保ち、心機能を増強させる療法 | |
| 脳槽・腰椎ドレナージ | ●攣縮物質である血腫を排出し、頭蓋内圧を管理する（**下表**「ドレナージの種類と目的」参照） | |
| 血腫溶解療法 | ●クモ膜下腔の血腫を溶解し、排出を促す脳槽灌流療法<br>●ウロキナーゼ・rt-PA[20]を脳槽または腰椎ドレナージの際に随腔内投与する | |
| 全身的薬物投与 | ●血小板凝集能を抑制するオザグレルナトリウムや血管を拡張させるファスジル塩酸塩水和物を静脈投与する | |
| 血清ナトリウムの管理<br>（低浸透圧性低ナトリウム血症に注意） | ●低ナトリウム血症になると血清浸透圧が低下して、水が脳細胞外から内に移動（低浸透圧性低ナトリウム血症）して脳浮腫をきたす<br>●中枢神経系の低浸透圧性低ナトリウム血症の原因に、抗利尿ホルモン不適切分泌症候群がある。水の再吸収の亢進が起こり、水が血管内に取り込まれ、血液が希釈されて、低ナトリウム血症になる<br>●高血糖によって細胞外の浸透圧が高くなり、細胞内から外へ水が移動（高浸透圧性低ナトリウム血症）するため、細胞外が薄められて低ナトリウム血症になる。血糖を下げれば改善する | |
| PTA[21]<br>（経皮的脳血管形成術） | ●脳血管攣縮が生じた血管の近くから血管拡張剤（パパベリン塩酸塩、ファスジル塩酸塩水和物、ミルリノン）を動脈内へ直接投与する<br>●このときにすでに攣縮により脳梗塞が発生している場合は、血管拡張により梗塞巣からの出血をきたすことがある | |

## 水頭症の治療

●水頭症とは、髄液循環の障害により髄液の産生量と吸収量（p.75「脳脊髄液の産生と循環」参照）に不均衡が生じ、その結果、脳室やクモ膜下腔が過剰な髄液により拡大をきたした状態で、**頭蓋内圧亢進症状**を伴う。
●**急性**水頭症（acute hydrocephalus）と**正常圧**水頭症（NPH[22]）がある。
●クモ膜下出血の場合は、出血に伴う血球成分の影響で、髄液の吸収路であるクモ膜顆粒に炎症を引き起こすことで吸収障害が起こり、水頭症となる。

●急性水頭症は、クモ膜下腔に漏出した血液や血腫が髄液の流れを妨げることで、急速に脳室が拡大し、頭痛・嘔吐や意識障害などの頭蓋内圧亢進症状を呈する。
●正常圧水頭症は、クモ膜下出血発症から約3週間経過したころに、脳室拡大をきたす慢性の水頭症である。髄液圧は急性のものとは異なり、軽度亢進か正常（150mmH$_2$O以下）で、認知障害、歩行障害、尿失禁の3徴候を呈する。
●**脳室腹腔シャント術**により症状は改善する。

### ドレナージの種類と目的

| | 脳室ドレナージ | 脳槽ドレナージ | 腰椎ドレナージ |
|---|---|---|---|
| 適応・目的 | ●脳出血・脳腫瘍・クモ膜下出血などによって脳脊髄液の循環経路で通過障害が起こり、**急性水頭症**を起こしているときの治療<br>●脳室内の余分な脳脊髄液を流出させることで、頭蓋内圧を一定に保つ | ●クモ膜下出血の術後に、脳槽にドレーンを挿入し、クモ膜下腔に貯留した血性脳脊髄液を体腔外に出す<br>●血栓溶解液など薬剤を注入し、**脳血管攣縮予防**もしくは発生を少なくする | ●頭蓋内圧亢進の予防や治療<br>●血性脳脊髄液の排除 |
| 方法 | ●手術室で無菌的操作のもとに挿入 | ●手術室で無菌的操作のもとに挿入 | ●腰部の第3と第4腰椎間にスパイナル針を穿刺し、クモ膜下腔にドレーンを挿入する |
| ドレーンの刺入部 | ●側脳室 | ●脳槽（視交叉槽、シルビウス槽など） | ●脊髄髄液腔 |

* 16【ADL】activities of daily living：日常生活動作
* 17【Alb】albumin：アルブミン
* 18【TP】total protein：総タンパク
* 19【Hb】hemoglobin
* 20【rt-PA】recombinant tissue plasminogen activator：組み替え組織プラスミノーゲン活性化因子
* 21【PTA】percutaneous transluminal angioplasty
* 22【NPH】normal pressure hydrocephalus

# 看護ケア

## 髄膜刺激症状とその徴候

- 髄膜刺激とは、出血した血液・感染による炎症などにより脳を包む「脳脊髄膜」が刺激されることである。
- 髄膜刺激を起こす疾患としては、髄膜炎やクモ膜下出血がある。
- 自覚症状は、頭痛・項部硬直である。明らかな症状が出現している場合は、neck flexion test を行う。
- 他覚症状としては、**項部硬直**の有無・**ケルニッヒ(Kernig)徴候**の確認を行う。緊急度の高い疾患に出現することが多いので必ず確認をする。

### neck flexion test

- 明らかに頸部の痛みのある場合に行う。
① 座位または臥位になり、患者自身に顎を前胸部につけるように前屈をしてもらう
② 顎が胸部につかない場合 ➡ 陽性

### 項部硬直の確認

① 仰臥位にする(枕を外す)
② 頸部の力を抜いて、自分で動かさないように説明する
③ 検者の両手で患者の後頭部を支え、頸部を持ち上げて前屈させる
④ 持ち上げるときに、抵抗や痛みがある場合は**無理に動かさない**
⑤ 抵抗や痛みがある場合 ➡ 陽性

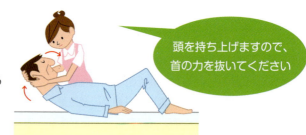

頭を持ち上げますので、首の力を抜いてください

### ケルニッヒ徴候

① 患者の股関節と膝関節が 90°になるように屈曲する(屈曲時に抵抗や痛みがある場合は**無理に動かさない**)
② 股関節はそのまま 90°を維持し、ゆっくりと膝関節を 135°以上伸展させる
③ 膝関節を伸ばす際に抵抗や頭痛がある場合 ➡ 陽性
(反対側に現れることもある)

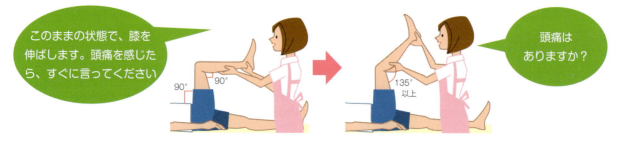

このままの状態で、膝を伸ばします。頭痛を感じたら、すぐに言ってください

頭痛はありますか？

## 頭蓋内圧亢進症状と脳ヘルニア

- 脳容積の増大（脳浮腫）や髄液の増大（水頭症）、脳腫瘍や血腫などの占拠物によって、脳内の圧が高くなる症状を**頭蓋内圧亢進**という。
- 頭蓋内圧の上昇に伴い、脳が局所的に一定の部位に嵌入し圧迫を受ける状態を**脳ヘルニア**という。
- 進行すると、中脳・橋・延髄を圧迫することから、バイタルサインに変化をもたらす（下図）。
- 短時間に急速に現れる急性症状と、長期間をかけて現れる慢性症状とがある。
  - **急性症状**：意識障害、瞳孔不同、片麻痺、異常肢位（除脳硬直・除皮質硬直）、呼吸麻痺、血圧上昇と脈拍数の減少（徐脈）と、脈圧の増大（クッシング徴候）、対光反射の減弱あるいは消失などの異常が認められる。この状態が持続すると、脳の損傷は不可逆的となり脳幹の圧迫から呼吸麻痺が起こり死に至る。
  - **慢性症状**：おもに早朝の頭痛と噴水のような急な嘔吐が起こる。慢性的な頭蓋内圧亢進が続くと、うっ血乳頭・複視・外転神経麻痺がみられる。
- クモ膜下出血の場合は、出血によって脳脊髄液の循環が悪くなり、水頭症および急激な頭蓋内圧亢進症状をきたすことがある。

### 頭蓋内圧亢進の臨床徴候

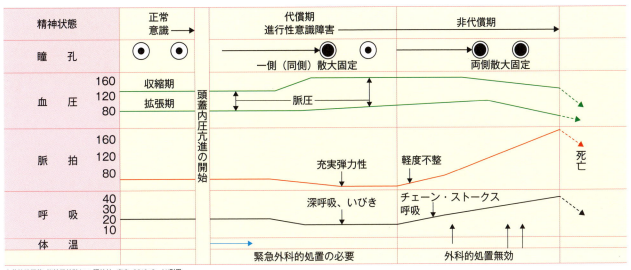

大井静雄編著：脳神経外科ケア. 照林社, 東京, 2010：8. より引用

# 意識レベルの評価

● 意識レベルの評価は、判定が人ごとに異ならないことが重要である。

## Japan Coma Scale(JCS)（3-3-9度方式）

● 開眼状態や刺激に対する**反応様式**と覚醒の程度や**刺激に対する反応の質**によって3段階で評価する。
● 最高300〜最低1点（数字が大きいほど重症）である。

### Japan Coma Scale (JCS)（3-3-9度方式）

| | 反応 | 点数 | 解説 |
|---|---|---|---|
| Grade Ⅰ 刺激しないでも覚醒している | 意識清明のようであるが、今ひとつどこかぼんやりしていて、意識清明とは言えない | 1 | |
| | 見当識障害（時・場所・人）がある | 2 | 以下の内容を尋ねて判断する<br>時間：「今日は何月何日ですか」「生年月日を教えてください」<br>場所：「ここはどこかわかりますか」<br>人：「いっしょに来た人が誰かわかりますか」「私が誰かわかりますか」<br>他者認知であり、自分の名前が言えても見当識ありではない |
| | 名前・生年月日が言えない | 3 | 失語症の場合は3と評価するのではなく、口唇の動きで推定したり、筆談で判定する |
| Grade Ⅱ 刺激で覚醒する | 普通の呼びかけで容易に開眼する | 10 | ＊目が腫れて開眼できない患者の判定は、離握手や言葉で判定する<br>10：呼びかけ<br>　「〜さん、わかりますか？　目を開けてください」と大きな声で2〜3回呼びかける<br>20：軽く胸や肩をたたき開眼を促す<br>30：呼びかけても開眼にないとき、以下の方法で痛み刺激を与える<br>　①爪床部にボールペンなど固い物を強く押し当てる<br>　②前胸部（胸骨柄）を手拳で圧迫する→強すぎると内出血するので注意<br>　③眼窩上神経を母指圧迫する<br>　④乳頭を摘んで圧迫する |
| | 大声または体をゆさぶることで開眼する | 20 | |
| | 痛み刺激を加えつつ、呼びかけを繰り返すと、かろうじて開眼する | 30 | |
| Grade Ⅲ 刺激しても覚醒しない | 痛み刺激を払いのけるような動作をする | 100 | ＊上記①刺激で手を引っ込めたのか、異常肢位なのかの判断が難しいので、①と②を併用して動作を評価するとよい |
| | 痛み刺激で少し手足を動かしたり、顔をしかめる | 200 | 除皮質硬直、除脳硬直も含まれる |
| | 痛み刺激に反応しない | 300 | 眼瞼を開けると眼球が上転する反応は、眼を閉じようとする意思が働いている<br>反応がない：眼球は正中位あるいは固定されている |

意識レベルを3つのグレード・3つの段階に分類され、カルテには100-I、20-RI などと記載
(R) Restlessness（不穏状態）
(I) Incontinence（失禁）
(A) Akinetic mutism（無動性無言）、Apallic State（失外套症候群）

## Glasgow Coma Scale(GCS)

- **開眼の状態**、**発語（言語反応）**、**運動機能**の3要素に分け、各要素のレベルを点数化し、意識レベルを評価する。
- 最高15点～最低3点（数字が小さいほど重症）である。
- JCSより客観的評価が可能であるが、失語症、四肢麻痺の患者に対しては適切な評価が困難である。

### Glasgow Coma Scale（GCS）

| | 反応 | 点数 | 解説 |
|---|---|---|---|
| 開眼(E)<br>Eye Opening | 自発的に開眼(spontaneous) | 4 | 4は患者に近づくと目を開ける、目を開けている |
| | 呼びかけにより開眼<br>(to speech) | 3 | 3～1はJCSのGrade Ⅱと同じ |
| | 痛み刺激により開眼(to pain) | 2 | |
| | まったく開眼しない(nil) | 1 | |
| 最良言語反応(V)<br>Best Verbel Response | 見当識あり(orientated) | 5 | JCSのGrade Ⅰの2と同じ |
| | 混乱した会話<br>(confused conversation) | 4 | 問いに対して答え、会話形式で応答があるが見当識や混乱がみられ、名前、場所、日時に間違いがある |
| | 混乱した言葉<br>(inappropriate words) | 3 | 発語するが大声で叫ぶ、怒る、怒鳴るだけで、会話が成立しない状態 |
| | 理解不明の音声<br>(incomprehensible sounds) | 2 | あーうー、と意味ある言葉は出てこない状態 |
| | まったくなし(nil) | 1 | 言葉がまったく出ない状態。無動性無言・失外套症候群のこともある |
| 最良運動反応(M)<br>Best Motor Respponse | 命令に従う(obeys) | 6 | 「手を握って、離して」「指を2本出して」など複雑な指示を促す |
| | 疼痛部へ(localises) | 5 | 痛みを身体に与えたとき、手を持ってきて払いのける。疼痛部位の認識ができる |
| | 逃避する(withdraws) | 4 | 痛み刺激に対して、腕を引っ込める、顔をしかめる、体幹をくねらせるなど、すばやく動作する |
| | 異常屈曲(abnormal flexion) | 3 | 痛み刺激に対して、四肢屈曲、刺激部位以外にも反応がみられる（除皮質硬直） |
| | 伸展する(extends) | 2 | 痛み刺激に対して、体を伸展（除脳硬直） |
| | まったくなし(nil) | 1 | 痛み刺激にまったく動かない |

## 瞳孔・対光反射の観察の方法

- 瞳孔の直径は、3～5mm（瞳孔括約筋と瞳孔散大筋によって調節）である。光が眼球に入ると、光刺激が視神経から対光反射中枢に伝わり、副交感神経が興奮して、瞳孔括約筋が収縮して縮瞳する（光→網膜→視神経［中枢に働き］→動眼神経→瞳孔括約筋が収縮→瞳孔が小さくなる）。光が眼球に入らない暗い場所では、交感神経が興奮し、瞳孔散大筋が収縮して散瞳する。
- 対光反射（直接・間接）の中枢は**中脳**にあるので、**脳幹機能**を知ることができる。
- **直接対光反射**と**間接対光反射**の両方の観察を行い、視神経と動眼神経の機能を知ることができる。
- **直接対光反射**は、光を受けた瞳孔が縮瞳し、間接対光反射は、光を受けた反対側の瞳孔が協調して同程度に縮瞳する。

#### 瞳孔・対光反射所見

| | 瞳孔の状態 | 解説 |
|---|---|---|
| 正常 | 形態：正円同大、瞳孔径：3～5mm | |
| 散瞳 | 瞳孔径：**5mm以上** | ●動眼神経麻痺の場合：直接対光反射(−)、間接対光反射(+)<br>●視神経の異常→対光反射(−) |
| 縮瞳 | 瞳孔径：**2mm以下** | ●瞳孔が両側とも縮瞳（針先大）の場合：橋の障害、モルヒネなどのオピオイドの中毒 |
| 瞳孔不同 | 左右の瞳孔径の差：**0.5mm以上** | ●脳幹ではなく、脳の末梢（おもに動眼神経）の障害が考えられる。頭蓋内圧亢進に伴う動眼神経の圧迫（危険な状態） |
| 対光反射消失 | 光刺激をしても縮瞳反射が起こらない | ●脳幹に大きな障害があれば、左右とも反応しない（死） |

#### 対光反射の検査方法

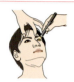

①眼を開けてもらい、片方の眼の視野の外側から内側にペンライトの光を当てる
②瞳孔計で瞳孔径を計測する
③同じ強さの光を同時に当てて（眼球の）、左右の瞳孔差がないかをみる

瞳孔の記載方法
●対光反射　右（+）　左（+）
　　　　　　鈍い場合は、鈍
●右：××mm　左：○○mm

## 麻痺の評価

●四肢麻痺は、**徒手筋力測定法**（MMT、p.220参照）で、通常は0が完全麻痺、1～4が不全麻痺である。片麻痺の場合には、上下肢のどちらの麻痺が強いか、近位筋（上肢では肩、下肢では股）と遠位筋（手足の指）のどちらがより強く麻痺を起こしているかも判定する。また、麻痺が痙性か弛緩性かを区別する。
●顔面麻痺の有無は、目をきつく閉眼したり、歯をみせたり、舌を突き出してもらうとある程度わかる。

> **バレー徴候**
> 軽い麻痺の場合、ドロッピングテストが陽性となる
> 〈上肢〉　　　　　　　　　　〈下肢〉
> 手掌を上にして閉眼　　　　腹臥位で、膝を45度屈曲保持
> →（陽性）前腕が内旋して下降　→（陽性）落下

## ドレナージ回路と管理

●外耳孔（モンロー孔）の高さを0点として、そこからサイフォンの流出口の高さを0～15cmに設定して、排液量をコントロールする。排液量のめやすは、1時間10mL程度とし150～250mLを1日の排液のトータル量になるように調整する。
●頭蓋内圧は通常、60～150mmH$_2$O（10～15mmHg）程度である。
●常に40.8mmH$_2$O（30mmHg）を超える圧は、脳灌流圧が減少し、脳ヘルニアのため生命の危険がある。
●ドレーン留置は、感染トラブルの原因となるので、最近は術中洗浄を十分に行いドレーンは挿入しない傾向にある。クモ膜下出血の程度の強い患者で数日から1週間留置する程度である。その場合、脳槽ドレーンは術翌日開放し数日から7日間で抜去する。スパイナルドレーンは脳槽ドレーンを留置しない場合に、術翌日に留置して7日間程度で抜去する。
●意識レベルが低下している患者の場合は、無意識に起き上がる・手でドレーンを引っぱる・頭を触るなどの危険な行動を予測し、ドレーンが抜去されないように注意する。特に頭部の瘙痒感や不快感によって頭部に手を持っていくことがあるので、頭皮、頭髪を清潔に保ち、触れる手も常に清潔にしておく。さらに家族に協力を求める、ドレーンにループをつくり固定するなど、抜けない工夫を行う。

# 各種ドレナージ

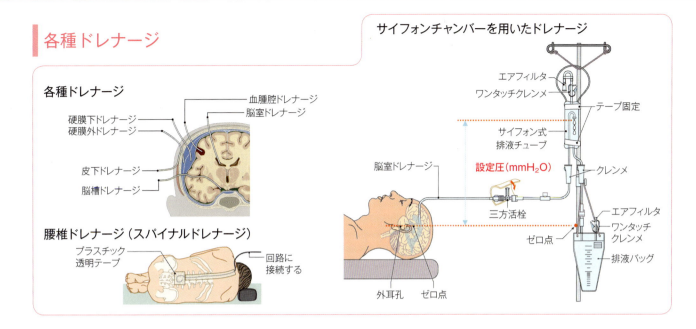

## ドレナージと排液量の観察

| 拍動の有無 | ●回路内の髄液は心拍に同期して拍動する<br>●髄液の拍動が弱くなったり、なくなった場合は、ドレーンの閉塞や抜去を疑う |
|---|---|
| 髄液の性状 | ●通常の髄液は無色透明である<br>●クモ膜下出血後の髄液の性状は、**血性→淡血性→キサントクロミー→無色透明**と変化する<br>●突然キサントクロミーから血性に変わる場合には、再出血、脳内出血で脳室穿破が疑われる |
| 髄液の量 | ●排液量が 100mL/4 時間以上なら、医師に報告<br>●1 日単位、時間単位での目標排液量の指示を医師に確認しておく<br>●髄液の流出が悪くなった場合<br>　▶ドレーンが屈曲していないか<br>　▶三方活栓が閉じられていないか<br>　▶ドレーン内が凝血塊で詰まっていないか<br>　▶髄液の排液量が多くないか |

| 刺入部の状態<br>(感染防止) | ●わずかな細菌汚染でも重症の髄膜炎を引き起こす危険性が高い<br>●厳重な無菌操作のもと、ドレーン管理を行う<br>●創傷ガーゼが濡れている場合、ドレーンに髄液が流れずに周囲に漏れてきている<br>●髄液漏れがみられた場合は、ドレナージ圧を確認し、すぐに医師に報告する |
|---|---|
| ドレナージ回路の空気フィルターの濡れ<br>(感染防止) | ●ドレナージ回路の空気フィルターが濡れた場合<br>　▶感染のリスクが高くなる<br>　▶回路全体がサイフォンとして働くようになり、**オーバードレナージ**(大気圧に開放されない状態)の原因となる<br>　▶患者を移動・移乗させる際は、回路をクランプしフィルターの濡れを予防する<br>　▶フィルターが濡れた場合は、医師に報告し、早急に回路の交換を行う |

〈文献〉
1. 児玉南海雄, 佐々木富男監修: 標準脳神経外科学 第 13 版. 医学書院, 東京, 2014: 226-251.
2. 日本脳卒中学会脳卒中ガイドライン委員会編: 脳卒中治療ガイドライン 2015. 協和企画, 東京, 2015.
3. 松谷雅生, 藤巻高光監修: 脳・神経・脊髄イラストレイテッド 病態生理とアセスメント. 学研メディカル秀潤社, 東京, 2010.
4. 坂井信幸責任監修, 菊地晴彦総監修: Neuro Nursing Note 脳神経看護手帳 改訂 4 版. メディカ出版, 大阪, 2011.
5. 落合慈之監修: 脳神経疾患ビジュアルブック. 学研メディカル秀潤社, 東京, 2009.
6. 医療情報科学研究所編: 病気がみえる vol.7 脳・神経. メディックメディア, 東京, 2011.
7. 竹村信彦, 井手隆文, 木村敬子, 他: 系統看護学講座 専門分野Ⅱ 成人看護学⑦脳・神経 第 13 版. 医学書院, 東京, 2012: 114-123.
8. 窪田惺: 脳神経外科ビジュアルノート. 金原出版, 東京, 2009: 54-68.
9. 児玉南海雄, 佐々木富男監修: 標準脳神経外科学 第 13 版. 医学書院, 東京, 2014.
10. 吉村美奈子: 疾患別看護過程 クモ膜下出血. プチナース 2010; 19 (5): 51.
11. 小笠原邦昭編: 基礎から臨床まで、よくある疑問に答えます! くも膜下出血 Q&A. ブレインナーシング 2012; 28 (6): 8-42.
12. 竹内登美子編著: 講義から実習へ 高齢者と成人の周手術期看護〈4〉脳神経疾患で手術を受ける患者の看護 第 2 版. 医歯薬出版, 東京, 2015.
13. 高橋淳: イラストでまるわかり! 脳神経外科の疾患&治療. ブレインナーシング 2013 年春季増刊号, メディカ出版, 大阪: 34-41,112-119.
14. 馬場元毅: 絵で見る脳と神経 第 3 版. 医学書院, 東京, 2009.
15. 大井静雄編著: 脳神経外科ケア. 照林社, 東京, 2010.

## 資料 失語症の分類

### ●失語症の分類

| 運動性失語 | 言葉の理解は可能だが、発語が非流暢で復唱が困難な状態 |
|---|---|
| 感覚性失語 | 発語は流暢だが、言葉の理解や復唱が困難な状態 |
| 全失語 | 発語や言葉の理解など、言語機能全般が著しく障害され、復唱もできない状態 |
| 健忘失語 | 失語自体は軽度で復唱も可能だが、換語困難（言いたい言葉が出てこない状態）が目立つ状態 |
| 伝導失語 | 失語自体は軽度だが、錯語（言葉の全体や一部の音が他の音に置き換わってしまう状態）が目立ち、復唱も困難な状態 |
| 超皮質性運動失語 | 発語は非流暢だが、復唱だけがよく保たれている状態 |
| 超皮質性感覚失語 | 言葉の理解は不良だが、復唱だけがよく保たれている状態 |
| 超皮質性混合型失語 | 言葉の理解は不良で発語も非流暢だが、復唱だけがよく保たれている状態 |

### ●失語症の型分類

（発語：○流暢、×非流暢）

| | 発語 | 言葉の理解 | 復唱 | その他 |
|---|---|---|---|---|
| 運動性失語 | × | ○〜△ | × | |
| 感覚性失語 | ○〜△ | × | × | |
| 全失語 | × | × | × | |
| 健忘失語 | ○ | ○ | ○ | 換語困難主体 |
| 伝導失語 | ○ | ○ | × | 錯語主体 |
| 超皮質性運動失語 | × | ○ | ○ | |
| 超皮質性感覚失語 | ○ | × | ○ | |
| 超皮質性混合型失語 | × | × | ○ | |

> 失語では、言葉の回復に生活のなかでの生きた言語刺激が大切です

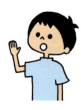

# パーキンソン病

ぱーきんそんびょう

●執筆＝岩郷しのぶ　●医学監修＝栗山長門

**ミニマム・エッセンス**

パーキンソン病とは安静時振戦、筋固縮、無動、姿勢反射障害などの運動症状を特徴とする一方、自律神経障害、うつ、睡眠障害、認知症などの非運動症状も高頻度に現れる神経変性疾患である。
多くが孤発性だが、約5～10％は家族性で、中高年者に好発する。

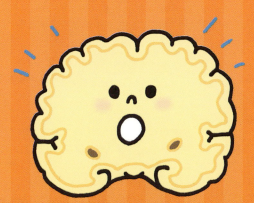

## 解剖生理・病態・検査・治療・看護ケアがわかるマップ

**解剖生理**
大脳基底核、中脳黒質、神経伝達物質

↓

**病態**
中脳黒質のドパミン細胞が変性脱落
↓
ドパミンの産生が減少
↓
線条体におけるドパミンの働きが低下

↓

**パーキンソン病**

**分類**
中枢神経変性疾患
●孤発性パーキンソン病
●家族性パーキンソン病
（上記のほか、パーキンソニズムを呈する症候群を総称してパーキンソン症候群と呼ぶ）

**検査**
●一般検査、脳画像（CT、MRI）（特異的な異常はない）
※診断基準として、自覚症状、神経所見、臨床検査所見、鑑別診断などがある

**症状**
●振戦
●筋固縮（筋強剛）
●無動・寡動
●姿勢反射障害
●精神症状
●認知機能低下

**治療**
●薬物療法
●外科的治療
●リハビリテーション
●心理的サポート、カウンセリング、認知機能評価

**看護ケア**
●薬物療法による症状コントロールの援助
●日常生活行動能力の維持・向上への援助
●合併症予防（誤嚥による気道感染、尿路感染、褥瘡など）
●自己管理への援助
●患者・家族の精神的・社会的課題への援助

# 病態理解につながる！
# 解剖生理

## 大脳基底核の機能と構造

- 大脳皮質から直接運動指令を脊髄運動神経細胞（ニューロン）に送る**錐体路**（皮質脊髄路）は、**随意運動**の経路である。
- 対照的に、大脳基底核を通る経路のほか、網様体脊髄路、オリーブ脊髄路などを包含する**錐体外路系**がある。
- 大脳基底核は、大脳皮質－大脳基底核－視床－大脳皮質というループ回路を形成し、大脳皮質に抑制性に働きかけ、錐体路による随意運動の指令を調節している。
- 大脳基底核に運動に関する入力が送られると、入力部である線条体と出力部である淡蒼球内節・黒質網様部を直接つなぐ直接路と、淡蒼球外節と視床下核を経由して線条体と淡蒼球内節・黒質網様部をつなぐ間接路に伝達される。
- 大脳基底核内の直接路と関節路のバランスによって、状況に応じた適切な動き、運動の滑らかな開始と停止、スムーズな動き、姿勢の保持・制御・調節などが可能となる。
- 大脳基底核による運動調節には、神経伝達物質としてドパミンが重要な役割を果たしている。
- 大脳基底核は、運動機能だけでなく、**認知機能**や**学習・情動**などにもかかわっている。

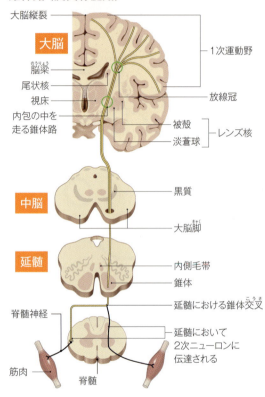

錐体路（皮質脊髄路）

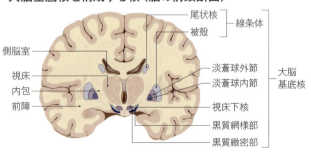

錐体外路系

大脳基底核を構成する核（脳の前頭断面）

- 大脳基底核は、大脳深部の神経細胞体の集合部（核）である。
- 大脳基底核は、**線条体**（尾状核、被殻）、**淡蒼球**（内節、外節）、**黒質**（緻密部、網様部）、**視床下核**からなる。
- 被殻と淡蒼球を合わせてレンズ核とも呼ぶ。

## 中脳黒質の構造と機能

- 脳幹（のうかん）は、中脳・橋（きょう）・延髄から構成される。
- 中脳には左右一対の大脳脚があり、中脳の中心部は被蓋（ひがい）と呼ばれ、赤核（せきかく）や網様体、黒質などがある。
- 黒質は神経細胞内にメラニン色素を含有しており、肉眼的にも黒く見える。
- 黒質は緻密部と網様部に分かれる。特に、緻密部のドパミン細胞は、黒質線条体に沿って、線条体にある神経細胞に投射して刺激し、円滑な随意運動が行われるようにする役割をもつ。

**大脳基底核（狭義）**

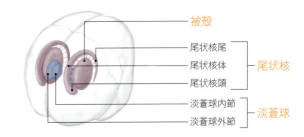

**中脳黒質の位置**

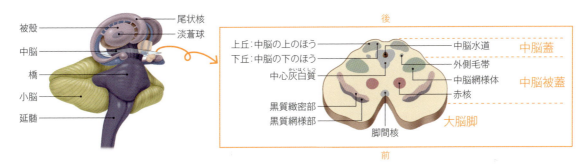

## 神経伝達物質の機能と受容体

- 神経伝達物質は、神経細胞同士あるいは神経細胞と効果器との情報伝達を仲介する。神経細胞間の情報伝達はシナプスを介して行われる。
- シナプスとは、神経細胞間あるいは筋線維ないし、神経細胞と他種細胞間に形成されるシグナル伝達などの神経活動にかかわる接合部位とその構造である。シグナルを伝えるほうの細胞をシナプス前細胞、伝えられるほうの細胞をシナプス後細胞という。
- 神経伝達物質はシナプス前細胞の細胞体で合成され、細胞輸送によって運ばれてくるか、あるいは細胞外から吸収され、シナプス前細胞終末にあるシナプス小胞に貯蔵される。
- シナプス前細胞の軸索（じくさく）内に伝わってきた活動電位が神経終末に到達すると、神経伝達物質はシナプス間隙（かんげき）に放出される。
- すると、細胞膜を透過する現象である拡散によって神経伝達物質が広がり、シナプス後細胞の細胞膜上にある受容体と結びつき、次の活動電位が細胞内に発生する（情報の伝達）。

**シナプスにおける神経伝達**

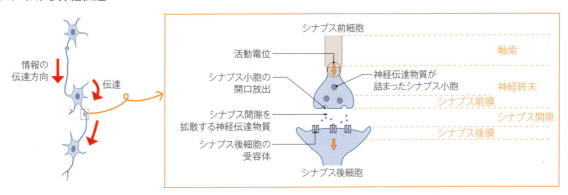

> アセスメントに活かせる！

# 疾患と看護の基礎知識

## 疫学

- 多くが孤発性だが、約5～10％は家族性である。
- 日本における有病率は、人口10万人あたり100～150人と推定されている。
- 発症年齢は50～60歳代が多いが、20～80歳代での発症も知られており、高齢化に伴って患者数は増加している。
- 40歳代以前の発症例は「若年性パーキンソン病」と総称されている。若年性の場合は家族性発症の頻度が高くなる。
- 罹患者の性差はほとんどない。

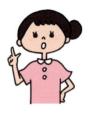

パーキンソン病は、国の定める「特定疾患治療研究事業対象疾患」です！

## 病態生理

- パーキンソン病は、中脳にある黒質緻密部のドパミン細胞が変性脱落しドパミンの産生が減少するため、線条体に運ばれるドパミンも減少し、その結果、線条体におけるドパミンの働きが低下することにより錐体外路症状が生じる。錐体外路症状である振戦・筋固縮・無動・姿勢反射障害などの運動機能障害を主徴とする神経変性疾患である。
- 非運動症状として、自律神経症状、精神症状、睡眠障害、認知機能低下などが認められる。
- 中脳黒質の変性脱落は緩やかに進行し、黒質の色調は薄くなる。原因不明だが、環境的・遺伝的素因も注目されている。
- 大脳基底核の神経細胞にも変性が認められ、神経細胞数の減少と、残った神経細胞内にレヴィ小体（封入体）が出現する。最近、レヴィ小体の主成分は、α-シヌクレイン（α-synuclein）というタンパクであることが明らかとなっており、この観点から発症メカニズム解明に向けての研究が進められている。
- ドパミンが欠乏するため、相対的にアセチルコリン系の活動が強まり、結果的に運動の抑制が増強される。
- ノルアドレナリンは、ドパミン$\beta$水酸化酵素によってドパミンから合成される。したがって、パーキンソン病ではノルアドレナリンが減少する。
- 黒質から線条体へのドパミン経路は、大脳基底核内の2つの経路（直接路と間接路）を通して運動の調節に重要な役割を果たしている。直接路には、$D_1$受容体を介してドパミン入力が興奮性に作用する。間接路には、$D_2$受容体を介してドパミン入力が抑制性に作用する。
- ドパミン細胞の変性脱落により$D_1$受容体を介する線条体への興奮性入力が消失し、これらの細胞の活動性が低下し、その結果、淡蒼球内節の神経活動は亢進する。
- $D_2$受容体を介する線条体への抑制性入力も消失し、これらの細胞の活動性が亢進する。その結果、淡蒼球外節の神経活動の減弱と、それに続く視床下核の神経活動の亢進が起こり、淡蒼球内節と黒質網様部の神経活動は亢進する。
- 直接路と間接路のいずれにおいても、線条体はドパミンの減少により、随意運動を強く抑制する淡蒼球内節と黒質網様部の神経活動を抑制できなくなる。つまり、淡蒼球内節と黒質網様部における神経活動が亢進することとなり、視床-大脳皮質系が必要以上に抑制される。したがって、大脳皮質活動における円滑な運動発現ができなくなる。一方で、これらの系の活動が活発になりすぎると不随意運動が生じる。淡蒼球内節や黒質網様部における神経活動の亢進によって、視床および大脳皮質に対する脱抑制が不十分になるため、必要以上に運動に抑制をかけ運動を円滑に発現できなくなる。
- パーキンソン病は進行性の疾患であるが、病態が悪化するスピードは患者ごとに異なる。一般的に、発症後治療を開始しなければ約10年で臥床状態となる。しかし、適切な治療や社会的支援により、予後は大幅に改善する。生命予後は合併症に左右され、誤嚥性肺炎などの感染症が直接死因になることが多い。

## パーキンソン病の病態生理

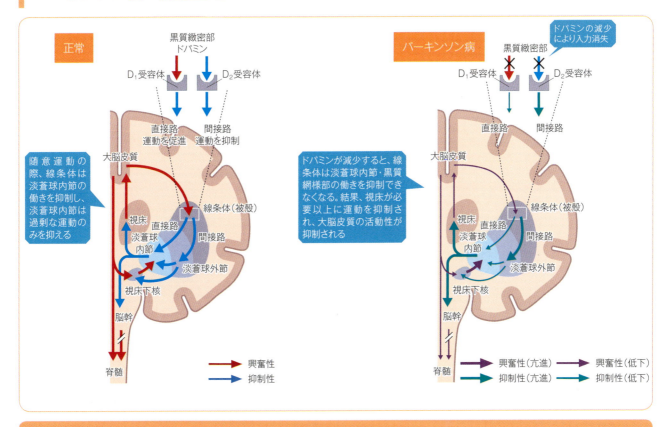

## 分類

- パーキンソニズム*1 を呈する症候群を総称してパーキンソン症候群と呼び、パーキンソン病は神経変性疾患に該当する。

## パーキンソニズムを呈する疾患の分類

| | | |
|---|---|---|
| 変性疾患・代謝異常<br>（二次性パーキンソニズム） | 1. パーキンソン病<br>2. 家族性パーキンソン病<br>3. Lewy小体型認知症<br>4. 多系統萎縮症<br>5. 進行性核上性麻痺<br>6. 大脳皮質基底核変性症<br>7. 淡蒼球ルイ体変性症<br>8. FTDP-17（MAPT、PRGN）<br>9. Pick病<br>10. ユビキチン封入体を伴う前頭側頭型認知症 | 11. アルツハイマー病<br>12. 固縮型 Huntington病<br>13. PKAN*2<br>14. Neuroferritinopathy<br>15. セルロプラスミン欠損症<br>16. Wilson病<br>17. Gaucher病および保因者<br>18. FXTAS*3（脆弱X症候群の類縁疾患）<br>19. TyoeⅢ　$G_{M1}$-gangliosidosis |
| 非変性疾患<br>（症候性パーキンソニズム） | 1. 脳血管障害性パーキンソニズム<br>2. 正常圧水頭症<br>3. 薬物性パーキンソニズム<br>4. 中毒性パーキンソニズム<br>5. 脳炎後パーキンソニズム | 6. Creutzfeldt-Jakob病<br>7. 傍腫瘍性パーキンソニズム<br>8. 腫瘍性パーキンソニズム<br>9. 外傷後パーキンソニズム<br>10. 心因性パーキンソニズム |

水野美邦：パーキンソン病の診かた、治療の進めかた. 中外医学社, 東京, 2012：28. より引用

*1【パーキンソニズム】振戦、筋固縮、無動、姿勢反射障害などを指す。
*2【PKAN】Pantothenate kinase-associated neurodegeneration
*3【FXTAS】Fragile X tremor-ataxia syndrome

## 診断

● パーキンソン病の診断基準を**下表**に示す。

### 厚生省(現・厚生労働省)特定疾患神経変性疾患調査研究班パーキンソン病診断基準(1995年)

| 1. 自覚症状 | A：安静時の震え(四肢または顎に目立つ)<br>B：動作がのろく拙劣<br>C：歩行がのろく拙劣 |
|---|---|
| 2. 神経所見 | A：毎秒4〜6回の安静時振戦<br>B：無動・寡動：仮面様顔貌、低く単調な話し方、動作の緩徐・拙劣、姿勢変換の拙劣<br>C：歯車現象を伴う筋固縮<br>D：姿勢・歩行障害：前傾姿勢、歩行時に手の振りが欠如、突進現象、小刻み歩行、立ち直り反射障害 |
| 3. 臨床検査所見 | A：一般検査に特異的な異常はない<br>B：脳画像(CT[*4]、MRI[*5])に明らかな異常はない |
| 4. 鑑別診断 | A：脳血管障害性のもの<br>B：薬物性のもの<br>C：その他の脳変性疾患 |

**診断の判定**
次の1〜5のすべてを満たすものをパーキンソン病と診断する

| 1 | 経過は進行性である |
|---|---|
| 2 | 自覚症状で、左記のいずれか1つ以上がみられる |
| 3 | 神経所見で、左記のいずれか1つ以上がみられる |
| 4 | パーキンソン病治療薬による治療で、自覚症状・神経所見に明らかな改善がみられる |
| 5 | 鑑別診断で左記のいずれでもない |

**参考事項**
診断上、次の事項が参考になる

| 1 | パーキンソン病では神経症状に左右差を認めることが多い |
|---|---|
| 2 | 深部反射の著しい亢進、バビンスキー徴候陽性、初期から高度の認知症症状、急激な発症はパーキンソン病らしくない所見である |
| 3 | 脳画像所見で、著明な脳室拡大、著明な大脳萎縮、著明な脳幹萎縮、広範な白質病変などはパーキンソン病に否定的な所見である |

## 症状・合併症

● 4大症候は、**振戦**、**筋固縮(筋強剛)**、**無動・寡動**、**姿勢反射障害**である。

### パーキンソン病の症候と特徴

| 症候 | 特徴 |
|---|---|
| 振戦<br>安静時<br>動作時 ピタッ | ●**初発症状として圧倒的に多く認められる**<br>●進行すると動作時や姿勢保持時にも出現する。振戦が強くなると、唇や顔面に出現することもある |

| 症候 | 特徴 |
|---|---|
| 筋固縮(筋強剛)<br>歯車現象<br>歯車が回転するときのようにカクンカクンと断続的な抵抗がある下肢に少なくない  | ●**初期からよく認められる**<br>●筋緊張の亢進により筋の収縮と弛緩のバランスが崩れる(肩や首の関節がうまく回せない、肘・手首・手足の曲げ伸ばしが**スムーズにできない**など)<br>●安静にした状態で四肢関節の近位部を固定し、遠位部を他動的に屈曲・伸展したときに筋肉に抵抗を感じる。**抵抗の様子によって歯車現象と鉛管現象がある**。振戦同様に左右差がある<br>●典型例では、歯車現象が認められる |
| 無動・寡動 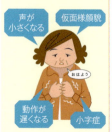 | ●**随意運動すべてにわたって現れる**<br>●自然な動作が減少し、ひとつの動作を始めるまでに**時間がかかり**、動きが小さくなり、動作が緩慢になる(**寡動**)。進行すると、身動きひとつしなくなることもある(**無動**)<br>●顔の表情が乏しくなり、まばたきも少なくなる(**仮面様顔貌**)<br>●文字を書いているうちに、だんだん字が小さくなっていく(**小字症**)<br>●**弱く小さな声や抑揚のない単調な話し方、遅いあるいは速い会話、発語困難、音声振戦、同語反復、などがみられる** |

*4【CT】computed tomography：コンピュータ断層撮影
*5【MRI】magnetic resonance imaging：磁気共鳴画像診断

| 症候 | 特徴 |
|---|---|
| 姿勢反射障害（姿勢保持障害）　後方に軽く押されただけで、棒のようにそのまま倒れる | ●身体のバランスが崩れやすく、後方に向かって軽く押されただけで、棒のようにそのまま後ろに倒れるか、後ろに小刻みに歩き出してしまう<br>●**高度の前傾前屈姿勢**、極端な体の傾きや一見窮屈な半座位となっていたりするが、自ら矯正することは困難<br>● Hoehn & Yahr 重症度Ⅲ度またはそれ以上として評価される |
| 歩行障害 | ●歩行開始に時間がかかり、すり足となり、歩幅も小刻みになる（小歩症）<br>●進行すると前傾前屈のまま徐々に早足となり、つま先に体重がかかり自分では止められないほど加速していき（加速歩行）、足が止まらなくなり、何かにつかまってやっと立ち止まることがある（突進現象）<br>●手で体を防御することもなく、顔面から上体が倒れてしまうこともある |
| すくみ現象 | すくみ足＊6、すくみ言語などがある |
| 精神症状／**精神緩慢／認知機能低下** | ●認知機能**低下**（注意障害、遂行機能障害、視空間機能障害、記憶障害、性格変化など） |

# 重症度の分類

## パーキンソン病の重症度分類と生活機能障害度

| | Ⅰ度 | | Ⅱ度 | | Ⅲ度 |
|---|---|---|---|---|---|
| 生活機能障害度（厚生労働省異常運動疾患調査研究班） | 日常生活、通院にほとんど介助を要さない | | a 身の回りのことなどは、何とか1人で可能。細かい手指の動作、外出、通院などには部分的介助が必要 | b 日常生活の大半は介助が必要となる。通院も介助を要する。労働力はほとんど失われる | 日常生活に全面的な介助を必要とし、歩行・起立不可能 |
| Hoehn & Yahr（ホーン・ヤール）の重症度分類 | Stage Ⅰ | Stage Ⅱ | Stage Ⅲ | Stage Ⅳ | Stage Ⅴ |
| | 症状は一側で、機能的障害はあっても軽度 | 両側性のパーキンソニズム、体幹・頚部の前傾・前屈などの姿勢がみられるが姿勢保持の障害はない。日常生活、職業は多少の障害はあるが行いうる | 高度な体幹の前傾・前屈、頚部の前屈、歩行障害が明確となり、姿勢反射障害がみられる。活動はある程度制限されるが、自力での生活が可能 | 重篤な機能障害を有し、自力のみの生活は困難となる。姿勢反射障害が高度となり、容易に転倒するが、支えられずに歩くことはどうにか可能 | 1人では動けず、寝たきりとなる。移動は車椅子などによる介助のみで可能 |
| おもな症状と現れる時期の例 | 手足の震え<br>動作が遅い<br>手先が動かしにくい | 歩くのが遅い<br>字を書くと小さくなる<br>しゃべりにくい | 姿勢が前傾になる<br>声が小さい<br>話のリズムが単調になる | 方向転換が難しい、転倒しやすい<br>すくみ足、歩くと止まらなくなる<br>表情が乏しくなる<br>だんだん早口になる、流涎<br>飲み込みにくい<br>便秘　抑うつ | 立てない、歩けない<br>関節の動く範囲が狭い・拘縮<br>起立性低血圧<br>認知機能低下 |

※診断基準によりパーキンソン病と診断された者のうち、Hoehn & Yahr の重症度分類（表）Ⅲ度以上で、かつ日常生活、通院に部分または全面介助を要する生活機能障害度（表）Ⅱ度以上の者は厚生労働省特定疾患対策の治療対象疾患として認定されている。

＊6【すくみ足】家庭で多く、転倒の原因である。特に狭い場所、方向転換時、歩き始めに多い。早足だが前に進めず上体だけだんだん前傾姿勢が強くなり、転倒してしまうこともある。

## 治療

### パーキンソン病の治療

| | |
|---|---|
| 薬物療法 | ●黒質変性の進行に対する根治的治療はない<br>●ドパミンの補充、ドパミン受容体の活性化、アセチルコリン系の抑制、ドパミン放出促進、ドパミン分解抑制などの作用のある薬剤の使用により、症状の改善を図る<br>●おもな治療薬と副作用を**下表**に、L-dopaの副作用の症状・機序を**p.98 表**に示す |
| 外科的治療 | ●L-dopaの反応性が良好な例で、薬物療法がすでに十分に行われ、これ以上の薬剤の増量が困難であること、Hoehn & Yahr分類Ⅲ度以上であること、重篤な認知症や精神症状、全身疾患がないなどの場合に適応となる<br>●**破壊術**：視床腹中間核破壊術、淡蒼球内節破壊術、視床下核破壊術<br>●**脳深部刺激療法**：視床腹中間核刺激術、淡蒼球内節刺激術、視床下核刺激術 |
| リハビリテーション | ●パーキンソン病による活動制限を可能な限り維持・改善し、さまざまな二次合併症を予防する。さらに、そのもてる力を最大限に活用し、QOL*7の維持・向上をめざす。<br>●理学療法：リラクセーション、関節可動域運動、姿勢矯正運動、深呼吸の練習、緩徐な頚部・体幹の捻転運動、重心移動・バランス練習、筋力増強運動、基本動作の練習（寝返り・起き上がり・立ち上がり）、歩行練習<br>●作業療法：上肢の巧緻性・関節可動域運動、ADL*8練習、生活環境調整（器具の活用など）<br>●言語療法：横隔膜呼吸運動、顔面・口・舌の運動、発声・発語練習、嚥下練習<br>●音楽療法：音楽に合わせてリハビリテーションを行うことにより、楽しみながらでき、かつ効果をより高める |
| その他 | ●心理的サポート、患者と家族のカウンセリング、食事・栄養指導、認知機能評価 |

### パーキンソン病のおもな治療薬

| 分類 | | おもな一般名 | おもな薬品名 | 特徴 | おもな副作用 | |
|---|---|---|---|---|---|---|
| ドパミン前駆体補充薬ドパミン前駆物質 | L-dopa単独薬 | ●レボドパ | ●ドパストン®<br>●ドパゾール® | ●L-dopa（レボドパ）は体内でドパミンに変化し、ドパミンを補充する<br>●DCIは脳内に移行するL-dopaを増やす<br>●無動・筋固縮・振戦などの運動機能障害に対し、有効性が最も高い<br>●**L-dopa単独薬剤は現在あまり使われていない** | ●消化器症状（悪心・嘔吐、食欲低下）、動悸、起立性低血圧、幻覚、妄想、興奮<br>●wearing off現象、ジスキネジア、悪性症候群（**p.98 表**参照） | |
| | L-dopa/DCI*9配合剤 | ●レボドパ・カルビドパ水和物 | ●ネオドパストン®<br>●メネシット® | | | |
| | | ●レボドパ・ベンセラジド塩酸塩 | ●マドパー®<br>●ネオドパゾール® | | | |
| ドパミン受容体アゴニスト（刺激薬） | 麦角 | ●ブロモクリプチンメシル酸塩 | ●パーロデル® | ●線条体のドパミン受容体を刺激し、働きを活性化する<br>●L-dopa長期使用による運動合併症が起こりにくい<br>●40歳未満の若年性パーキンソニズムの患者では第一選択薬として使われることが多い<br>●アポカイン皮下注：オフ状態の改善 | ●悪心、食欲不振などの消化器症状、起立性低血圧、浮腫、幻覚など | ●麦角アゴニストでは心臓弁膜症が生じることがある |
| | | ●ペルゴリドメシル酸塩 | ●ペルマックス® | | | |
| | | ●カベルゴリン | ●カバサール® | | | |
| | 非麦角 | ●タリペキソール塩酸塩 | ●ドミン® | | | ●非麦角アゴニストでは、突発性睡眠、極度の傾眠 |
| | | ●プラミペキソール塩酸塩水和物 | ●ビ・シフロール®<br>●ミラペックス®LA（徐放性） | | | |
| | | ●ロピニロール塩酸塩 | ●レキップ® | | | |
| | | ●アポモルヒネ塩酸塩水和物 | ●アポカイン®皮下注 | | | |
| | | ●ロチゴチン | ●ニュープロ®パッチ（パッチ製剤） | | | |

（次頁へ続く）

*7【QOL】quality of life：生活の質、生命の質
*8【ADL】activities of daily living：日常生活動作
*9【DCI】dopa-decarboxylase inhibitor：ドーパ脱炭酸酵素阻害薬

| 分類 | おもな一般名 | おもな薬品名 | 特徴 | おもな副作用 |
|---|---|---|---|---|
| MAO-B[*10]阻害薬 | ●セレギリン塩酸塩 | ●エフピー® | ●ドパミンを分解するMAO-Bを阻害し、脳内でのドパミン放出を促し血中濃度を上げる | ●幻覚、せん妄、ジスキネジア[*11] |
| COMT[*12]阻害薬 | ●エンタカポン | ●コムタン® | ●COMTを阻害しL-dopaの半減期を延ばし、効果持続時間を延長する | ●ジスキネジア、悪心、排便障害 |
| アデノシンA$_{2A}$受容体拮抗薬 | ●イストラデフィリン | ●ノウリアスト® | ●アデノシン受容体を遮断し、アンバランスになった神経のシグナル伝達を正常な状態に近づける<br>●アデノシンの働きを抑制し、減少したドパミンとのバランスを回復する | ●副作用は比較的少ない<br>●幻視、幻覚、うつの悪化・抑うつ |
| ドパミン放出促進薬 | ●アマンタジン塩酸塩 | ●シンメトレル® | ●ドパミンの放出促進。再取り込みの抑制<br>●ジスキネジア効果がある | ●幻覚、せん妄、網状皮斑 |
| ノルアドレナリン補充薬 | ●ドロキシドパ | ●ドプス® | ●体内で直接l(エル)-ノルアドレナリンとなり、神経の機能を改善する<br>●すくみ現象、起立性低血圧に有効 | ●消化器症状が主、ほか血圧上昇、頭痛、まれにふだんと異なる精神症状 |
| レボドパ賦活薬 | ●ゾニザミド | ●トレリーフ® | ●抗てんかん薬<br>●ドパミン合成の促進、MAO-B阻害作用がある<br>●運動機能障害、特に振戦に有効 | ●副作用は比較的少ない<br>●眠気、嘔気、幻視・幻覚など |

パーキンソン病

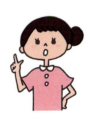

日内変動や悪性症候群など、薬物療法の副作用に注意しながら、症状コントロールを行います

\*10【MAO-B】monoamine oxidase B：モノアミン酸化酵素B
\*11【ジスキネジア】舌や口をもぐもぐ、くちゃくちゃさせるような、ゆっくりとした不随意運動。
\*12【COMT】catechol-O-methyltransferase：カテコール-O-メチルトランスフェラーゼ

# L-dopaの副作用

| 原因 | | 症状 |
|---|---|---|
| 長期服用に伴うもの | 日内変動 | ● wearing off 現象：L-dopaの効果持続時間短縮により、L-dopa血中濃度が低下し、次の服薬時間まで薬の効果が切れているoffの状態ができ、パーキンソン病の症状が出現する現象<br>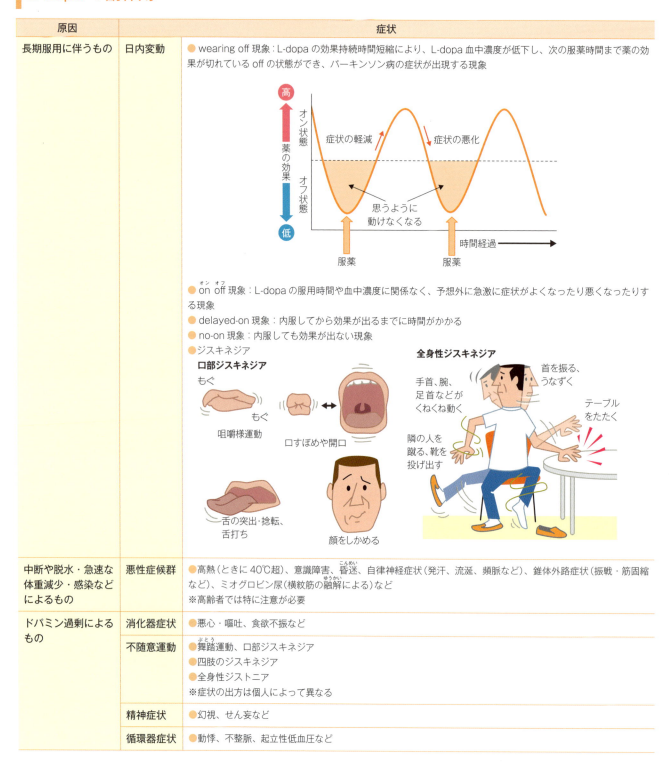<br>● on off 現象：L-dopaの服用時間や血中濃度に関係なく、予想外に急激に症状がよくなったり悪くなったりする現象<br>● delayed-on 現象：内服してから効果が出るまでに時間がかかる<br>● no-on 現象：内服しても効果が出ない現象<br>● ジスキネジア |
| 中断や脱水・急速な体重減少・感染などによるもの | 悪性症候群 | ● 高熱（ときに40℃超）、意識障害、昏迷、自律神経症状（発汗、流涎、頻脈など）、錐体外路症状（振戦・筋固縮など）、ミオグロビン尿（横紋筋の融解による）など<br>※高齢者では特に注意が必要 |
| ドパミン過剰によるもの | 消化器症状 | ● 悪心・嘔吐、食欲不振など |
| | 不随意運動 | ● 舞踏運動、口部ジスキネジア<br>● 四肢のジスキネジア<br>● 全身性ジストニア<br>※症状の出方は個人によって異なる |
| | 精神症状 | ● 幻視、せん妄など |
| | 循環器症状 | ● 動悸、不整脈、起立性低血圧など |

## 看護ケア

- 薬物療法によって症状をコントロールすると同時に、日常生活行動能力をできる限り維持・向上し、安全で自立した生活が送れるよう援助する。
- 患者・家族に日常生活を送るうえでの留意点を理解してもらうとともに、身体的・精神的援助を行う。

### アセスメントのポイント

| | | |
|---|---|---|
| 1. | 症状の出現状況と程度 | 発症後の経過・症状・程度の進行状況、運動症状・非運動症状の有無と程度・変化のパターン |
| 2. | 日常生活の状況（症状や障害による日常生活への影響） | 日常生活動作（BADL、IADL）の自立度、嚥下障害の有無・程度、排泄状態（排尿障害・便秘の有無・程度）、コミュニケーション障害の有無・程度、書字障害の有無・程度、睡眠障害の有無・程度 |
| 3. | 治療の状況 | 服用している薬、服薬管理状況、服薬開始時期・服薬期間、効果・副作用、服薬動作、日内変動の有無・程度と服薬との関係、運動療法・作業療法の実施状況 |
| 4. | 疾患の理解 | 患者・家族の経過・症状・治療の理解、疾患・治療・療養生活に対する受け止め、予後に対する思い |
| 5. | 家族の状況 | 家族構成、家族間のサポート体制、介護力、インフォーマルなサポート体制、公的制度の知識・利用の有無 |

### 看護ケアのポイント

| | | |
|---|---|---|
| 1. | 薬物療法による症状コントロールの援助 | ●適切な内服<br>●薬効減退・副作用出現時の援助<br>●日内変動の把握 |
| 2. | 日常生活行動能力の維持・向上への援助 | ●歩行、移動、食事(嚥下機能含)、更衣、入浴、排泄、コミュニケーションなどの援助(方法、自助具などの工夫)<br>●状況・症状に応じたリハビリテーションや活動の時間帯・内容・量への援助<br>●転倒・外傷の予防(環境整備、歩行練習、すくみ足、起立性低血圧予防などへの対応) |
| 3. | 合併症予防（特にステージⅣ以上） | ●誤嚥による気道感染、尿路感染、褥瘡など |
| 4. | 自己管理への援助 | ●疾患・治療（運動療法含む）の継続・適切な服薬方法および副作用の説明、日内変動の把握の必要性、安全な環境の説明、歩行時・動作時の注意点、転倒予防方法、日常の適切な活動量など |
| 5. | 患者・家族の精神的・社会的課題への援助 | ●疾患・治療の説明、ADL維持に向けての工夫、介護負担の軽減、社会資源の活用への援助、必要に応じて同病の患者会・コミュニティなどの情報提供、社会保障制度の申請方法の紹介など |

## 嚥下体操

- 嚥下機能低下は、初期から起こるという報告も多い。
- 自覚症状は中期以降目立ってくる。

息こらえ嚥下

①息を吸い込む

②息を止める

③唾液を飲み込む

④咳をして息を吐く
（①へ戻る）

舌の体操

①舌を前後に動かす

②舌を上下に動かす

③舌を口蓋に押しつける

# パーキンソン体操

● 体力の低下を防ぎ、筋肉や関節をやわらかくして動作を滑らかにするための運動である。

## リラクセーション
● 深呼吸をしたり、軽く手足を揺すって体の力を抜く
● ヨガや太極拳なども推奨されている

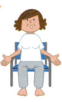

## 頸部の体操

① 前後に倒す

② 左右に倒す

③ 左右にねじる

④ 回す

## 顔面の体操

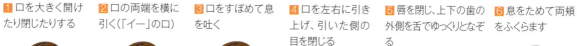

① 口を大きく開けたり閉じたりする
② 口の両端を横に引く(「イー」の口)
③ 口をすぼめて息を吐く
④ 口を左右に引き上げ、引いた側の目を閉じる
⑤ 唇を閉じ、上下の歯の外側を舌でゆっくりとなぞる
⑥ 息をためて両頬をふくらます

## 上肢の体操

① 腕を挙げ、指を曲げ伸ばしする
② 肘を伸ばし、手首を上げ下ろしする

## 下肢の体操

① 椅子またはベッドの端に座り、足先を交互に上げ下げする
② 膝を交互に曲げ伸ばしする
③ 腿を交互に上げ下げする

## 体幹の体操（座位）

① 椅子またはベッドの端に座り、両手を頭の後ろに組み、体をゆっくり前後に曲げ伸ばしする
② 体をゆっくり左右に倒す
③ 体をゆっくり左右にひねる
④ 手と反対側の足先が触れるように体をひねる

## 体幹の体操（立位）

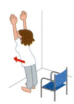

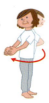

① 壁に向かって立ち、両手を壁について、胸を壁につけるつもりで背筋を伸ばす
② 壁を背にして立ち、背中を壁につける
③ 立ったまま体をゆっくり左右にひねる

## すくみ足の対処方法

### 外部刺激を利用しての歩行
- 床パネルの境の利用や床に歩幅に合わせて太いビニールテープを貼ったり、等間隔のラインなどの視覚刺激、対象者の歩行のペースにあったメトロノームや音楽、手拍子、動作手順の復唱など聴覚刺激を用いて歩く
- ベッド周囲やトイレなど狭いところに歩幅間隔に線を引く

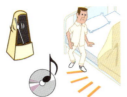

### T字杖への工夫
- 進行方向に対し直角に、障害となる棒をT字杖の先端に取りつけ、それを越えるように歩く

### 動作手順の復唱
- 具体的に動作手順を決め復唱しながら動作を行う

例）右半身の症状が強いとき
1. 右足から出す
2. 右足のつま先を上げる
3. 右足の踵を着ける

### 歩き出しの工夫

**足踏み**
- 立った姿勢で1・2・3！と号令をかけながら歩き出しに前に出ようとせず、高く足踏みをし、腕を大きく振る。着地は踵から

**側方歩行**
- 横歩きは可能なので左右どちらかへいったん横歩きしてから前方へ歩く

**後方への振り出し**
- 左右どちらかの足をいったん後ろに引き、その後、引いた足を前方に踏み出す

### 緊張を和らげる

**視線をそらす**
- 近づきたい対象物から、遠くの花瓶、絵などに視線をいったんそらす

**側方から近づく**
- 側方から弧を描くように近づく。正面から近づくとリーチング・ヒジテーション*13が出現しやすくなる

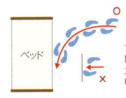

すくみ足は、パーキンソン病の罹病期間が長くなると、50％強に出現してくる主症状の1つ。歩行開始時、方向転換時、狭い場所を通るときに生じやすい

---

〈文献〉
1. 水野美邦：パーキンソン病の診かた、治療の進めかた．中外医学社，東京，2012．
2. 水野美邦編著：EBMのコンセプトを取り入れたパーキンソン病ハンドブック 改訂2版．中外医学社，東京，2007．
3. 「パーキンソン病治療ガイドライン」作成委員会編，日本神経学会監修：パーキンソン病治療ガイドライン2011．医学書院，東京，2011．
4. 倉田智子，阿部康二：パーキンソン病の治療ガイドライン．岡山医学会誌 2013；125：69-71．
5. 山本光利編著：パーキンソン病 病因病態と治療，うつ・衝動制御障害．中外医学社，東京，2008．
6. 山本光利編著：パーキンソン病 臨床の諸問題2．中外医学社，東京，2011．
7. 野元正弘，荒木博陽編：ここが知りたかった 認知症・パーキンソン病スーパー処方 専門医の処方を解析．南江堂，東京，2014．
8. 服部信孝編：いきなり名医！パーキンソン病Q&A 押さえておきたいポイント33．日本医事新報社，東京，2009：24．
9. 医療情報科学研究所編：病気が見えるVol.7 脳・神経．メディックメディア，東京，2011：274-289．
10. 落合慈之監修，森田明夫，吉澤利弘編：脳神経疾患ビジュアルブック．学研メディカル秀潤社，東京，2009：16-17，251-255．
11. 葛原茂樹，他著：パーキンソン病―基礎・臨床研究のアップデート．日本臨牀 2009；67（増刊4）：142，415．
12. 山永裕明，野尻晋一：図説パーキンソン病の理解とリハビリテーション．三輪書店，東京，2010．
13. 大内尉義，秋山弘子，折茂肇編：新老年学 第3版．東京大学出版会，東京，2010．
14. オズワルド・ステュワード著，伊藤博信，内山博之，山本直之訳：機能的神経科学．シュプリンガー・ジャパン，東京，2004．
15. 新木真理子著，小田正枝監修：疾患別看護過程 パーキンソン病．プチナース 2010；19(10)：43-59．
16. 水谷信子，高山成子，高崎絹子，他編：最新 老年看護学 改訂版．日本看護協会出版会，東京，2011：192．
17. 真田弘美，正木治恵編：老年看護学技術 最後までその人らしく生きることを支援する．南江堂，東京，2011．
18. 山田律子，井出訓 他編：生活機能からみた老年看護過程＋病態・生活機能関連図第2版．医学書院，東京，2012：96-110．
19. 奥野茂代，大西和子編：老年看護技術 アセスメントのポイントとその根拠 第2版．ヌーヴェルヒロカワ，東京，2008：142-147．
20. 日本臨床内科医会学術部編：わかりやすい病気のはなしシリーズ32 パーキンソン病．http://www.japha.jp/doc/byoki/032.pdf（2015.11.1.アクセス）
21. 大学病院医療情報ネットワークサイト 基底核 日向野修一．http://plaza.umin.ac.jp/~02nrw-t/higano.pdf#search='中脳黒質'（2015.11.1 アクセス）
22. 藤本健一，武田篤総監修：パーキンソン病患者さんのよりよい生活サポート．http://www.parkinson.jp/about/wearingoff_01.html（2015.11.1 アクセス）

---

*13【リーチング・ヒジテーション】目標物の手前で急に足がすくむ現象。あと1歩というところですくみ足が出現し、ベッドや椅子に倒れこむように手をついてしまうことがある。

## 資料 実習で出合う検査基準値一覧①

### ■一般検査

**尿検査**

| 検査項目 | 基準値 |
| --- | --- |
| 尿比重（specific gravity of urine） | 1.002～1.030 |
| 尿タンパク（urinary protein） | 定性：陰性（－）、弱陽性（±）<br>定量：80mg/日以下 |
| 尿糖（urine sugar） | 定性：陰性（－）<br>定量：80mg/日以下 |
| 尿潜血（urine occult blood） | 定性：陰性（－）、弱陽性（±） |

### ■血液検査

**血球数測定・血液像**

| 検査項目 | 基準値 |
| --- | --- |
| 白血球数（WBC：white blood cell） | 成人：4,000～8,000/μL<br>小児：5,000～13,000/μL<br>幼児：5,000～18,000/μL<br>新生児：9,000～30,000/μL |
| 白血球分画（white blood cell differentiation） | 好中球（分葉）：40～60%<br>リンパ球：30～45%<br>好酸球：3～5%<br>単球：3～6%<br>好塩基球：0～2% |
| 赤血球数（RBC：red blood cell） | 男性：430～570×10$^4$/μL<br>女性：380～500×10$^4$/μL |
| ヘマトクリット値（Ht：hematocrit） | 男性：39～52%<br>女性：34～44% |
| ヘモグロビン量（Hb：hemoglobin） | 男性：13.5～17.5g/dL<br>女性：11.5～15.0g/dL |
| 血小板数（PLT：platelet） | 15～34×10$^4$/μL |

**凝固・線溶系**

| 検査項目 | 基準値 |
| --- | --- |
| プロトロンビン時間（PT：prothrombin time） | 9～15秒<br>活性：70～100% |
| 活性化部分トロンボプラスチン時間（APTT：activated partial thromboplastin time） | 25～45秒 |

### ■生化学検査

**タンパク関連・含窒素成分**

| 検査項目 | 基準値 |
| --- | --- |
| 総タンパク（TP：total protein） | 6.7～8.3g/dL |
| 血清アルブミン（Alb：albumin） | 3.8～5.3g/dL |
| 血清尿素窒素（BUN：blood urea nitrogen、UN：urea nitrogen） | 8～20mg/dL |
| 血清クレアチニン（Cr：creatinine） | 男性：0.61～1.04mg/dL<br>女性：0.47～0.79mg/dL |
| 血清ビリルビン（BIL：bilirubin） | 総ビリルビン：0.2～1.0mg/dL<br>直接ビリルビン：0.0～0.3mg/dL<br>間接ビリルビン：0.1～0.8mg/dL |

（検査基準値一覧②は p.186 参照）

※基準値は、測定法や試験の種類によって数値が異なるので、必ず各医療機関で使われている数値・単位を確認してください。

# 胃がん

(いがん)

●執筆＝西山ゆかり　●医学監修＝糸井啓純

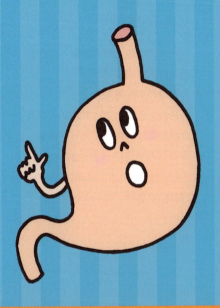

**ミニマム・エッセンス**

胃がんとは、胃の粘膜上皮細胞から発生する悪性腫瘍である。
罹患者の男女比は2：1、好発年齢は60歳代後半である。
原因は不明であるが、欧米に比べてわが国に多いことから、食生活を中心とした生活環境、喫煙、増悪因子としてヘリコバクター・ピロリ（*H. pylori*）感染などが誘因の1つとして考えられる。

## 解剖生理・病態・検査・治療・看護ケアがわかるマップ

### 解剖生理
胃、胃の脈管系

↓

### 病態
ヘリコバクター・ピロリ感染、食生活、喫煙など
↓
良性腫瘍のがん化、正常粘膜からがん発生
↓
粘膜下層〜漿膜へがん細胞が浸潤

↓

### 胃がん

### 分類
**肉眼型分類**
**進行度による分類**
- Stage IA 〜 Stage IV　胃生検組織診断分類（Group分類）

### 検査
- 胃内視鏡検査
- 生検・細胞診
- CT検査
- 腹部超音波検査
- 胃X線検査（胃透視）
- 腫瘍マーカー

### 症状
**自覚症状**
- 心窩部痛
- 腹部膨満感
- 胸やけ
- 体重減少
- 貧血
- 嚥下困難

**他覚症状**
- 腫瘤触知
- 腹水貯留

### 治療
- 内視鏡的治療（EMR、ESD）
- 開腹手術
- 腹腔鏡下手術
- 化学療法
- 免疫療法

### 看護ケア
- 術後ドレーンの管理・観察
- 腸蠕動音の聴取
- 術後イレウスの観察
- 術後の食事管理
- 早期離床の介助
- 心理的サポート

# 病態理解につながる！
# 解剖生理

## 胃の解剖と機能

- **胃**（stomach）は、食道から続いて上腹部の中央に位置し、**噴門**、**胃底部**、**胃体部**、**幽門部**、**幽門**に区分できる。胃底部から胃体部の粘膜は幽門部より厚く、縦走する粘膜襞に富んでいる。成人で1.2～1.4Lの容量がある。
- 噴門は食道から胃の移行部にある輪状の筋肉で、内容物の食道への逆流を防ぐ機能がある。胃の上部を胃底部と呼ぶのは、仰臥位になったとき、胃の一番低い部位となるからである。
- 幽門部は**幽門前庭部（幽門洞）**と**幽門管**に分けられる。幽門（幽門輪）は胃と十二指腸の連結部にあり、幽門輪の開閉で胃から十二指腸へ食物の送り出しを調整している。
- 胃のおもな働きは、食物の**貯蔵**、**粥状化**、**十二指腸への移送**である。食物はその後、小腸で消化・吸収される。
- 食物は胃底部（仰臥位のとき）に**貯蔵**される。胃は食物を蓄えるために弛緩・拡張する。
- 食物は胃体部で起こる伝播性の**蠕動運動**によって胃液と混和・粉砕され、食物の固さ・温度・塩分濃度を調整し、腸から吸収されやすい状態にする。胃の蠕動運動は副交感神経（迷走神経）により促進され、交感神経により抑制される。

## 胃液の成分・分泌

- **胃液**は無色透明・無臭・強酸性（pH1～2）で、1日に1～2L分泌される。主成分は、**ペプシン**、**塩酸**、**粘液**である。
- 胃腺の主細胞から**ペプシノゲン**が分泌され、壁細胞から分泌された塩酸によって活性化されてペプシンになる。
- 塩酸には、胃内に入った細菌を殺す防御作用がある。
- 胃液の分泌は、分泌刺激機転によって**脳相**・**胃相**・**腸相**の3相に分けられる。食事による塩酸分泌は、脳相では迷走神経（胃枝）により、胃相ではガストリンにより刺激を受ける。また腸相では、セクレチン、GIP*1、VIP*2などにより抑制を受ける。

**胃の解剖**

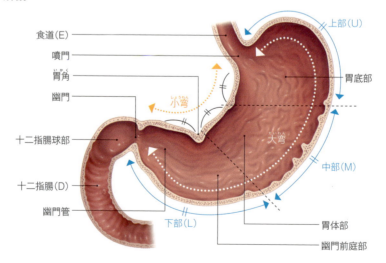

*1【GIP】gastric inhibitory polypeptide：胃酸分泌抑制ポリペプチド　　*2【VIP】vasoactive intestinal polypeptide：血管作動性腸管ポリペプチド

# 胃の脈管系

## 動脈・静脈

- 腹腔動脈は左胃動脈、脾動脈、総肝動脈の3本に分かれる。
- 胃壁や胃壁に接して走る胃の静脈は、ほとんどが同名の動脈と伴走する。いずれも上腸間膜静脈か脾静脈を経て門脈へ注ぐ。

**胃に分布する動脈・静脈**

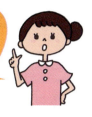

血液とリンパの流れを知ることで、胃の切除・再建法(手術の根治性)や進行度分類(p.107)が理解できます

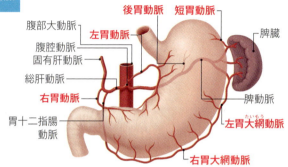

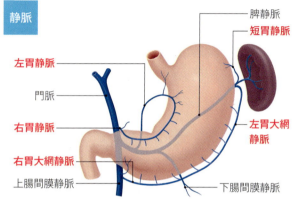

| 左・右胃動脈 | ●左胃動脈が最も太く、小弯側胃壁の上半分に分布し、胃角付近で右胃動脈と吻合する<br>●総肝動脈から胃十二指腸動脈が分岐し、固有肝動脈から右胃動脈に分かれ、右胃動脈は小弯に至り、左胃動脈と吻合する |
|---|---|
| 短胃動脈・左胃大網動脈 | ●短胃動脈は、主として胃底部大弯に分布する<br>●左胃大網動脈は脾動脈から分岐し、大弯に沿って下行し、右胃大網動脈と吻合する |
| 右胃大網動脈 | ●胃十二指腸動脈から分岐し、大弯に沿って上行し、左胃大網動脈と吻合する |

| 左・右胃静脈 | ●左胃静脈(胃冠状静脈)は同名の動脈に沿って脾静脈または門脈に流入する<br>●右胃静脈は同名の動脈に伴走し上行した後、脾静脈または門脈に流入する |
|---|---|
| 短胃静脈・左胃大網静脈 | ●短胃静脈・左胃大網静脈は、同名の動脈に伴走し脾静脈に流入する |
| 右胃大網静脈 | ●同名の動脈に伴走し、幽門下で分かれて上腸間膜静脈へ流入する |

## リンパ系

- 胃のリンパ流は、漿膜下に達すると、大弯側の下部では**幽門下リンパ節(Ⅰ)**へ、胃底部から大弯側の上部では**膵・脾リンパ節(Ⅱ)**、噴門部および小弯よりの上部では**左胃動脈幹リンパ節(Ⅲ)**、小弯側の下部では**幽門上リンパ節(Ⅳ)**の4か所のリンパ節に集まる。

**胃のリンパ区域と輸出路**

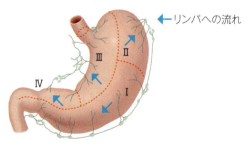

北島政樹監修:標準外科学, 医学書院, 東京, 2010:493. より引用

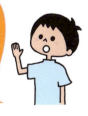

胃の各部位の役割と機能を知ることで、手術による切除部分の機能喪失に伴う体の変化、栄養状態、食生活などの生活への影響を考える手がかりとなります

# アセスメントに活かせる！疾患と看護の基礎知識

## 疫学

- 罹患者の男女比は2：1であり、好発年齢は60歳代後半で、高齢化しつつある。部位は、幽門部（下部）、胃体部（中部）、胃底部（上部）の順に多い。
- 原因は不明であるが、欧米に比べてわが国に多いことから、食生活を中心とした生活環境、喫煙、増悪因子として**ヘリコバクター・ピロリ**（*H. pylori*）感染などが誘因の1つとして考えられる。
- 胃がんは、厚生労働省平成26年人口動態統計の部位別死亡率によると、男性2位、女性3位である。
- 罹患者数は横ばいから増加傾向にあるが、胃がん検診の普及と早期発見により治療成績が向上し、死亡者数は減少傾向にある。

## 病態生理・胃がんの浸潤

- 胃壁の層は、**粘膜層**（M）、**粘膜下層**（SM）、**固有筋層**（MP）、**漿膜下層**（SS）、**漿膜**（S）の5層に区分される。
- 粘膜層から発生したがんは粘膜筋板（MM）を破り、粘膜下層〜漿膜へと浸潤する。粘膜下層まで浸潤するとリンパ節転移の可能性が生じる。さらに漿膜に達すると腹腔内にがん細胞が散布（腹膜播種）されたり、隣接臓器に浸潤する可能性が生じる。

固有筋層（平滑筋）の働きにより蠕動運動がなされます

胃がんのほとんどが腺がんです

### 胃壁の解剖

- 早期胃がんはがんの浸潤が粘膜下層（SM）までにとどまっているものである。
- 進行胃がんはがんの浸潤が固有筋層より深いものをいう。

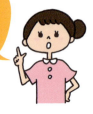

進行度分類（p.107）のT1〜T4がどの層までの浸潤か確認しよう

粘膜筋板（MM：muscularis mucosae）
粘膜層（M：mucosa）
粘膜下層（SM：submucosa）
固有筋層（MP：muscularis propria）
漿膜下層（SS：subserosa）
漿膜（S：serosa）
斜走筋
輪走筋
縦走筋

# 転移

## 胃がんの転移

| 血行性転移 | ●がん細胞が新生血管に入り込み、血液中を流れて、全身の各臓器に運ばれる<br>●胃壁の静脈より血行に入り、肝、肺、骨（骨髄）、脳や皮膚などへ転移する |
|---|---|
| リンパ行性転移 | ●胃壁のリンパ管に入ったがん細胞が、リンパ流によって運ばれ、遠隔リンパ節に転移する<br>●大動脈周囲のリンパ流から胸管を経由して左鎖骨上リンパ節へと転移する（Virchow転移） |
| 腹膜播種性転移 | ●漿膜を突き破ったがん細胞が腹腔内に遊離して、腹腔内の腹膜に生着して転移する<br>●がん性腹膜炎となり、腹水が出現する。ダグラス窩へ転移するSchnitzler転移がある<br>●胃がんが卵巣へ転移するKruckenberg転移（Kruckenberg腫瘍）が有名であるが、血行性、リンパ行性の転移とも考えられている |

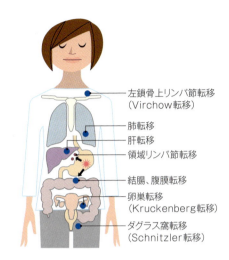

- 左鎖骨上リンパ節転移（Virchow転移）
- 肺転移
- 肝転移
- 領域リンパ節転移
- 結腸、腹膜転移
- 卵巣転移（Kruckenberg転移）
- ダグラス窩転移（Schnitzler転移）

## 進行度分類（Stage分類）

●腫瘍の壁深達度（T：tumor）、領域リンパ節転移の程度（N：node）、他臓器への転移状況（M：metastasis）という3つの基準から病期を判定する。StageIA〜IVまである。胃周囲のリンパ節を領域リンパ節という。

### 進行度分類

|  | N0<br>領域リンパ節に転移がない | N1（1〜2個）<br>領域リンパ節に1〜2個転移がある | N2（3〜6個）<br>領域リンパ節に3〜6個転移がある | N3（7個以上）<br>領域リンパ節に7個以上転移がある | M1<br>肝、肺、腹膜など遠くに転移している |
|---|---|---|---|---|---|
| T1a（M）胃の粘膜に限局<br>T1b（SM）胃の粘膜下層にとどまる | IA | IB | IIA | IIB | IV |
| T2（MP）<br>固有筋層までにとどまる | IB | IIA | IIB | IIIA | IV |
| T3（SS）<br>筋層を超えて漿膜下層までにとどまる | IIA | IIB | IIIA | IIIB | IV |
| T4a（SE）<br>漿膜表面に接しているか、漿膜を破って、胃の外側表面に出る | IIB | IIIA | IIIB | IIIC | IV |
| T4b（SI）<br>他臓器に直接入り込んでいる（浸潤） | IIIB | IIIB | IIIC | IIIC | IV |
| T/NにかかわらずM1 | | | | | IV |

日本胃癌学会編：胃癌取扱い規約 第14版．金原出版，東京，2010：17．より転載

## 症状・検査と診断

- 胃がんの症状と胃がんの診断に必要な一般的な検査を示す。
- 早期胃がんの約半数は自覚症状がなく、他覚症状もほとんどない。

### 症状

| 自覚症状 | ● **心窩部痛**、腹部膨満感、**胸やけ**、嘔吐、食欲不振、背部痛、口臭などがある<br>● 病気の進行に伴い、体重減少、貧血、嚥下困難、疲労感などが現れる | 他覚症状 | ● 進行胃がんは、上腹部に凹凸不整で固い腫瘤を触知、さらに進行すると腹水貯留、左鎖骨上にVirchow転移を、直腸診でSchnitzler転移を触れることもある |
|---|---|---|---|

### 検査と診断

| 検査 | 適応 |
|---|---|
| 胃内視鏡検査 | ● 口から胃の中に胃ファイバースコープを挿入し、胃の粘膜面を直接細かく観察できる<br>● 超音波内視鏡検査（EUS[*3]）では、がん病巣の深達度や周囲リンパ節への転移を判定できる<br>● 色素散布、拡大内視鏡、NBI[*4]内視鏡による観察などで、がんの広がりをより正確に診断できる |
| 生検・細胞診 | ● 内視鏡検査で、組織の一部を採取して顕微鏡検査を行うこと（病理診断）で、病変の良性・悪性が判断でき、がんの確定診断に重要である |
| CT[*5]・超音波検査 | ● 早期胃がんの診断には適さない<br>● 腫瘤の大きさ、肺、肝臓やリンパ節への転移、腹水・胸水の有無を調べることができる |
| 胃X線検査 | ● バリウムを飲んで行うX線検査のことで、胃の全体像や病巣の位置から、胃の切除範囲を決定するのに適している<br>● がん検診や人間ドックでおもに用いられている |
| 腫瘍マーカー | ● がんの進行や再発の判定に役立つ。CEA[*6]、CA19-9[*7]、AFP[*8]、CA125[*9]などが比較的陽性率が高く、胃がんの診断に用いられる |

## 治療

### 胃がんのおもな治療法

| | |
|---|---|
| 内視鏡的治療法 | ● 内視鏡で胃の内側から胃がんを切除する方法<br>● EMR[*10]は粘膜内にがんがとどまるIA期で、長径2cm以下の組織型が分化型で、潰瘍のない病巣に適応<br>● ESD[*11]は、粘膜下層で病巣を削り取るため、より広い病巣を一括切除できる |
| 開腹手術 | ● 胃がんの術式は、幽門側胃切除術、胃全摘術、噴門側胃切除術、幽門輪温存手術などがある。胃の切除とともにリンパ節郭清を行う |
| 腹腔鏡下手術 | ● 近年、内視鏡的治療法が困難な粘膜内がんや早期胃がんを中心に急速に発展している<br>● 腹部に5〜12mmの小さな穴を数か所あけて、腹腔を二酸化炭素で膨らませてカメラや手術器具を挿入し、モニター画面を見ながら、切除とリンパ節郭清を行う |
| 化学療法 | ● 手術で進行胃がんを切除した後に化学療法を行うと延命効果がある（術後補助化学療法）<br>● 切除不能や再発した進行胃がんに対する化学療法の発達で予後の延長が示されている |
| 放射線療法 | ● 胃悪性リンパ腫で行う。通常は胃がんに対して放射線を照射することはない<br>● 脳や骨やリンパ節などの転移に対して、その転移部位に放射線療法を行うことがある |
| 免疫療法 | ● 自己免疫力を高め、腫瘍を治療する<br>● 免疫賦活剤は、OK-432[*12]、PSK[*13]（カワラタケから抽出）、lentinan（シイタケから抽出）がある |

*3 【EUS】endoscopic ultrasonography
*4 【NBI】narrow band imaging：狭帯域光観察
*5 【CT】computed tomography：コンピュータ断層撮影
*6 【CEA】carcinoembryonic antigen：がん胎児性抗原
*7 【CA19-9】carbohydrate antigen 19-9：糖鎖抗原19-9
*8 【AFP】alpha-fetoprotein：αフェトプロテイン（α-胎児性タンパク）
*9 【CA125】carbohydrate antigen 125：糖鎖抗原125
*10 【EMR】endoscopic mucosal resection：内視鏡的粘膜切除術
*11 【ESD】endoscopic submucosal dissection：内視鏡的粘膜下層剥離術
*12 【OK-432】Okamoto-Koshimura432：溶連菌製剤の1つ
*13 【PSK】polysaccharide kureha：クレスチン

## 治療（手術療法）

●各術式の適応、幽門側胃切除後の再建法の特徴、腹腔鏡下手術の特徴について示す（術後の合併症については p.112「合併症」参照）。

### 術式の適応

| 幽門側胃切除術 | がんが胃の幽門側 1/2 に限局している場合 |
|---|---|
| 噴門側胃切除術 | がんが噴門側上部 1/3 に限局し、比較的早期の場合 |
| 胃全摘術 | がんが胃全体に拡大している場合 |
| 姑息手術（緩和手術） | 肝、肺、腹膜などに転移し、治癒が困難な場合（Stage Ⅳ）、さまざまな症状を緩和させるために行う。胃空腸吻合術、胃瘻・腸瘻造設術などがある |
| 減量手術 | 治癒切除が困難でも、胃を切除して、がんをできる限り取り除く手術 |

### 幽門側胃切除後の再建法の特徴

| | | | 利点 | 欠点 |
|---|---|---|---|---|
| ビルロートⅠ法 | ●残った胃と十二指腸の断端を吻合する | | ●吻合部が 1 か所で、術式がシンプルである<br>●小腸操作を伴わないので、小腸の癒着が少ない<br>●食物が十二指腸を通過するため、生理的である | ●縫合不全が生じると、ほかの再建法より重症化しやすい<br>●吻合部の狭窄をきたしやすい<br>●十二指腸液の胃内逆流（残胃炎・食道炎）が高頻度でみられる |
| ビルロートⅡ法 | ●十二指腸の断端を閉じて、残胃と空腸を吻合し、ときにブラウン吻合を追加する | | ●縫合不全が少ない<br>●十二指腸断端近傍の腫瘍再発で食物通過経路が狭窄しない<br>●進行胃がんの姑息手術や、高齢者などのハイリスクの患者に用いられる | ●十二指腸液の胃内逆流（残胃炎・食道炎）があり、残胃の発がんを促す可能性がある<br>●輸入脚症候群のおそれがある<br>●術後経過中に十二指腸の観察が難しい |
| R-Y法*14 | ●十二指腸の断端を閉じて、残胃と空腸を吻合し、十二指腸に続く空腸を挙上した空腸の側壁に吻合する | | ●残胃が小さい、十二指腸断端の局所再発の可能性がある患者に適応する<br>●ビルロートⅡ法の利点をもち、その欠点である術後の十二指腸液（胆汁・膵液）の逆流が少ないため、胃炎・食道炎が起こりにくい | ●術後経過中に十二指腸の観察が難しい<br>●再建後にR-Y症候群（食物停滞症状）が起こりやすい<br>●吻合が 2 か所となる |

### 腹腔鏡下手術の特徴

| 利点 | 欠点 |
|---|---|
| 1 小さな創が数か所で痛みが少なく、美容上すぐれている<br>2 手術中の出血量が少ない<br>3 翌日から歩行可能で、肺炎などの合併症が少ない<br>4 腸蠕動の回復が早い、麻痺性イレウスの発生頻度が少ない<br>5 術後の腹腔内癒着（癒着性イレウス）が生じにくい<br>6 早期に食事が摂れる<br>7 回復が早く、術後 7 日で退院も可能 | 1 開腹手術に比べて手術時間が 1～2 時間ほど長い<br>2 手術材料費が高価（特殊な装置・器材が必要）<br>3 特有の合併症がある<br>　●気腹による循環動態の変化・各臓器血流の低下（術中の一時的な肝・腎の機能低下）、高二酸化炭素血症による血圧上昇・不整脈、皮下気腫など<br>4 術者に高度な技術が求められる |

*14【R-Y法】Roux-en-Y anastomosis：ルーワイ吻合術

## 手術侵襲と生体反応

- 侵襲とは、身体の恒常性（ホメオスタシス）を乱す外的刺激（手術、麻酔、外傷、出血、感染、疼痛、脱水、不安・恐怖など）であり、身体・精神的苦痛などがある。
- 恒常性を維持しようとする反応が生体反応である。生体反応には、神経・内分泌反応とサイトカイン誘発反応があり、互いに補い合って手術侵襲に対する生体内の恒常性を維持している。
- 術後の援助は、この手術侵襲（術式・手術時間・出血など）と個人の内部環境（年齢・既往歴・術前検査データなど）の情報をアセスメントすることが重要である。

### 手術侵襲に伴う神経・内分泌反応と恒常性

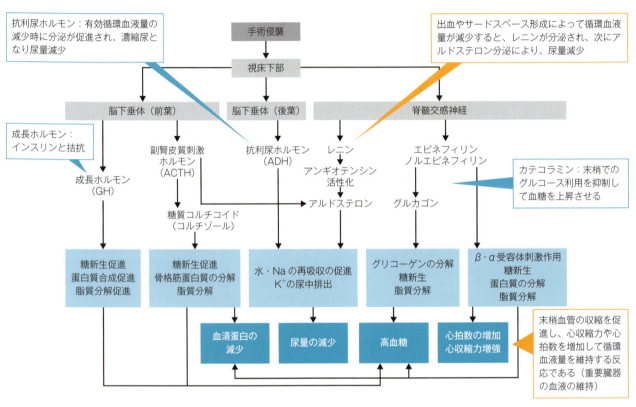

鎌倉やよい，深田順子：周手術期の臨床看護判断を磨く 手術侵襲と生体反応から看護援助を組み立てる(1) 手術侵襲と生体反応のおさらい．看護学雑誌 2006；70(4)：372．から引用

## サードスペースへの水分貯留

- 第1相の手術直後（Moore の術後第1相、p.111 表参照）は、手術により組織が挫滅・圧迫されることによって炎症反応が引き起こされ、血管壁の透過性が亢進し、細胞外液が血管内からサードスペース（非機能相）に移行する。移行することで、循環血漿量は減少し、機能する細胞外液が減小する。
- Moore の術後第2相では、炎症反応が回復し、サードスペースに貯留していた細胞外液が血管内（体循環系）へ戻り、ナトリウム（Na）と過剰な水分は尿となって排出される。

## Moore の侵襲による生体反応と看護ケア

● Francis D. Moore の術後の4つの相（病期）と生体反応（神経・内分泌反応は、p.110 図参照）と介入を示す。

| 相（病期）と期間 | 生体反応 | 援助 |
|---|---|---|
| 第1相<br>：傷害期<br>（異化期）<br>術後48〜72時間 | ・傾眠傾向にあり周囲に無関心<br>・術後疼痛の強い時期<br>・糖新生亢進<br>・筋タンパクの分解<br>・脂肪の分解促進<br>・尿細管での水分吸収促進<br>・腸管運動の停止〜減弱（生理的イレウス）<br>・サードスペースへの水分貯留 | ・麻酔・手術侵襲からの回復を助ける<br>【術直後〜24時間の観察と介入】<br>・呼吸・循環器系の管理と観察（麻酔からの覚醒遅延、異常呼吸、無気肺、後出血、高血圧、不整脈、低体温など）<br>　→輸液、水分出納の管理、酸素投与の管理<br>　　腹腔内ドレーン排液の観察（腹腔内出血）、胃管カテーテル排液の観察（吻合部出血）、心電図モニター<br>・代謝系の観察（高血糖）<br>・術後疼痛コントロールと緊張の緩和<br>　→硬膜外麻酔の管理<br>・消化系の観察と腸管運動の促進<br>　→循環動態安定後から体位変換、消化管の減圧と胃管の管理<br>【24〜72時間の介入】<br>・呼吸・循環器系の観察（肺血栓塞栓症、肺水腫、心筋酸素需要の増加による症状）<br>　→輸液、水分出納の管理、自己排痰<br>・腸管運動の促進→早期離床（坐位〜歩行）<br>・腹腔内ドレーン排液の観察（膵液漏、縫合不全）<br>・術後疼痛コントロールと緊張の緩和<br>・術後せん妄の観察<br>・清潔への介入（口腔ケア、清拭、洗髪など） |
| 第2相<br>：転換期<br>（異化期）<br>術後3〜7日に始まり1〜2日間 | ・周囲への関心が出る<br>・神経内分泌反応は鎮静化<br>・水・電解質平衡が正常化<br>・排ガスがみられる（腸蠕動の回復）<br>・脈拍や体温の正常化<br>・疼痛の軽減<br>・循環血液量の回復<br>・利尿が開始<br>・手術創の治癒（抜糸、ドレーンの抜去） | ・呼吸状態の観察（refilling 期に伴う肺水腫、肺炎）<br>・創部感染の観察<br>　→腹腔内ドレーン排液の観察（縫合不全）<br>　　手術創の炎症5徴候（発赤・熱感・腫脹・疼痛・機能障害）の観察（必ずしも5徴候が現れるとは限らない）<br>・排泄管理の指導<br>　→イレウス・下痢の予防<br>・セルフケア行動の指導<br>　→食事の摂取方法（分割食）や調理方法の指導（食事開始から）<br>　　吻合部狭窄による通過障害<br>　　ダンピング症状に対する対処行動<br>　　社会復帰後の具体的生活についての指導<br>　　服薬管理<br>・手術による身体の変化（喪失）による自己受容のサポート |
| 第3相<br>：筋力回復期<br>（同化期）<br>術後2〜5週間 | ・合併症もなく経過すれば、術後1週間ごろには食事にも慣れ、2週間以内で退院となる<br>・タンパク質代謝、内分泌：ステロイド系ホルモンが正常化<br>・食欲が回復し、便通が正常化<br>・創は赤色瘢痕化 | ・セルフケア行動の指導（退院まで）<br>　→今後の治療方針や胃がんの自己受容のサポート<br>　　再発や転移などの不安のコントロールやサポート<br>・セルフケア行動の指導（外来）<br>　→社会生活のなかで自己の体調を整える方法を指導<br>　　健康教育 |
| 第4相<br>：脂肪蓄積期<br>（同化期）<br>2〜5か月後 | ・脂肪による体重増加<br>・創は白色瘢痕 | ・セルフケア行動の指導（外来）<br>　→胃がんのフォローアップ検診<br>　　健康教育 |

# 合併症

## 術後〜14日に発症しやすい合併症

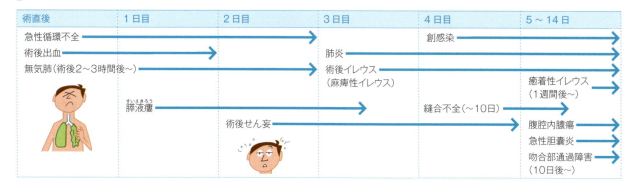

| | 術直後 | 1日目 | 2日目 | 3日目 | 4日目 | 5〜14日 |
|---|---|---|---|---|---|---|
| | 急性循環不全 → | | | | 創感染 → | |
| | 術後出血 → | | | 肺炎 → | | |
| | 無気肺(術後2〜3時間後〜) → | | 術後イレウス(麻痺性イレウス) → | | 癒着性イレウス(1週間後〜) → | |
| | | 膵液瘻 → | | | 縫合不全(〜10日) | |
| | | | 術後せん妄 → | | 腹腔内膿瘍 → | |
| | | | | | 急性胆嚢炎 → | |
| | | | | | 吻合部通過障害(10日後〜) → | |

## 後期合併症

| | |
|---|---|
| ダンピング症候群 | ●早期症状と後期(晩期)症状がある。早期症状は、術後14日ごろから胃切除患者のうち10〜20％で発症する(**下表**参照) |
| 逆流性食道炎 | ●噴門機能の低下や消失で、胃酸や胆汁・膵液などが容易に食道内へ逆流するために起こる。胸やけ、心窩部痛、嚥下障害などを訴える |
| 便通不良 | ●胃貯留機能の低下、リンパ節郭清に伴う神経叢の切除、ダンピング症候群、牛乳不耐などで脂肪吸収障害による下痢が起こる。一方で、癒着による腸蠕動の低下により便秘に傾くこともある |
| 輸入脚症候群 | ●ビルロートⅡ法再建の輸入脚に食事内容が流入してうっ滞し、輸出脚の圧迫による閉塞症状や胆汁性嘔吐を引き起こす(輸入脚逆流)<br>●輸入脚内の慢性的内容物停滞による細菌叢の異常増殖をきたし、これによる消化吸収障害が起こる(盲管症候群) |
| 貧血 | ●鉄は胃酸によりイオン化され、上腹部で吸収される。胃切除術で胃酸の分泌が減少すると鉄吸収が低下し、**鉄欠乏性貧血**をきたす<br>●胃全摘後は、Castle内因子の欠乏により、ビタミン$B_{12}$(3〜10年で発症)がほとんど吸収されない**巨赤芽球性貧血**をきたす |

## ダンピング症候群

●ダンピング症候群の発生頻度は、術式に大きく影響される。ビルロートⅠ法は、食物の通過経路が生理的であり、ゆっくりと小腸に流れ込む。それに対してビルロートⅡ法やR-Y法は、残胃と空腸を吻合するため、食物の通過する吻合口が大きく、食物が一気に流れ込むため発生しやすい。

| | 早期ダンピング症候群 | 後期(晩期)ダンピング症候群 |
|---|---|---|
| 発症 | ●食事摂取直後から30分以内に生じ、1〜2時間持続 | ●食後2〜3時間に生じ、30〜40分持続 |
| 原因 | ●胃の貯留機能低下により高張な食事が急速に腸内に流れ込み、小腸が急速に拡張したために起こる | ●胃の貯留機能低下により食物が十二指腸・空腸に排出されることで、急速に大量の糖が吸収されて起こる一過性の高血糖に反応してインスリンが過剰分泌され、これに拮抗するグルカゴンの分泌が間に合わず低血糖症状を起こす |
| 症状 | ●発汗、動悸、頻脈、顔面紅潮、腸蠕動の亢進、腹鳴、下痢、悪心・嘔吐など | ●全身脱力感、心悸亢進、手指の振戦、めまい、冷汗など |
| 対処療法 | →食後は、20〜30分の安静をとる。(全摘出術の場合は臥床、亜全摘出術の場合は座位〜ファーラー位)<br>→食事直前・中の水分摂取は控える。 | ●1回の摂取量を少量にし、摂取回数を増やす<br>●糖質を減らし、高タンパク、高脂肪、低炭水化物のものを摂取する<br>●糖質、炭水化物の間食を摂る(低血糖の予防)<br>●低血糖症状が出現している場合は、糖類を摂取する |

# 看護ケア

## ドレーンからの排液量と性状の観察方法

- 胃切除の場合は、腹腔ドレーンが吻合部のそば、あるいは**ウインスロー孔**に挿入されることが多い。
- ドレーンは、切除やリンパ節郭清によってできたスペース（死腔）に貯留した血液、リンパ液、消化液、滲出液、あるいは手術で使用した洗浄液の残りを排出させる。
- 体液が貯留する死腔は感染源となりやすい。
- 術後の出血や縫合不全の徴候を監視する。
- ドレーンが腹腔内のどの部位に挿入されているかを確認し、排液を観察することで、**術後出血・感染の有無**を早期に判断できる。
- 縫合不全や感染が生じた場合、ドレーンは洗浄などの治療に重要となる。症状がよくなるまで留置しておく。
- ドレーンの効果が乏しい場合、CTガイド下ドレナージや再手術が必要となる。

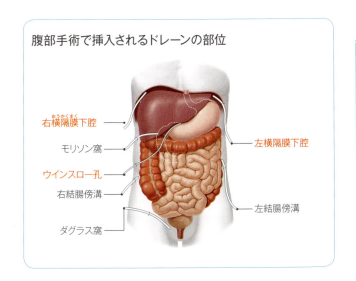

腹部手術で挿入されるドレーンの部位

### 腹腔ドレーンからの排液の観察

- 量・性状：異常の早期発見に欠かせない。術後直後より血性→淡血性→淡々血性と変化し2～3日で漿液性に変化する。術後の排液量が200mL/日以下になれば、ドレーンを抜去する
- 血性排液が持続、血性に逆行した場合は、術後出血を疑う
- 排液の混濁や膿汁に変化した場合は、吻合部の縫合不全や腹腔内膿瘍を疑い、術後透視を行う

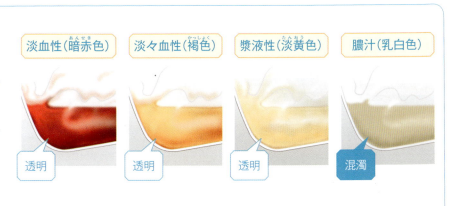

## 腸蠕動音の聴取

- 腸蠕動音の聴取は、胃腸機能の把握や**イレウス**などの病態の発見のために重要である。

### 腸蠕動音聴取の方法と評価

| 方法 | ●聴診器の膜側を用いる<br>●聴取する部位は1か所でよい（音は腹膜で反響し、腹部全体に伝播するため）が、音が弱い場合は、腸の走行に合わせて聴取する<br>●正常かどうかの判断には最低1分間は聴取する |
|---|---|
| 評価 | ① 正常だと1～20秒で不規則にやわらかい音（グル音、ゴロゴロという音）が聴こえる。音は不規則であるため、聴取のめやすは4～12回/分程度である<br>② 1分間聴取されない（減弱・減少）：胃腸機能の低下か、麻痺性イレウスの可能性がある<br>③ 5分間聴取されない（消失）：**麻痺性**イレウスの進行、あるいは腹膜炎の可能性がある。腹膜炎を起こすと腸管は麻痺して腸蠕動音は消失するので、腹膜炎の所見である腹膜刺激症状の有無をみる<br>④ 蠕動の亢進は、食後、下痢・イレウスなどの病変が考えられる。ただし、金属音が聴取され腹痛を伴う場合は、腸管の癒着による**機械性**イレウスが疑われる |

## 早期離床のメリット

- 離床によって身体を動かすことは、術後回復を助け、術後合併症の予防につながる。
- 起き上がることで呼吸面積を増やし、肺胞でのガス交換を容易にすることで無気肺予防となる。
- 呼吸運動を促し、気道内の排痰を促すことで、肺炎の予防につながる。
- 下肢を動かすことで静脈血のうっ滞を防ぐことで、深部静脈血栓の予防につながる。
- 腸管運動を促進させ、術後イレウスと癒着を予防する。
- 筋肉を動かすことで身体各部への血流と酸素を維持し、創部治癒を促す。
- 術後の回復を実感することができる。
- 日常生活リズムが整うことで、高齢者の場合は術後せん妄を予防する。

## 離床の開始時期と方法

- 全身麻酔から覚醒し、循環動態が安定したら体位変換、下肢の屈曲・伸展、軽度の頭部挙上から開始する。
- 術式で異なるが、持続硬膜外麻酔などで疼痛緩和をしながらなるべく早期に(2〜3日まで)介助で歩行まで進める。
- 痛みの強い場合(初回)は、仰臥位の状態で背部ギャッジを90°挙上して長座位になってから端座位にする。

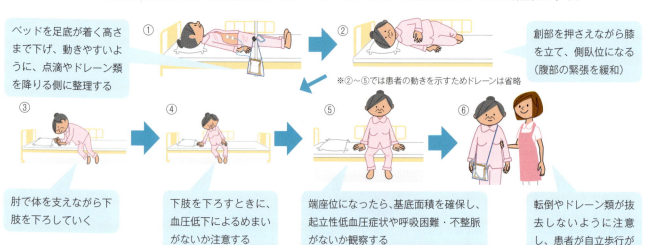

① ベッドを足底が着く高さまで下げ、動きやすいように、点滴やドレーン類を降りる側に整理する

② 創部を押さえながら膝を立て、側臥位になる(腹部の緊張を緩和)

※②〜⑤では患者の動きを示すためドレーンは省略

③ 肘で体を支えながら下肢を下ろしていく

④ 下肢を下ろすときに、血圧低下によるめまいがないか注意する

⑤ 端座位になったら、基底面積を確保し、起立性低血圧症状や呼吸困難・不整脈がないか観察する
 ●症状がない→立位をとる
 ●症状がある→すぐに臥床する

⑥ 転倒やドレーン類が抜去しないように注意し、患者が自立歩行ができるまでは付き添う

## 術後イレウスの観察

- 術後イレウスは、食事摂取が進んだころ、急に腹痛、腹部膨満感、排ガス・排便が停止することで発見される。
- 癒着性イレウスは、術後1週間以上経過後から発生することがある。
- 予防としては、早期離床による腸蠕動の回復、食事の管理を行う。
- 異常の早期発見としては、腸蠕動音の継続的観察と、腸蠕動音の減弱や異常音があれば腹部単純X線写真で**鏡面像(ニボー)**の有無の確認をする。

### 腹部立位X線写真におけるイレウス像

- イレウスになると食物や消化液が先に送り出されなくなり、空気が小腸に残るので、空気と腸液との境目が鏡面像として写し出される

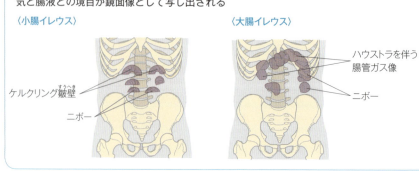

〈小腸イレウス〉 ケルクリング皺壁 / ニボー

〈大腸イレウス〉 ハウストラを伴う腸管ガス像 / ニボー

## 術後の食事管理

- 胃を切除すると、術式によって食物の貯留機能が減少または完全に消失する。
- 消化液や消化管ホルモンの減少、食物通過ルートの変更が起こり、食物と消化液の混合がスムーズに行えなくなる。

### 食事の摂取の基本

1. 必要エネルギーを、5～6回に分けて摂取する（貯留機能の減少）
2. 40～60分かけてゆっくりと咀嚼して摂取する（消化機能の低下）
3. 規則正しい食事時間を決めて摂取する
4. 調理方法は、柔らかく煮る、蒸す、つぶす、おろすなど、消化をよくする工夫をする（胃酸の減少・消失）
5. 食べてすぐに横にならない
6. 1日の水分摂取は、十分に行う（間食）

| 予防食 | 摂取方法 |
|---|---|
| ダンピング症候群予防 | ●ゆっくり咀嚼して、数回に分けて摂取する<br>●食事中の水分摂取はダンピング症候群を起こしやすくするので控える<br>●高タンパク、適度な脂質を中心とした食物を選択する<br>●糖質や糖分だけの摂取を控える |
| 下痢予防 | ●脂肪の消化吸収が悪くなることや消化酵素の不足が原因で起こるので、消化吸収のよい中鎖脂肪酸での摂取が望ましい |
| 貧血予防 | ●鉄を多く含む食品（赤身の魚、牛肉やレバー、レーズン、プルーンなど）を食べる<br>●タンパク質は、鉄の供給源、野菜はビタミンCを多く含み鉄の体内収集を促すので、いっしょに摂取するとよい |
| その他 | ●消化管につまりやすい食物は、乾物（海藻類、昆布など）、きのこ類、こんにゃくなどは、摂取後におなかの中で容量が増えたり、消化が悪いため、量を減らしたりよく噛んで摂取する<br>●唐辛子などの香辛料、炭酸飲料、カフェイン、アルコール飲料は控える<br>●コーヒーは、1～2杯/日なら心配はないが、空腹時はブラックコーヒーは避ける<br>●熱いものや冷たいものは避ける |

## 必要エネルギー量の算出

BEE（基礎代謝量：25kcal/kg/日）×活動係数×ストレス係数

| 活動係数 | ストレス係数 |
|---|---|
| ・寝たきり（意識低下）1.0<br>・寝たきり（覚醒状態）1.1<br>・ベッド上安静　1.2<br>・トイレ歩行　1.3 | ・術後（合併症なし）　1.0<br>・胃切除術後急性期　1.2<br>・大手術後急性期（開腹）1.3<br>・発熱（1℃ごと）0.15～0.2を加える |

例）Q. 体重60kg、胃切後で合併症なし、トイレ歩行の必要カロリー量は？
A. 25kcal×60kg×1.3×1.0＝1950kcal

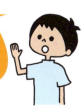

胃切後急性期は、2,000～2,400kcal/日必要です

〈文献〉
1. 佐藤千史, 井上智子編：病態生理ビジュアルマップ2 人体の構造と機能からみた 消化器疾患, 医学書院, 東京, 2010：17-25.
2. 正司亜矢子著, 小田正枝監修：胃・十二指腸潰瘍. プチナース 2009；18（9）：44-46.
3. 金田智, 川原英之, 永田博司, 他：系統看護学講座 専門分野Ⅱ 成人看護学⑤ 消化器 第12版. 医学書院, 東京, 2007：25-30.
4. 雄西智恵美, 秋元典子編：周手術期看護論 第2版. ヌーヴェルヒロカワ, 東京, 2008.
5. 竹村節子, 横井和美監修：リスクを防ぐ臨床看護ガイダンス. 医学芸術社, 東京, 2005：132-151.
6. 落合慈之監修, 小西敏郎, 松橋信行編：消化器疾患ビジュアルブック. 学研メディカル秀潤社, 東京, 2009：72-79.
7. 松尾ミヨ子, 志自岐康子, 城生弘美編：ナーシング・グラフィカ17 基礎看護学 ヘルスアセスメント 第2版. メディカ出版, 大阪, 2010：181-193.
8. 辻仲利政編著：これからの術後食事指導. メディカ出版, 大阪, 2006：40-65.
9. 井上智子, 佐藤千史編：疾患別看護過程＋病態関連図. 医学書院, 東京, 2008：342-374.
10. 畠山勝義, 北野正剛, 若林剛編, 加藤治文監修：標準外科学 第13版. 医学書院, 東京, 2013.
11. 鎌倉やよい, 深田順子：周術期の臨床看護判断を磨く 手術侵襲と生体反応から看護援助を組み立てる① 手術侵襲と生体反応のおさらい. 看護学雑誌 2006；70（4）：368-373.
12. 鎌倉やよい, 深田順子：周術期の臨床看護判断を磨く 手術侵襲と生体反応から看護援助を組み立てる⑥ 消化器系への影響と看護. 看護学雑誌 2006；70（9）：872-877.
13. 深田順子, 鎌倉やよい：周術期の臨床看護判断を磨く 手術侵襲と生体反応から看護援助を組み立てる⑦ 消化器系への援助を組み立てる. 看護学雑誌 2006；70（10）：973-979.
14. 毛利靖彦, 大井正貴, 楠正人：胃がん手術後の看護・観察ポイント. 消化器外科ナーシング 2013；18（8）：686-695.
15. 雄西智恵美, 秋元典子編：周手術期看護論 第3版. ヌーヴェルヒロカワ, 東京, 2014.
16. 日本胃癌学会編：胃癌取扱い規約 第14版. 金原出版, 東京, 2010.
17. 日本胃癌学会編：胃癌治療ガイドライン医師用 2014年5月改訂 第4版. 金原出版, 東京, 2014.
18. 田中芳明：NST栄養管理パーフェクトガイド 上. 医歯薬出版, 東京, 2007：44-45.

## 資料 おもな抗がん薬の略号

| 略号 | 薬剤一般名 |
|---|---|
| ACT-D | アクチノマイシン D |
| ACR | アクラルビシン |
| AMR | アムルビシン |
| Ara-C | シタラビン |
| AUNU | ニムスチン |
| AZA | アザシチジン |
| BHAC | エノシタビン |
| BLM | ブレオマイシン |
| BUS, BU | ブスルファン |
| CAP | カペシタビン |
| CBDCA | カルボプラチン |
| CDDP | シスプラチン |
| CY, CPA, CPM | シクロホスファミド |
| CPT-11 | イリノテカン |
| DNR | ダウノルビシン |
| DTIC | ダカルバジン |
| DTX, DOC | ドセタキセル |
| DXR, ADR, ADM | ドキソルビシン |
| EPI | エピルビシン |
| ETP | エトポシド |
| FLU | フルダラビン |
| GEM | ゲムシタビン |
| HU | ヒドロキシカルバミド |
| HAL | エリブリン |
| IDR | イダルビシン |
| IFM | イホスファミド |

| 略号 | 薬剤一般名 |
|---|---|
| L-PAM | メルファラン |
| L-OHP | オキサリプラチン |
| MCNU | ラニムスチン |
| MIT | ミトキサントロン |
| MMC | マイトマイシン C |
| MTX | メトトレキサート |
| nab-PTX | パクリタキセル アルブミン懸濁型 |
| NGT | ノギテカン |
| PCZ | プロカルバジン |
| PEM | ペメトレキセド |
| PLD | ドキソルビシン |
| PTX, PAC | パクリタキセル |
| S-1 | テガフール・ギメラシル・オテラシル |
| THP-ADR | ピラルビシン |
| TMZ | テモゾロミド |
| UFT | テガフール・ウラシル |
| VCR | ビンクリスチン |
| VDS | ビンデシン |
| VLB | ビンブラスチン |
| VNR | ビノレルビン |
| VP-16 | エトポシド |
| 254-S | ネダプラチン |
| 5-FU | フルオロウラシル |
| 2-CdA | クラドリビン |
| 6-MP | メルカプトプリン |

# 肝硬変

(かんこうへん)

●執筆＝石束佳子　●医学監修＝山村義治

**ミニマム・エッセンス**

肝硬変とは、進行性肝疾患の終末像で、びまん性に肝細胞の変性、壊死、脱落、再生が繰り返され、次第に門脈領域の線維化が進み結節形成をきたす肝疾患である。
成因は、C型・B型肝炎、アルコール性肝炎が約90％を占める。
進行するにつれ、黄疸、腹水貯留、肝性脳症などの肝不全症状や合併症が発症する。

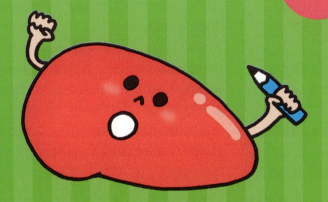

## 解剖生理・病態・検査・治療・看護ケアがわかるマップ

**解剖生理**
- 肝臓

↓

**病態**
- 慢性肝炎から炎症が持続
- ↓
- びまん性に幹細胞が変性、壊死、脱落、再生
- ↓
- 門脈領域の線維化が進行、結節形成

↓

**肝硬変**

**分類**
**臨床的分類**
- 代償期肝硬変
- 非代償期肝硬変重症度による分類
- チャイルド・ピュー（Child-Pugh）分類

**検査**
**肝機能検査**
- 血液検査
- 肝線維マーカー
- インドシアニングリーン

**画像検査**
- 超音波
- CT
- MRI

**症状**
**代償期**
- 無症状が多い

**非代償期**
- 黄疸
- 浮腫・腹水
- 全身倦怠感
- 食欲不振
- 腹痛
- 食道静脈瘤
- 肝性脳症

**治療**
- 食事療法
- 運動療法
- 抗ウイルス療法（薬物療法）
- 合併症対策

**看護ケア**
**症状のフィジカルアセスメント**
- 眼球結膜の観察
- 腹壁静脈怒張、クモ状血管腫の観察
- 肝腫大と萎縮の観察

**症状軽減目的の対症療法**
- 感染・合併症の予防
- 黄疸・腹水などの苦痛緩和

# 病態理解につながる！
# 解剖生理

## 肝臓の構造

- 肝臓は、右上腹部、横隔膜の真下にあり、一部が横隔膜に接しているが、大部分は腹膜におおわれている、人体内で最大（1,000〜1,500g）の実質臓器である。
- 解剖学的には肝鎌状間膜によって、右葉と左葉に分けられる。
- 肝臓の下面、胆嚢と下大静脈を結ぶ線をカントリー線といい、機能的に右葉と左葉に分けられる。
- 肝臓は門脈の分岐をもとに $S_1$〜$S_8$ の区域に区分される（クイノーの肝区域）。外側・内側区域、前・後区域、尾状葉の5つの区域に大別する分類もある（Healey & Schroy 分類）。例えば、$S_2$ にがんが発生した場合は、外側区域を切除することになる。
- 肝臓は約2,500億個の肝細胞で構成され、同じく肝細胞で構成される肝小葉が形態学的単位である。
- 肝小葉は中心静脈を中心とする六角柱体であり、まわりをグリソン鞘が取り囲んでいる。
- グリソン鞘には、小葉間動脈・小葉間静脈（小葉間門脈）・小葉間胆管がある。
- 血液は、心臓→大動脈→腹腔動脈→総肝動脈→固有肝動脈→小葉間動脈の順に流れ、類洞を動脈血が走行するときに、肝細胞が酸素を取り込み、静脈血となって、中心静脈に流れ込む。
- 上腸間膜静脈・下腸間膜静脈・脾静脈などで構成される門脈は、小葉間静脈（小葉間門脈）となり、類洞を走行する際に、肝細胞が栄養分を取り込み、中心静脈に流れ込む。
- 中心静脈からは、肝静脈→下大静脈→心臓に循環される。

### 肝臓の位置

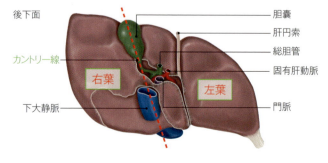

### 解剖学的な肝臓の右葉と左葉

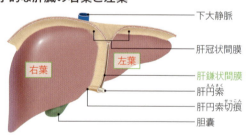

### 機能的な肝臓の右葉と左葉

### 肝臓の区域

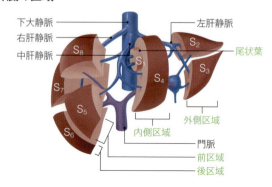

### 肝小葉と微細構造

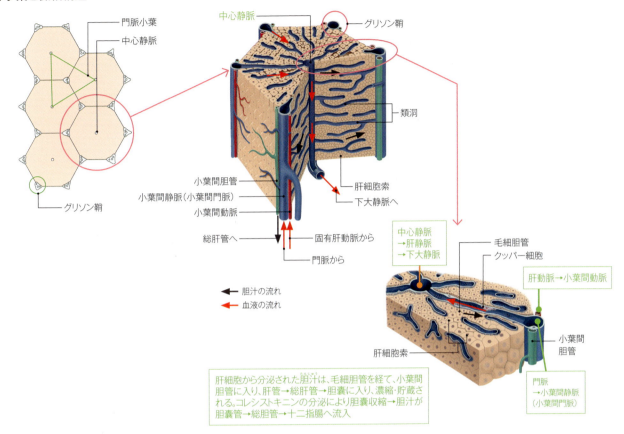

## 肝臓の機能

●肝臓は門脈によって運ばれてきたさまざまな物質を**代謝**して、必要な物質は**合成・貯蔵**し、不必要な物質は**排泄**するという働きをもつ、体内における化学工場である。

### 肝臓の機能

| 機能 | 内容 |
|---|---|
| 糖代謝 | ●肝臓に運ばれたグルコースは、**グリコーゲン**となり貯蔵される<br>●**血糖値が低下**したときに、**グリコーゲンの分解**や**糖新生**により、肝静脈を経て、全身にブドウ糖を供給する |
| タンパク質代謝 | ●肝臓に運ばれたアミノ酸をもとに、**血漿タンパク**(アルブミンなど)・**血液凝固因子**(フィブリノーゲンなど)・**コリンエステラーゼ・リポタンパク**が合成される<br>●タンパク質代謝の過程で生じた**アンモニア**を肝臓の**尿素回路**で解毒し、尿素として排泄する |
| ビリルビン代謝 | ●脾臓で破壊された赤血球は、**間接ビリルビン**となり、肝臓で**グルクロン酸抱合**され、**直接ビリルビン**となる<br>●**胆汁の成分**となり、**十二指腸に排泄**される |

| 機能 | 内容 |
|---|---|
| 脂質代謝 | ●糖質がエネルギー産生に使われないと、**脂肪酸合成**を行う<br>●**リン脂質・コレステロール・中性脂肪・胆汁酸**を合成する<br>●脂肪酸が分解されることを**β酸化**というが、β酸化が亢進すると、**ケトン体**が生成される |
| ビタミンD代謝 | ●ビタミンを貯蔵する<br>●ビタミンDの活性化 |
| ホルモン・毒素の排泄 | ●ホルモン・毒素の不活化・無毒化・抱合を行い、排泄する |
| 血液の貯蔵および胎児期における造血 | |

## アセスメントに活かせる！
# 疾患と看護の基礎知識

### 定義・病態・成因・分類・疫学

- 慢性肝炎と肝硬変は、一般的に連続性のある一連の疾患である。
- 慢性肝炎から炎症が持続することによって、びまん性に肝細胞の変性、壊死、脱落、再生が繰り返される。病変の進行とともに、門脈領域の線維化が進み結節形成をきたし、肝小葉のゆがみが生じ肝硬変となる。肝疾患の終末像である。
- 肝硬変の成因は、約90％が肝炎ウイルスによる慢性肝炎からの進展である（下図）。
- 臨床的には、代償期肝硬変、非代償期肝硬変に分けられる（下右表）。
- 肝硬変は男性に多く、男性の死亡の順位の第10位（2015年）である。肝細胞がんの合併のない肝硬変の5年生存率は約80％である。
- 肝硬変の3大死因は、肝不全（肝性脳症・腹水・浮腫・黄疸などの肝不全症状）の重症化、消化管出血（食道・胃静脈瘤の破裂）、肝細胞がんの発生である。
- 肝硬変患者の約30％にBMI[*1]が25を超える肥満者が含まれることから、肝硬変発症の要因の1つに肥満が挙げられる。

### 肝硬変の成因

#### アルコールによる肝臓への影響
- 正常なアルコール代謝：エチルアルコールは肝内補酵素（NAD[*2]）によりアセトアルデヒドになり、また、NADにより酢酸となる。この酸化の過程で酸素が多量に使用される。酢酸はATP[*3]を使用してアセチルCoA[*4]になり、クエン酸回路・電子伝達系において、$CO_2$[*5]と$H_2O$[*6]として排泄される。
- アルコール性肝障害の病態：アルコールの多飲は、肝内補酵素であるNADを大量に使う。また、酸素も大量に消費する。そのため、肝小葉中心部は生理的に低酸素であるため、より酸素が届かず、肝細胞は障害を受ける。肝小葉の中心部は、AST[*7]が優位なため、血清中に逸脱酵素としてASTが上昇する。また、NADは、脂肪代謝にも必要でβ酸化が抑制され、肝細胞への脂肪蓄積が起こり、脂肪肝となる。

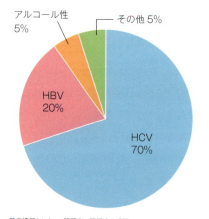

肝炎情報センター：肝硬変，肝硬変の成因.
http://www.kanen.ncgm.go.jp/forcomedi_cir.html（2015.11.1アクセス）

### 肝硬変の臨床的分類

| 代償期肝硬変 |
|---|
| 症状がほとんどなく、肝臓の代償能がある |

| 非代償期肝硬変 |
|---|
| 黄疸、腹水・肝性脳症などの症状がある |

### 症状・合併症

- 代償期では無症状で経過することが多い。
- 肝硬変の進行に伴い、全身倦怠感、食欲不振、微熱、腹部膨満、下肢こむら返りなどの自覚症状やさらに吐血、下血がみられる。
- さらに進行すると、黄疸、腹水貯留、肝性脳症などの肝不全症状や合併症がみられる。
- 肝性脳症は、肝機能低下によるアンモニア上昇によって起こる。アンモニアには神経毒性があり、神経細胞のエネルギー産生の低下、神経伝達物質の低下や、脳血液関門を容易に通過することで脳浮腫を起こす。
- 肝性脳症が持続すると、中毒性物質が中枢神経を刺激し、意識障害などの精神症状、羽ばたき振戦、多幸気分、異常行動、せん妄などの神経学的変化、不随意運動やミオクローヌスがみられ、やがて昏睡へと至る。

## 肝硬変の非代償期にみられる症状

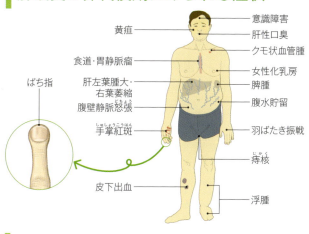

* 1 【BMI】body mass index：肥満指数
* 2 【NAD】nicotinamide adenine dinucleotide：ニコチンアミドアデニンジヌクレオチド
* 3 【ATP】adenosine triphosphate：アデノシン3リン酸
* 4 【CoA】coenzyme A：補酵素A
* 5 【$CO_2$】carbon dioxide：二酸化炭素
* 6 【$H_2O$】水
* 7 【AST】asparate aminotransferase：アスパラギン酸アミノトランスフェラーゼ

## 肝硬変の症状・合併症の原因・誘因・メカニズム

| 症状 | 原因・誘因・メカニズムなど |
|---|---|
| 黄疸 | ●①～③の過程に障害が生じた場合、黄疸が生じる。黄疸は、基準値である血清総ビリルビン値が 2mg/dL 以上蓄積し、皮膚・粘膜・眼球結膜に黄染を認める状態である<br>①脾臓で老化赤血球が破壊され、間接ビリルビンが生成される<br>②間接ビリルビンは肝臓でグルクロン酸抱合を受けて、直接ビリルビンとなる<br>③直接ビリルビンは胆汁成分となり、十二指腸に排泄される<br>④直接ビリルビンは腸内細菌によりウロビリノゲン→ステルコビリノゲンとなり、便の着色成分として排泄される<br>⑤ウロビリノゲンは一部、小腸で再吸収され、尿の着色成分として排泄される<br>●溶血性黄疸は、溶血によりできた多量の間接ビリルビンの抱合が肝臓で間に合わない<br>●肝細胞性黄疸は、胆汁が肝線維化(肝内閉塞)により、胆管に運搬されない。血中に直接ビリルビンが溢れる。また、肝細胞の障害が著しいと、抱合もできなくなり、間接ビリルビンの割合も上昇する<br>●閉塞性黄疸は、胆汁が十二指腸に排泄されず(肝外閉塞)うっ帯し、血中に直接ビリルビンが上昇する |
| 浮腫<br>腹水 | ●①肝機能低下によりアルブミン合成が低下する。②血漿膠質浸透圧が低下する。③血管内水分の漏出が増加する。④浮腫が起こる<br>●①門脈圧亢進により毛細血管内圧が上昇する。②血管中の水分が腹腔中に漏出する。③リンパ液も腹腔内に漏出し、腹水が貯留する<br>●腹水の貯留は、循環血液量の減少を招き、抗利尿ホルモン・アルドステロンの分泌を促進し、水・ナトリウムの貯留から浮腫が起こる |
| 全身<br>倦怠感 | ●グリコーゲンの合成・分解・貯蔵機能低下による低栄養<br>●ストレス　●食欲不振 |
| 食欲不振 | ●コレステロール合成低下は胆汁酸合成の低下につながり、胆汁産生の低下は脂質の代謝を障害し、食欲不振を起こす<br>●ストレス　●全身倦怠感 |
| 腹痛 | ●肝腫大による肝被膜の緊張や伸展による疼痛がある<br>●右肩・肝臓背部に関連痛がある |
| 食道・胃<br>などの<br>静脈瘤 | ●門脈圧が亢進すると、体循環系と門脈系が近接する部分に静脈瘤ができやすい<br>●胃噴門部と肛門が好発部位である<br>●出血するまでは無症状で、内視鏡検査で静脈瘤が発見される |
| 肝性脳症 | ●傾眠傾向、アンモニア口臭、羽ばたき振戦などの初期症状から徐々に重篤化する<br>①タンパク質代謝の結果、生じるアンモニアは尿素回路によって処理され排泄されるが、肝機能低下により尿素回路がうまく働かず、血中アンモニア濃度が高くなる。アンモニアは、血液脳関門を通過し、脳に直接作用する<br>②肝機能低下により、アミノ酸を用いて筋肉でエネルギーを産生する。その過程で生じたアンモニアは、分岐鎖アミノ酸によって処理される。一方、アンモニア処理に使われにくい芳香族アミノ酸が増加し、脳内で偽性の神経伝達物質に代謝され、その物質が脳内の神経伝達を抑制する |

# 検査・診断

## 肝硬変で行うおもな検査

### 肝機能検査

| 検査 | 内容 | | |
|---|---|---|---|
| 血液検査 | ●慢性肝炎の経過中に以下の動向が生じた場合、肝硬変への進展あり | | |
| | 検査項目 | 基準値 | 動向 |
| | アルブミン | 3.8～5.3g/dL | ↓：肝細胞の合成能障害を反映 |
| | プロトロンビン時間 | 70～100% | ↓：肝細胞の合成能障害を反映 |
| | 血清ビリルビン値 | 0.2～1.0mg/dL | ↑：肝細胞壊死を反映 |
| | 血清コリンエステラーゼ値 | 200～495IU/L | ↓：肝細胞の合成能障害を反映 |
| | 血清コレステロール値 | 120～219mg/dL | ↑：胆汁のうっ滞を反映 |
| | 血小板 | 15～34×10⁴/μL | ↓：門脈圧亢進により脾腫が起こり、脾機能亢進のため汎血球減少、肝臓の線維化を反映し、10×10⁴/μL 以下は肝硬変を強く推定する |
| 肝線維マーカー | ●**P-Ⅲ-P**<sup>*8</sup>は現時点での線維の産生量を反映する。基準値は1.0U/mL以下。高値持続例では、線維化の進行による肝硬変の進行が推測される<br>●**血清Ⅳ型コラーゲン値**は線維化の程度に相関し、200ng/mL以上は肝硬変の可能性が高い<br>●**血清メラニン値・血清ヒアルロン酸・血清コラーゲン値**の高値は慢性肝炎から肝硬変の進展を推測するのに有用である | | |
| その他 | ●**ICG**<sup>*9</sup>（インドシアニングリーン）は肝細胞の色素処理機能を表す。15分停滞率が20%以上で肝硬変を疑う<br>●肝硬変では、分岐鎖アミノ酸（BCAA<sup>*10</sup>）が減少する。芳香族アミノ酸（AAA<sup>*11</sup>）が増加することになり、**フィッシャー比（BCAA/AAA）**が低下する<br>●慢性肝炎・肝硬変患者で、経時的に**血清AFP**<sup>*12</sup>値が上昇傾向、AFPと**PIVKA-Ⅱ**<sup>*13</sup>の高値は肝がんを疑う | | |

### 画像検査

| 検査 | 内容 |
|---|---|
| 超音波検査 | ●肝表面、肝辺縁、肝の大きさ、肝実質パターン、門脈圧亢進に伴う脾腫、側副血行路、腹水の有無などを把握できる<br>●肝硬変では、**肝表面の凸凹不整、肝辺縁の鈍化、肝右葉の萎縮と左葉の腫大、肝実質パターンの粗造化**を認める<br>●門脈圧亢進に伴い、**脾腫、腹水、胆嚢壁肥厚、門脈側副血行路**も認めるようになる |
| CT検査<sup>*14</sup> | ●腹部超音波検査よりも肝の変形や腫大、萎縮、腹水、脾腫の程度を客観的に把握できる<br>●腫瘍の有無や質的診断も可能であり、超音波検査と併せて診断する |
| MRI検査<sup>*15</sup> | ●腹部超音波検査、腹部CT検査と同様の所見を確認できる<br>●CTよりも組織コントラストに優れ、造影剤を用いた磁気共鳴血管造影法（MRA<sup>*16</sup>）を用いることでより明瞭な画像を得られる |

## 重症度分類

### 肝硬変の重症度分類（チャイルド・ピュー[Child-Pugh]分類）

●肝硬変の重症度は、**チャイルド・ピュー分類**で、**グレードA～C**に分けられる。

| | 1点 | 2点 | 3点 |
|---|---|---|---|
| 肝性脳症 | なし | 軽度（Ⅰ・Ⅱ） | 昏睡（Ⅲ以上） |
| 腹水 | なし | 軽度 | 中等度以上 |
| 血清アルブミン(Alb)(g/dL) | ＞3.5 | 2.8～3.5 | ＜2.8 |
| プロトロンビン(PT)時間(%) | ＞80 | 50～80 | ＜50 |
| 血清ビリルビン値(Bil)(mg/dL) | ＜2.0 | 2.0～3.0 | ＞3.0 |

グレードA：5～6点、グレードB：7～9点、グレードC：10～15点

*8 【P-Ⅲ-P】procollagen-Ⅲ-peptide：Ⅲ型プロコラーゲンアミノペプチド
*9 【ICG】indocyanine green
*10 【BCAA】branched chain amino acid
*11 【AAA】aromatic amino acid
*12 【AFP】alpha-fetoprotein：α-フェトプロテイン
*13 【PIVKA-Ⅱ】protein induced by vitamin K absence or antagonist Ⅱ：凝固因子プロトロンビン ビタミンK
*14 【CT】computed tomography：コンピュータ断層撮影
*15 【MRI】magnetic resonance imaging：磁気共鳴画像診断
*16 【MRA】magnetic resonance angiography

## 肝性脳症の重篤度

| 段階 | 特徴 | 意識・睡眠 | 羽ばたき振戦 | 脳波異常 |
|---|---|---|---|---|
| Ⅰ期 | 前駆期で多幸性・易怒性がある | 軽度の錯乱状態、睡眠リズムの逆転 | 軽度出現する | − |
| Ⅱ期 | 切迫昏睡の時期で異常行動がみられる | 見当識低下、睡眠量増加 | しばしば出現する | ＋ |
| Ⅲ期 | 昏迷期で興奮・せん妄状態を伴うことがある | 意識レベルの変化、嗜眠状態 | よく出現する | ＋ |
| Ⅳ期 | 痛覚刺激に反応あり | 意識消失（昏睡） | 欠如 | ＋ |
| Ⅴ期 | 痛覚刺激に無反応 | 意識消失（深昏睡） | 欠如 | ＋ |

- 肝性脳症の重篤度は、Ⅰ～Ⅴ期に分けられる。

# 治療

## 食事療法

### 栄養状態の評価
- タンパク質とエネルギー低下に伴う低栄養状態が特徴である。
- 静的評価には、BMI、血清アルブミン、総コレステロール、コリンエステラーゼ値を用いる。
- 動的評価には、フィッシャー比、BTR[*17]（分岐鎖アミノ酸・チロシン比）、安静時エネルギー消費量、呼吸商を用いる。

### 栄養療法
- ガイドラインとして、日本病態栄養学会から肝硬変患者の栄養基準（右表）が提唱された。
- C型肝炎や鉄過剰を伴う肝硬変は、鉄制限食が必要である。
- チャイルド・ピュー分類のグレードB・Cの肝硬変患者では、健康者が3日間絶食した状態に相当するエネルギー代謝異常があり、夜間就寝中の飢餓状態緩和のための睡眠前軽食が必要である。
- フィッシャー比低下の結果から、アルブミン合成低下をきたし、血清アルブミン値が低下（3.5g/dL以下）する。改善のために、BCAA製剤顆粒や肝不全経腸栄養剤を経口投与する。
- 亜鉛の吸収低下や尿中排泄は、高アンモニア血症やフィッシャー比の低下の一因となる。亜鉛補充療法が必要か判断する。

## 運動療法
- 急性期には一時的に安静が必要な場合もあるが、病気を抱えて長期療養が必要な患者には、肥満の予防を含め、どの程度運動が可能かを指導することが必要である。
- 肝炎の活動期、非代償期肝硬変患者（黄疸・腹水・肝性脳症がある）、利尿薬投与中、易出血性の食道・胃静脈瘤をもつ患者などは、ストレッチなどの軽い運動が適している。
- チャイルド・ピュー分類のグレードAの肝硬変患者では、有酸素運動を行う（右図）。

### 肝硬変患者の栄養基準
（第7回日本病態栄養学会年次総会コンセンサス2003）

| エネルギー必要量 | ●栄養所要量（生活活動強度別）[※1]をめやすにする<br>●耐糖能異常のある場合：25～30kcal/kg（標準体重）/日 |
|---|---|
| タンパク質必要量 | ●タンパク不耐症（肝性脳症）がない場合[※2]：1.0～1.5g/kg/日<br>●タンパク不耐症がある場合：低タンパク食（0.5～0.7g/kg/日）＋肝不全用経腸栄養剤 |
| 脂質必要量 | エネルギー比：20～25% |
| 食塩 | 腹水・浮腫（既往歴も含む）がある場合：5～7g/日 |
| 分割食4～6回/日あるいは睡眠前軽食（約200kcal相当[※3]） | |

※1：健康・栄養情報研究会編：第六次改定 日本人の栄養所要量 食事摂取基準．第一出版，東京 1999．
※2：血清アルブミン値3.5g/dL以下、フィッシャー比1.8以下、BTR3.0以下の場合にはBCAA製剤顆粒を投与することがある。
※3：肥満例で睡眠前軽食を給与する場合には、1日の食事総量を変化させないか減量する必要がある。また、やせ例では、睡眠前軽食も含めて1日に食事総量の増加を検討する。睡眠前軽食などはバランス食であることが望ましい。

渡辺明治，森脇久隆，加藤章信，他：第7回日本病態栄養学会年次総会コンセンサス2003．栄養ー評価と治療20，2003：181-196．より引用

### 肝硬変患者の運動療法
**有酸素運動（代償期の肝硬変患者）**
- 最大運動強度の50～60%
- めやす：心拍数、いつまでも続けられる、軽く汗をかく、普通に会話ができる、やや息がはずむ
- 時間：30分程度
- 可能であれば毎日行う

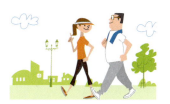

*17【BTR】branched chain amino acids / tryosin molar ratio：総分岐鎖アミノ酸／チロシンモル比

## 抗ウイルス療法ほか

- 原因のB型肝炎ウイルス、C型肝炎ウイルスに対する薬物療法として行われる（右表）。IFN[18]導入の妨げとなる脾機能亢進がある場合は、部分的脾動脈塞栓術（PSE[19]）または摘脾術を行う。

抗ウイルス療法

| | |
|---|---|
| B型肝炎による肝硬変 | 核酸アナログ製剤（ラミブジン：LMV[20]・バラクルード®：ETV[21]） |
| C型肝炎による肝硬変 | インターフェロン（IFN） |

## 合併症対策

- 肝臓は機能が多彩なことから、肝硬変により肝機能が障害された際に起こる合併症も多彩である。
- 特に重篤な合併症は患者の予後に影響するため、合併症対策が重要となる。

### 肝硬変の合併症対策

| 合併症 | 対策 |
|---|---|
| 腹水 | ●**腹水穿刺**により腹水の性状を鑑別する。肝硬変の場合は、タンパク濃度が2.5g/dL以下の漏出性腹水である<br>●非代償性肝硬変に合併する予後不良の疾患として、**特発性細菌性腹膜炎**（SBP[22]）がある<br>[腹水の治療]<br>●**安静**（肝・腎血流量の増加）<br>●**食事療法**<br>・肝性脳症の危険性がない：高タンパク食<br>・低アルブミン血症がある：分岐鎖アミノ酸製剤を併用<br>・肝性脳症がある：肝不全用成分栄養剤を併用（水分量、血糖値に注意）<br>・**食塩摂取制限**（3〜5g/日程度に制限）<br>・**水分制限**（血清Na[23]値が120〜125mEq/L以下の場合、1,000mL/日）<br>●**利尿薬**：浮腫のある場合は0.5kg/日、浮腫のない場合は0.25kg/日の体重減少を目標とする |
| 肝性脳症 | ●アンモニア対策として、低タンパク食にする<br>●抗菌薬や合成二糖類の内服で、アンモニアを産生する腸内細菌を抑制する<br>●分岐鎖アミノ酸製剤の投与でフィッシャー比を上昇させる |
| 肝不全 | ●治療に抵抗的で、非可逆的慢性肝不全の場合、**肝移植**の適応<br>●骨髄細胞療法（自己骨髄細胞が肝細胞に分化） |
| 消化管出血 | ●門脈圧亢進症性胃腸症の治療として薬物投与（門脈圧を下げる）<br>●肝硬変患者の吐血・下血がすべて静脈瘤破裂とは限らないので、内視鏡検査による確認が必要である |

| 合併症 | 対策 |
|---|---|
| 消化管出血 | ●食道・胃静脈瘤破裂などの出血時には、**SBチューブ**[24]**挿入**（**圧迫止血**）と門脈圧降下薬を投与 |

**SBチューブが挿入された状態**

- SBチューブは2つのバルーン付きチューブで、食道静脈瘤出血時に食道壁をバルーンで圧迫し緊急止血を行うものである

（軽く牽引する／食道バルーン／胃バルーン）

- 内視鏡的治療が奏効しない場合の止血に用いられるが、圧迫により食道粘膜が壊死するおそれがあるため、48時間以内に圧迫を解除し、内視鏡的治療を行う
- 内視鏡的治療としては、**内視鏡的硬化薬注入療法**（EIS[25]）・**内視鏡的静脈瘤結紮術**（EVL[26]）がある

| 内視鏡的硬化薬注入療法（EIS） | 内視鏡的静脈瘤結紮術（EVL） |
|---|---|
| ●食道静脈瘤内または食道粘膜に、内視鏡観察下で硬化薬を注入する<br>●硬化薬の種類には、おもに界面活性剤であるオルダミン®（モノエタノールアミンオレイン酸塩：EO）、エトキシスクレロール®（ポリドカノール）がある<br>●EISを行うと、下部食道粘膜が脱落し、食道粘膜が線維性の再生粘膜でおおわれるため、食道静脈瘤が再発しにくくなる | ●静脈瘤を専用の器具を用いて結紮する<br>●EISと比較して、硬化薬を用いないため、治療後の再発率が高い<br>●一方、硬化薬を用いないため薬剤合併症がない、手技が簡便、緊急時の止血効果に優れるなどのメリットがあり、食道静脈瘤出血時の第一選択となることが多い |

*18【IFN】Interferon：インターフェロン
*19【PSE】partial splenic embolization
*20【LMV】lamivudine
*21【ETV】entecavir：エンテカビル
*22【SBP】spontaneous bacterial peritoniti
*23【Na】natrium：ナトリウム
*24【SBチューブ】Sengstaken-Blakemore Tube：ゼングスターケン‐ブレイクモア管
*25【EIS】endoscopic injection sclerotherapy
*26【EVL】endoscopic variceal ligation

## 看護ケア

- 看護では、症状を軽減するための対症療法が必要であり、そのために必要なフィジカルアセスメントとともに下記に示す。

### フィジカルアセスメント

| | | | |
|---|---|---|---|
| 黄疸 | ●血清総ビリルビン値が **2～3**mg/dL 以上の場合、皮膚の**黄染**が認められる。これを**顕性黄疸**という。しかし、日本人のような黄色人種は 4mg/dL 以上に達しても気づかれない場合がある<br>●最も早く黄疸を確認できるのは、**眼球の結膜（白目の部分）**の黄色変化である<br>[眼球結膜の観察（右眼の場合）]<br>観察の手順<br>①患者さんに左前下方を見てもらう<br>②検者の左母指で患者さんの上眼瞼を右上方に引き上げ、B～Aの部分を観察する<br>③加齢に伴う眼球の黄染は脂肪組織の沈着によるもので、中心部分（B）に強い。黄疸の場合は、比較的早くから、眼球結膜の周辺部（A）に、黄染が生じ、Bの方向に広がる<br>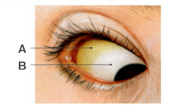 | 手掌紅斑<br>(しゅしょうこうはん) | ●**母指・小指の付け根を中心に手のひらが発赤**する。肝硬変ではクモ状血管腫よりは強くない<br>●肝硬変でなくても、飲酒家にはよくみられる |
| | | 肝性脳症<br>（羽ばたき振戦） | ●肝性脳症の重篤度表に沿って、意識混濁の程度、睡眠状況、多幸気分、せん妄、異常行動、**羽ばたき振戦**を観察する<br>●羽ばたき振戦とは、両腕を体幹に沿って伸ばし、手首を背屈させて保持していると、手首から先が羽ばたくように規則的に振るえるのがみられる<br>●**肝性口臭**の有無を確認する<br>[羽ばたき振戦の観察]<br>●上記以外の方法として、前腕を床やテーブルの上などに固定させて手だけを背屈させると、手の羽ばたき運動がよく観察できる<br>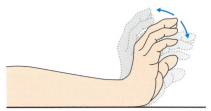 |
| 腹壁静脈の怒張（血管が隆起している） | ●正常では腹壁の静脈の怒張を認めることはない<br>●門脈の狭窄や閉塞がある場合、血液が心臓に戻るのに**側副血行路**を通るため、静脈が怒張する<br>●この場合、門脈血は臍静脈を通って放射状に腹壁を流れて心臓に戻るため、**臍を中心に放射状**の末梢に向かって血管拡張がある（メズサの頭という） | 肝腫大と萎縮 | ●肝臓の大きさの正常は 6～12cm で、**打診**または**スクラッチテスト**で肝臓の大きさを推定する<br>●フィジカルアセスメントでは、**肝臓の拡大（12cm 以上）では肝炎・肝腫瘍の疑い**があり、**萎縮では肝硬変の疑い**がある<br>●肝臓を触診すると、ごつごつと固く触れる<br>●腹部超音波では**肝左葉は腫大**し、**肝右葉は萎縮**がみられる<br>[打診法]<br>●**右鎖骨中線上**を肺の共鳴音から腹部方向へ打診し、**濁音**に変化した点を肝臓の上縁とする<br>●同じく、右鎖骨中線上を腹部の鼓音から頭部方向へ打診し、濁音に変化した点を肝臓の下縁とする<br>●上縁と下縁の幅が肝臓の大きさである<br>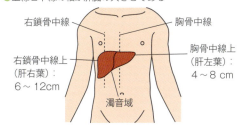<br>[スクラッチテスト]<br>●右鎖骨中線上、肋骨弓の上部（肝臓の真上）に聴診器の**膜型**を当て、皮膚の**引っかき音**を聴診する<br>●頭方向から下部に引っかいていき、聴診音が大きく聴こえたところが、肝臓の上縁であり、足方向から上部に引っかいていき、同じく聴診音が大きく聴こえたところが、肝臓の下縁である |
| クモ状血管腫 | ●上大静脈領域である**顔面**や**前胸部**などに、1～3mm の赤い発疹、クモが足を広げたように放射状に広がる血管がみえる<br>●中心部の血管が拍動しており、拍動部の中心を圧迫すると、血管腫が消失したようにみえる<br>●肝機能低下による**エストロゲン**上昇が原因と考えられている<br>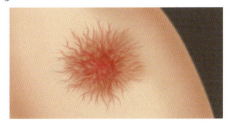 | | |
| 男性の女性化乳房 | ●肝機能低下により男性でも少量産生される女性ホルモンの代謝障害が起こり、乳管の増加と拡張から男性の乳房が腫大する<br>●12 か月以上では著しい線維性組織が増殖するといわれている | | |

（次頁へ続く）

### フィジカルアセスメントのつづき

| 腹水・浮腫 | ●肝硬変では、肝機能低下による低アルブミン血症からくる膠質浸透圧の低下、門脈圧亢進による毛細血管圧上昇により浮腫が起こり、下肢・腹部に貯留する<br>●下肢では、前脛骨部に1分程度母指で圧迫を加え、圧痕（あっこん）の程度を観察する（p.196参照）。また、腹水が貯留しているかは、腹囲の測定や腹部の打診音の変化または波動法で確認する |
|---|---|
| 腹水 | **[腹囲の測定]**<br>●仰臥位で、膝伸展時の体軸に垂直な臍高の腹周囲を測定する<br>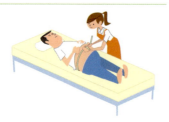<br>**[打診]**<br>●仰臥位では、腹水は背中側に回り腹部中央は鼓音、腹部周囲は濁音となる<br>●側臥位では、腹水は下側に移動し、上が鼓音、下が濁音となる<br>●濁音は**腹水が貯留していること**を意味する<br>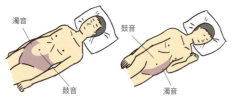<br>濁音：腹水が貯留している部分。側臥位になると腹水も重力で移動するため濁音も移動する |
| 腹水 | **[波動法]**<br>●腹部中央に手を置き遮断（しゃだん）したうえで、腹部の側部を軽く叩くと、反対側の腹部側部に波動が伝われば、腹水が貯留している<br>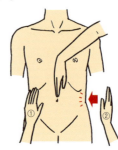<br>検者の一方の手を側腹部に当て（①）、他方の手（②）でもう一方の側腹部を軽くたたく。腹部に液体が貯留していれば波動が伝わる。わかりにくい場合は第三者あるいは患者さんの手の尺側を腹壁においてもらうとわかりやすい |
| 脾腫 | ●患者を右側臥位にし、患者の左肋骨弓下に検者の右手指先が入るようにやさしく当てる。検者の左手は患者の背部を支える<br>●深呼吸の吸気時に下降してくる脾臓に触れると脾腫がある。健常者は脾臓に触れることはない<br>●打診は、右側臥位で第8肋間を上方から内下方に向かって打診し、濁音に変化したところが、脾臓の上界である。健常者は脾臓の上界は第8肋間中腋窩線にあるが、上外方に偏移していれば脾腫を疑う |
| ばち指 | ●ばち指は爪の付け根が盛り上がり、付け根でつくられる角度が正常では160°であるが、ばち指の場合は180°を超える。両方の指の爪を接触させたとき、◇（ひし形）の隙間ができれば正常である（詳細はp.29参照） |

## 症状に対する看護ケア

| 黄疸 | 黄疸軽減のための治療法の支援<br>●**安静療法**：血流量増加による肝臓組織の修復・回復の促進<br>●**食事療法**：肝機能障害に応じたエネルギー・糖質・タンパク質・ビタミンの摂取<br>黄疸に伴う苦痛の緩和<br>●胆汁酸の不足により脂肪の消化・吸収が悪く、便塊が固く通過しにくいため、便秘傾向となる。排便習慣と水分をよく摂取し、便・尿によりビリルビンの排泄を促す<br>●瘙痒感（そうようかん）は血中の胆汁酸が皮膚の末梢神経を刺激して起こるため、以下の①〜④を行って症状を緩和させる<br>　①アルカリ性の薬物で緩和する。ヒスタミン・コリンを含む食事は避ける<br>　②吸湿性のあるやわらかい衣服を着用し、身体を締めつけない<br>　③部屋の室温を調整する。痒（かゆ）みがひどいときは、冷罨法を行う。皮膚の乾燥を防ぐ<br>　④爪を切り、掻くのではなく叩く | 感染および合併症の予防<br>●皮膚や粘膜の掻傷は、二次感染を起こす。また、出血の原因となる<br>●グロブリンの産生低下による免疫機能低下がある。感染予防が重要である<br>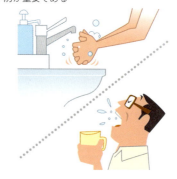 |
|---|---|---|

（次頁へ続く）

| | |
|---|---|
| 浮腫<br>腹水 | **腹水軽減のための治療法の支援**<br>● 食事療法→塩分・水分の制限、肝機能障害に応じた高タンパク食とする<br>● 水分出納・血中電解質データの変動に応じた利尿薬を使用する<br>**腹水に伴う苦痛の緩和**<br>● 患者にとって、最も安楽な体位をとらせる。呼吸困難がある場合は、ファーラー位とするが、肝血流量が低下し、浮腫の増強を招くこともあるので、その場合は臥床が望ましい。同一体位を持続することを避ける<br>**感染・合併症の予防**<br>● 皮膚粘膜が薄くなり傷つきやすい。また、抵抗力も低下し、感染のリスクがある。全身清拭などを通して、皮膚の観察・清潔が必要である<br>● 体動困難なため、同一体位をとることが多く、褥瘡や肺炎が発生する可能性がある<br>● 体重・腹囲・尿量・便通・浮腫の程度を定期的に観察し、異常の早期発見に努める |
| 全身倦怠感 | ● 食後の安静は、肝血流量を増加させ、肝機能回復を早める<br>● ストレスを緩和する |
| 食欲不振 | ● 食事摂取状況や食欲不振につながる因子を観察する<br>● 脂質の多い食事や刺激物を避け、消化のよいものとし、1回の食事量を減らして回数を多くする |
| 腹痛 | ● 痛みの程度、持続時間などの観察<br>● 安楽な体位、安静<br>● 鎮痛薬の投与 |

| | | |
|---|---|---|
| 食道静脈瘤 | 食道静脈瘤破裂予防の看護 | **[日常生活上の注意点]**<br>● 排便時、咳嗽時、荷物の運搬時などにおける努責を避ける<br>● 静脈瘤を刺激する危険性のある食物の嚥下・摂取を避ける。基本的にはよく咀嚼する<br>● 逆流性食道炎防止のため、禁煙、減量（肥満防止）、就寝時ファーラー位、節酒などを行う<br>**[出血の早期発見]**<br>● 黒色便、めまい、冷汗、吐気など、消化管出血による症状の観察<br>● 緊急時の医療機関への連絡方法の徹底 |
| | 食道静脈瘤破裂時の看護 | ● 食道静脈瘤が破裂した場合は、出血多量のため、内視鏡的治療が困難な場合、SBチューブが挿入される。しかし、一次的治療な治療であり、患者の状態が落ち着いたら、すみやかにチューブ抜去し、EISまたはEVLを行う<br>● 出血に伴うショック症状（血圧低下・頻脈・頻呼吸・冷汗など）や、肝不全に伴う症状（黄疸の増強・意識レベルの低下など）、消化器症状（吐気・吐血・下血など）を観察し、全身状態を把握する<br>**[SBチューブ挿入時の看護]**<br>● 食道バルーンの指示圧を確認する<br>● チューブ挿入の長さに変化がないか確認する<br>● 粘膜の虚血性障害防止のため、6時間ごとに食道バルーンで圧迫されている部位の粘膜血流回復のために、5〜10分間脱気する |
| 肝性脳症 | | ● 意識状態や行動の変化を観察<br>● タンパク質摂取量、便秘、脱水などの肝機能を悪化させる要因の観察<br>● 転倒・転落などの安全に向けての環境整備<br>● 皮膚・粘膜保護、口腔内清潔などの感染予防 |

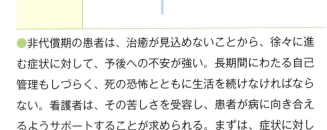

● 非代償期の患者は、治癒が見込めないことから、徐々に進む症状に対して、予後への不安が強い。長期間にわたる自己管理もしづらく、死の恐怖とともに生活を続けなければならない。看護者は、その苦しさを受容し、患者が病に向き合えるようサポートすることが求められる。まずは、症状に対して十分な説明を行い、治療を生活に取り込めるように指導する。生活の再構築とともに、家族の不安を傾聴しつつ、患者の治療の協力者として家族にも参画してもらえるよう調整することが必要である。

〈文献〉
1. 池西静江, 石束佳子編：看護学生スタディガイド 2016. 照林社, 東京, 2015.
2. 医学情報科学研究所：病気がみえる VOL.1 消化器 第4版. メディックメディア, 東京, 2010：177.
3. 肝炎情報センター：肝硬変, 肝硬変の成因. http://www.kanen.ncgm.go.jp/forcomedi_cir.html (2015.11.1 アクセス)
4. 坂井健雄, 岡田隆夫：系統看護学講座 専門基礎分野 人体の構造と機能① 解剖生理学 第9版. 医学書院, 東京, 2014.
5. T. ヘザー・ハードマン編, 日本看護診断学会監訳, 上鶴重美訳：NANDA-I 看護診断 定義と分類 2015-2017 原書第10版. 医学書院, 東京, 2015.
6. 西口修平編：肝硬変のマネジメント 改訂版. 医薬ジャーナル社, 大阪, 2011.
7. 医療情報科学研究所編：病気がみえる Vol.1 消化器 第4版. メディックメディア, 東京, 2010.
8. 松田明子, 永田博司, 宮島信宜, 他：系統看護学講座 専門分野Ⅱ 成人看護学⑤消化器 第14版. 医学書院, 東京, 2015.
9. 高木永子監修：看護過程に沿った対症看護 病態生理と看護のポイント 第4版. 学研メディカル秀潤社, 東京, 2010.

## 資料 便の観察

### ●便の性状（成人）

| | 正常 | 異常 |
|---|---|---|
| 量 | 100～250g/日 | 食物繊維性食品の摂取、下痢・便秘で変化 |
| 回数 | 1～2回/日 | 便秘：3日以上排便がないなど便が長く腸にとどまり、排便に困難を伴う状態 |
| pH | 5.0～8.0（中性～弱アルカリ性） | |
| 色調 | 黄褐色～茶褐色 | ●下部消化管からの出血時→血便<br>●胆道閉鎖時、バリウム服用後→灰白色便<br>●上部消化管出血時→タール便、黒色便 |

### ●ブリストル便形状スケール

●便の形状を、コロコロ便、硬い便、やや硬い便、普通便、ややややわらかい便、泥状便、水様便に分類するスケール。

| 消化管の通過時間 | タイプ | | 形状 | | |
|---|---|---|---|---|---|
| 非常に遅い（約100時間）↑↓非常に早い（約10時間） | 1 | 便秘 | コロコロ便 | 硬くコロコロした便（ウサギの糞のような便） | |
| | 2 | | 硬い便 | 短く固まった硬い便 | |
| | 3 | 正常 | やや硬い便 | 水分が少なく、ひび割れている便 | |
| | 4 | | 普通便 | 表面がなめらかで適度なやわらかさの便 | |
| | 5 | | ややややわらかい便 | 水分が多く、ややややわらかい便 | |
| | 6 | 下痢 | 泥状便 | 形のない泥のような便 | |
| | 7 | | 水様便 | 固まりのない水のような便 | |

# 大腸がん

だいちょうがん

●執筆＝中森美季　●医学監修＝糸井啓純

**ミニマム・エッセンス**

大腸がんは、直腸と結腸にできるがんである。
食生活の欧米化が進むとともに罹患率は増加し、とくに男性に多く、40〜70歳代に好発する。
早期がんは予後良好であるが、進行するにつれて予後不良となる。

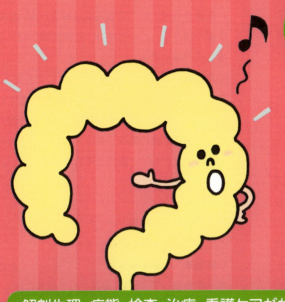

## 解剖生理・病態・検査・治療・看護ケアがわかるマップ

**解剖生理**
大腸、大腸の脈管系

↓

**病態**
加齢、肉類・脂肪・アルコールの摂取、喫煙
↓
大腸粘膜由来の上皮細胞のがん化、増殖
↓
粘膜下層、固有筋層、漿膜・腸壁へ浸潤

↓

**大腸がん**

**分類**
**肉眼型分類**
● 0型（表在型）〜5型（分類不能）
**進行度分類**
● Stage 0〜Ⅳ（ステージ分類）
● A〜C（Dukes 分類）
**生検組織を診断する分類**
● GroupX 〜 Group 5

**検査**
● 便潜血反応
● 直腸指診
● 内視鏡検査
● 画像検査（造影X線、CT、MRI）
● 腹部超音波検査
● PET
● 腫瘍マーカー

**症状**
**早期がん**
● 無症状
**進行がん**
● 腹部不快
● 膨満感
● 腹痛
● 便秘・下痢
● 血便

**治療**
● 内視鏡治療
● 手術療法（開腹、腹腔鏡）
● 化学療法
● 放射線療法

**看護ケア**
● 術前のケア
● ストーマ造設前・後のケア
● リンパ浮腫のケア

# 病態理解につながる！
# 解剖生理

## 大腸の解剖と機能

### 大腸の解剖

- 大腸は、盲腸、結腸、直腸に分けられる。小腸よりも太く（最大径約5～7cm）、全長は約1.6mである。
- 結腸は、口側より上行結腸、横行結腸、下行結腸、S状結腸に分けられる。
- 盲腸の末端に虫垂が連続し、小腸に続く結腸は、回腸[*1]末端のバウヒン弁（回盲弁）で盲腸と連続し、バウヒン弁の上端が上行結腸との境である。
- 盲腸、上行結腸、下行結腸と直腸は、後腹膜に固定され可動性がなく、横行結腸、S状結腸は長い腸間膜を有し可動性がある。また、S状結腸、直腸は骨盤腔内に位置する。
- 盲腸や結腸では、縦走筋が集合した結腸ヒモや外面へ膨出した結腸膨起がある。くびれの内面に半月ヒダがあり、ヒモのところには脂肪を包んだ腹膜の小嚢（腹膜垂）が垂れ下がる。
- 直腸は、S状結腸に続く長さ約12cmの腸管末端で、肛門管に続く。解剖学的には、腸間膜が消失するところ（第2仙椎下縁）から直腸肛門輪までが、直腸である。
- 直腸には、結腸膨起・腹膜垂、結腸ヒモがない。また、腹膜反転部より下、つまり下部直腸より先は漿膜がなく、外膜が周囲の骨盤臓器と接する。
- 直腸から続く肛門管の長さは約3～4cmで、直腸粘膜と皮膚の境界を歯状線と呼び、殿部皮膚が収束する肛門管の下縁を肛門縁と呼ぶ。
- 大腸には、線毛がなく、代わりにたくさんの杯細胞が存在し、アルカリ性（pH[*2]約8）の粘液を産生している。
- 男性は、女性に比べて骨盤腔が狭く、直腸の前に膀胱があり、直腸と膀胱の間を直腸膀胱窩という。女性の場合、直腸の前に子宮があり、直腸と子宮の間をダグラス窩という。

### 大腸の機能

- 大腸は、消化作用がほとんどなく、水分を吸収して糞便を形成し、排泄するのが役割である。
- 結腸は、小腸より液状となって送られてきた内容物のうち水分を吸収して濃縮し、糞便として直腸に送る役割を果たす。水分吸収は、特に上行結腸と横行結腸で行われ、下行結腸とS状結腸は糞便の貯留に大きな役割を担っている。
- 直腸のおもな機能は、内肛門括約筋の弛緩と外肛門括約筋の意識的弛緩による排泄であるが、水分や塩類などの吸収と粘液の分泌能も併せもつ。

大腸・直腸・大腸壁の構造

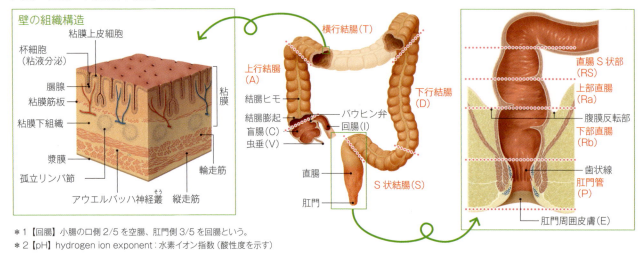

[*1]【回腸】小腸の口側2/5を空腸、肛門側3/5を回腸という。
[*2]【pH】hydrogen ion exponent：水素イオン指数（酸性度を示す）

### 男性・女性の骨盤内の臓器

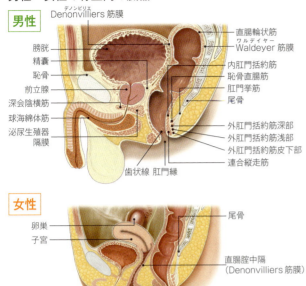

### 大腸内容の移送時間、便の性状の変化

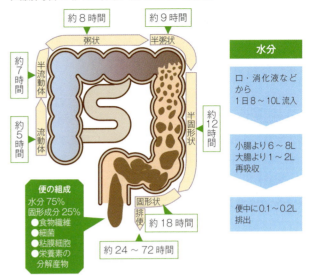

## 大腸の脈管系

### 大腸の血管

- 下図の通り。

### リンパ管

- 大腸のリンパ管系は、上腸間膜動脈、下腸間膜動脈、腸骨動脈に沿って存在する。結腸のリンパ管系は、各動脈系との間に交通があるのと同様に、リンパ管でも交通がある。
- 肛門管と隣接する下部直腸では、外腸骨リンパ節から鼠径リンパ節へと流れる。

### 大腸の血管

静脈は同名動脈に併走する

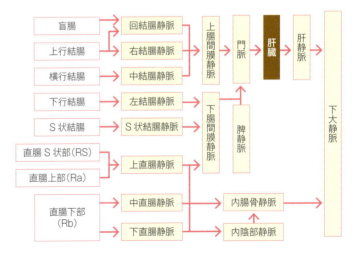

※小腸への血管を除く

# アセスメントに活かせる！疾患と看護の基礎知識

## 疫学

- 大腸がんは男性に多く、**40～70歳代**に好発する。
- わが国では肉食の増加など**食生活の欧米化**が進むとともに、大腸がんの罹患率は増加してきた。
- 平成25(2013)年の大腸がんの死亡率は、**男性で第3位**、**女性で第1位**である（厚生労働省「人口動態統計」）。
- 大腸がんは**直腸とS状結腸に好発**し、次いで上行結腸、盲腸、横行結腸、下行結腸の順に発生する。
- 早期がんは予後良好で、進行するにつれて予後不良である。

## 病態生理

- がんの発生は、腺腫からの発生、突然の発生、多段階発がん、発がん遺伝子やがん抑制遺伝子の異常による。
- 増悪因子には、加齢、肉類・脂肪・アルコールの摂取、喫煙などがある。
- 予防因子には、食物繊維や運動などがある。

大腸がんは大腸粘膜由来の上皮細胞ががん化し、増殖して大腸がんとなります

## 症状

- 大腸がんの症状は、早期がんではほとんどが**無症状**で、進行がんになると**腹部不快**や**膨満感**、**腹痛**などの症状が出現する。
- 発生部位別の症状を**右表**に示す。

### 発生部位別の症状

| 発生部位 | 症状 |
| --- | --- |
| 右側結腸がん<br>（虫垂・回盲部から横行結腸の右半分） | ● 右側腹部痛、下痢と便秘が交互に出現、出血による貧血、体重減少<br>● 腸内容物が液状で、腫瘤が大きくなるまで無症状であることが多い<br>● 出血した血液が液状便と混ざるため、黒色や暗血色の便 |
| 左側結腸がん<br>（横行結腸の左半分から下行結腸、S状結腸） | ● 便秘、左側腹部痛、排便障害<br>● 腸内容物が固形化してくるため、狭窄・閉塞症状、腸閉塞などの症状がみられる<br>● 下行結腸下部より先では直腸がん類似の症状が出現 |
| 直腸がん | ● 下血、血便、粘血便（腫瘍が肛門に近いほど鮮血）<br>● 下痢、便秘、便柱狭小、残便感、しぶり腹 |

## 分類

- 大腸がんの分類には、**生検組織を診断する分類**、**がんの深達度や進行度**をみるものがある。
- p.133～134に代表的な分類を挙げる。

## 肉眼型分類

| 基本分類 | |
|---|---|
| 0型：表在型 | 右表を参照 |
| 1型：隆起腫瘤型 | |
| 2型：潰瘍限局型 | |
| 3型：潰瘍浸潤型 | |
| 4型：びまん浸潤型 | |
| 5型：分類不能 | |

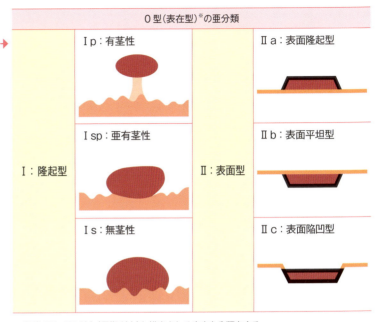

※0型はTis, T1がん（早期がん）と推定される病変を分類をする。
大腸癌研究会編：大腸癌取扱い規約 第8版. 金原出版, 東京, 2013, 9. より転載

## Dukes分類
（大腸がんの進行度分類であり、欧米で一般的に用いられている）

| A | がん腫が腸壁内に限局するもの |
|---|---|
| B | がん腫が腸壁を貫いて浸潤するが、リンパ節転移のないもの |
| C | リンパ節転移のあるもの |

## 大腸生検組織診断分類 Group分類

| GroupX | 生検組織診断ができない不適材料 |
|---|---|
| Group1 | 正常組織および非腫瘍性病変 |
| Group2 | 腫瘍性か非腫瘍性か判断の困難な病変 |
| Group3 | 細胞異型や構造異型のあるもの（良性腫瘍を含む） |
| Group4 | 腫瘍と判定された病変のうち、がんが疑われる病変 |
| Group5 | がん |

大腸癌研究会編：大腸癌取扱い規約 第8版. 金原出版, 東京, 2013：31. より転載

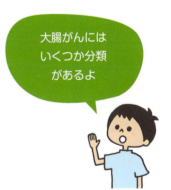

大腸がんにはいくつか分類があるよ

# 進行度分類（Stage）

進行度分類（Stage）は、深達度とリンパ節転移の個数によって決定する

| | | |
|---|---|---|
| 壁深達度（T） | TX | 壁深達度の評価ができない |
| | T0 | がんを認めない |
| | Tis | がんが粘膜内（M）にとどまり、粘膜下層（SM）に及んでいない |
| | T1 | がんが粘膜下層（SM）までにとどまり、固有筋層（MP）に及んでいない |
| | T1a | がんが粘膜下層（SM）までにとどまり、湿潤距離が1,000μm未満である |
| | T1b | がんが粘膜下層（SM）までにとどまり、湿潤距離が1,000μm以上であるが固有筋層（MP）に及んでいない |
| | T2 | がんが固有筋層（MP）まで湿潤し、これを越えていない |
| | T3 | がんが固有筋層を越えて湿潤している。漿膜を有する部位では、がんが漿膜下層（SS）までにとどまる。漿膜を有しない部位では、がんが外膜（A）までにとどまる |
| | T4a | がんが漿膜表面に露出している（SE） |
| | T4b | がんが直接他臓器に湿潤している（SI/AI） |
| リンパ節転移（N） | NX | リンパ節転移の程度が不明である |
| | N0 | リンパ節転移を認めない |
| | N1 | 腸管傍リンパ節と中間リンパ節の転移総数が3個以下 |
| | N2 | 腸管傍リンパ節と中間リンパ節の転移総数が4個以上 |
| | N3 | 主リンパ節に転移を認める。下部直腸がんでは側方リンパ節に転移を認める |
| 遠隔転移（M） | M0 | 遠隔転移を認めない |
| | M1 | 遠隔転移を認める |
| | M1a | 1臓器に遠隔転移を認める |
| | M1b | 2臓器以上に遠隔転移を認める |
| 肝転移（H） | HX | 肝転移の有無が不明 |
| | H0 | 肝転移を認めない |
| | H1 | 肝転移巣4個以下かつ最大径が5cm以下 |
| | H2 | H1、H3以外 |
| | H3 | 肝転移巣5個以上かつ最大径が5cmを超える |
| 腹膜転移（P） | PX | 腹膜転移の有無が不明 |
| | P0 | 腹膜転移を認めない |
| | P1 | 近接腹膜にのみ播種性転移を認める |
| | P2 | 遠隔腹膜に少数の播種性転移を認める |
| | P3 | 遠隔腹膜に多数の播種性転移を認める |
| 肺転移（PUL） | PULX | 肺転移の有無が不明 |
| | PUL0 | 肺転移を認めない |
| | PUL1 | 肺転移が2個以下、または片側に3個以上 |
| | PUL2 | 肺転移が両側に3個以上、またはがん性リンパ管炎、がん性胸膜炎、肺門部、縦隔リンパ節転移を認める |

※漿膜を有しない部位

| T \ N | M0 | | | M1 |
|---|---|---|---|---|
| | N0 | N1 | N2/N3 | Any N |
| Tis | Stage 0 | | | |
| T1a・T1b | Stage I | Stage Ⅲa | Stage Ⅲb | Stage Ⅳ |
| T2 | | | | |
| T3 | Stage Ⅱ | | | |
| T4a | | | | |
| T4b | | | | |

大腸癌研究会編：大腸癌取扱い規約 第8版. 金原出版, 東京, 2013：10-17. より転載

## 大腸がんの転移様式

● 転移の様式には、直接浸潤、血行性、リンパ行性、播種性がある（下表）。

### 大腸がんの転移様式

| | | | |
|---|---|---|---|
| 周囲臓器への直接浸潤 | ● がんの原発巣から直接周囲臓器に浸潤する<br>● 下部直腸は周囲臓器と直接隣接しているため、直腸壁を貫いたがん細胞は、前方では、男性で前立腺、尿道、膀胱へ、女性では子宮、腟へと直接浸潤する。また、後方では仙骨へ直接浸潤する（p.131「男女の骨盤内臓器」参照） | リンパ行性転移 | ● 腸管壁のリンパ管に入ったがん細胞が、リンパ流によって中枢側や腸管壁に沿って運ばれ、リンパ節転移となる<br>● 肛門管のがんでは、直腸傍リンパ節から外腸骨リンパ節へといき、鼠径リンパ節に転移する。腫大すると下肢のリンパ還流を妨げ、浮腫が出現する<br>● 大動脈周囲のリンパ流から胸管を経由して、左鎖骨上リンパ節への転移を、Virchow 転移という |
| 血行性転移 | ● がん細胞が、血液中を流れて全身の各臓器に運ばれる<br>● 結腸から上部直腸までのがんは、門脈系から大循環に還流するため、肝転移をきたしやすい<br>● 直腸中部から肛門管までのがんでは、静脈系が大循環に直接還流するため、肺転移をきたしやすい | 腹膜播種性転移 | ● がん細胞が腹腔内に散布され、腹膜に転移する<br>● ダグラス窩（直腸子宮窩）、直腸膀胱窩への播種性転移を Schnitzler 転移という<br>● 卵巣への転移を Kruckenberg 腫瘍というが、血行性の転移とも考えられている |

## 検査・診断

● 下表の検査を用いて、診断および手術適応、術式の決定、化学療法の適応について検討する。

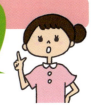

侵襲を伴う検査もあります。検査方法も学習しておきましょう

### 大腸がんで行うおもな検査

| 検査の名称 | 検査の目的 | 検査の名称 | 検査の目的 |
|---|---|---|---|
| 免疫学的便潜血反応 | ● スクリーニング、ヒトヘモグロビンに特異的に反応する<br>● 2回実施する | 注腸造影 X 線検査 | ● 肝転移、他臓器浸潤、リンパ節転移の検索 |
| | | CT*5・MRI*6 | ● 遠隔転移、直接浸潤の検索 |
| 直腸指診 | ● がんの占拠部位、肛門縁からの距離、可動性の有無、腹膜播種（シュニッツラー転移）の評価、周囲臓器への浸潤（腟、子宮、膀胱） | 腹部超音波検査 | ● 肝転移、腹水、リンパ節転移あるいは水腎症、尿管浸潤の評価 |
| 大腸内視鏡検査<br>NBI*3 内視鏡検査<br>色素内視鏡検査<br>超音波内視鏡検査<br>(EUS*4) | ● がんの占拠部位、肉眼型、狭窄※1 や瘻孔の確認、生検<br>● NBI 内視鏡検査、色素内視鏡検査による病変の良性・悪性評価<br>● 超音波内視鏡検査による腫瘍の壁深達度やリンパ節転移の診断 | PET*7・PET-CT | ● 原発巣の発見・確認、他臓器転移、再発部位の検索<br>● 最近は、CT と同時に撮影して、正確な部位診断ができる |
| | | 腫瘍マーカー※2 | ● CEA*8・CA19-9*9 |

※1：全周性の壁不整を伴う狭窄がある場合、リンゴの芯のような像（アップルコアサイン：apple core sign）がみられる。
※2：経過観察や治療効果の判定には有用であるが、早期診断には、あまり役に立たない。

*3【NBI】narrow band imaging：狭帯域光観察
*4【EUS】endoscopic ultrasound
*5【CT】computed tomography：コンピュータ断層撮影
*6【MRI】magnetic resonance imaging：磁気共鳴画像診断
*7【PET】positron emission tomography：陽電子放射断層撮影
*8【CEA】carcinoembryonic antigen：がん胎児性抗原
*9【CA19-9】carbohydrate antigen：糖鎖抗原 19-9

## 治療

| 治療法 | 内容 |
|---|---|
| 内視鏡治療 | ● 内視鏡的に大腸の病変を切除し、切除組織を回収する治療法<br>● 内視鏡的切除の適応は、リンパ節転移の可能性がほとんどない粘膜内がんもしくは粘膜下層への軽度浸潤がんといった早期のがんで、最大径2cm未満、肉眼型は潰瘍をもたないものである。腫瘍を一括切除できることが望ましい<br>● 治療法には、ポリペクトミー、EMR[*10]、ESD[*11]がある |
| 手術療法 | ● がんの発生部位、形や深さ、リンパ節転移の有無、腹膜播種、肝転移の有無、患者の全身状態などをもとに、手術適応の有無と術式が選択される<br>● 手術には、開腹手術と腹腔鏡下手術[※1]がある<br>● おもな術式は、**下表**を参照 |

| 治療法 | 内容 |
|---|---|
| 化学療法 | ● 術後再発予防を目的とした補助化学療法と切除不能もしくは再発大腸がんを対象とし腫瘍増大を遅延させ症状コントロールを行うことを目的とした化学療法がある<br>● 近年、従来の抗がん薬[※2]に分子標的治療薬[※3]が併用されている<br>● おもに用いられるレジメン[※4]には、FOLFIRI療法[※5]とFOLFOX療法[※6]がある |
| 放射線療法 | ● 直腸がんに対する局所療法として手術療法に併用する補助放射線療法があり、海外で普及している<br>● 切除不能もしくは再発大腸がんの症状緩和や延命を目的とした緩和的放射線療法がある |

※1：『大腸癌治療ガイドライン』[1]において、腹腔鏡下手術は、結腸がんおよびRSがんに対するリンパ郭清度D2以下の切除に適しており、直腸がんに対する腹腔鏡下手術の有効性と安全性は十分に確立されていないとされている。
※2：従来の抗がん薬は、がん細胞のDNAの合成を阻害することなどにより、がん細胞を死滅させる薬剤である。大腸がんに対するおもな薬剤として、**フルオロウラシル、イリノテカン、オキサリプラチン、カペシタビン**がある。
※3：分子標的治療薬は、がん細胞の増殖・浸潤・転移に関連する分子を標的として、がんの増殖や進展過程を阻害する薬剤である。大腸がんに対するおもな薬剤として、**ベバシズマブ、パニツムマブ、セツキシマブ**がある。
※4：がん治療で、投与する薬剤の種類や量、期間、手順などを時系列で示した計画書。
※5：FOLFIRI療法は、**フルオロウラシル、ロイコボリン、イリノテカン**を同時併用する治療である。
※6：FOLFOX療法は、**フルオロウラシル、ロイコボリン、オキサリプラチン**を同時併用する治療である。

## 大腸がんに用いられるおもな術式

がん：● 切除範囲：■

| 術式 | 特徴 | おもな術式の模式図 |
|---|---|---|
| ● 回盲部切除術<br>● 結腸部分切除術<br>● 結腸右半切除術<br>● 結腸左半切除術<br>● S状結腸切除術 | ● 腸管切除距離は、腫瘍と支配動脈の位置関係によって考慮され、腫瘍から10cm以上切除し、両端を吻合する<br>● 吻合部の安静を図る場合や縫合不全の可能性が高い場合には、一時的に人工肛門（ストーマ。消化管を人為的に体外に誘導して造設した開放孔）を造設することがある | 回盲部切除術／結腸右半切除術（右結腸動脈、回腸、回結腸動脈）／結腸左半切除術／S状結腸切除術（回腸） |
| ● 高位前方切除術<br>● 低位前方切除術<br>● 超低位前方切除術 | ● 直腸S状部がんと直腸がんに対する術式<br>● 高位は、吻合部が腹膜反転部より上方の場合、低位は吻合部が腹膜反転部より下方の場合を指す<br>● 腹側（前方）からアプローチすることから前方切除術と呼ばれる<br>● 肛門括約筋を温存する直腸切除術<br>● 吻合部の安静を図る場合や縫合不全の可能性が高い場合には、一時的に人工肛門を造設することがある | 前方切除術 |
| ● 腹会陰式直腸切断術（マイルズ（Miles）手術） | ● 直腸がんの切除によって肛門側断端が肛門にかかる場合、肛門括約筋機能が温存できない場合に実施する<br>● 直腸とともに肛門・肛門括約筋も含めて摘出するので、吻合部がなく、「切断術」という<br>● 下部結腸で永久人工肛門が造設される<br>● 術式の改良で、肛門を温存できる術式が増加している | 腹会陰式直腸切断術（左結腸動脈、下腸間膜動脈、断端に人工肛門造設） |

（次頁へ続く）

[*10]【EMR】endoscopic mucosal resection：内視鏡的粘膜切除術　[*11]【ESD】endoscopic submucosal dissection：内視鏡的粘膜下層剥離術

がん：✱　切除範囲：■

| 術式 | 特徴 | おもな術式の模式図 |
|---|---|---|
| ●ハルトマン（Hartmann）手術 | ●穿孔している場合や高齢者など吻合が困難な場合に実施する<br>●口側断端を永久人工肛門とし、自然肛門は残存するが、肛門側断端を閉鎖する | ハルトマン手術<br>人工肛門／閉鎖／残存直腸 |
| ●骨盤内臓器全摘術 | ●直腸がんの局所進行例で実施する<br>●骨盤内臓器を一括して摘出する<br>●下行結腸で永久人工肛門の造設、尿路変更術（尿管皮膚瘻造設や回腸導管造設）を併施する | |

## 大腸がん術後のおもな合併症

| 術後出血 | ●腸管のつなぎ目からの出血である**吻合部出血**と、切離した動静脈や組織から出血する**腹腔内出血**がある |
|---|---|
| 術後イレウス | ●術直後の**麻痺性イレウス**のほかに、**腸管吻合部の浮腫**による通過障害や**腹腔内癒着**による腸管の屈曲などにより起こる |
| 縫合不全 | ●低栄養や吻合部への酸素供給の低下などの**全身的要因**と、吻合部の緊張などの**局所的要因**によって起こる |
| 感染症 | ●低栄養や糖尿病などの術前の患者の状況、手術特性、環境などの要因によって起こる<br>●特に、腹会陰式直腸切断術の場合、会陰部の皮下に死腔ができるため、感染が起こりやすい |

| 深部静脈血栓症、肺塞栓症 | ●長時間手術や手術体位（載石位）、術後の長期臥床、腹腔鏡下手術時の気腹による腹腔内圧の上昇などにより、下肢静脈還流が障害されることにより起こる |
|---|---|
| 排尿障害 | ●尿意の感じにくさや残尿感など骨盤神経叢の損傷により起こる |
| 性機能障害 | ●男性の場合、下腹神経などの損傷により、勃起障害や射精障害が起こる<br>●女性の場合、会陰部痛、粘液分泌低下などが起こる |
| リンパ浮腫 | ●骨盤内のリンパ節郭清を実施することで、リンパ液の流れに障害をきたし、リンパ浮腫を起こすことがある<br>●術後、数年以上経過してから発症する場合もある |

## 看護ケア

●手術の必要性を医師に提示されるところから術前は始まり、手術に向けてさまざまな検査や処置・看護が実施される。以下に、一般的な大腸がんの術前から手術入室までの流れを示す。

### 術前の経過と看護ケア

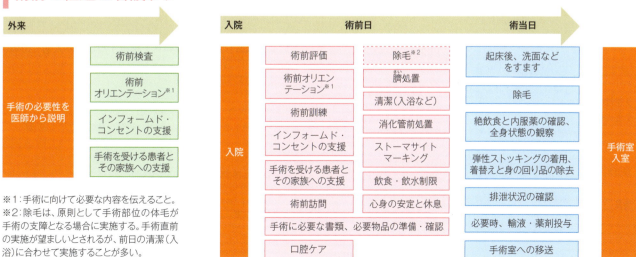

※1：手術に向けて必要な内容を伝えること。
※2：除毛は、原則として手術部位の体毛が手術の支障となる場合に実施する。手術直前の実施が望ましいとされるが、前日の清潔（入浴）に合わせて実施することが多い。

## 消化管ストーマの種類と分類

| 分類 | ストーマの種類 | 特徴 |
|---|---|---|
| 造設部位による分類 | 結腸ストーマ (colostomy) | ● 排泄される便は、造設部位によって性状が変化するが、肛門から排泄されるものとほぼ同じ |
| | 回腸ストーマ (ileostomy) | ● 排泄される便は水分を多く含み量が多い |
| 開口部の数による分類 | 単孔式ストーマ | ● 腸管の断端を単独に腹壁に開口させる |
| | 双孔式ストーマ | ● 口側、肛門側の両断端を腹壁に開口させる |
| 保有期間による分類 | 永久的ストーマ | ● 生涯、人工肛門が便排泄口になる |
| | 一時的ストーマ | ● 将来的には閉鎖される可能性がある |

皮膚・排泄ケア認定看護師の専門内容の1つに人工肛門ケアがあります

### 造設部位による分類の模式図

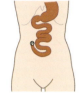 回腸ストーマ
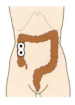 上行結腸ストーマ
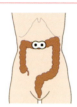 横行結腸ストーマ
 下行結腸・S状結腸ストーマ

### 開口部の数による分類の模式図

 単孔式ストーマ
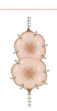 双孔式ストーマ

## 人工肛門造設後の合併症

| 分類 | 手術に関係する合併症 | | 人工肛門のケアに関係する合併症 |
|---|---|---|---|
| | 早期合併症（術後1か月以内） | 晩期合併症（術後1か月以降） | |
| 合併症 | ● 人工肛門の浮腫<br>● 血流障害による壊死<br>● 人工肛門の陥没・脱落<br>● 人工肛門周囲皮膚炎、感染<br>● 粘膜皮膚接合部の離開 | ● 人工肛門狭窄<br>● 人工肛門傍ヘルニア<br>● 人工肛門脱出<br>● 縫合糸肉芽腫 | ● 排泄物による皮膚障害<br>● 人工肛門装具による皮膚障害<br>● 感染による皮膚障害<br>● 不適切なスキンケアによる皮膚障害 |

## 人工肛門の観察項目

| 項目 | | 内容 |
|---|---|---|
| 人工肛門と周囲の皮膚 | 人工肛門の状態 | 色調、形、大きさ、高さ、状態 |
| | 人工肛門と周囲の皮膚の状態 | 皮膚の状態（発赤、びらんなど）、疼痛、瘙痒感など |
| | 周囲の腹壁の状態 | しわ、くぼみ、硬さ、瘢痕、創部との位置関係など |
| 排泄物 | | 性状、量 |
| 装具 | 保護剤／材の状態 | 汚れ具合、溶け具合 |

## 人工肛門に対する術前オリエンテーション

● 患者の準備状態・ペースに合わせて指導することが大切である。

①人工肛門とは何か（解剖生理から）
②術後の人工肛門には、ケアが必要であること
③人工肛門造設術の一般的な術後経過
④日常生活に関すること（食事、入浴、職業、趣味などへの影響）
⑤ストーマサイトマーキングの説明
⑥必要に応じてオストミービジター※や患者会の紹介
⑦排尿障害、性機能障害についての説明

※人工肛門造設術を受ける患者の不安や疑問を解消するために人工肛門保有者が患者を訪問する制度。日本オストミー協会が実施している。

## 人工肛門のセルフケアの実際

【必要物品】
人工肛門の装具(ストーマ袋、面板、皮膚保護剤／材※1 など)、石けん(弱酸性)、微温湯、洗面器、清拭用布(ガーゼなど)、ゴミ袋

人工肛門の装具※2

| 二品系 | 単品系 |
|---|---|
| リングをはめ合わせて装着 | |

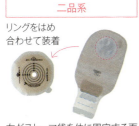
左がストーマ袋を体に固定する面板、右が人工肛門につけて排泄物を回収するストーマ袋

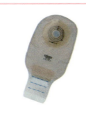
(写真提供:アルケア株式会社)

① 人工肛門の装具の除去
- 面板は、愛護的に皮膚を押し下げながら除去していく。粘着が強い場合には、剥離剤を使用する。剥がした後は、面板を観察する(p.138「人工肛門の観察項目」参照)

② 人工肛門周囲の清潔
- 人工肛門の周囲は、微温湯と石けんを用いて、愛護的にきれいにする。円を描くように、人工肛門の外側から中心部分に向かって清拭をする。乾いたガーゼなどで拭き取り、自然乾燥をする

③ 人工肛門の装具の装着
- 腹部にしわができない体位(腹部を伸展)で行う。人工肛門のサイズに合わせて面板に穴を空ける。人工肛門の中心と面板の中心を合わせて装着する。装着後はしばらく押さえて面板と皮膚を密着させる。確実に装着できたか確認をする。確実に装着できていなければ排泄物が漏れてしまう

※1:排泄物の皮膚接触を防ぎ、皮膚を生理的状態に保つ作用がある粘着剤／材。面板は、皮膚保護剤／材でできている。
※2:人工肛門装具にはストーマ袋と面板が別々になっている二品系と、ストーマ袋と面板が一体となっている単品系がある。

## ストーマサイトマーキング

- セルフケアしやすい人工肛門をつくることを目的として、術前に人工肛門の位置を決めておく。
- 緊急手術であっても、可能な限り術前にマーキングを実施する。

### マーキング前の準備
① 患者が人工肛門の造設を告知されている
② 患者が人工肛門の造設に同意している
③ 患者がマーキングを行うことに同意している
④ 患者がマーキングによって術後のQOL※12を上げることを理解している

### クリーブランドクリニック®の5原則
① 臍より低い位置
② 腹直筋を貫く位置
③ 腹部脂肪層の頂点
④ 皮膚のしわ、くぼみ、瘢痕、上前腸骨棘の近くを避けた位置
⑤ 本人が見ることができ、セルフケアしやすい位置

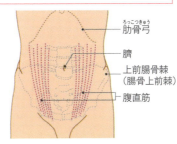

腹壁の解剖

肋骨弓／臍／上前腸骨棘(腸骨上前棘)／腹直筋

術前に人工肛門の位置を決定し、マーキングする。腹直筋を貫く位置に人工肛門を造設することが理想である

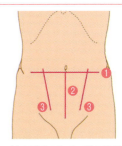

マーキングの基本線

3つの線を引くことで、どの位置にマーキングしたか記録しやすい
❶臍の下部 ❷正中線 ❸腹直筋外縁

このほか、周囲に人工肛門装具の面板を貼る平面を確保できること、ベルトや下着のゴムと重ならない位置、体型や職業・趣味など患者個別条件を考慮した位置が望ましい。

※米国クリーブランドクリニックで教育・実施されているマーキングの基準

## 灌注(洗腸)排便法

- 灌注排便法は、人工肛門から微温湯などを注入し、結腸を刺激して強制的に排便させる方法である
- 排便の時間や間隔がコントロールできる利点がある一方、1時間程度の時間を要することや手技が複雑であることなどに加え、すべての人工肛門保有者が対象となるわけではない
- 自然排便法の習得ができていることが必要であり、灌注排便法ができない状況になれば自然排便法に切り替える
- 該当する対象者には、排便方法の選択肢として紹介することも必要である

＊12【QOL】quality of life:生活の質、生命の質

# がん治療後の続発性リンパ浮腫の看護ケア

## リンパ浮腫とは

- リンパ浮腫とは、毛細血管から漏出して生成された組織間液を排除するために機能している、リンパ管系の異常により発症する浮腫のことである。さまざまな疾患、外傷や治療の後遺症として生じるリンパ浮腫を、続発性リンパ浮腫といい、特に、がん治療（所属リンパ節郭清や放射線治療など）後のリンパ浮腫は、リンパ浮腫患者全体の80％以上を占める。
- 大腸がん（特に、直腸がん、肛門がん）の手術では、腫瘍の切除に伴い骨盤内の所属リンパ節の郭清を行うため、リンパ液の流れに障害をきたしリンパ浮腫を起こす場合がある。
- 続発性リンパ浮腫を起こしやすい疾患には、大腸がんと同じく骨盤内のリンパ節が影響する婦人科がん（子宮がん・卵巣がん）、泌尿器系のがん、腋窩リンパ節が影響する乳がんなどがあり、婦人科がん・乳がんでは、他の疾患に比べて起こりやすい。
- リンパ浮腫の症状には、むくみ、重だるさ、疲労感、皮膚の乾燥、関節可動域の制限などがある。
- リンパ浮腫の合併症には、蜂窩織炎、リンパ小胞、リンパ漏などがある。
- 一定の条件を満たした対象（大腸がんは適用外）に対し、決められたリンパ浮腫の重症化などを抑制するための指導を実施した場合、入院中およびその後の外来通院中の各1回に限り「リンパ浮腫指導管理料」を算定することができる。

国際リンパ学会によるリンパ浮腫の重症度分類[2]

| Stage | 症状 |
|---|---|
| Stage 0 | ●臨床的に症状はないが、リンパ管シンチグラフィなどの検査でリンパ管系の異常（リンパ循環不全）が確認できる（潜在期） |
| Stage Ⅰ | ●比較的タンパク成分が多い組織間液の貯留があり、圧迫痕ができるやわらかい浮腫<br>●患肢を挙上することで、むくみが軽減する |
| Stage Ⅱ | ●患肢の挙上だけでは組織の腫脹が改善しなくなり、圧迫痕がはっきりする<br>●晩期では、脂肪蓄積や線維化が進み、圧迫痕がみられなくなる |
| Stage Ⅲ | ●高度の脂肪蓄積、線維硬化が進むため、圧迫痕がみられない<br>●リンパうっ滞性象皮症や表皮肥厚、脂肪沈着、リンパのう胞、リンパ漏などが認められる |

## リンパ浮腫の保存的治療

- リンパ浮腫の保存的治療は複合的理学療法（CPT[*13]）と呼ばれ、下記①～④を行うことでリンパ浮腫の状態の改善を図る。

| ①スキンケア | ●リンパ浮腫のある皮膚は、非常に薄く、乾燥などを起こしやすいため、十分な保湿と清潔を保つことが大切である |
|---|---|
| ②徒手リンパドレナージ（MLD[*14]） | ●MLDは、患肢に貯留している過剰な組織間液・リンパ液を徒手により皮膚表面をゆっくりずらしながら、適切な方向に誘導する手技である<br>●MLDの効果は、組織間液の流れが改善することによるリンパ液の生成促進、リンパ管の自動運動能の活性化、リンパ管の輸送能力の増加、組織間液・リンパ液の流れの改善、肥厚した皮下組織の線維化の改善である<br>●MLDの禁忌には、感染症による急性炎症、心性浮腫（心不全）、下肢静脈の急性疾患、悪性腫瘍による浮腫があるため、注意が必要である<br>●MLDは、必要に応じて患者に指導し、セルフリンパドレナージとして自己管理してもらう |
| ③MLD後の圧迫療法 | ●圧迫療法は、弾性着衣や弾性包帯を用いて圧迫し、MLDによって改善した良好な状態を保ち、再貯留を防ぐ |
| ④圧迫療法下の運動 | ●筋ポンプ作用（骨格筋の収縮と弛緩により付近の静脈やリンパ管を断続的に圧迫する）により、リンパ系のより活発な自動運動能を促す |

*13【CPT】complex physical therapy　　*14【MLD】manual lymph drainage

# 徒手リンパドレナージ（MLD）の実際

- MLD開始時には、肩回し、鎖骨上をさする、腹式呼吸を行い、リンパ液の流れを良くするための準備を行う。
- **下図**の番号❶〜❻の順に、矢印の方向にドレナージ（皮膚表面をゆっくりずらしながら流していく）を行う。❻までいったら、❻〜❶の順に、❶まで戻る。

下肢リンパ浮腫の場合（疾患例：大腸がん、婦人科領域のがんなど）

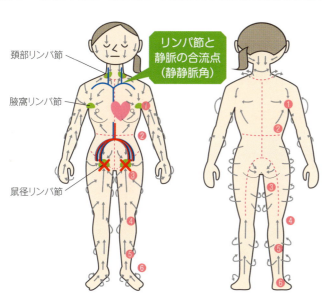

● リンパ液は左右の頚部、腋窩、鼠径の6か所のリンパ節に、それぞれの区分け部位から集まる

上肢リンパ浮腫の場合（疾患例：乳がん）

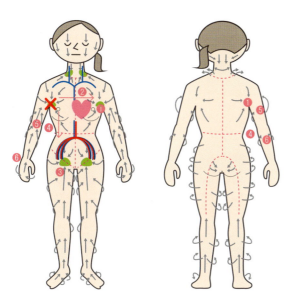

● リンパ液は左右の頚部、腋窩、鼠径の6か所のリンパ節に、それぞれの区分け部位から集まる

## 術後イレウスの予防とセルフケア

●開腹手術を受けた患者は、術後経過時間にかかわらずイレウスのリスク状態にある。特に大腸がん術後では、自律神経の連携がなくなることにより、下痢や便秘を生じやすくなる。

●排ガス・排便、悪心・嘔吐、腹部膨満感、腹痛といった症状に注意し、食事内容・量をセルフモニタリングし、症状に応じて、食事内容や食事量、食べ方を調節するなどの工夫により、術後イレウスを予防する。

### 術後イレウス予防のポイント

#### 1. 栄養バランスの取れた食事を、規則正しい時間に摂取
- 大腸の機能が回復すれば、基本的に食事を制限する必要はないため、栄養のバランスを考えた食事摂取を心がける
- 過食や早食い、不十分な咀嚼は通過障害の原因となるため注意する

#### 2. 排便状況に合わせて食事を工夫
【下痢の場合】
- 腸蠕動の亢進が助長されないように刺激物(冷たい食事や飲み物、アルコール・コーヒー・炭酸飲料、香辛料など)を避ける
- 脂肪の少ない食品を選択し、良質で吸収のよいタンパク質(卵、豆腐、白身魚、ささみなど)を摂取する

【便秘の場合】
- 水溶性の食物繊維(海藻類や果物など)を含む食品の摂取と水分摂取を勧める。ただし、水溶性の食物繊維であっても取りすぎや不十分な咀嚼が術後イレウスの原因となることがあるため、注意が必要

#### 3. 適度な運動、規則的な排便習慣などを取り入れた規則正しい生活リズムを調整
- 運動は腸蠕動の働きを助けるため、適度な運動を行うように勧める
- ストレスをためず、睡眠や休息をきちんととった生活を心がけるようにする

#### 4. 症状のセルフモニタリング
- 排ガス・排便がなく、腹部膨満感が持続する場合には、絶食として、スポーツドリンクなどで水分・電解質を補給し、脱水に注意しながら経過をみる
- 排ガス・排便・腹部膨満感が長時間持続する、嘔吐を伴う激しい腹痛などの症状があれば、すぐに医療機関に受診する

〈文献〉
1. 大腸癌研究会編:大腸癌治療ガイドライン医師用〈2014年版〉. 金原出版, 東京, 2014.
2. International Society of Lymphology. The diagnosis and treatment of peripheral lymphedema: 2013 consensus document of the International Society of Lymphology. Lymphoology 2013；46：1-11.
3. 松田明子, 永田博司, 宮島伸宜, 他：系統看護学講座 専門分野Ⅱ 成人看護学⑤ 消化器 第14版. 医学書院, 東京, 2015.
4. 佐藤千史, 井上智子編：人体の構造と機能からみた消化器疾患病態生理ビジュアルマップ2. 医学書院, 東京, 2010.
5. 大腸癌研究会編：大腸癌取扱い規約 第8版. 金原出版, 東京, 2013.
6. 医療情報科学研究所編：病気がみえる Vol.1 消化器 第4版. メディックメディア, 東京, 2010.
7. 松原康美編著：ナーシング・プロフェッション・シリーズ ストーマケアの実践. 医歯薬出版, 東京, 2007.
8. 加藤治文監修：標準外科学第13版. 医学書院, 東京, 2013.
9. 雄西智恵美, 秋元典子編：成人看護学 周手術期看護論 第3版. ヌーヴェルヒロカワ, 東京, 2014.
10. 阿部俊子監修：エビデンスに基づく疾患別看護ケア関連図. 中央法規出版, 東京, 2004.
11. 大西和子監修：事例で学ぶ看護過程 PART1. 学研メディカル秀潤社, 東京, 2006.
12. T.ヘザー・ハードマン編, 日本看護診断学会監訳, 上鶴重美訳：NANDA-Ⅰ看護診断定義と分類 2015-2017 原著第10版. 医学書院, 東京, 2015.
13. 堺章：新訂 目でみるからだのメカニズム. 医学書院, 東京, 2000.
14. 鎌倉やよい, 深田順子：周術期の臨床判断を磨く手術 侵襲と生体反応から導く看護. 医学書院, 東京, 2008.
15. 楠正人編：消化器ナースのための外科・内視鏡 治療と検査. 消化器外科ナーシング 2010；秋季増刊号：191.
16. 土岐祐一郎編：一問一答ではやわかり！術後ケアに生かせる解剖生理. 消化器外科ナーシング 2012；17(4)：315-375.
17. 渡邉聡明, 野澤慶次郎：イラストたっぷり7日間でわかる！大腸がんの治療とケア完全マスター. 消化器外科ナーシング 2010；15(11)：5-71.
18. 井上智子編：パーフェクト臨床実習ガイド-ライフステージに沿った看護技術と看護の展開―成人看護実習ガイドⅠ急性期・周手術期. 照林社, 東京, 2006.
19. 落合慈之監修：消化器疾患ビジュアルブック. 学研メディカル秀潤社, 東京, 2009.
20. 野口美和子監修：事例で学ぶ 成人看護学2 消化・吸収機能障害をもつ成人の看護／栄養代謝機能障害をもつ成人の看護. メヂカルフレンド社, 東京, 2004.
21. 福島雅典, 大野竜三監修：がん患者の心身をサポートする「化学療法」のケア―最新の化学療法, 抗がん薬の副作用対策, 患者への精神的サポート. 医学芸術社, 東京, 2002.
22. 武藤徹一郎監修, 杉原健一, 島田安博編：ガイドラインサポートハンドブック 大腸癌 改訂版. 医薬ジャーナル社, 大阪, 2008.
23. 秋吉高志, 岡田祥子：4.大腸がん. プロフェッショナルがんナーシング 2013；3(1)：22-27.
24. リンパ浮腫診療実践ガイド編集委員会：リンパ浮腫診療実践ガイド. 医学書院, 東京, 2011.
25. 酒井裕美, 武石優子：患者指導にそのまま使えるリンパ浮腫の理解と看護. プロフェッショナルがんナーシング 2011；1(6)：4-19, 30-17.
26. 廣田彰男監修：看護師・理学療法士のためのリンパ浮腫の手技とケア. 学研メディカル秀潤社, 東京, 2012.
27. 加藤健志, 加藤理香：「なぜ？」からわかる 臓器・術式・治療法別食事指導のポイント 大腸切除術. 消化器外科 ナーシング 2009；14(6)：556-563.

# クローン病

くろーんびょう

●執筆＝髙岡寿江　●医学監修＝山村義治

**ミニマム・エッセンス**

クローン病とは、非連続性に分布する消化管の慢性炎症性疾患である。

特定疾患治療研究事業の対象疾患であり、有病率はここ15年で4倍に増加している。

男女比は約2：1で、若年者に好発する。

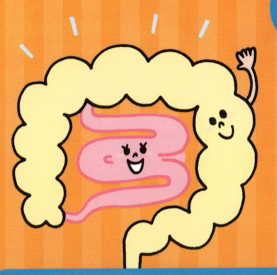

## 解剖生理・病態・検査・治療・看護ケアがわかるマップ

**解剖生理**
小腸、大腸

↓

**病態**
原因不明
（遺伝、食生活、喫煙、薬剤などが関連）
↓
腸粘膜の免疫系調節機構が障害
↓
全層性肉芽腫性炎症や瘻孔を形成

↓

**クローン病**

**分類**
- **病変部位による分類**
  ●小腸型、大腸型、小腸・大腸型
- **疾患パターンによる分類**
  ●炎症、瘻孔形成、狭窄
- **活動性による分類**
  ●寛解期、活動期

**検査**
- ●内視鏡検査
- ●消化管造影（X線）検査
- ●生検（下部・上部消化管）
- ●MRI、CT、腹部超音波検査
- ●血液検査

**症状**
- ●腹痛・圧痛
- ●下痢
- ●発熱
- ●体重減少
- ●全身倦怠感
- ●肛門部病変
- ●関節痛
- ●アフタ性口内炎

**治療**
- ●栄養療法
- ●薬物療法
- ●（狭窄・瘻孔に対して）外科的治療

**看護ケア**
- ●食事療法
- ●社会生活への援助
- ●消化器症状（下痢・腹痛）のケア

# 病態理解につながる！
# 解剖生理

## 小腸の構造

- 小腸は、全長6～7mの幽門から回盲弁までの管で、十二指腸、空腸、回腸からなる。
- 十二指腸は、胃の幽門に続き、球部、下行部、水平部、上行部に分かれ、膵頭部を囲むようにC字形をしている長さ25cm前後の腸管である。腸間膜はない。十二指腸には総胆管と膵管が開口し、オッディ括約筋が取り囲むファーター乳頭がある。膵液と胆汁はここから放出される。
- 空腸・回腸は、腸間膜を有し、移動性に富んだ管腔臓器である。始まりの十二指腸空腸曲では、トライツ靭帯によって横隔膜に固定され、回腸末端は盲腸に達する回盲部で腹膜後壁に固定されている。空腸と回腸の境界は明確ではないが、口側2/5が空腸、肛門側3/5が回腸とされている。
- 回腸は、盲腸と上行結腸の境界とされる回盲部に開口する（回盲口）。ここに回盲弁（バウヒン弁）という括約弁があり、盲腸から回腸への逆流を防止している。
- 小腸の粘膜には多数の輪状ひだ（ケルクリングひだ）があり、管腔側で絨毛・微絨毛が発達している。このように、凹凸をつけることで吸収面積を大きくしており、管腔側の表面積は約200m$^2$にも達する。
- 絨毛内の粘膜固有層には栄養吸収のため毛細血管・リンパ管が発達し、孤立リンパ小節が存在する。回腸ではリンパ小節が密集・集合し、パイエル板を形成する。

## 小腸の構造

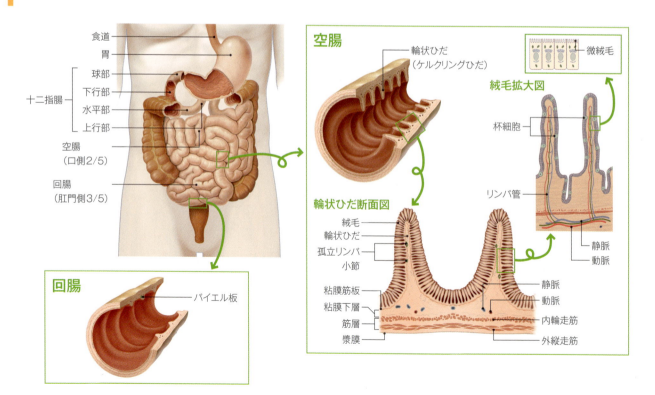

## 小腸の機能

- 十二指腸から送り込まれた食物は、空腸と回腸を移動する間に徐々に分解される。3大栄養素やビタミン、カルシウムなども小腸で吸収される。
- 食物中の水分と各消化液（唾液、胃液、膵液、胆汁など）を合わせると、消化管には**約8〜10L**の大量の水分が入る。そのうち**約90％が小腸で吸収**される。残りは上行結腸で吸収される。
- 孤立リンパ小節・パイエル板は、腸管内腔での局所免疫に重要な役割を担う。

### 各栄養素の吸収部位

| 部位 | 吸収物質（栄養素） |
|---|---|
| 十二指腸 | カルシウム(Ca)、マグネシウム(Mg)、鉄(Fe) |
| 空腸 | 糖質、水溶性ビタミン($B_1$、$B_2$、C、リボフラビン、葉酸など) |
| 空腸〜回腸 | タンパク質、脂質、脂溶性ビタミン(A、D) |
| 回腸末端 | ビタミン $B_{12}$、水・電解質、胆汁酸 |

### 3大栄養素（糖質・タンパク質・脂質）の消化・吸収の流れ

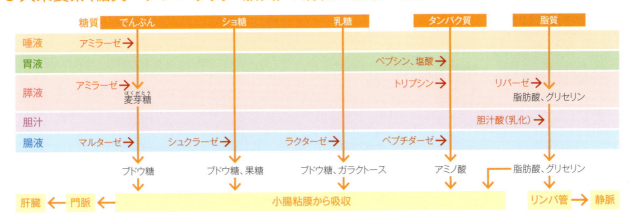

## 大腸の構造と機能

- 大腸は小腸より太く、短い、全長約1.6mの管で、**盲腸**、**結腸**（上行結腸・横行結腸・下行結腸・S状結腸）、**直腸**、**肛門管**（直腸の下端部約3cm）からなる。
- 大腸壁では筋層が発達し、**外縦走筋**が3本の束になり、**結腸ひも**（間膜ひも、自由ひも、大網ひも）を形成する。この結腸ひもにより結腸の外壁が短縮され、粘膜面に横行する**半月ひだ**、漿膜面に**ハウストラ**（結腸膨起）を生じる。
- 大腸の粘膜固有層には比較的多くの好酸球が存在し、大きな孤立リンパ小節が多くある。回盲部を中心とした粘膜固有層にはパイエル板が多くみられる。
- 結腸は、小腸より液状となって送られてきた内容物のうち、**水分を吸収**して濃縮し、糞便として直腸に送る役割を果たす。
- 大腸粘膜から分泌される腸液は、**粘液**に富み、**粘膜の保護**と腸内容物の肛門側への円滑な**移送を助ける**役割を果たしている。
- 直腸・肛門管は**糞便の貯留と排泄**を行う。

### 大腸の構造

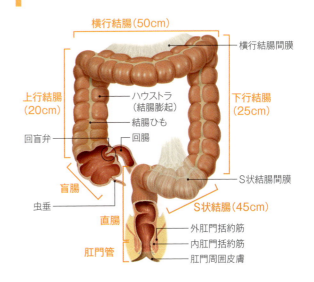

# アセスメントに活かせる！
# 疾患と看護の基礎知識

## 疫学

- クローン病は**特定疾患治療研究事業**の対象疾患の1つであり、クローン病による医療受給者は3万8,271人（2013年度）で年々増加している。

### クローン病の疫学

| | |
|---|---|
| 好発年齢、男女比 | ● 10歳代後半～30歳代前半の**若年者に好発**する<br>● 男女比は**2：1**である |
| 有病率 | ● 日本のクローン病の有病率はここ15年間で**4倍**に増加した<br>● **生活習慣の欧米化**（特に米飯中心の生活から肉、乳製品などの脂質量の増加）や、クローン病の診断能力の向上によると考えられている |
| 予後 | ● クローン病は患者の生命予後に大きな影響を与える疾患ではない<br>● クローン病患者の死亡因子としては、感染症、敗血症、小腸がん、呼吸器疾患など、IBD[*1]以外の疾患が挙げられている |

女性よりも男性に多く、若年者に好発します

## 病態生理

- **潰瘍性大腸炎**とともに、再燃と寛解を繰り返す**難治性の腸疾患（IBD）**として代表的な疾患である。
- クローン病は、**非連続性**に分布する**全層性肉芽腫性炎症**や**瘻孔**[*2]を特徴とする消化管の**慢性炎症性疾患**である。
- 口腔から肛門まで消化管のどの部位にも病変を生じる可能性がある。そのなかでも、**小腸・大腸**（特に**回盲部**）、**肛門周囲**に好発する。
- 関節、皮膚、眼など消化管以外にもさまざまな合併症をきたす。
- クローン病の原因は明らかにされていないが、**右表**のような遺伝的素因を有する個体にさまざまな環境因子が関与して、腸粘膜の免疫系の調節機構が障害されて炎症が生じると考えられている。

### クローン病の発症や増悪に関連する因子

| | | |
|---|---|---|
| 遺伝的素因 | | ● 単一の遺伝的素因ではないが、何らかの遺伝的素因が関与していることが考えられる<br>● 血縁者内での罹患率が高いことが知られている |
| 環境因子 | 食事 | ● 海外では糖質（特に砂糖）の高摂取率との関連、そして日本の研究でも脂肪と砂糖を多く含むファストフードとの関連を認めている<br>● しかし、クローン病のリスク因子と断定できる食事内容は判明していない |
| | 喫煙 | |
| | 薬剤 | ● 非ステロイド性抗炎症薬（NSAID[*3]）、経口避妊薬など |
| | 不規則な生活 | |
| | 精神的ストレス | |

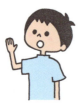

クローン病と潰瘍性大腸炎の違いは p.149 をみよう

*1【IBD】inflammatory bowel diseases：炎症性腸疾患
*2【瘻孔】炎症などによって管腔臓器から隣接部へ生じた管状の孔（穴）
*3【NSAID】non-steroidal antiinflammatory drug

## 症状・合併症

- **腹痛・下痢**が最も多い。血便もみられるが、それほど大量出血ではない。**発熱・全身倦怠感**もみられる。
- 小腸型では腹痛、大腸型では血便・下痢が多い。
- 広範な小腸病変を伴うと、貧血・**体重減少**・栄養失調を呈する。
- 肛門周囲膿瘍・痔瘻*4、裂肛、潰瘍、肛門皮垂などの肛門部病変が先に発見されることも多い。
- クローン病の経過中、半数以上の患者で肛門部病変がみられ、瘻孔・膿瘍は約15%程度に出現する。
- 免疫システムの異常に起因するため、**関節痛**（関節炎）、**アフタ***5**性口内炎**などの腸管外合併症がみられることもある。

## クローン病の症状・合併症

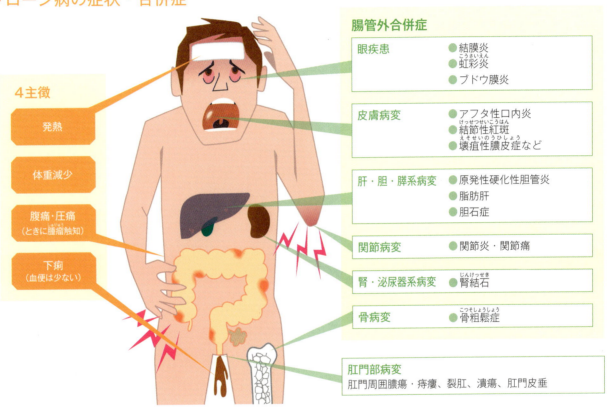

## 分類（病変部位・疾患パターン・活動性）

- 病変部位では、小腸・大腸（特に回盲部）、そして肛門周囲に多く、**小腸型**（病変が小腸のみに存在）、**大腸型**（病変が大腸のみに存在）、**小腸・大腸型**（病変が小腸と大腸に存在）に分類される。
- 疾患パターンでは、**炎症**、**瘻孔形成**、**狭窄**の3通りに分類する。
- 疾患の活動性では、**寛解期**、**活動期**に分類される。

### 活動性による分類

| | |
|---|---|
| 寛解期 | 症状が軽微または消失する |
| 活動期 | 種々の日常生活に支障をきたす |

*4【痔瘻】外瘻は腸と皮膚（腸−皮膚瘻）が交通する。内瘻は病変部の腸管と腸管（腸−腸瘻）、腸管と膀胱（腸−膀胱瘻）、直腸と腟（腸−腟瘻）などが交通する。
*5【アフタ】周囲が発赤した円型の小潰瘍またはびらん。

## 分類（活動度・重症度の評価）

- 活動度や重症度の評価は、IOIBD[*6] アセスメントスコアやクローン病活動指数（CDAI[*7]）により行うが、日本で共通に使えるクローン病の重症度分類はまだない。
- 一般臨床では、患者の自覚症状や臨床所見、検査所見などから総合的に評価している。

### IOIBD アセスメントスコア

- 各1項目のスコアを1点とする
- 寛解期：スコアが1または0で、赤沈[*8]値、CRP[*9]が正常化した状態
- 活動期：スコアが2点以上で、赤沈値、CRPが異常な状態

| 1 | 腹痛 | 6 | 腹部腫瘤 |
|---|---|---|---|
| 2 | 1日6回以上の下痢あるいは粘血便 | 7 | 体重減少 |
| 3 | 肛門部病変 | 8 | 38℃以上の発熱 |
| 4 | 瘻孔 | 9 | 腹部圧痛 |
| 5 | その他の合併症 | 10 | 10g/dL 以下のHb[*10] |

### クローン病活動指数（CDAI）

| N1 | 過去1週間の軟便または下痢の回数 | N5 | 下痢に対してロペミン®またはオピアト（アヘン剤）の服薬<br>0＝なし、1＝あり |
|---|---|---|---|
| N2 | 過去1週間の腹痛（下記スコアで腹痛の状態を毎日評価し7日間を合計）<br>0＝なし、1＝軽度、2＝中等度、3＝高度 | N6 | 腹部腫瘤<br>0＝なし、2＝疑い、5＝確実にあり |
| N3 | 過去1週間の主観的な一般状態（下記スコアで一般状態を毎日評価し7日間を合計）<br>0＝良好、1＝軽度不良、2＝不良、3＝重症、4＝激症 | N7 | ヘマトクリット（Ht[*11]）<br>男（47－Ht）、女（42－Ht） |
| N4 | 患者が現在もっている下記項目の数<br>①関節炎／関節痛<br>②虹彩炎／ブドウ膜炎<br>③結節性紅斑／壊疽性膿皮症／アフタ性口内炎<br>④裂肛、痔瘻または肛門周囲膿瘍<br>⑤その他の瘻孔<br>⑥過去1週間 37.8℃以上の発熱 | N8 | 体重：標準体重<br>100×（1－体重／標準体重） |

CDAI＝（N1×2）＋（N2×5）＋（N3×7）＋（N4×20）＋（N5×30）＋（N6×10）＋（N7×6）＋（N8×1）

- 150未満：寛解
- 150-220：軽症
- 220-300：中等症
- 300-450：重症
- 450以上：激症

## 検査・診断

- クローン病では、口腔から肛門まで全消化管が検査の対象となる。
- 大腸は**注腸X線検査**、**下部内視鏡検査＋生検**、小腸は**二重造影法**、上部消化管は**内視鏡検査＋生検**を施行する。
- 鑑別すべき疾患は、潰瘍性大腸炎、腸結核症、虚血性腸炎、放射性腸炎などがある。

### クローン病の診断に必要な検査

| 内視鏡検査<br>下部・上部消化管 | ●**非連続性病変**（飛び石状病変：skip lesion）、**敷石像**[*12]、**縦走潰瘍**、**アフタ**、不整形潰瘍、竹の節状外観（胃）がみられる |
|---|---|
| 消化管造影検査<br>（X線検査）<br>注腸、小腸、上部消化管 | ●クローン病の主要所見である縦走潰瘍や敷石像の全体像を把握するのに有用<br>●内視鏡ではわかりにくい狭窄・瘻孔の診断に有用 |
| 生検<br>下部・上部消化管 | ●**非乾酪性類上皮細胞肉芽腫**の形成、腸管壁の全層性の炎症がみられる |
| MRI[*13]、CT[*14]、腹部超音波検査 | ●非侵襲的な検査で、腸管壁肥厚、膿瘍、痔瘻などの評価に有用 |
| 血液検査 | ●**炎症反応**：赤沈亢進、CRP上昇、WBC[*15]増加、PLT[*16]増加など<br>●**低栄養状態**：血清総タンパク・アルブミン低下、血清総コレステロール低下など<br>●**鉄欠乏性貧血**：RBC[*17]低下、Hb低下、血清鉄低下<br>●感染性腸炎の除外：特異菌陰性、虫卵陰性、エルシニア抗体陰性、アメーバ赤痢抗体価陰性など |

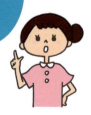

非乾酪性類上皮細胞肉芽腫の乾酪性とは、チーズのように不透明で、もろくて砕けやすいという意味だよ

[*6]【IOIBD】International Organization for the Study of Inflammatory Bowel Disease
[*8]【赤沈】赤血球沈降速度。ESR (erythrocyte sedimentation rate)、血沈ともいう
[*7]【CDAI】Crohn's disease activity index
[*9]【CRP】C reactive protein：C反応性タンパク

## クローン病と潰瘍性大腸炎の鑑別

### クローン病と潰瘍性大腸炎の比較

|  |  | クローン病 | 潰瘍性大腸炎 |
|---|---|---|---|
| 臨床所見 | 年齢 | ● 若年 | ● 若年 |
|  | 発症 | ● 緩徐 | ● 急性 |
|  | 症状 | ● 発熱、腹痛、下痢、体重減少 | ● 発熱、腹痛、粘血便、体重減少 |
|  | 経過 | ● 再燃と寛解 | ● 再燃と寛解<br>● がん化（長期経過例） |
|  | 合併症 | ● 貧血、低タンパク血症 | ● 貧血、関節炎 |
| 肉眼的所見 | 分布 | ● 非連続性に存在<br>● 縦走潰瘍、敷石像、アフタ（小さな潰瘍。特に口腔内にできる） | ● 直腸から連続性に存在 |
|  | 瘻孔 | ● ときにあり | ● なし |
|  | 悪性変化 | ● まれ | ● あり |
|  | 肛門部 | ● 痔瘻 など | ● 急性裂肛 など |
| 組織学的所見 |  | ● 全層性炎症<br>● 非乾酪性類上皮細胞肉芽腫 | ● 粘膜層（粘膜下層まで）の炎症 |
| 治療 |  | ● 栄養療法<br>● 薬物療法 | ● 薬物療法<br>● 手術 |

松田明子, 永田博司, 宮島伸宜, 他著：系統看護学講座 専門分野Ⅱ 成人看護学⑤ 消化器 第14版. 医学書院, 東京, 2015：179. より引用

### クローン病と潰瘍性大腸炎の発症部位

● クローン病では**全消化管**に炎症所見がみられるが、潰瘍性大腸炎では**大腸のみ**である。
● クローン病では非連続性で病変がとびとびに現れるが、潰瘍性大腸炎では直腸から連続性に現れることが多い。

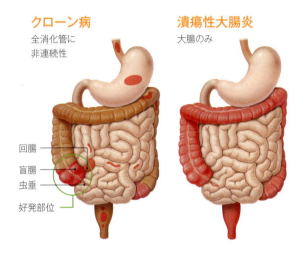

**クローン病** 全消化管に非連続性　**潰瘍性大腸炎** 大腸のみ

回腸／盲腸／虫垂／好発部位

## 治療

● 現在、根治療法はない。そのため、**寛解の導入・維持、長期予後の改善、患者のQOL** *18 を高めることが目標である。
● 基本的には、**栄養療法**と**薬物療法**を組み合わせて行う。狭窄や瘻孔がみられる場合は**外科的治療**を追加する。

### クローン病の治療

※保険適用外

| 軽症 | 中等症 | 重症 | 劇症 |
|---|---|---|---|
| ● 5-ASA製剤（SASPは大腸病変）<br>● 抗菌薬※（大腸病変）<br>● 経腸栄養剤（小腸病変） | | ● 経口ステロイド<br>● 経腸栄養剤 | ● 原則入院のうえ、全身管理<br>● 完全静脈栄養療法<br>● 経静脈ステロイド<br>● 外科的治療も考慮 |

**肛門部病変（痔瘻）**
● 腸管病変への治療
● 免疫調節薬
● 抗菌薬※
● 抗TNF-α抗体薬
● シートン法

**腸管狭窄例**
● ステロイド（炎症所見）
● 内視鏡的拡張術
● 外科手術

**寛解維持**
● 5-ASA製剤
● 経腸栄養剤
● 免疫調整薬
● 抗TNF-α抗体薬

**手術後の再発予防**
● 5-ASA製剤
● 免疫調整薬
● 抗TNF-α抗体薬
● 抗菌薬※

**難治例**
● 抗TNF-α抗体薬（ステロイド抵抗例）
● 免疫調整薬（ステロイド依存例）
● 外科的治療も考慮

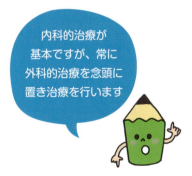

内科的治療が基本ですが、常に外科的治療を念頭に置き治療を行います

*10【Hb】hemoglobin：ヘモグロビン量
*11【Ht】hematocrit
*12【敷石像】丈の低い類円型の隆起の集合
*13【MRI】magnetic resonance imaging：磁気共鳴画像診断
*14【CT】computed tomography：コンピュータ断層撮影
*15【WBC】white blood cell (count)：白血球数
*16【PLT】platelet (count)：血小板数
*17【RBC】red blood cell (count)：赤血球数
*18【QOL】quality of life：生活の質、生命の質

# 栄養療法・薬物療法・外科的治療

- **栄養療法**：腸管の安静と食事由来のアレルギー性物質を除去する。
- **薬物療法**：栄養療法と併せて寛解の導入・維持の中心を担う。
- **外科的治療**：肛門病変や狭窄がみられる場合に行われる。

## 栄養療法

| | |
|---|---|
| 経腸栄養療法 | 成分栄養剤（エレンタール®）や消化態栄養剤（ツインライン®NF）を経口もしくは胃管を通して投与する |
| 経静脈栄養療法 | 高度な狭窄などがあり、経腸栄養が困難な場合や病状が重篤な場合に行う |

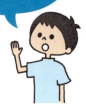

病気の活動性や症状が落ち着いてくれば、通常の食事が可能です

## 薬物療法

| 分類 | 一般名（おもな商品名） | 作用 | おもな副作用 |
|---|---|---|---|
| 5-アミノサリチル酸製剤（5-ASA製剤） | サラゾスルファピリジン（サラゾピリン®） | ●炎症性細胞の組織への浸潤を抑制<br>●大腸型に有効 | ●再生不良性貧血<br>●間質性肺炎 |
| | メサラジン（ペンタサ®） | ●炎症性細胞の組織への浸潤を抑制する<br>●小腸型・大腸型に有効 | |
| 抗菌薬 | メトロニダゾール（フラジール®） | ●嫌気性菌に対して作用 | ●末梢神経障害 |
| | 塩酸シプロフロキサシン（シプロキサン®） | ●抗菌力が強い<br>●溶菌作用もある | ●ショック<br>●アナフィラキシー様症状 |
| ステロイド | プレドニゾロン（プレドニン®など） | ●抗炎症作用、免疫抑制作用<br>●5-ASA製剤のみで寛解導入が難しい中等症、重症例に用いる | ●易感染性 |
| 免疫抑制剤 | アザチオプリン（イムラン®、アザニン®） | ●免疫抑制作用 | ●好中球減少症 |
| | メルカプトプリン水和物（ロイケリン®） | ●免疫抑制作用 | ●肝機能障害<br>●膵炎 |
| 抗TNF-α製剤 | インフリキシマブ（レミケード®） | ●活性化した白血球の細胞死の誘導<br>●難治性患者にも高い有効性を示す | ●敗血症<br>●肺炎<br>●結核 |

## 外科的治療

| | |
|---|---|
| 肛門病変 | ●肛門周囲膿瘍合併例では切開排膿が必要<br>●痔瘻の治療は内科的治療に限界があり、シートン法が有用である |
| 狭窄病変 | ●クローン病は全消化管に病変が及ぶ可能性があるため、根治的手術は不可能であり、おもに狭窄に対して行われる<br>●内視鏡的バルーン拡張術や外科的治療（狭窄形成術）が行われる |

## シートン法

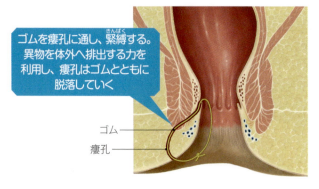

ゴムを瘻孔に通し、緊縛する。異物を体外へ排出する力を利用し、瘻孔はゴムとともに脱落していく

ゴム
瘻孔

＊19【NST】nutritional support team：栄養サポートチーム。医師、看護師、管理栄養士、薬剤師、言語聴覚士などの専門家が、それぞれの立場で協力し合い患者の栄養管理・支援を進めるチーム。

## 看護ケア

- 栄養療法が不可欠であり、栄養サポートチーム(NST[19])や管理栄養士と協力して教育する。
- 若年者に好発するため、患者は長年病気や治療と付き合っていかなければならない。そのため、**精神的なサポート**が必要である。
- 長期間の服薬が必要になってくるため、**服薬についてのアドヒアランス**を高く維持する必要がある。
- 妊娠・出産は、寛解期であれば可能である。無計画な妊娠は避けるように教育する。

### 病期に合わせた看護

| | 観察点 | 看護 |
|---|---|---|
| 活動期 | 下痢・腹痛など消化器症状による苦痛 | ・消化器症状、全身症状の観察(特に穿孔やイレウスの早期発見)<br>・瘻孔部の観察<br>・ステロイド、免疫抑制薬の副作用の観察 |
| | 発熱・全身倦怠感など全身症状による苦痛 | ・身体的・精神的安静の保持と日常生活の援助<br>・症状による苦痛(腹痛・下痢・肛門周囲膿瘍、瘻孔部周囲のスキントラブル、発熱、全身倦怠感)に対する援助<br>・絶食による苦痛に対する援助<br>・頻回な下痢による不眠への援助 |
| | 予後に対する不安 | ・不安の軽減・闘病意欲への支援 |
| 寛解期 | 治療に対する不安や苦痛 | ・消化器症状、全身症状の観察<br>・ステロイド、免疫抑制薬の副作用の観察<br>・感染予防 |
| | 将来の生活に対する不安 | ・ステロイド使用による心理的苦痛(イライラ、不眠、空腹感、ムーンフェイス[20]など)に対する援助<br>・不安の表出を図り、訴えを十分受け止める |
| | 自己管理上の困難 | ・日常生活に対する教育:自己管理、緊張やストレスの回避、十分な睡眠確保、腹圧のかかる運動回避、定期受診<br>・経腸栄養自己管理に対する教育<br>・服薬に対する教育 |

## 食事療法

- 寛解期には、栄養療法とともに食事療法が行われる。**高エネルギー、高ビタミン・ミネラル、低脂質、低刺激性**が原則である。
- 体調を悪化させる食品は患者によって異なるため、症状と食事の記録をつけるように説明する。
- 食事時間を規則正しくし、よく噛んで食べる。

### 好ましい食品と避けたほうがよい食品

| 分類 | 好ましい食品 | 避けたほうがよい食品 |
|---|---|---|
| 穀類 | やわらかい米飯、お粥、ひや麦、食パン・フランスパンの中身、うどん、そうめん、蒸しパン | 玄米、すし、そば、クロワッサン、デニッシュパン、菓子パン、ラーメン、とうもろこし、スパゲティ、ファストフード |
| いも類 | じゃがいも、里いも、長いも(つぶしたり、裏ごしにして少量食べる) | さつまいも、こんにゃく |
| 野菜類 | ほうれん草、キャベツ、大根、にんじん、カリフラワー、ブロッコリー、トマト、かぼちゃ・なす・きゅうりの中身(茹でてやわらかくしたり、ミキサーで細かくする) | ごぼう、たけのこ、山菜、セロリ、レンコン、きのこ、もやし、かぼちゃ・なす・きゅうりの皮 |
| 豆類 | 豆腐、みそ汁、えんどう豆、納豆 | そら豆、ピーナッツ |
| 果物類 | バナナ、りんご、桃、みかん類(袋や種は除く) | レモン、柿、梨、パイナップル、レーズン |
| 海藻類 | よく煮た海苔、わかめ少量 | 昆布、ひじき |

| 分類 | 好ましい食品 | 避けたほうがよい食品 |
|---|---|---|
| 肉類 | ヒレ肉、鶏のササミ、レバー(よく加熱する) | 脂肪分の多い肉(バラ、霜降り肉)、ハム、ベーコン |
| 魚類 | 白身魚、いわし、かつお、まぐろ、小魚、かまぼこ、はんぺん | さんま、うなぎ、いか、たこ、えび、明太子、貝類 |
| 卵類 | 半熟卵、油の少ない卵料理(1日に1〜2個) | 生卵 |
| 乳製品 | 低脂肪乳、スキムミルク、低乳脂肪のアイスクリーム、ヨーグルト、マーガリン、少量のチーズ | 高脂肪乳、生クリーム、バター |
| 菓子類 | カステラ、ウエハース、ボーロ、ビスケット、プリン | 洋菓子、揚げ菓子、豆菓子、チョコレート、スナック菓子 |
| 飲物類 | 番茶、麦茶、ほうじ茶、薄い紅茶、乳酸菌飲料 | 炭酸飲料、コーヒー、ココア、アルコール類 |
| 調味料 | しょうゆ、ソース、コンソメ、ケチャップ | マヨネーズ、酢、ドレッシング、辛い香辛料、カレールウ |

[20]【ムーンフェイス】ステロイドホルモンの過剰により顔に脂肪が沈着し、満月のように丸くなった状態。ステロイドホルモンの長期にわたる大量服用や、副腎皮質からのステロイドホルモンの過剰分泌などによって起こる。満月様顔貌。

## 社会生活への援助

- **難治性疾患克服事業による医療費助成**を受けることができる。申請は**保健所**で行う。
- 症状によっては、複数の社会保障制度(身体障害者手帳、障害年金制度、市区町村からの難病療養見舞金など)が利用できる。
- 同じ病気をもった人々と交流できるように患者会を紹介する。
- 学校や会社、自宅などで生活するうえでどのような支援が必要か患者・家族と話し合い、医療ソーシャルワーカに相談する。

### 新たな医療費助成における自己負担限度額(月額) (単位 円)

| 階層区分 | 階層区分の基準※1 | | 患者負担割合:2割 自己負担上限額(外来+入院) ||| 既認定者(経過措置3年間) |||
|---|---|---|---|---|---|---|---|---|
| | | | 原則 ||| 既認定者(経過措置3年間) |||
| | | | 一般 | 高額かつ長期※2 | 人工呼吸器等装着者 | 一般 | 現行の重症患者 | 人工呼吸器等装着者 |
| 生活保護 | — | | 0 | 0 | 0 | 0 | 0 | 0 |
| 低所得I | 市町村民税非課税(世帯) | 本人年収〜80万円 | 2,500 | 2,500 | 1,000 | 2,500 | 2,500 | 1,000 |
| 低所得II | | 本人年収80万円超〜 | 5,000 | 5,000 | | 5,000 | | |
| 一般所得I | 市町村民税課税以上約7.1万円未満(約160万円〜約370万円) | | 10,000 | 5,000 | | 5,000 | 5,000 | |
| 一般所得II | 市町村民税約7.1万円以上約25.1万円未満(約370万円〜約810万円) | | 20,000 | 10,000 | | 10,000 | | |
| 上位所得 | 市町村民税約25.1万円以上(約810万円〜) | | 30,000 | 20,000 | | 20,000 | | |
| 入院時の食費 | | | 全額自己負担 ||| 1/2 自己負担 |||

厚生労働統計協会編:国民衛生の動向・厚生の指標 2015/2016年. 厚生労働統計協会, 東京, 2015:176. より引用

※1:( )内の数字は、夫婦2人世帯の場合における年収のめやす
※2:「高額かつ長期」とは、月ごとの医療費総額が5万円を超える月が年間6回以上ある者(例えば医療保険の2割負担の場合、医療費の自己負担が1万円を超える月が年間6回以上)

〈文献〉
1. 医療情報科学研究所編:病気がみえる Vol.1 消化器 第4版. メディックメディア, 東京, 2010:103.
2. 松田明子, 永田博司, 宮島伸宜, 他:系統看護学講座 専門分野II 成人看護学⑤ 消化器 第14版. 医学書院, 東京, 2015.
3. 小西敏郎, 他編, 落合慈之監修:消化器疾患ビジュアルブック 第2版. 学研メディカル秀潤社, 東京, 2014:1.
4. 佐藤千史, 井上智子編:人体の構造と機能からみた 病態生理ビジュアルマップ[2] 消化器疾患. 医学書院, 東京, 2010:64.
5. 美田誠二編:からだのしくみが目で見てわかる 得意になる解剖生理. 照林社, 東京, 2010.
6. 安田是和監修:消化・吸収・排泄イラストレイテッド 病態生理とアセスメント. 学研メディカル秀潤社, 東京, 2010.
7. 髙橋茂樹編, 溝上裕士, 成島勝彦監修:STEP 内科⑥ 消化器・膠原病 第2版. 海馬書房, 東京, 2006.
8. 前谷容, 遠藤敏編, 甲田英一, 菊池京子監修:Super Select Nursing 消化器疾患—疾患の理解と看護計画. 学研メディカル秀潤社, 東京, 2011.
9. 江連和久, 村田栄子編:看護学生のための解剖生理よくわかる BOOK. クリニカルスタディ 2010:31(6臨時増刊号).
10. 厚生労働統計協会編:国民衛生の動向・厚生の指標 2015/2016年. 厚生労働統計協会, 東京, 2015.
11. 長谷川雅美, 林優子監修:疾患と看護過程実践ガイド 改訂版. 医学芸術社, 東京, 2007.
12. 日本消化器病学会編:クローン病診療ガイドライン. 南江堂, 東京, 2010.
13. 日本消化器病学会編:患者さんと家族のためのクローン病ガイドブック. 南江堂, 東京, 2011.
14. 日本炎症性腸疾患協会編:クローン病の診療ガイド. 文光堂, 東京, 2011.
15. 金井隆典, 岡本晋編, 日比紀文監修:クローン病—新しい診断と治療—. 診断と治療社, 東京, 2011:39-40.
16. 多田正大:潰瘍性大腸炎とクローン病 第3版. 日本メディカルセンター, 東京, 2010:140.
17. 医薬ジャーナル社編集部編:実地医家のためのクローン病治療症例集. 医薬ジャーナル社, 大阪, 2003.
18. 幕内雅敏, 工藤正俊, 菅野健太郎編:今日の消化器疾患治療指針 第3版. 医学書院, 東京, 2010.
19. 佐藤千史, 井上智子編:病期・病態・重症度からみた疾患別看護過程+病態関連図. 医学書院, 東京, 2008.
20. 東口高志編:NST 完全ガイド—栄養療法の基礎と実践. 照林社, 東京, 2005.
21. 厚生労働科学研究費補助金 難治性疾患克服研究事業「難治性炎症性腸管障害に関する調査研究」班(鈴木班):潰瘍性大腸炎・クローン病 診断基準・治療指針 平成26年度改訂版(平成27年3月31日). 平成26年度分担研究報告書, 2015.

# 糖尿病

とうにょうびょう

●執筆＝髙岡寿江　●医学監修＝嶺尾 徹

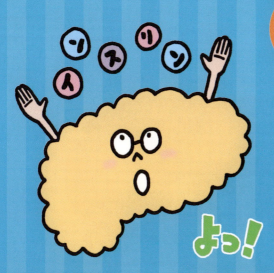

**ミニマム・エッセンス**

糖尿病とは、インスリンの作用不足による慢性高血糖を主徴とした代謝性疾患である。

成因（発症機序）と病態（病期）の両面から分類される。

合併症には、高度のインスリン不足により引き起こされる急性合併症と、高血糖状態の長期持続により引き起こされる慢性合併症がある。

## 解剖生理・病態・検査・治療・看護ケアがわかるマップ

**解剖生理**
膵臓、肝臓、血糖調節のしくみ
↓
**病態**
インスリンの分泌低下、インスリン抵抗性の増強
↓
インスリンの作用不足
↓
高血糖状態
↓
**糖尿病**

**分類**
**成因（発症機序）による分類**
● 1型糖尿病、2型糖尿病
**病態（病期）による分類**
● 正常領域、境界領域、糖尿病領域（インスリン非依存状態・依存状態）

**検査**
● 血液検査
● 尿検査

**症状**
**急性合併症**
● 糖尿病ケトアシドーシス
● 高浸透圧高血糖症候群
● 感染症
**慢性合併症**
● 細小血管障害（神経障害、網膜症、腎症）
● 大血管障害（冠動脈硬化症、脳血管障害、ASO）

**治療**
● 食事療法
● 運動療法
● 薬物療法

**看護ケア**
● 血糖測定
● 低血糖症状のケア
● 末梢神経障害の観察
● フットケア

## 病態理解につながる！
# 解剖生理

### 膵臓の構造

- 膵臓は、胃の裏側で腹膜のつくる網嚢を隔てて腹壁の後ろに位置し、第1・2腰椎の前に横たわっている。
- 十二指腸から脾臓に向かって横に伸びる長さ約15cmの左右に細長い形をした重さ約70gのピンク色を帯びた灰色の臓器であり、膵頭・膵体・膵尾の3つに分かれている。
- 膵臓の中にある主膵管は膵尾から膵頭に向かい、膵頭で総胆管と合流し、ファーター乳頭（大十二指腸乳頭）に開口する。

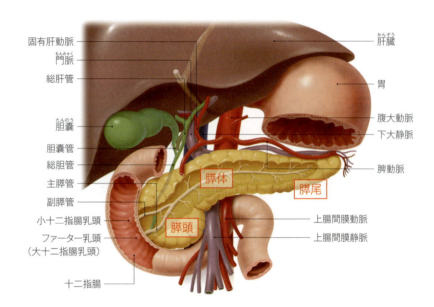

### 膵臓の機能

- 膵臓の機能には、外分泌と内分泌がある。
- 外分泌機能とは、消化を促進する酵素の膵液（弱アルカリ性、pH7～8）を1日約1L、十二指腸へ分泌する機能である。
- 内分泌機能とは、ホルモンを血中に分泌する機能である。この機能を果たすのは、膵尾部に多く分布するランゲルハンス島で、成人で約100万個ある。

**ランゲルハンス島の細胞と分泌されるホルモンの働き**

| ランゲルハンス島細胞 | 分泌されるホルモン | ホルモンの働き |
| --- | --- | --- |
| β（B）細胞 | インスリン | ●肝臓、筋肉、脂肪組織などにグルコースを取り込ませ、余分なグルコースはグリコーゲンに合成し、肝臓や筋肉に貯蔵させることによって血糖値を低下させる |
| α（A）細胞 | グルカゴン | ●肝臓に作用してグリコーゲンを分解し、グルコースとして血液中に放出させて血糖値を上昇させる<br>●脂肪細胞に作用して脂肪からケトン体を生成させる<br>●消化管の蠕動運動を抑制する（消化管の検査の前処置薬として使用される） |
| δ（D）細胞 | ソマトスタチン | ●インスリンとグルカゴン両方の分泌を抑制する |

※ランゲルハンス島の細胞構成はβ（B）細胞が約2/3を占める。

## 肝臓の構造と機能

- 肝臓は右上腹部、横隔膜の直下に位置する。
- 腹部では最大の臓器で、重さは成人では約 **1,200g**（体重の1/50強）、赤褐色の臓器である。
- 肝臓は「人体の生化学工場」といわれ、栄養素の代謝、解毒作用、血液凝固作用物質の産生、ビリルビン代謝、ビタミン代謝、ホルモン代謝、薬物・アルコール代謝、造血・血流量の調整などさまざまな役割を果たしている。特に、**3大栄養素（糖質・タンパク質・脂質）の代謝**において、重要な役割をもつ。

### 3大栄養素の代謝にかかわる肝臓の機能

| 栄養素 | 肝臓の代謝機能 |
|---|---|
| 糖質 | ●余分な糖質は**グリコーゲンに合成**され、肝臓に貯蔵される<br>●糖質が不足するとグリコーゲンを**グルコース（ブドウ糖）に分解**して血液中に放出し、全身へエネルギーを供給する |
| タンパク質 | ●タンパク質は胃や腸でアミノ酸に分解され、肝臓に運ばれる。肝臓はこれらを利用してホルモンや酵素など生体に必要な**タンパク質を合成**する<br>●不要になったアミノ酸を分解して尿素をつくり、腎臓から排泄させる |
| 脂質 | ●中性脂肪、コレステロール、リン脂質などの**脂質を生成**したり、脂肪酸を分解して**ケトン体を産生**する |

## 血糖調節のしくみ

- ブドウ糖（グルコース）は生体に最も必要なエネルギー源である。特に脳・神経組織・赤血球では、ほとんどのエネルギーをグルコースから得ている。これを全身に供給するため、神経系・内分泌系によって血糖値（グルコース濃度）は常に一定に調節される。
- 血糖調節には、膵臓のホルモンとグリコーゲンの貯蔵と合成を行う肝臓の働きが密接にかかわっている。

### 血糖調節のしくみ

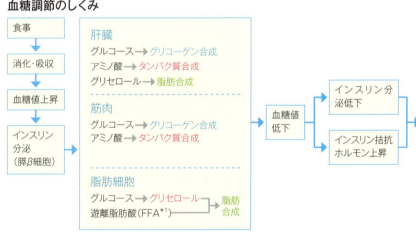
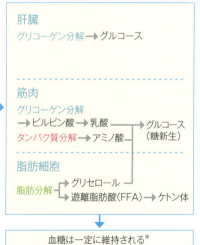

※絶食が長時間続くとFFAやケトン体もエネルギー源として利用される。

### インスリン拮抗ホルモン

| ホルモン | 分泌器官 |
|---|---|
| グルカゴン | 膵臓のランゲルハンス島α細胞 |
| カテコールアミン | 交感神経・副腎髄質 |
| コルチゾール | 副腎皮質 |
| 成長ホルモン | 下垂体前葉 |

- **インスリン拮抗ホルモン**は、血糖値を上げる働きをする
- 血糖値を上げるホルモンは4つもあるが、血糖値を下げるホルモンは**インスリン**のみである。そのため、インスリンの絶対的な不足、または相対的な不足が生じると血液中にグルコースがあふれ、高血糖状態となる

*1【FFA】free fatty acid

# アセスメントに活かせる！ 疾患と看護の基礎知識

## 疫学

- 平成24年の国民健康・栄養調査によると、糖尿病が「強く疑われる人」が約950万人、「糖尿病の可能性が否定できない人」が約1,100万人、合わせて推定**約2,050万人**いる。
- 糖尿病は、わが国の主要な死亡原因である脳卒中や虚血性心疾患などの危険因子として注目されている。
- 平成25年、透析を導入する原因となる疾患として糖尿病性腎症は**第1位**（**約1万6,655人**）であり、また、平成25年に糖尿病を原因として新たに視覚障害を認定されたのは**1,459人**と多く、糖尿病の合併症は重大な問題となっている。

## 病態生理・症状

- 糖尿病は、膵臓のβ細胞からの**インスリンの分泌低下**、肝臓、筋肉、脂肪組織における**インスリン抵抗性の増強**のいずれか、または双方によって生じるインスリンの作用不足から起こる**代謝性疾患**である。
- 無自覚・無症状のこともあるが、**口渇**、**多飲**、**多尿**、**体重減少**、**全身倦怠感**などが典型的な糖尿病の症状である。
- インスリンの作用が不十分な場合、肝臓や筋肉組織に取り込まれない過剰なグルコースが血液中に貯留し、血糖値が高くなる。この状態が**高血糖状態**であり、**耐糖能障害**と呼ばれる。

## インスリン分泌

- 正常なインスリン分泌は、24時間分泌されている**基礎分泌**と、食事のたびに分泌される**追加分泌**の2層からなる。
- 糖尿病によりインスリン分泌の低下が生じる（1型・2型糖尿病についてはp.157「分類」参照）。

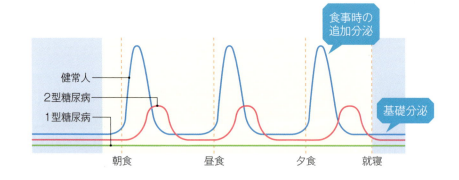

## 糖尿病の症状

| | |
|---|---|
| 多尿・口渇・多飲 | ●高血糖状態から尿の中に糖が出現する。多量の尿糖から浸透圧利尿により多尿となり、体液を喪失するため脱水状態となる<br>●脱水状態は口渇を招き、多飲となり、その結果多尿となって悪循環をきたす |
| 体力の低下・全身倦怠感 | ●代謝異常の結果、インスリンの作用の低下により筋肉でグルコースを十分にエネルギーに転換できなくなるため、体力の低下、全身倦怠感が起こる |
| 体重減少・多食 | ●インスリンの作用低下が進むと、脂肪組織の分解が亢進し、タンパク質の合成障害が起こる。グルコースが利用できないため、脂肪を分解して利用するようになり体重減少がみられる<br>●視床下部における代謝異常により空腹感や多食が起こることもある |
| その他 | ●不安、夜間のふくらはぎのこむら返りや圧痛、皮膚（特に性器）の瘙痒感やできものなどがみられることもある |

## 分類

- 糖尿病は**成因**(発症機序)と**病態**(病期)の両面から分類される。
- 糖尿病の病期は**正常**領域、**境界**領域、**糖尿病**領域に分けられる。
- 糖尿病領域は、**インスリン非依存状態**(インスリンを治療に用いることがあっても、生命維持には必要ではない状態)と**インスリン依存状態**(インスリンが絶対的に欠乏し、生命維持のためにインスリン注射が必要な状態)に分類される。

### 糖尿病と代謝異常の成因分類

| | | | |
|---|---|---|---|
| 1型糖尿病 | ●おもに自己免疫を基礎にした膵β細胞破壊、HLA[*2]などの遺伝因子に何らかの誘因・環境因子が加わって起こる。通常は絶対的インスリン欠乏にいたる<br>●小児～思春期に多い。中高年でも認められる<br>●家系内の糖尿病は2型の場合より少ない<br>●自己抗体(GAD[*3]抗体、IAA[*4]、ICA[*5]、IA-2[*6]抗体など)の陽性率が高い | その他の特定の機序、疾患によるもの | A. 遺伝因子として遺伝子異常が同定されたもの<br>①膵β細胞機能にかかわる遺伝子異常<br>②インスリン作用の伝達機能にかかわる遺伝子異常<br>B. ほかの疾患、条件に伴うもの<br>①膵外分泌疾患<br>②内分泌疾患<br>③肝疾患<br>④薬剤や化学物質によるもの<br>⑤感染症<br>⑥免疫機構によるまれな病態<br>⑦その他の遺伝的症候群で糖尿病を伴うことの多いもの |
| 2型糖尿病 | ●インスリン分泌の低下を主体とするものと、インスリン抵抗性をきたす複数の遺伝因子に過食(とくに高脂肪食)、運動不足などの環境因子が生じて発症し、それにインスリンの相対的不足を伴うものがある<br>●40歳以上に多い。若年発症も増加している<br>●家系内血縁者にしばしば糖尿病がある<br>●肥満または肥満の既往が多い | 妊娠糖尿病 | 妊娠中に初めて発見または発症した、糖尿病にいたっていない糖代謝異常。明らかな糖尿病は含めない |

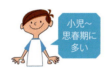

日本糖尿病学会糖尿病診断基準に関する調査検討委員会：糖尿病の分類と診断基準に関する委員会報告(国際標準化対応版). 糖尿病 2012；55(7)：490. より引用

### 糖尿病における成因(発症機序)と病態(病期)の概念

| 病態(病期) | 正常血糖 | 高血糖 | | | |
|---|---|---|---|---|---|
| | 正常領域 | 境界領域 | 糖尿病領域 | | |
| | | | インスリン非依存状態 | | インスリン依存状態 |
| 成因(機序) | | | インスリン不要 | 高血糖是正に必要 | 生存に必要 |
| 1型 | | | | | |
| 2型 | | | | | |
| その他特定の型 | | | | | |

→ 糖代謝異常の悪化(糖尿病の発症を含む)
← 糖代謝異常の改善
── 糖尿病と呼ぶ状態(糖尿病と診断)
┄┄ 糖尿病と呼ぶ状態のうち、頻度が少ない病態(病期)

日本糖尿病学会糖尿病診断基準に関する調査検討委員会：糖尿病の分類と診断基準に関する委員会報告(国際標準化対応版). 糖尿病 2012；55(7)：489. より引用

*2【HLA】human leukocyte antigen：ヒト白血球抗原
*3【GAD】glutamic acid decarboxylase：グルタミン酸脱炭酸酵素
*4【IAA】insulin autoantibody：インスリン自己抗体
*5【ICA】islet cell antibody：膵島細胞抗体
*6【IA-2】insulinoma-associated antigen-2：インスリノーマ関連抗原-2

# 合併症

- 糖尿病の合併症には、高度のインスリン不足により引き起こされる**急性合併症**と、高血糖の状態の長期の持続により引き起こされる**慢性合併症**がある。いずれの合併症も、患者のQOL（quality of life：生活、生命の質）や生命予後を悪化させる。

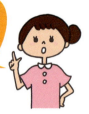

慢性合併症の細小血管障害は糖尿病に特異性が高いため3大合併症といわれています

## 急性合併症

| 糖尿病ケトアシドーシス | ● **1型糖尿病**で起こりやすい<br>● 極度のインスリン欠乏やインスリン拮抗ホルモンの増加によって高血糖（300mg/dL以上）となる。そして、脂肪分解が亢進し、ケトン体の生成が増加し、**アシドーシス（pH7.3未満）**となる<br>● 自覚症状は、口渇、倦怠感、食欲低下、悪心・嘔吐、腹痛。意識レベルは、初期は清明であっても次第に低下し昏睡に陥る<br>● 重症の場合は、呼気に**アセトン臭**があり、**クスマウル呼吸**の出現をみる |
|---|---|
| 高浸透圧高血糖症候群 | ● **2型糖尿病**で起こりやすい<br>● **著しい高血糖（600mg/dL以上）**に伴う**血漿浸透圧の上昇により脱水が起こり**、循環不全をきたした状態になる<br>● 自覚症状は、口渇、皮膚や舌の乾燥が著明である<br>● 尿中ケトン体は陰性もしくは軽度陽性である |
| 感染症 | ● 糖尿病患者は感染症にかかりやすい。手術を受ける際は十分な感染症対策が必要である<br>● 尿路感染症、皮膚感染症など。特に足の皮膚感染症は壊疽の原因になりうる<br>● 肺結核もまれではない |

## 慢性合併症

### 細小血管障害（3大合併症）※

| 神経障害 | ● 糖尿病の合併症のなかで最も早期に発症し、最も頻度が高い<br>● 多発神経障害と単神経障害の2つに分類される<br>● 多発神経障害は高血糖の持続により発症・進展し、下肢のしびれなど両足の神経障害と自律神経障害（無自覚性低血糖、起立性低血圧、勃起不全など）の症状を呈する<br>● 単神経障害は血管閉塞が原因で生じることが多く、外眼筋麻痺、顔面神経麻痺が多い |
|---|---|
| 網膜症 | ● 網膜の血管壁細胞の変性、基底膜の肥厚による血流障害、血液成分の漏出が原因で、出血・白斑・網膜浮腫などの病変が発症する<br>● 高度に進行すると黄斑症を起こしたり、網膜前および硝子体内に新生血管出血が生じ、硝子体出血や網膜剥離を起こして視力障害に陥る<br>● 糖尿病患者の視力障害には白内障によるものもある<br>● 定期的に眼底の検査をすることが、網膜症による失明を予防することになる<br>● 糖尿病による緑内障にも注意する |
| 腎症 | ● 腎糸球体の血管周囲の結合組織であるメサンギウムが増生し、糸球体構造が破壊され、機能の障害が起こる<br>● 時間の経過とともにタンパク尿、高血圧症、浮腫（ネフローゼ症候群）、腎不全を引き起こす |

### 大血管障害（動脈硬化）

| 冠動脈硬化症 | ● 心電図などに心筋の虚血を示す所見があるにもかかわらず、胸痛を伴わない**無症候性心筋虚血**が多いと考えられている |
|---|---|
| 脳血管障害 | ● 糖尿病患者の半数に高血圧を合併していることから、小血管による**ラクナ梗塞**が多い。一過性脳虚血発作を繰り返し、徐々に脳血管性認知症にいたる<br>● 総頚動脈・内頚動脈などの大血管の動脈硬化病変が増加し、徐々に血管が閉塞する**アテローム血栓性脳梗塞**も多い |
| 閉塞性動脈硬化症（ASO*7） | ● 糖尿病患者の10〜15%と高度に合併する<br>● 腹部大動脈から分岐した下肢の血管の閉塞・狭窄によって、チアノーゼ、下肢の冷感が生じる。進行すると、歩行時の下肢の痛みのために歩行が困難となる（**間欠性跛行**\*8）。重症の場合には壊疽を引き起こす |

### 糖尿病足病変

- 糖尿病多発神経障害や血流障害、閉塞性動脈硬化症、外傷、感染などが複雑に関連している
- 足趾間や爪の**白癬症**や足・足趾の**胼胝（タコ）**、**鶏眼（ウオノメ）**を形成する。**足潰瘍**、**足壊疽**となり、下肢切断の原因になる（具体的な看護ケアは p.164「フットケア」参照）

※糖尿病発症後、神経障害は5年以降、網膜症は6年以降、腎症は10〜15年での発現が多いという報告がある。

# 検査と診断

## 糖尿病に関するおもな検査

### 血液検査(〈 〉内は正常値)

| 検査項目 | 解説 |
|---|---|
| 空腹時血糖値<br>(FBS*9)<br>〈70〜109mg/dL〉 | ● 前夜から10時間以上絶食(飲水は可)とし、朝食前に採血した血糖値<br>● 食事や運動の影響が少なく代謝状態をより的確に反映する |
| 随時血糖値<br>〈140mg/dL未満〉 | ● 食事と採血時間との時間関係を問わない血糖値。健常者であれば一定の範囲に保たれ、その変動は小さい |
| 食後2時間血糖値<br>〈140mg/dL未満〉 | ● 食後1時間半〜2時間に血糖値は最も高値をきたすことが多い<br>● 糖尿病患者の食後2時間値の上昇の程度は健常者より大きく、低下に時間を要す |
| 1日血糖曲線<br>(1日の血糖値推移) | ● 食事や運動量の配分、低血糖が起こる時間帯、薬剤の効果などを知ることができる |

| 検査項目 | 解説 |
|---|---|
| ヘモグロビン<br>エーワンシー<br>(HbA1c*10)<br>〈6.5%未満:NGSP値*11〉 | ● ヘモグロビンにブドウ糖が結合した物質で、1〜2か月前の血糖状態を反映する<br>● 溶血性貧血・肝硬変などでは、実際の血糖状態に対して低値となることがある |
| グリコアルブミン<br>(GA*12)<br>〈12.3〜16.9%〉 | ● 血清アルブミンの非酵素的結合物質で、過去2週間の血糖状態を反映する<br>● 溶血性貧血などでグリコヘモグロビンの測定が困難な場合に、このグリコアルブミンを代わりに測定することもある |
| 75g経ロブドウ糖負荷試験<br>(75gOGTT*13)<br>〈2時間値140mg/dL未満〉 | ● 早朝空腹時に経口摂取された一定量(75g)のブドウ糖に対する体内の糖処理能力または認容力を判断する<br>● 空腹時と、ブドウ糖負荷後30分、60分、120分に採血し血糖値を測定する |

### 尿検査(〈 〉内は正常値)

| 検査項目 | 解説 |
|---|---|
| 尿糖<br>〈陰性(−)〉 | ● 血中ブドウ糖濃度が160mg/dL以上になると、腎臓での糖の排泄閾値を超えて尿中に排泄される |
| 尿中ケトン体<br>〈陰性(−)〉 | ● 高血糖による脂質の代謝異常が起こると、脂質の分解産物のケトン体が増え、尿中に排泄される<br>● 陽性を伴う高血糖のときは、インスリンの絶対的不足であるため、早急な治療が必要である |

| 検査項目 | 解説 |
|---|---|
| 尿中(血中)<br>Cペプチド<br>〈24〜97μg/日以上〉 | ● インスリンがつくられるときに同じ比率でできる物質であり、インスリン分泌量を間接的に測定できる<br>● インスリン投与やインスリン抗体が存在しても自身のインスリン分泌量がわかる |

糖尿病の検査では、血糖値とHbA1cの数値がポイントです!

*7 【ASO】arteriosclerosis obliterans
*8 【間欠性跛行】疼痛やしびれなどで歩行を中断し、休むとまた歩行可能となる状態
*9 【FBS】fasting blood sugar
*10 【HbA1c】hemoglobin A1c
*11 【NGSP値】National Glycohemoglobin Standardization Program:国際標準値
*12 【GA】glycoalbumin
*13 【OGTT】oral glucose tolerance test

## 糖尿病の臨床診断のフローチャート

- 糖尿病が疑われる場合は、血糖値と同時に HbA1c を測定する。同日に血糖値と HbA1c が糖尿病型を示した場合には、初回検査だけで糖尿病と診断する。
- HbA1c のみの反復検査だけでは糖尿病と診断できない。

**糖尿病型**
- 血糖値（空腹時≧126mg/dL、OGTT2 時間≧200mg/dL、随時≧200mg/dL のいずれか）
- HbA1c ≧ 6.5%

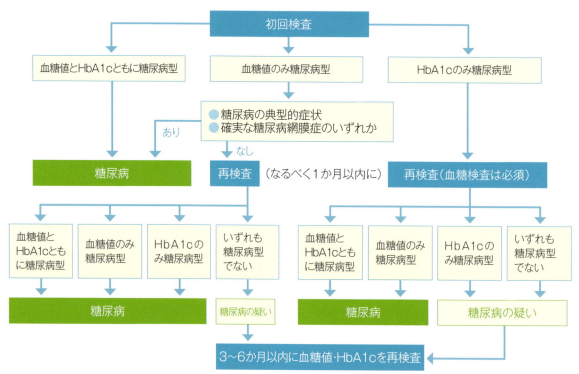

日本糖尿病学会編・著；糖尿病治療ガイド 2014-2015．文光堂，東京，2014：20．より転載

## 治療

- 糖尿病治療の目標は、血糖、体重、血圧、血清脂質の良好なコントロールを行うこと、次に、糖尿病細小血管合併症および動脈硬化疾患の発症・進展の阻止である。そして、健康な人と変わらない日常生活の質（QOL）・寿命を確保することである。
- 糖尿病の治療には、①**食事療法**、②**運動療法**、③**薬物療法**の 3 つの柱がある。
- 薬物療法には、**経口血糖降下薬**と**注射薬（インスリン注射**など）がある。

## 血糖コントロール目標

- 治療目標は年齢、罹病期間、臓器障害、低血糖の危険性、サポート体制などを考慮して個別に設定する

| 目標 | コントロール目標値[注4] | | |
|---|---|---|---|
| | 血糖正常化をめざす際の目標[注1] | 合併症予防のための目標[注2] | 治療強化が困難な際の目標[注3] |
| HbA1c（%） | 6.0 未満 | 7.0 未満 | 8.0 未満 |

注1）適切な食事療法や運動療法だけで達成可能な場合、または薬物療法中でも低血糖などの副作用なく達成可能な場合の目標とする。
注2）合併症予防の観点から HbA1c の目標値を 7%未満とする。対応する血糖値としては、空腹時血糖値 130mg/dL 未満、食後 2 時間血糖値 180mg/dL 未満をおおよそのめやすとする。
注3）低血糖などの副作用、その他の理由で治療の強化が難しい場合の目標値とする。
注4）いずれも成人に対しての目標値であり、また妊娠例は除くものとする。
日本糖尿病学会編・著；糖尿病治療ガイド 2014-2015．文光堂，東京，2014：25．より転載

# 糖尿病の治療

## 糖尿病の治療

| 食事療法 | ●適正なエネルギー摂取量を決め、栄養(特に3大栄養素)のバランスのとれた食事を摂取する<br>●低脂肪高糖質食が推奨される。適正なエネルギー量の55〜60％を炭水化物から摂取し、さらに食物繊維が豊富な食物を選択する。タンパク質は標準体重1kgあたり1.0〜1.2g(1日約50〜80g)として、残りを脂質で摂取する<br>●食品の選択は、「糖尿病食品交換表※」を使用すると便利で、効果的 |
|---|---|
| 運動療法 | ●有酸素運動(歩行、ジョギング、水泳などの全身運動)とレジスタンス運動(負荷をかけて筋肉量を上げる運動)を組み合わせて行う<br>●歩行運動では、1回15〜30分間を1日2回がめやす。1日の運動量として歩行は約1万歩、消費エネルギーとしてはほぼ160〜240kcal程度が適当<br>●少なくとも1週間に3日以上行う<br>●運動時は低血糖に備えて必ず糖質を携帯する<br>●運動療法は禁止・制限したほうがよい場合もあるので、開始前にメディカルチェックを受ける |
| 薬物療法 | ●食事療法や運動療法では血糖コントロールが不十分な場合、経口血糖降下薬による薬物療法が適応となる<br>●外部からインスリンを投与するインスリン療法が適応となる場合もある。インスリン投与によりできる限り正常なインスリン濃度を維持する<br>●選択的DPP-4[14]阻害薬(経口薬)、GLP-1[15]受容体作動薬(皮下注射)が新しいタイプの薬として注目されている |

## 経口血糖降下薬の種類とおもな作用

| 機序 | 種類 | 主な作用 |
|---|---|---|
| インスリン抵抗性改善系 | ビグアナイド薬 | 肝臓での糖新生の抑制 |
| | チアゾリジン薬 | 骨格筋・肝臓でのインスリン感受性の改善 |
| インスリン分泌促進系 | スルホニル尿素薬(SU薬) | インスリン分泌の促進 |
| | 速効型インスリン分泌促進薬：グリニド薬 | よりすみやかなインスリン分泌の促進・食後高血糖の改善 |
| | DPP-4阻害薬 | 血糖依存性のインスリン分泌促進とグルカゴン分泌抑制 |
| 糖吸収・排泄調節系 | α-グルコシダーゼ阻害薬(α-GI) | 炭水化物の吸収遅延・食後高血糖の改善 |
| | SGLT2[16]阻害薬 | 腎での再吸収阻害による尿中ブドウ糖排泄促進 |

日本糖尿病学会編・著：糖尿病治療ガイド2014-2015. 文光堂, 東京, 2014：29. より許諾を得て改変

※食品交換表は、おもに含まれている栄養素によって4群6表に分類し、食品の含むエネルギー量80kcalを1単位と定め、同じ表内の食品を同じ単位で交換できるようにつくられている。

## インスリン注射の種類

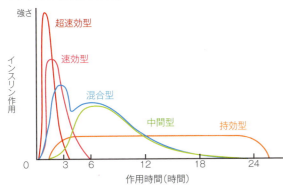

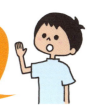

水中歩行は有酸素運動とレジスタンス運動をミックスしたもので、膝に負担がかからないのでおすすめです

超速効型、速効型：追加分泌を代替
混合型：基礎・追加分泌の両方を代替
中間型：基礎分泌を代替
持効型：不足している基礎分泌を補充

| | 作用発現時間 | 最大作用時間 | 持続時間 |
|---|---|---|---|
| 超速効型 | 10〜20分 | 30分〜3時間 | 3〜5時間 |
| 速効型 | 30分〜1時間 | 1〜3時間 | 5〜8時間 |
| 中間型 | 1〜3時間 | 4〜12時間 | 18〜24時間 |
| 混合型 | 30分 | 2〜8時間 | 約24時間 |
| 持効型 | 約1〜2時間 | 3〜14時間またはピークなし | 約24時間 |

※インスリン分泌のパターンについてはp.156「病態生理・症状」を参照。

*14【DPP-4】dipeptidyl peptidase-4
*15【GLP-1】glucagon-like peptide 1
*17【SGLT2】sodium glucose cotransporter 2

## 看護ケア

- **低血糖症状**について理解し、症状が現れたときには適切に対応する。
- **シックデイ**のとき（糖尿病患者が治療中に発熱、下痢、嘔吐をきたし、または食欲不振のため食事ができないとき）は、主治医に連絡し指示を受けるように普段から教育する。
- **糖尿病足病変**の予防のため、フットケアを行う。
- 足にけがをした場合、消毒などの通常の手当てを行い、悪化の徴候がみられればすぐに受診をする。

## 血糖測定

- 血糖コントロール状態の把握を目的として行う。患者自身が行うこともあり、これを**血糖自己測定**という。
- 血糖自己測定が特に重要となるのは、継続的な血糖コントロールが必要な場合（インスリン療法を行っている患者・妊娠糖尿病・糖尿病合併妊娠・妊娠を希望している糖尿病患者）や血糖値を緊急的に把握する必要がある場合（シックデイや低血糖が疑われる患者）などで、生命維持のために厳密な血糖管理が必要となる場合である。
- 患者が血糖コントロール状態を把握することで、セルフケアへの意欲も高めることにもつながる。
- 血糖測定が適応の場合、まず看護師が指導し、患者がその内容を理解できてから血糖自己測定を導入する。
- 一般的には毎食前・毎食後（食事開始から2時間後）の6時点の測定で、血糖の日内変動の特徴をとらえることから始まる（場合によっては就寝前も含めて7時点）。
- 患者の視力・認知機能・理解度・生活環境などを考慮して測定器を選択する。
- 穿刺器具については、複数の患者間で使いまわしをしない。

[簡易血糖測定の必要物品]
血糖測定器具、測定用センサー、血糖測定用の穿刺器具、血糖測定用の穿刺針、アルコール綿、自己管理ノート、針捨て容器、手袋（自己測定の際は不要）を用意

### 血糖測定器

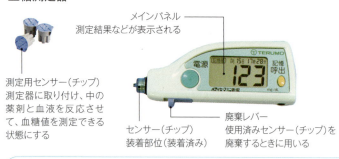

- メインパネル：測定結果などが表示される
- 測定用センサー（チップ）：測定器に取り付け、中の薬剤と血液を反応させて、血糖値を測定できる状態にする
- センサー（チップ）装着部位（装着済み）
- 廃棄レバー：使用済みセンサー（チップ）を廃棄するときに用いる

### 穿刺器具

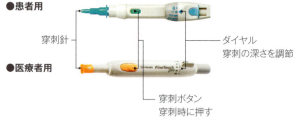

- ●患者用
- ●医療者用
- 穿刺針
- ダイヤル：穿刺の深さを調節
- 穿刺ボタン：穿刺時に押す

### 簡易血糖測定の手順

1. 石けんで手洗いを行う（看護師が行う場合は手袋を装着）
2. 穿刺部を含めた手指をよくマッサージして、穿刺部の血流を増加させる
3. 患者の指の太さ、指先の皮膚の厚さに合わせて、穿刺器具を穿刺する深さを調整する
4. 穿刺器具に穿刺針をセットする
5. 穿刺針の保護キャップを外す（器具全体が廃棄できるタイプの穿刺器具では、不要）
6. 血糖測定器に測定用センサーをセットする
7. 穿刺部をアルコール綿で消毒し、穿刺器具を穿刺部位に当て、穿刺ボタンを押す（穿刺部は毎回変更する）
8. 米粒大程度の血液を採取する（必要に応じて、穿刺部周辺を圧迫する）
9. 血糖測定器にセットした測定用センサーで血液を吸引する
10. 表示された血糖値を記入し、自己管理ノートに記入する（血糖の変動に影響するような生活の変化や自覚症状も記録し、血糖の変動要因を把握できるように指導する）
11. 使用した穿刺針、センサーを処理する

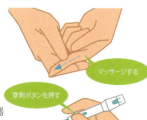

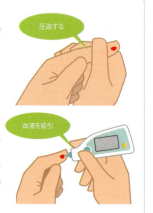

## 低血糖症状とその対応

| | 血糖値※ | 症状 | | 対応 |
|---|---|---|---|---|
| カテコールアミン上昇<br>↓<br>交感神経刺激症状 | 40～60mg/dL | ●空腹感<br>●軽い頭痛<br>●あくび | ●ふるえ<br>●動悸<br>●発汗 | ●ジュースを1/2～1本飲んで様子をみる<br>●5分経過しても症状が改善しないときはクッキーやおせんべいを2～3枚食べる |
| 脳神経細胞の代謝低下<br>↓<br>中枢神経症状 | 30～40mg/dL | ●あくび ●だるさ<br>●無表情<br>●会話の停滞<br>●学習力減退<br>●腹痛<br>●顔面蒼白または紅潮 | | ●ブドウ糖10g相当の食べものとクッキーや小さいおにぎりを食べる<br>●20～30分経過しても低血糖症状が続くときは、ブドウ糖20～40g相当の食べもの、ジュース、砂糖、クッキーなどをとる<br>●回復しないときは病院へ行く |
| | 25～30mg/dL | 低血糖昏睡前期<br>●奇異な行動<br>●意識喪失 | | ●グルカゴン注射、意識があるときはブドウ糖20～40gを補う<br>●グルカゴンで回復しないときは病院へ行く |
| | 25mg/dL以下 | ●けいれん<br>●深い昏睡 | | ●病院でブドウ糖の注射と点滴を受ける |

※血糖値と症状の関係は症例によって異なる。またときに、中枢神経症状が交感神経刺激症状に先行することもある。この表は平均的な場合を示している。
吉岡成人, 黒江ゆり子, 高澤和永, 他:系統看護学講座 専門分野Ⅱ 成人看護学⑥ 内分泌・代謝 第14版. 医学書院, 東京, 2015:160. より引用

## 末梢神経障害の観察のしかた

●末梢神経の多発神経障害では、両足の感覚障害（しびれ、疼痛、知覚低下、異常知覚）または、両側の振動覚および触覚（タッチテストで判定）、両側アキレス腱反射のうち複数に異常がみられる。

### 検査の方法と障害の判断

| 振動覚検査 | ●C-128音叉を用いて両側の内踝、母趾背側、両手首に振動を与え、振動を感じなくなるまでの時間を測定し、深部知覚障害の程度をみる | 10秒以下の場合、両側内踝振動覚低下（ただし高齢者の場合、健常者でも10秒以下になることがある） |
|---|---|---|
| タッチテスト<br>（触圧覚検査） | ●ナイロン製繊維のモノフィラメント（太さ5.07で、10gの圧がかかるもの）を使用し、知覚鈍麻の程度をみる<br>●閉眼してもらい、足底、足背に垂直に当て、モノフィラメントが90度に曲がるまで力を加え2秒当てる。同じ部位に3回当て、うち1回は実際には当てない<br>●患者にどこに当たっているかを答えてもらう<br><br>●のポイントは必ず実施する | 感知できない場合、感覚低下 |

# フットケア

| 足の観察 | ●毎日足を観察し、足を洗う |
|---|---|

**潰瘍の発生部位**

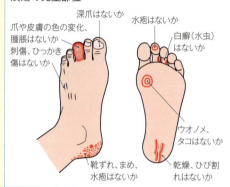

| 靴の選び方 | ●足に合った履きならした靴を履く |
|---|---|

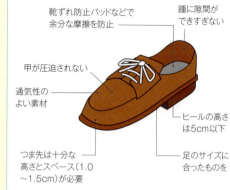

| 外傷を予防するためのケア | ●踵(かかと)などがひび割れをしないように、保湿剤・抗真菌薬(こうしんきん)などの軟膏類をつける<br>●清潔で足に合った靴下を履く<br>●爪はまっすぐに切り、深爪をしない<br>●胼胝・鶏眼の処理は医師に相談する<br>●入浴時は肘で湯温を確認し、熱傷に注意する<br>●暖房器具が直接当たることによる熱傷に注意する |
|---|---|

爪の切り方 ○ × ×
両角は丸みをつける

| 循環をよくするためのケア | ●厚めの靴下を履くなど保温につとめる<br>●足潰瘍がない場合は適度な運動をする<br>●マッサージで血流をよくする<br>●血流改善薬など薬が処方されている場合はきちんと服薬する<br>●禁煙をする<br>●足浴を行う(38〜40℃の湯温で週3回以上10〜15分間程度) |
|---|---|

〈文献〉
1. 吉岡成人, 黒江ゆり子, 高澤和永, 他：系統看護学講座 専門分野Ⅱ 成人看護学⑥ 内分泌・代謝 第14版. 医学書院, 東京, 2015.
2. 医療情報科学研究所編：病気がみえる Vol.3 糖尿病・内分泌・代謝 第4版. メディックメディア, 東京, 2014.
3. 美田誠二編：からだのしくみが目で見てわかる 得意になる解剖生理. 照林社, 東京, 2010.
4. 厚生統計協会編：国民衛生の動向 2015/2016. 厚生労働統計協会, 東京, 2015.
5. 日本糖尿病学会編：糖尿病治療ガイド 2014-2015. 文光堂, 東京, 2014.
6. 河盛隆造総監修, 久保田稔, 江川隆子監修：合併症を未然に防ぐ糖尿病の治療とケア. 医学芸術社, 東京, 2004.
7. 落合慈之監修, 林道夫, 渋谷祐子編：糖尿病・代謝・栄養疾患ビジュアルブック. 学研メディカル秀潤社, 東京, 2010：11.
8. 小田正枝監修, 井手裕子著：疾患別看護過程 糖尿病. プチナース 2008：17(13)：51-75.
9. 田中マキ子監修, 張替直美著：実習プロセスに沿った疾患別看護過程 糖尿病. プチナース 2005：14(4)：51-80.
10. 池田匡, 井山壽美子監修：Nursing Selection④ 代謝・内分泌疾患, 学研メディカル秀潤社, 東京, 2002.
11. 池西静江, 石束佳子編：看護学生スタディガイド 2016年版. 照林社, 東京, 2015.
12. 上村哲司編：足病変ケアマニュアル. 学研メディカル秀潤社, 東京, 2010.
13. 武井泉, 金井千晴編：糖尿病合併症ケアガイド. 学研メディカル秀潤社, 東京, 2009.
14. 日本糖尿病教育・看護学会編：糖尿病に強い看護師育成支援テキスト. 日本看護協会出版会, 東京, 2008：5.
15. 医療情報科学研究所編：看護技術がみえる vol.2 臨床看護技術. メディックメディア, 東京, 2013：204-208.
16. 坂本すが, 井手尾千代美監修：完全版ビジュアル臨床看護技術ガイド. 照林社, 東京, 2015.
17. 日本糖尿病療養指導士認定機構編：糖尿病療養指導ガイドブック 2015. メディカルレビュー社, 大阪, 2015.
18. 日本糖尿病教育・看護学会編：糖尿病看護フットケア技術 第3版. 日本看護協会出版会, 東京, 2013：63-64.

# 甲状腺機能亢進症

こうじょうせんきのうこうしんしょう

●執筆＝中島小乃美　●医学監修＝嶺尾 徹

**ミニマム・エッセンス**

甲状腺機能亢進症とは、濾胞細胞の機能が亢進し甲状腺ホルモンが過剰に分泌される疾患で、最も頻度が高い疾患はバセドウ病である。バセドウ病罹患者の男女比は女性のほうが多い。一般的に予後は良好だが、甲状腺クリーゼをきたすと死に至る危険性がある。

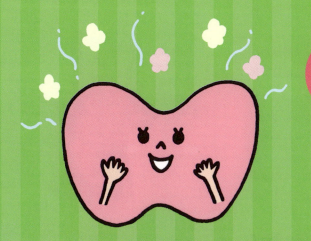

## 解剖生理・病態・検査・治療・看護ケアがわかるマップ

**解剖生理**
- 甲状腺（ホルモン、濾胞構造）

**病態**
- 遺伝、ストレス、喫煙
  ↓
- 甲状腺ホルモンが過剰に分泌
- 甲状腺機能が亢進

**甲状腺機能亢進症**

**分類**
- **甲状腺中毒症**
  ●バセドウ病
  ●無痛性甲状腺炎
  ●亜急性甲状腺炎

**検査**
- ●甲状腺機能検査（血液検査）
- ●臨床所見

**症状**
- ●眼球突出
- ●甲状腺腫
- ●頻脈、動悸
- ●発汗
- ●イライラ、神経過敏
- ●易疲労
- ●食欲亢進
- ●手指振戦
- ●体重減少
- ●希発月経

**治療**
- ●甲状腺クリーゼの治療
- ●抗甲状腺薬治療
- ●手術療法
- ●放射線治療

**看護ケア**
**急性期**
- ●甲状腺クリーゼのケア
- ●日常生活の援助
- ●不安に対するケア
- ●安楽保持
- ●水分・栄養補給

**慢性期**
- ●内服管理と服薬指導
- ●副作用の観察
- ●日常生活習慣の把握
- ●心理面・社会的側面に対するケア

# 病態理解につながる！
# 解剖生理

## 甲状腺の構造と機能

- 甲状腺は、**輪状軟骨**・**甲状軟骨**（のどぼとけ）の下方と、胸骨上端の間で気管前面に張りつくように存在し、**右葉**と**左葉**とそれをつなぐ**峡部**からなる。後面には、甲状腺にへばりつくように米粒ほどの小さな臓器である**副甲状腺**が4個ある。
- 甲状腺は正常な場合は軟らかいので触れにくいが、**炎症**や**腫瘍**が出現すると**皮膚の上からでも触診や視診が可能**となる。内分泌器官で体表から触知可能なのは、**甲状腺**と**精巣**だけである。
- 気管前面に張りついて存在し、そのすぐ後方には食道も存在するが、悪性腫瘍の場合を除いては、甲状腺腫大がかなり進行しても、気管や食道を圧迫して障害をきたすことはほとんどない。
- 甲状腺の外側に接して**総頸動脈**が走り、さらにその外側には**内頸静脈**が存在するため、手術や生検などの際は、傷つけないようにする必要がある。
- 甲状腺の両葉に接して**迷走神経**の枝の**反回神経**が走るため、手術で切断した場合に**反回神経麻痺**を起こし、**嗄声**となる。

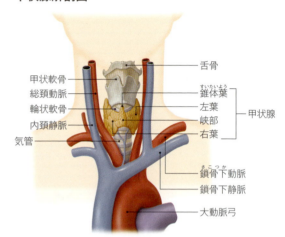

甲状腺解剖図

## 内分泌器官とホルモンの機能

- ホルモンは特定の内分泌細胞より分泌される**化学的情報伝達物質**であり、血流を介して離れた部位にある**標的細胞の受容体**と結合して、その細胞固有の**生理作用を促進**、あるいは**抑制**するものである。ホルモンと受容体は「鍵」と「鍵穴」の関係に例えられ、特異な1：1の関係を保っている。

## 濾胞構造

- 甲状腺は、ほかの内分泌臓器にはない独特の濾胞構造をとっている。濾胞細胞内には**サイログロブリン**という**ヨードが結合したタンパク質**が存在している。
- **甲状腺刺激ホルモン（TSH[*1]）**が、血液側の細胞膜に存在するTSH受容体に結合し、甲状腺濾胞細胞が刺激されるとサイログロブリンは細胞内に取り込まれ、分解されて**甲状腺ホルモン（$T_3$[*2]、$T_4$[*3]）**となる。その後、細胞内を移動して濾胞細胞の外側の組織間腔・血液中に分泌される。
- サイログロブリンは、**甲状腺ホルモンの備蓄物質として存**

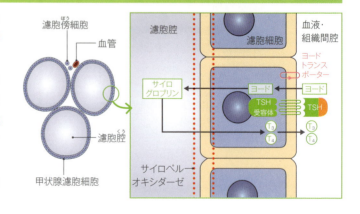

在するという特殊な構造をとるため、甲状腺が急速に破壊される疾患では、サイログロブリンと甲状腺ホルモンが急速に血中に流れ込み、一過性の甲状腺中毒症状を呈する。

## TSH－甲状腺ホルモン系

- まず視床下部から甲状腺刺激ホルモン放出ホルモン（TRH[*4]）が分泌され、その標的細胞である下垂体前葉の甲状腺刺激ホルモン産生細胞を刺激し、甲状腺刺激ホルモン（TSH）を分泌させる。
- 分泌されたTSHは全身の血流に乗り、標的細胞である甲状腺濾胞細胞に達し、その細胞膜に存在するTSH受容体と結合する。
- その情報が細胞内刺激伝達系を経て甲状腺ホルモンの合成と分泌が刺激され、血中に$T_3$、$T_4$が分泌される。一部の結合しない遊離$T_3$（$FT_3$[*5]）、遊離$T_4$（$FT_4$[*6]）が全身の標的細胞膜を通過し、細胞内の受容体と結合してその作用を調節する。
- $T_3$、$T_4$の標的細胞は、心筋・骨格筋・平滑筋・神経細胞・皮膚など多岐にわたり、そのおもな作用は「代謝の亢進」である。
- 甲状腺ホルモンの標的細胞は、視床下部と下垂体前葉にもあり、TRHとTSHの分泌を抑制するように作用している。
- 視床下部－下垂体－甲状腺は1つのループ（つながり）を形成し、負のフィードバック機構により、甲状腺ホルモンの血中濃度を一定に保っている（右図）。

### TSH－甲状腺ホルモン系

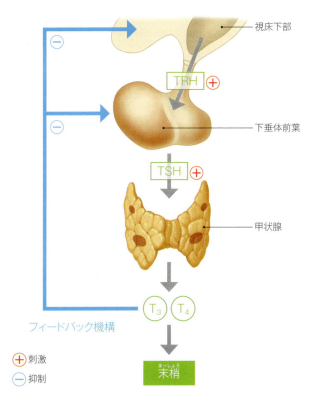

## カルシウム－PTH－ビタミンD系

- 副甲状腺からは副甲状腺ホルモン（PTH[*7]）が分泌され、血中のCa[*8]は、PTHとビタミンDにより、一定の濃度に保たれる。
- 副甲状腺にはイオン化したCa濃度を感知する受容体が存在し、血中のイオン化Ca濃度が低下するとPTHを分泌する。PTHの標的細胞は、腎臓の尿細管と骨芽細胞である。
- PTHは腎臓でP[*9]の排泄を促進し、血中P濃度を低下させるとともにビタミンDを活性化し、Caの再吸収を促進させる。血中Caが上昇すると副甲状腺への負のフィードバックの刺激となり、血中CaとPの濃度は一定に保たれる。
- 甲状腺の濾胞細胞より分泌されるカルシトニン（calcitonin）は、血中Ca濃度を低下させる働きをもつ。

---

＊1【TSH】thyroid stimulating hormone
＊2【$T_3$】triiodothyronine：トリヨードサイロニン
＊3【$T_4$】thyroxine：サイロキシン
＊4【TRH】thyrotropin releasing hormone
＊5【$FT_3$】free triiodothyronine
＊6【$FT_4$】free thyroxine
＊7【PTH】parathyroid hormone
＊8【Ca】calcium：カルシウム
＊9【P】phosphorus：リン

# アセスメントに活かせる！
# 疾患と看護の基礎知識

## 甲状腺機能亢進症の疾患の概念

● 病理所見をもとに分類された疾患と、臨床症状に基づいて分類された疾患があり、整理して一覧にすると**下表**のようになる。

### 甲状腺疾患の分類

| 分類 | 疾患名 | 頻度 | 特徴 |
| --- | --- | --- | --- |
| 炎症性疾患 | 急性甲状腺炎 | まれ | 細菌感染が原因 |
| | 亜急性甲状腺炎 | ときどき | ウイルス感染が原因。ステロイドが著効 |
| | 慢性甲状腺炎（橋本病） | 多い | 自己免疫疾患。中年女性の1割以上にみられる |
| 甲状腺ホルモンが上昇する疾患 | バセドウ病*10（グレブス病*11） | 多い | 血中に甲状腺を刺激する抗体が出現する |
| | 無痛性（破壊性）甲状腺炎 | ときどき | 甲状腺が破壊されホルモンが血中に漏れる |
| | プランマー病 | まれ | 甲状腺腫瘍がホルモンを分泌する |
| 甲状腺ホルモンが低下する疾患 | 先天性甲状腺機能低下症（クレチン症） | まれ | 放置すると知能障害をきたす |
| | 後天性甲状腺機能低下症 | 多い | ほとんどは慢性甲状腺炎が原因 |
| 結節性甲状腺腫をきたす疾患 | 良性腺腫 | 多い | やわらかい結節のことが多い |
| | 悪性腫瘍 | 多い | かたい結節。大半は致命的にならない |
| | 腺腫様甲状腺腫 | 多い | 多発性の甲状腺結節。良性 |
| びまん性甲状腺腫をきたす疾患 | 単純性甲状腺腫 | ときどき | 若い女性にみられ、ホルモンなどは正常 |
| | 慢性甲状腺炎（橋本病） | 多い | 甲状腺は全体にかためのことが多い |
| | バセドウ病 | 多い | 甲状腺はやわらかめ～かためまでさまざま |

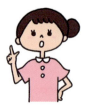

甲状腺中毒症と甲状腺機能亢進症は同じではありません。
〈甲状腺機能亢進症〉
甲状腺濾胞細胞の機能が亢進し、甲状腺ホルモン産生が亢進している状態

〈甲状腺中毒症〉
甲状腺ホルモンが増加することにより代謝亢進をきたした状態。甲状腺自体の機能亢進による場合と濾胞細胞が壊れてホルモンが漏れ出た場合があります

## バセドウ病（グレブス病）の定義・病態

● 自己免疫疾患である。
● 濾胞細胞の細胞膜に存在するTSH受容体に反応する抗体（**TRAb**\*12）ができ、この抗体がTSH受容体と結合すると、受容体はあたかもTSHが結合したときと同様の変化を起こし、甲状腺濾胞細胞を刺激して、甲状腺ホルモンを産生し続けることにより起こる。

\*10【バセドウ】Basedow's disease：ドイツ人の医師の名前
\*11【グレブス】Graves' disseaseS：英国人医師の名前。バセドウとほぼ同時期にこの疾患のことを報告した。
\*12【TRAb】TSH receptor antibody：TSH受容体抗体

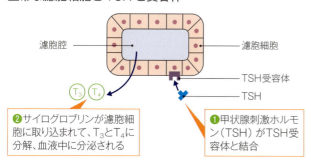
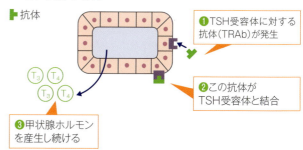

## バセドウ病の病因・増悪因子・疫学・予後

### 病因・増悪因子

- **遺伝的素因**(HLA-Bw35[*13])の関与が推察されている。
- **ストレス**などの環境要因が、甲状腺に存在するTSH受容体を刺激し、抗体が産生されると考えられている。
- **喫煙**、精神的ストレスは増悪因子とされている。

### 疫学・予後

- バセドウ病は甲状腺疾患の**約40%**、甲状腺中毒症状を生じる疾患の**約90%**を占める。
- 男女比は1:3〜5と**女性に多い**。特に**20〜40歳代**の女性に多いが、小児から高齢者まで広く発症する。
- 一般的に予後は良好だが、感染やストレスにより甲状腺中毒症状が急激、かつ極端に増悪した状態(**甲状腺クリーゼ**)では、死亡率は20〜30%に達する。

## バセドウ病の症状

- **メルゼブルクの三徴候(眼球突出・甲状腺腫大・頻脈)**はバセドウ病の代表的な徴候として知られてきたが、最近はあまり使用されなくなってきており、下表のように分類される。
- **甲状腺クリーゼ**は、コントロール不良のバセドウ病に重篤な感染や手術、ストレスなどの誘因が加わり、甲状腺中毒がより増悪した状態である。異常発汗、高熱、激しい下痢、重度の脱水から、昏睡状態となり生命危機にいたるため、緊急の処置を必要とする。

### バセドウ病の主症状

| 腫脹症状 | ●びまん性甲状腺腫大 |
|---|---|
| 眼症状 | ●眼球突出<br>●メビウス徴候[*14]:両目を内側に寄せられない<br>●グレーフェ徴候[*15]:上方から下方を見ていくときに、眼球運動よりも上眼瞼の動きが遅く、上眼瞼の下に白眼球が見える現象<br>●ダルリンプル徴候[*16]:びっくりした眼<br>●ステルワーグ徴候[*17]:まばたきの減少 |

| 全身症状 | ●全身倦怠感、体重減少、暑がり |
|---|---|
| 精神症状 | ●イライラ感、不眠 |
| 循環器症状 | ●動悸、頻脈、不整脈(特に心房細動) |
| 消化器症状 | ●食欲亢進、下痢、軟便 |
| 筋症状 | ●筋力低下 |
| 神経症状 | ●手指振戦、周期性四肢麻痺、深部腱反射亢進 |
| 月経 | ●無月経 |
| 皮膚症状 | ●限局性粘液水腫、脱毛、発汗過多、皮膚湿潤 |

[*13]【HLA-Bw35】human leukocyte antigen Bw35:ヒト白血球抗原Bw35
[*14]【メビウス(Möbius)徴候】輻輳困難
[*15]【グレーフェ(Graefe)徴候】上眼瞼下降不全
[*16]【ダルリンプル(Dalrymple)徴候】瞼裂開大
[*17]【ステルワーグ(Stellwag)徴候】瞬目減少

## バセドウ病の症状と甲状腺クリーゼ

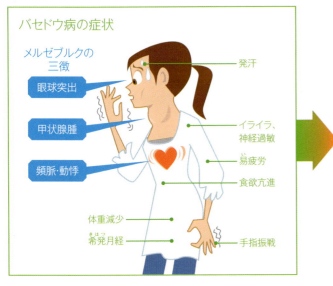
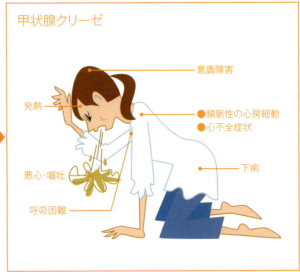

## バセドウ病の検査・診断

● **甲状腺機能検査**：遊離 $T_3$（$FT_3$）、遊離 $T_4$（$FT_4$）が甲状腺機能異常の程度を表し、TSH は機能亢進・低下の質的診断をつけるのに適している。

## バセドウ病　診断ガイドライン

a) 臨床所見
① 頻脈、体重減少、手指振戦、発汗増加などの甲状腺中毒症所見
② びまん性甲状腺腫大
③ 眼球突出または特有の眼症状

b) 検査所見
① 遊離 $T_4$（$FT_4$）、遊離 $T_3$（$FT_3$）のいずれか一方または両方高値
② TSH 低値（0.1 μU/mL 以下）
③ 抗 TSH 受容体抗体（TRAb、TBII）陽性、または刺激抗体（TSAb）陽性
④ 放射性ヨード（またはテクネシウム）甲状腺摂取率高値、シンチグラフィでびまん性

| 診断 | ① バセドウ病：a) の 1 つ以上に加えて、b) の 4 つを有するもの<br>② 確からしいバセドウ病：a) の 1 つ以上に加えて、b) の①、②、③を有するもの<br>③ バセドウ病の疑い：a) の 1 つ以上に加えて、b) の①と②を有し、遊離 $T_4$・遊離 $T_3$ 高値が 3 か月以上続くもの |
|---|---|
| 付記 | ① コレステロール低値、アルカリホスファターゼ高値を示すことが多い<br>② 遊離 $T_4$ 正常で遊離 $T_3$ のみが高値の場合がまれにある<br>③ 眼症状があり、TRAb または TSAb 陽性であるが、遊離 $T_4$ および TSH が正常の例は euthyroid Graves' disease または euthyroid ophthalmopathy といわれる<br>④ 高齢者の場合、臨床症状が乏しく、甲状腺腫が明らかでないことが多いので注意をする<br>⑤ 小児では学力低下、身長促進、落ち着きのなさなどを認める<br>⑥ 遊離 $T_3$（pg/mL）／遊離 $T_4$（ng/dL）比は無痛性甲状腺炎の除外に参考となる<br>⑦ 甲状腺血流測定・尿中ヨウ素の測定が無痛性甲状腺炎との鑑別に有用である |

日本甲状腺学会：甲状腺疾患診断ガイドライン 2013．バセドウ病の診断ガイドライン
http://www.japanthyroid.jp/doctor/guideline/japanese.html（2015.11.1 アクセス）より引用

# バセドウ病の治療

```
バセドウ病
  ↓
● 頻脈性の心房細動、心不全症状
● 発熱
● 下痢・食欲不振などの消化器症状
```

**上記症状あり** → **緊急治療必要**　　重症で甲状腺クリーゼに陥る危険性がある

**上記症状なし** → **緊急治療必要なし**

## 甲状腺クリーゼの治療

1. **甲状腺ホルモン合成抑制**
   メルカゾール®錠(20mg/回)6時間ごとに投与
2. **甲状腺ホルモン抑制剤**
   内服用ルゴール液(5滴/回)またはヨウ化カリウム(50mg/回)6時間ごとに投与
3. **循環不全に対して**
   インデラル®1〜2mgを血圧・心電図管理下に1mg/分以下の速度で静注。最大10mgまで
4. **甲状腺ホルモン$T_4$から$T_3$への変換を抑制**
   ソル・コーテフ®注を初回200〜300mg。以降100mg、8時間ごとに静注
5. **発熱に対して**
   全身のクーリング。アセトアミノフェンの内服または坐剤
6. **誘因の除去**
   感染症、外傷、糖尿病などの誘因を除去

## 抗甲状腺薬治療

● メルカゾール®(5mg)1回3〜6錠、1日1〜2回から開始
● 治療開始後、最初の2か月間は副作用のチェックのため、2週間ごとの観察が必要
● 治療開始後3か月間は2〜4週間ごとに診察
● 遊離$T_4$が正常となったら抗甲状腺薬を減量
● TSH、遊離$T_4$ともに正常化した後は維持量を続ける
● メルカゾール®1日1錠で、TSH正常が6か月保たれれば投薬中止を検討
● TRAbが陰性であれば寛解している可能性が高い
● メルカゾール®隔日1錠で、TSHが正常化すれば中止。その後も再発の有無を定期的にチェック

↓

抗甲状腺薬が使えない、または寛解しない

## 外科的療法

● 抗甲状腺薬、ヨード剤、副腎皮質ステロイド薬などで術前に甲状腺機能をできるだけ正常化しておく
● 両葉亜全摘術＋対側葉亜全摘術、甲状腺全摘術がある
● 術後、反回神経麻痺による嗄声や、副甲状腺機能低下症を生じることがある

## 放射線治療（$^{131}$Iより放出されるβ線により甲状腺濾胞細胞を破壊し、ホルモン合成を抑制する方法）

● 摂取率測定1週間前より抗甲状腺薬中止。ヨード制限食。当日シンチグラム施行、放射線投与量を決定する治療量のカプセルを内服。治療後4日目より抗甲状腺薬を再開。ヨード禁止は治療後1週間続ける
● 妊婦・授乳婦には禁忌。18歳以下小児は慎重投与

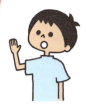

甲状腺クリーゼの頻度は低いけど、致死率は高いので要注意

甲状腺機能亢進症

# 看護ケア

## 看護ケアに必要なフィジカルアセスメント

**問診**
- 動悸、息切れ、発汗、食欲、排便状況（下痢）、体重減少、疲労感、イライラ感、月経異常（女性の場合）の有無など。

**視診**

[頚部の観察]
- 外観、位置を視診して腫大、左右対称性、偏位の有無を観察する。通常、甲状腺ははっきり見えない。

[眼球の観察]
- **眼球突出**の有無を観察し、突出していれば計測する。

- 眼球突出とは、眼球後方の間質組織が増えて、眼球が押し出される状態をいう。
  1. 眼球突出は、通常10〜15mmで左右差がない。
  2. 眼球が異常に前方へ突出している場合は、正面・側面から観察する。

[その他の観察]
- 循環器症状（頻脈）、皮膚症状（皮膚湿潤、脱毛）、精神・神経症状（手指振戦、落ち着きがあるか・イライラしていないか）、代謝異常（暑がり）の有無など。

### 正面からの観察
- 上方注視のあと下方に視線を移したときに、眼球運動よりも上眼瞼の動きが遅いために、上眼瞼の下に白眼球が見える現象。これは上眼瞼挙筋の過度の緊張により起こる

**1 正面を向いてもらい、左右の眼位を確認する**

正常

異常

**2 下を向いてもらうとよくわかる**

正常

異常

### 側面からの観察

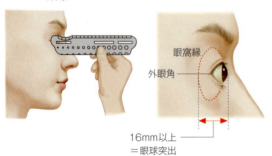

16mm以上
＝眼球突出

- 眼窩外側縁から角膜頂部までの距離※を瞳孔計で測定する。16mm以上であれば、眼球突出である

※テキストによっては、外眼角から角膜頂部までの距離16mm以上と表記しているものもある

#### 触診
- 甲状腺腫大の大きさ、硬さ、結節の有無、圧痛、可動性をみる。
- 触診のしかたと異常所見は**下図**を参照。

#### 聴診
- バセドウ病のように甲状腺の腫大がある場合は、聴診器のベル側で甲状腺両葉の聴診をする。
- 甲状腺の血流増加により、雑音が生じる場合がある。

##### 甲状腺の触診
［前方から］
1. 両手の母指で軽く甲状腺部に触れ、唾液か水を飲み込んでもらいながら触診する
2. 左母指を患者の左気管支の壁面に当て、右母指で胸鎖乳突筋を退けるようにしながらやさしく左葉に触れる
3. 同様に右側も触診する
4. 顎を上げてもらう場合、胸鎖乳突筋が緊張しすぎないように注意する

［後方から］
1. 両手の示指・中指・薬指を同側の甲状腺に添える
2. 唾液か水を飲み込んでもらいながら、左右の胸鎖乳突筋を退けるようにしてやさしく触れていく

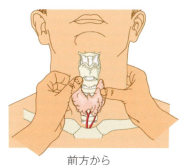
前方から

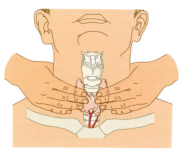
背部から

##### 甲状腺の異常所見
- 亜急性甲状腺炎のように炎症を起こしている場合は圧痛がある
- 首を伸ばすとみえることがある
- 硬くてコリコリしたものが触れる

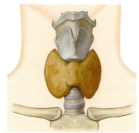
甲状腺腫大

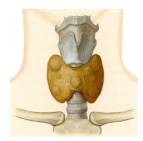
多発性結節

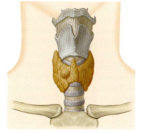
単結節

## 病期に適した看護ケア

### 急性期
- 未治療または不十分な治療により甲状腺機能亢進症状が急速に悪化し、**甲状腺クリーゼ**となることがある。
- 全身の熱感、発汗過多、心悸亢進、腹痛、悪心、息苦しさ、38℃以上の高熱、頻脈140〜200回/分、不整脈、不穏状態、混乱、意識障害、昏睡、呼吸困難などの症状をモニタリングする。
- 身体症状による活動耐性低下から起こるADL[*18]低下に伴う**日常生活援助**を行う。
- 精神的なストレスが誘因となり甲状腺クリーゼに陥ることもあるため、過度なストレスが増強しないよう**不安**に対し十分話し合うなどの時間をもつ。
- 心身の安楽を図るため、外界の刺激をできるだけ避ける。
- 継続的なモニタリングと、水分・栄養補給への援助を行う。

*18【ADL】activities of daily living：日常生活動作

### 慢性期（症状コントロール期）

#### ①内服管理の徹底と服薬指導
- 抗甲状腺薬は約1年程度内服する必要があり、症状が軽減したからといって勝手に中断してしまうと、コントロール不良となり、症状が悪化する危険性がある。
- 内服していても症状が改善されない場合には、治療に対する不安や不信感が高まり、服薬コンプライアンスの低下に陥りやすい。

#### ②薬の副作用の観察
- 副作用が出現すると、治療に対する不安や恐怖が増強され、服薬コンプライアンスの低下に陥りやすい。
- 副作用には、顆粒球減少（頻度0.1～0.5％）、肝障害（頻度0.1～0.5％）、蕁麻疹（頻度1～5％）などがある。
- 顆粒球が減少すると、重篤な感染症を引き起こすおそれが高いため注意する。

#### ③日常生活習慣の把握
- ヨードを含む食品を避ける（下表）。
- アルコール摂取は、頻脈・熱感などの症状を悪化させる。
- 喫煙は呼吸・循環器系の症状を悪化させ、眼球突出を進展させるといわれている。

#### ④ボディイメージの変容に対する心理面へのケア
- 眼球突出・甲状腺腫大などの外観に現れる症状に対し、強い嫌悪感や混乱を招くおそれや、人目を気にして外出を避け、活動範囲の縮小につながるおそれがある。

#### ⑤社会的側面・家庭内役割の把握
- 症状の出現状況によっては、活動を制限する必要があり、家庭・社会での役割や活動状況を把握する。
- 家庭内での役割とその遂行状況、キーパーソンを把握する。

#### ⑥妊娠・出産に関する事項
- 若年女性に発症しやすく、妊娠・出産を機に発症するケースが多いため、ライフサイクルのどの時期にあたるのかを把握することは重要である。
- 甲状腺機能がコントロールされていないと甲状腺ホルモンが高値となり、流産・早産を引き起こすおそれがある。
- 服薬に不安をもつことが多いが、奇形を起こすことはなく、内服薬は母親にも胎児にも必要なものであることを理解してもらう必要がある。

## ヨードを含む食品

### 摂取禁止食品
- ヨード含量がきわめて多いため、食べてはいけない食品

- **海草類**
  昆布、ワカメ、ノリ、ヒジキ、モズク、テングサなど
- **昆布加工品**
  おぼろ昆布、とろろ昆布、昆布佃煮、昆布茶など
- **昆布だし、風味調味料**
  昆布だしなど
- **昆布エキス含有食品**
  インスタントみそ汁、だしの素、だし入り醤油、麺つゆなど
- **市販の調味料**
  醤油、みそ、酢などの昆布だしや昆布エキスを使用しているもの
- **ヨード卵**

### 大量摂取禁止食品
- ヨード含量が多いため、大量に摂取してはいけない食品

- **テングサ加工品**
  寒天、ところてん、羊羹、こんにゃく（色づけにヒジキを使用）など
- **魚介類**
  タラ、タラ使用の練り製品（かまぼこ、ちくわ、はんぺんなど）
- **貝類、エビ・カニ類**
- **青背魚**
  サバ、イワシ、ブリ、カツオ、サンマ、ニシンなど
- **赤身魚**
  マグロ、サケ、マス、シーチキンなど
- **栄養補助食品（サプリメント）**
- **牛乳**
  1日200mL以下にする
- **肉類（内臓）**
  レバー、モツ、ホルモンなど内臓以外は食べられる
- **カラギナン**[19]**を含んだ食品**
  豆乳、ドレッシング、ゼリー、ヨーグルト（とろみ成分として寒天を使用したもの）、プリン、アイスクリーム、缶コーヒー、コンビーフなど

〈文献〉
1. 日本甲状腺学会：甲状腺疾患診断ガイドライン2013．バセドウ病の診断ガイドライン．
   http://www.japanthyroid.jp/doctor/guideline/Japanese.html（2015.11.1アクセス）
2. 吉岡成人，黒江ゆり子，高澤和永，他：系統看護学講座 専門分野Ⅱ 成人看護学⑥ 内分泌・代謝 第14版．医学書院，東京，2015：22，97．
3. 医療情報科学研究所：病気がみえる vol.3 糖尿病・代謝・内分泌 第3版．メディックメディア，東京，2012．
4. 井上智子，佐藤千史編：病期・病態・重症度からみた疾患別看護過程＋病態関連図 第2版．医学書院，東京，2012：665，668．
5. 渡辺明治，福井富穂編：今日の病態栄養療法 改訂第2版．南江堂，東京，2008．
6. 松尾ミヨ子，志自岐康子，城生弘美編：ヘルスアセスメント 第4版．メディカ出版，大阪，2013：63．
7. 森田孝子編：みるみるフィジカルアセスメント．医学評論社，東京，2012：168．

*19【カラギナン】カラギーナンともいう。食品添加物の一種で、海草類からつくられ、増粘剤、安定剤、ゲル化剤、糊料、増粘多糖類と表示される場合がある。

# 慢性腎臓病／慢性腎不全

まんせいじんぞうびょう／まんせいじんふぜん

●執筆＝中島小乃美　●医学監修＝嶺尾 徹

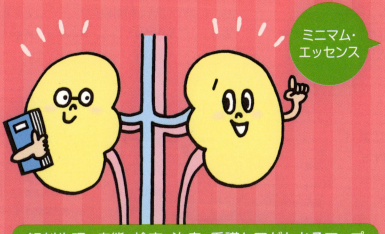

ミニマム・エッセンス

慢性腎臓病（CKD）／慢性腎不全とは、腎臓の機能が慢性的に低下し、生体内部の恒常性が保てなくなった状態をいう。
CKDが進行すると急性・慢性腎不全となり、さらに病状が進むと透析治療や腎移植が必要となる。

## 解剖生理・病態・検査・治療・看護ケアがわかるマップ

**解剖生理**
- 腎臓、糸球体

↓

**病態**
- 腎・腎以外の臓器の障害
  ↓
- 腎機能が不可逆的に低下
  ↓
- 生体内部の恒常性を保持できなくなる

↓

**CKD／慢性腎不全**

**分類**
- **CKDの重症度による分類**
  - 原疾患・GFR区分（G1～G5）・蛋白尿区分（A1～3）にあわせたステージ
- **慢性腎不全の病期による分類**
  - 第Ⅰ期（腎予備機能低下期）～第Ⅳ期（尿毒症）

**検査**
- 問診、視診、触診
- 尿検査
- 腎機能テスト
- 血液生化学検査
- 画像検査
- 腎生検

**症状**
- 尿量の変化
- 高血圧
- 貧血
- 代謝性アシドーシス
- 尿毒症症状
- 電解質異常

**治療**
- 生活習慣の改善
- 食事療法
- 薬物療法
- 血液浄化療法（透析療法）
- 腎移植

**看護ケア**
- セルフマネジメントの支援
- 家族の支援
- 腎代替療法導入時の支援・情報提供
- バスキュラー・アクセス作成時の看護

# 病態理解につながる！
# 解剖生理

## 腎臓の構造

- 腎臓の形はソラマメ状で、120～130gほどの臓器である。
- 内側（脊柱側）のソラマメのくぼみにあたる部分を**腎門**という。
- 腎動脈は、腹部大動脈から直接分岐し、腎門から腎内に入る。腎実質内でさらに細い動脈に分岐し、**糸球体**へ入る。
- 腎臓を灌流した血液は、糸球体につながる尿細管の周囲を取り巻く毛細血管網を経て、腎静脈に入り下大静脈に注ぐ。
- 腎臓の外側は線維性の**被膜**に包まれており、腎実質は外層の**皮質**と内層の**髄質**に分かれている。髄質は放射線状の外観をしており（**腎錐体**）、その先端の乳頭は**腎盂**（腎盤）に向かう。
- 腎臓は機能単位である**ネフロン**[*1]（腎単位）の集まりであり、1つの**腎小体**（糸球体と**ボウマン嚢**）とそれにつながる1本の**尿細管**からできている。腎小体は皮質中にある。

## 腎臓の位置

- 腎臓は、後腹膜腔に左右1個ずつあり、第11胸椎から第3腰椎の高さで、背面に位置する。

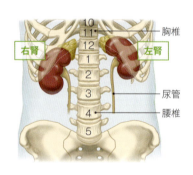

## 腎臓の割面とネフロン

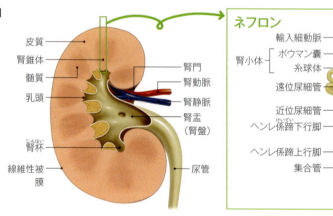

## 糸球体の構造と微細構造

- 糸球体は、毛細血管がいくつかの係蹄（ループ）を形成している。毛細血管の中央には基底膜があり、3つの糸球体濾過膜の層を経て血液が濾過される（解剖はp.189を参照）。
- 毛細血管と毛細血管の間にはメサンギウム細胞がある。
- 血液が糸球体内を流れてくる間に**血球成分**と、**タンパク質**を除いた液がボウマン嚢に濾過されて出てくる。これを**糸球体濾過液（原尿）**という。

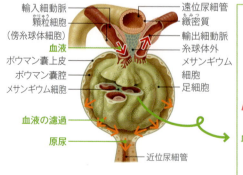

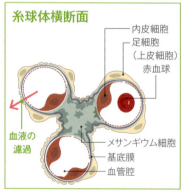

*1【ネフロン】皮質ネフロン（約85%）と傍髄質ネフロン（約15%）があり、皮質ネフロンは水やナトリウム（Na）を排泄し、傍髄質ネフロンは水やNaをより多く再吸収する。

# 腎臓の機能

## 腎臓の機能

| 排泄機能（尿の生成） | ●腎臓には、1,000～1,200mL/分の血液が流れ、体液成分を一定に保っている。血圧が60mmHg以下に低下すると尿はつくられなくなる<br>●ボウマン嚢に濾過された糸球体濾過液（原尿）の単位時間あたりの濾過量を**糸球体濾過値（GFR**[*2]**）**という。成人では1日約140～180Lになる<br>●糸球体での濾過は、膜の両面の圧力差が濾過力となっている。これを**限外濾過**といい、**静水圧差**と**膠質浸透圧差**が関与している<br>●糸球体濾過液（原尿）の1/100、1,000～1,500mLが尿として排泄される |
|---|---|
| 体液量、体液組成（電解質・酸塩基平衡）の調節機能 | ●尿細管では生体に必要な水、電解質、ブドウ糖、アミノ酸、一部濾過されたタンパク質などが再吸収され、クレアチニン（Cr[*3]）などの窒素化合物や水素イオン（$H^+$）などは分泌される |

| 内分泌機能 | レニン産生（血圧調節） | ●傍糸球体細胞から分泌される酵素で、血圧の調整を司る**レニン-アンジオテンシン-アルドステロン系**に作用し、**腎性昇圧因子**と呼ばれている |
|---|---|---|
| | 腎カリクレイン産生（血圧調節） | ●遠位尿細管細胞で産生される<br>●キニノゲンに働いてブラジキニンを産生し、血管拡張やNaの再吸収を抑制することで血圧を下降させるため、**腎カリクレイン-キニン系**は**腎性降圧因子**と呼ばれている[*4] |
| | エリスロポエチン産生（造血調節） | ●骨髄での**赤血球産生を亢進**させるホルモンで、腎臓で産生される |
| | ビタミンDの活性化（骨代謝調節） | ●カルシウム（Ca）は**活性型ビタミン$D_3$**によって腸での吸収が促進される |

## 尿細管で糸球体濾過液（原尿）の受ける変化

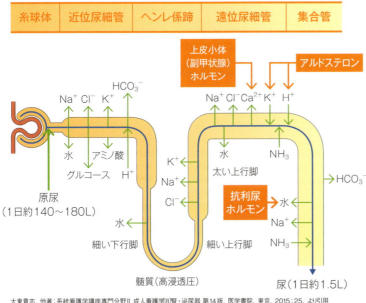

大東貴志、他著：系統看護学講座専門分野Ⅱ 成人看護学8腎・泌尿器 第14版．医学書院、東京、2015：25．より引用

| 近位尿細管 | ●濾過された水、Na、塩素（Cl）などの約2/3、カリウム（K）、ブドウ糖（グルコース）、アミノ酸、タンパク質などの全量が再吸収される<br>●再吸収された糸球体濾過液は、尿細管周囲毛細血管内へ移動し、ヘンレ係蹄に送られる<br>●多くの有機酸、$H^+$、投与された薬剤などが分泌され、尿細管腔に出てくる。$H^+$の分泌は酸塩基平衡の調節という重要な役割をもつ<br>●アミノ酸、特にグルタミン酸が分解されてアンモニア（$NH_3$）が産生され、尿細管腔内に拡散し、$NH_4$となり尿中に排出され、アンモニウムイオンとして$NH_4^+$を尿中へ排出する |
|---|---|
| ヘンレ係蹄（ヘンレループ） | ●浸透圧差によって水代謝が行われている<br>●濾過された塩化ナトリウム（NaCl）の約25％、水の約15％が再吸収される<br>●管腔内液は下行脚を下がるほど浸透圧が高くなり、上行脚を上がるにつれてNaClが抜けて浸透圧は低下する |
| 遠位尿細管 | ●Naの再吸収と交換に$K^+$、$H^+$が分泌される。**アルドステロン**により分泌が促進される<br>●**上皮小体（副甲状腺）ホルモン**（PTH[*5]）の作用により、Caの再吸収も行われている |
| 集合管 | ●おもな働きは水とNaの再吸収である<br>●**抗利尿ホルモン**（ADH[*6]）が集合管に作用して水の再吸収を増加させる。ADHは、水の欠乏による体液浸透圧の上昇、また循環血液量の減少により、下垂体後葉から分泌される |

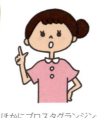

Naの欠乏によって循環血液量が減少すると、アルドステロンの分泌が亢進し、遠位尿細管でのNaの再吸収を増加させるので、Na欠乏と循環血液量の減少は回復に向かいます

*2【GFR】glomerular filtration rate　　*4 腎性降圧因子にはほかにプロスタグランジンがある。　　*6【ADH】antidiuretic hormone
*3【Cr】creatinine　　*5【PTH】parathyroid hormone

# 疾患と看護の基礎知識
アセスメントに活かせる！

## 病態生理

- 腎不全とは、糸球体濾過量（GRF）の低下を中心とした腎機能障害がある状態である。
- 近年、末期腎不全（ESKD）に進行しないよう早期診断・治療をするために慢性腎不全（CRF）を包括する慢性腎臓病（CKD[*7]）という概念が提唱されるようになった。
- 主な原因疾患は、近年では**糖尿病性腎症**が多く、慢性糸球体疾患やIgA腎症、腎硬化症、多発性嚢胞腎、腎尿路悪性腫瘍などである。
- 健康診断での蛋白尿や潜血反応で発見されることが多い。
- 多尿傾向で、特に夜間多尿である。
- 腎不全は末期になると、水・電解質異常、ショック、心不全、悪性高血圧、風邪、全身性感染症、尿路感染症、尿路閉塞、腎毒性薬物などの増悪因子により、急激に悪化することがある。
- 慢性腎臓病（CKD）と心血管疾患（CVD）は、リスクファクターの多くが共通しており、相互の発症や進行に影響を及ぼすため、早期から生活習慣の改善や現疾患のコントロールが重要となる。

### 慢性腎臓病（CKD）／慢性腎不全（CRF）の定義

| 慢性腎臓病（CKD）[1] | 慢性腎不全（CRF）[2] |
|---|---|
| ①尿異常、画像診断、血液、病理で腎障害の存在が明らかで、0.15g/gCr以上の蛋白尿（30mg/gCr以上のアルブミン尿）<br>②糸球体濾過量（GFR）＜60mL/分/1.73㎡未満<br>③上記①、②のいずれか、または両方が3か月以上持続している場合 | ●各種慢性疾患が徐々に進行したり、急性腎不全が長引いて腎機能の障害が高度となり、腎臓による体液の量・質的恒常性が維持できなくなった状態をいう。**不可逆性**で回復することがなく、年月単位で腎機能が低下していく<br>●糸球体濾過量（GFR）が50mL/分/1.73㎡以下、血清クレアチニン（Cr）濃度2.0mg/dL以上をいう |

## 分類

- 慢性腎不全は、臨床的には血清クレアチニン（Cr）濃度2mg/dL以上、または血中尿素窒素（BUN[*8]）20mg/dL以上が持続している状態をいう。
- 慢性腎不全は、腎排泄機能の程度により第Ⅰ〜Ⅳ期に分類できる。
- 慢性腎不全は、水・電解質異常、ショック、心不全、悪性高血圧、風邪、全身性感染症、尿路感染症、尿路閉塞、腎毒性薬物などの増悪因子により、急激に悪化する。

### 慢性腎不全の病期分類（Seldin の分類）

| 病期分類 | 腎機能 | 臨床症状 | | |
|---|---|---|---|---|
| 第Ⅰ期<br>（腎予備機能低下期） | GFR：50〜80%<br>Cr：1.2〜2.0mg/dL<br>BUN：正常範囲内 | ●無症状 | | |
| 第Ⅱ期<br>（腎機能障害期） | GFR：30〜50%<br>Cr：2.0〜3.5mg/dL<br>BUN：軽度の上昇 | ●夜間多尿<br>●高血圧 | | |
| 第Ⅲ期<br>（非代償性腎不全期） | GFR：10〜29%<br>Cr：3.5〜8.0mg/dL<br>BUN：上昇 | ●貧血<br>●電解質異常<br>●代謝性アシドーシス | ●倦怠感<br>●脱力感<br>●等浸透圧尿<br>●多尿 | ●高リン（P）血症<br>●低Ca血症<br>●高血圧 |
| 第Ⅳ期<br>（尿毒症期） | GFR：10%以下<br>Cr：8.0mg/dL以上<br>BUN：高度上昇 | ●尿毒症症状<br>●高血圧<br>●肺水腫 | ●浮腫 | |

鈴木志津枝、藤田佐和編：成人看護学慢性期看護論 第2版．ヌーヴェルヒロカワ、東京、2005：286. より引用

*7【CKD】chronic kidney disease　　*8【BUN】blood urea nitrogen

## CKD の重症度分類

- 表中の G1 〜 G5 は、腎機能（GFR：G）を、A1 〜 A3 はタンパク尿（アルブミン尿：A）を表す。
- CKD の重症度は原因（Cause：C）、腎機能（GFR：G）、タンパク尿（アルブミン尿：A）によるCGA分類で評価する。
- 例えば、原疾患が糖尿病であった場合、「糖尿病G2A3」と表記される。

| 原疾患 | 蛋白尿区分 | | | A1 | A2 | A3 |
|---|---|---|---|---|---|---|
| 糖尿病 | 尿アルブミン定量（mg/日） | | | 正常 | 微量アルブミン尿 | 顕性アルブミン尿 |
| | 尿アルブミン/Cr比（mg/gCr） | | | 30未満 | 30〜299 | 300以上 |
| 高血圧<br>腎炎<br>多発性嚢胞腎<br>移植腎<br>不明<br>その他 | 尿蛋白定量（g/日）<br>尿蛋白/Cr比（g/gCr） | | | 正常<br>0.15未満 | 軽度蛋白尿<br>0.15〜0.49 | 高度蛋白尿<br>0.5以上 |
| GFR区分<br>（mL/分/1.73m²） | G1 | 正常または高値 | ≧90 | | | |
| | G2 | 正常または軽度低下 | 60〜89 | | | |
| | G3a | 軽度〜中等度低下 | 45〜59 | | | |
| | G3b | 中等度〜高度低下 | 30〜44 | | | |
| | G4 | 高度低下 | 15〜29 | | | |
| | G5 | 末期腎不全（ESKD） | <15 | | | |

重症度は原疾患・GFR区分・蛋白尿区分を合わせたステージにより評価する。CKDの重症度は死亡、末期腎不全、心血管死亡発症のリスクを緑■のステージを基準に、黄■、オレンジ■、赤■の順にステージが上昇するほどリスクは上昇する。（KDIGO CKD guideline 2012 を日本人用に改変）
日本腎臓学会編：エビデンスに基づくCKD診療ガイドライン2013. 東京医学社, 東京, 2013：xiii. より転載

GFR：glomerular filtration rate（糸球体濾過量）
CRF：chronic renal failure（慢性腎不全）
CKD：chronic kidney disease（慢性腎臓病）

CKDのステージが進むほど、死亡・末期腎不全・心血管死亡発症のリスクが上昇するよ！

# 症状

## 慢性腎臓病／慢性腎不全の症状

| | |
|---|---|
| 尿量の変化 | ●腎機能の低下（尿細管障害に伴う濃縮力の低下）により、早期に多尿傾向が出現する<br>●第Ⅱ～Ⅲ期では**夜間多尿**となる（尿量2,000mL/日前後）<br>●第Ⅳ期では徐々に**尿量は減少**し、**1,000mL/日以下**となることが多い |
| 高血圧 | ●腎血流量の減少により**レニン分泌が亢進**し、それに伴い**アンジオテンシン系も亢進**するため高血圧が生じる<br>●末期腎不全では、尿量の減少や電解質異常に伴う体液貯留により、ほぼすべての症例に見られる |
| 貧血 | ●造血ホルモンである**エリスロポエチン**の産生が減少し貧血となる<br>●食欲低下も貧血を増悪させる |
| 代謝性アシドーシス | ●$H^+$の排泄低下と、$HCO_3^-$（重炭酸イオン）の再吸収の低下、アンモニア・$PO_4^{2-}$（リン酸イオン）の排泄低下のため、**代謝性アシドーシス**となる |
| 尿毒症症状 | ●腎機能の低下により、水・電解質、毒性物質が体内に貯留するため、多彩な尿毒症症状（右図参照）を引き起こす |
| 電解質異常 | ●腎機能の低下により、電解質異常が起こる<br>▶**高K血症**：Kの排泄低下、Kの過剰摂取、末期の尿量減少とアシドーシスの増強から通常のK摂取でも高K血症をきたし、心室細動や心停止を引き起こす<br>▶**高P血症**：第Ⅲ期では、腎機能低下に伴うPの排泄障害が起こり、高P血症をきたし、低Ca血症、異所性石灰化を引き起こす<br>▶**低Ca血症**：高P血症に伴う低Ca血症。腎臓におけるビタミンDの活性化障害のため、腸管からのCa吸収機能の低下、食欲不振により低Ca血症となり、二次性副甲状腺機能亢進症を引き起こす |

## 尿毒症症状

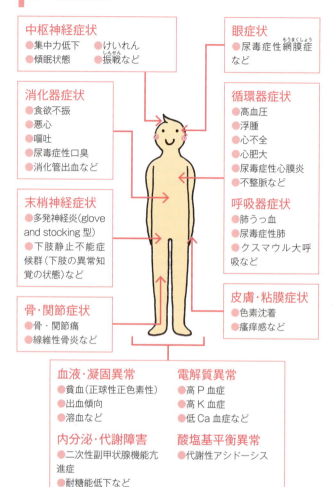

大東貴志, 神尾弘美, 河邊博史, 他著：系統看護学講座 専門分野Ⅱ 成人看護学⑧ 腎・泌尿器 第14版. 医学書院, 東京, 2015：60. より引用

# 検査と診断

- 慢性腎臓病／慢性腎不全の問診・診察および診断に用いられる検査を以下に示す。

## 慢性腎臓病／慢性腎不全の問診・診察

| 問診 | | ●病歴、家族歴（囊胞腎のような遺伝的負荷や、結核のような感染性疾患など）や、既往歴（妊娠の有無を含む過去の健康状態）の聴取が重要である |
|---|---|---|
| 診察 | 視診 | ●顔貌、顔色、浮腫、静脈怒張、多毛、女性化乳房、手術創、外傷、瘻孔の有無、腹部腫瘤、膀胱の貯留尿の有無 |
| | 触診 | ●腎臓：腎腫瘍・水腎症・囊胞腎などでは、腎臓が腫大してよく触れるようになる。腎臓の炎症、尿管の閉塞・炎症などで腎臓の被膜に緊張が起こっているような場合には、腎部の叩打痛を認める<br>●膀胱部：正常では触れないが、500mL以上の尿が貯まると腫瘤として触れる |

腎臓の排泄・濾過機能がどのような状態かを知ることが大切だね

## 慢性腎臓病／慢性腎不全の検査

| | | | | | |
|---|---|---|---|---|---|
| 尿検査 | ●尿タンパク<br>基準値：（－） | ●腎実質障害の場合には尿中に多量のタンパク質の混入がみられる<br>●膀胱だけの疾患では多くても100mg/dL程度 | 血液生化学検査 | ●血清クレアチニン（Cr）<br>基準値：<br>男性 0.6～1.0mg/dL<br>女性 0.4～0.8mg/dL | ●タンパク代謝産物。筋肉に由来し、食事の影響を受けない。糸球体から濾過されて排出される<br>●腎機能が50%未満に低下すると値が上昇し始める |
| | ●尿pH<br>基準値：5～7 | ●糖尿病性アシドーシスでは酸性になり、尿素産生菌（変形菌など）感染尿では、pHが7.5以上にもなる | | ●血中尿素窒素（BUN）<br>基準値：8～20mg/dL | ●尿素に含まれる窒素分であり、タンパク代謝の老廃物であるアンモニアから肝臓で合成される。腎機能が低下すると排泄されなくなるため値は上昇する<br>●食事の影響を受け、消化管出血や脱水、感染などでは上昇する。BUN/クレアチニン比は約10である |
| | ●尿比重<br>基準値：<br>1.003～1.030 | ●尿の濃縮程度を反映するので、水分摂取の影響を受ける<br>●随時尿で1.010前後に固定される場合、腎機能障害が疑われる<br>●尿糖や尿タンパクでは高比重尿になる場合がある | | | |
| | ●尿沈渣、潜血反応<br>基準値：（－） | ●潜血反応が陽性の場合はさらに尿沈渣を調べ、赤血球数、形態を確認する<br>●尿路感染症、糸球体腎炎の診断に有効 | | ●カリウム（K）<br>基準値：<br>3.5～5.0mEq/L | ●Kは体外への排泄の約90%が尿中からであり、末期腎不全で尿量が減少してくると血清K値が上昇してくる<br>●K値が7～8mEq/Lを超えると心停止の危険がある |
| 腎機能テスト | ●フィッシュバーグ濃縮試験<br>基準値：1回以上が1.025（850mOsm/kgH₂O）以上 | ●水が欠乏した状態で、尿の濃縮能をみる<br>●検査前日の午後6時に乾燥食をとり、以降検査終了まで絶飲食とし、起床と同時に1回目、1時間後に2回目、2時間後に3回目の採尿を行い、尿比重（浸透圧）を測定する | 画像診断 | ●腹部単純X線撮影<br>●静脈性腎盂造影 | ●単純撮影により、腎臓の大きさ、位置、形、石灰化の有無などを見ることができる<br>●造影剤を静脈注射し、経時的に排泄機能、腎盂、尿管、膀胱の形状を撮影できる |
| | ●腎クリアランス試験<br>基準値：GFR70～100mL/分、内因性クレアチニン-クリアランス 80～120mL/分 | ●腎臓の排泄能力を定量的に表現した数値。ある物質を腎臓から1分間で排泄するのに要する血漿量で表される<br>●糸球体濾過値（GFR）や、内因性クレアチニン-クリアランス、イヌリン-クリアランスなどがある | | ●レノグラフィー<br>●腎エコー<br>●コンピュータ断層撮影（CT）[10]<br>●核磁気共鳴画像法（NMR）[11] | ●腎臓から排泄される物質にアイソトープをラベリングした試験薬を静注し、腎臓に集まる放射能を記録する検査や、超音波や核磁気を用いた画像撮影法を活用し、従来のX線撮影では得られない鮮明な画像を撮影できる |
| | ●PSP[9]試験<br>基準値：15分25%以上、2時間60～80% | ●尿細管機能を調べる試験。PSP液は、近位尿細管から排泄されるため、その排泄率で腎機能を調べる | 腎生検 | | ●生検針を用いて経皮的に腎臓の組織を採取し、病理的診断に用いられる |

[9]【PSP】phenolsulfonphthalein：フェノールスルホンフタレイン　　[10]【CT】computed tomography　　[11]【NMR】nuclear magnetic resonance

## 治療

- 慢性腎臓病（CKD）の治療は、慢性腎不全（CRF）の治療も含むため、ここでは慢性腎臓病（CKD）の治療について説明する。
- 慢性腎臓病の治療方針は、「早期診断・早期治療」であり、腎機能低下による末期腎不全や心血管疾患への進行を予防するため、生活習慣の改善・食事療法・薬物療法が行われる。
- 慢性腎不全（CRF）／慢性腎臓病（CKD）は数か月から数年にわたり、徐々に腎機能が悪化するため、治療はその進行を遅らせることが目的となる。
- 進行が進むと末期腎不全に至り、腎代替療法が必要となる。
- 腎代替療法とは、腎不全に陥った腎臓の代わりに、老廃物の除去、水・電解質、酸塩基平衡調節を行う治療で、血液透析（HD[12]）、腹膜透析（PD[13]）、腎移植がある。
- 持続血液透析濾過法（CHDF[14]）は、救急救命、ICU[15]、CCU[16]などで循環動態が不安定な重症患者に行われる。
- 腎移植には、生体腎移植と、脳死や心停止の方からの献腎による移植があり、透析導入をしないで生体腎移植が行われることもある。

## 慢性腎臓病（CKD）生活・食事指導基準

| Stage | | G1/G2 | G3a | G3b | G4 | G5 |
|---|---|---|---|---|---|---|
| 生活習慣の改善 | | 禁煙<br>BMI25 未満<br>個人のレベルに合わせた運動（有酸素運動が有益）<br>飲酒（エタノール量として）：男性20g/日（日本酒1合程度、ビール500mLまで）<br>女性10g/日まで | | | | |
| 食事管理 | 塩分（g/日） | 3.0 以上 6.0 未満 | | | | |
| | タンパク質（g/kg/日） | ― | 0.8～1.0 | 0.6～0.8 | 0.6～0.8 | |
| | カリウム（mg/日） | ― | | 2000 以下 | 1500 以下 | |
| | エネルギー（kcal/kgBW） | 低い身体活動量：25～30kcal<br>適度の身体活動量：30～35kcal<br>高い身体活動量：35kcal～ | | | | |
| 血圧管理 | | 130/80mmHg 未満 | | | | |
| 血糖管理（糖尿病の場合） | | HbA1c7.0% 未満 | | | | |
| 脂質管理 | | LDL-C120mg/dL 未満 | | | | |

## 薬物治療

| 血圧 | ●原則的に ACE[17]阻害薬や、ARB[18]を投与 |
|---|---|
| 貧血 | ●赤血球造血刺激因子製剤（ESA[19]）、鉄欠乏があれば鉄剤を投与<br>　目標ヘモグロビン（Hb）10～12g/dL |
| 脂質 | ●コレステロール吸収阻害薬 |
| 骨・ミネラル | ●高リン（P）血症では、炭酸カルシウム（$CaCO_3$）などのリン吸着薬<br>● PTH[20]が基準値を超える場合は、活性型ビタミン$D_3$ |
| K・アシドーシス | ●ループ利尿薬・陽イオン交換樹脂[※1]でカリウム（K）を体外へ<br>●重炭酸ナトリウム（Na）によるアシドーシス補正 |
| 尿毒素対策 | ●球形吸着炭[※2] |
| その他 | ●腎排泄性薬剤の投与量・投与間隔を調整 |

※1：陽イオン交換樹脂では、便秘を起こしやすいので注意が必要。
※2：球形吸着炭は、他の薬剤と同時に服用しない。便秘や食思不振などの消化器系合併症に注意が必要。

* 12【HD】 hemodialysis
* 13【PD】 peritoneal dialysis
* 14【CHDF】 continuous hemodiafiltration
* 15【ICU】 intensive care unit（集中治療室）
* 16【CCU】 coronary care unit（冠疾患集中治療室）
* 17【ACE】 angiotensin converting enzyme（アンジオテンシン変換酵素）

# 透析療法

## 透析療法導入基準

- 下のⅠ〜Ⅲの点数の合計60点以上を透析導入とする。

| | | |
|---|---|---|
| Ⅰ 臨床症状 | 1 体液貯留（全身性浮腫、高度の低タンパク血症、肺水腫）<br>2 体液異常（管理不能の電解質・酸塩基平衡異常）<br>3 消化器症状（悪心・嘔吐、食欲不振、下痢など）<br>4 循環器症状（重症高血圧、心不全、心膜炎）<br>5 神経症状（中枢・末梢神経障害、精神障害）<br>6 血液異常（高度の貧血症状、出血傾向）<br>7 視力障害（尿毒症性網膜症、糖尿病性網膜症）<br>●これら1〜7項目のうち3個以上のものを高度：30点、2個を中等度：20点、1個を軽度：10点とする | |
| Ⅱ 腎機能 | ● Cr8mg/dL 以上[Ccr10mL/分未満]：30点<br>● Cr5〜8mg/dL 未満[Ccr10〜20mL/分未満]：20点<br>● Cr3〜5mg/dL 未満[Ccr20〜30mL/分未満]：10点 | |
| Ⅲ 日常生活障害度 | ●尿毒症のため起床できなくなるものを高度：30点<br>●日常生活が著しく制限されるものを中度：20点<br>●通勤、通学、あるいは家庭内労働が困難となった場合を軽度：10点 | |

※その他、「10歳未満の小児または65歳以上の高齢」「全身性に血管の異常がある（糖尿病、高血圧、膠原病、動脈硬化、血管炎など）」の場合は各10点が加算される。

平成3年度厚生科学研究腎不全医療研究事業報告書（班長：三村信英），1992／平成6年度厚生科学研究腎不全医療研究事業報告書班長：三村信英），1995．より引用

## 腹膜透析のしくみ

- 腹膜透析の原理は血液透析と同じである。腹膜がダイアライザーの膜の役割をしている。
- APD[21]により夜間就寝中に透析液を交換できる。

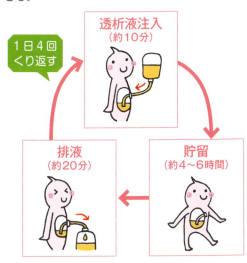

## 血液透析のしくみ

- バスキュラーアクセスまたはシャントと呼ばれる血液の出入り口をつくり、血液浄化を行う。
- 透析でできることは、水分の除去、電解質の是正、血液pHの是正（酸塩基平衡）、尿毒素の除去、一部の中分子物質（$\beta_2$ミクログロブリンなど）の除去である。
- 血圧調節、ビタミンDの活性化、造血ホルモン生成などはできない。

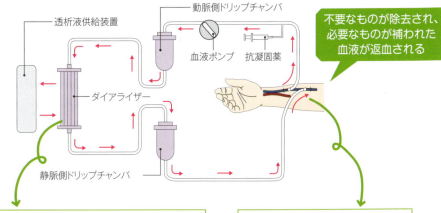

### ダイアライザーで行われている物質交換

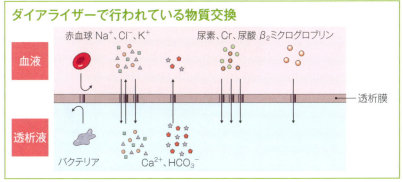

### 内シャント

- 手術により動静脈瘻を形成する
- 透析時は血流の増大した橈側皮静脈を穿刺し、中枢側に戻す
- 透析終了後は抜針し圧迫止血する

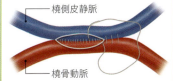

*18【ARB】angiotensin Ⅱ receptor blocker（アンジオテンシン受容体拮抗薬）
*19【ESA】erythropoiesis stimulating agents（エリスロポエチン製剤）
*20【PTH】parathyroid hormone（副甲状腺ホルモン）
*21【APD】automated peritoneal dialysis：自動腹膜透析

# 透析導入期の合併症

- 透析導入期の合併症として**不均衡症候群**、血圧下降、筋けいれん、腹痛などがある。

## 不均衡症候群

- 透析によって体液が正常化されるときに、血液と中枢神経との間に濃度差が生じる。
- 血液と脳との間に尿素や浸透圧、pHの差が生じたために起こる、脱力感、頭痛、悪心・嘔吐、けいれんなどの症状を不均衡症候群という。

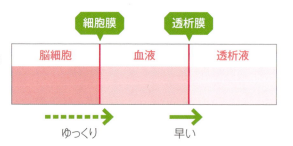

## 看護ケア

- 最近では、慢性腎臓病（CKD）を早期に発見し治療するという考え方に移行しつつあるため、ここでは慢性腎臓病のステージごとに説明する。
- 慢性腎臓病は、自覚症状がなく、徐々に腎機能が低下し、末期腎不全に至る可能性が高い。
- 生涯に及ぶ療養生活を、各ステージに合わせて管理することが必要である。
- 患者が抱えている問題を患者の視点で考え、セルフマネジメントできるよう支援する。
- 医療者主導の押し付け型教育ではなく、患者が自分の生活と折り合いをつけながら、固有の症状や兆候に対応していけるよう援助する。

## シャント管理

- 毎日シャント吻合部から中枢にかけてシャント音（ザーザーといった血流音）を聴取し、スリル（拍動）を触知し、閉塞がないかを確認する。
- シャントの血管を発達させるために、ゴムボールなどを握る運動を行う。
- 感染徴候（発赤、腫脹、熱感）を観察し、感染防止に努める。
- シャント側の腕で血圧測定をする、荷物を腕にかけるなどの血流を妨げる行為をしない。
- 透析終了時は、血流を妨げないよう配慮して圧迫し、確実に止血する。

## シャント音の確認

- 吻合部（傷跡）から少し上の位置に聴診器を軽く当てて、シャント音を聴く。

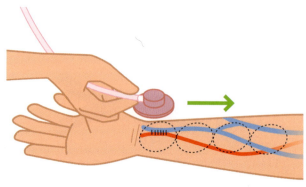

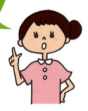

血管に沿って音の変化を確認すると、血管の狭窄部位もわかるので、シャントトラブルの早期発見にもつながります

# CKDの病期(Stage)による看護介入の視点

| Stage | 治療 | 病気の認識 | 看護介入 | 支援のポイント | 家族支援 |
|---|---|---|---|---|---|
| 発症〜StageG1／G2 | ●健康診断の尿検査と異常が出た場合の再検査が重要 | ●「たまたま疲れていた」「タンパク尿は運動したから」などと自分なりに解釈し、放置 | ●異常が出ても放置しがちなので、どのような病気の存在が考えられるか情報提供を行い、再検査への意識を高める | | ●可能な限り家族にも情報提供を行う |
| StageG3a、G3b | ●原因の精査<br>●薬物療法<br>●食事療法<br>●生活習慣の改善 | ●自覚症状がほとんどない<br>●診断を受け、戸惑いや不安が生じる<br>●症状が改善しないことに対するいらだち | ●自己管理ノートを作成して日々の血圧、体重、体調、食欲、服薬状況などを記録するよう勧める<br>●受診時に検査結果と合わせて、現状が理解できるよう説明する<br>●通院の負担、食生活、服薬状況を知り、継続できるよう、ともに考える | ●外来受診で支援を受ける機会が少ないため、機会を活かす<br>●患者の病気理解や、社会生活上の不自由さや不満などの思いをていねいに聴く<br>●定期受診を継続するよう、自己判断で中断しないよう指導する | ●患者を支える家族の思いをていねいに聴く<br>●食事管理の情報提供を行う |
| StageG4、G5 | ●尿毒症症状の改善<br>●薬物療法<br>●食事療法<br>●腎代替療法（透析・腎移植など）の検討 | ●治療や自己管理を行っているにもかかわらず症状が悪化し、戸惑いや不安が強くなる<br>●尿毒症症状による苦痛<br>●腎代替療法が現実的課題となるが、避けたい気持ちもあり、葛藤が生じる<br>●腎移植の葛藤が生じる | ●症状から具体的に現状を説明し、患者自身で変化を察知できるようにする<br>●食欲低下が著しければ、医師と相談のうえ、一時的に食事制限をゆるめ、好きな食品の摂取を勧める<br>●血圧変動、浮腫の出現や程度（p.196 図参照）、全身倦怠感、活動状況などを自己管理ノートから情報を得て、具体的な対処方法をともに検討する<br>●腎代替療法の情報提供<br>●バスキュラーアクセス作成時の看護 | ●腎機能低下の速度が今までより早くなり、全身状態の変化をきたしやすい<br>●緊急時の対応<br>●乏尿期は水分・カリウムを制限する<br>●腎代替療法の思いを聴き、意思決定できるよう援助する | ●今後の治療（腎代替療法）についての思いや考えを聞き、意思決定できるよう援助する |
| 透析導入期 | ●透析療法<br>●食事療法<br>●薬物療法 | ●「楽になった」という気持ちと、透析を受けたくないという気持ちの葛藤<br>●自己管理とこれからの生活への不安を強く感じる | ●導入期の合併症の看護<br>●患者の興味のあることから知識を提供し、理解を促す<br>●先輩透析患者の紹介<br>●通院先の調整 | ●シャント管理（シャント音聴取、スリル触知）<br>●自己管理努力への賞賛<br>●生活の再構築への援助<br>●体重管理と生活の調整<br>●カルシウム・リンのバランス調整<br>●カリウムコントロール | ●食事管理への支援<br>●自己管理への情報提供<br>●家族の悩みや、思いを表出する機会を提供する |
| 維持期 | ●透析療法<br>●食事療法<br>●薬物療法 | ●透析治療の効果が現れ身体的に楽になったと実感<br>●自分らしさを取り戻す | ●自己管理への支援<br>●日常生活復帰支援<br>●社会復帰支援 | | |
| 慢性期 | ●透析療法<br>●合併症の治療<br>●食事療法<br>●薬物療法 | ●安定した透析生活を維持<br>●合併症の発症の懸念 | ●合併症予防と早期発見 | | |

〈文献〉
1. 日本腎臓学会編：エビデンスに基づくCKD診療ガイドライン2013．東京医学社，東京，2013．
2. 大東貴志，神尾弘美，河邊博史，他：系統看護学講座 専門分野Ⅱ 成人看護学⑧腎・泌尿器 第14版．医学書院，東京，2014．
3. 服鳥景子：疾患別看護過程 腎不全．プチナース 2014；23(14)：1-19．
4. 井上智子，佐藤千史編：病期・病態・重症度からみた疾患別看護過程＋病態関連図 第2版．医学書院，東京，2012．
5. 篠田俊雄，萩原千鶴子監修：基礎からわかる透析療法パーフェクトガイド．学研メディカル秀潤社，東京，2011．
6. 日本腎臓学会監修：慢性腎臓病生活・食事指導マニュアル～栄養指導実践編～．東京医学社，東京，2015．
7. 日本腎臓学会監修：医師・コメディカルのための 慢性腎臓病生活・食事指導マニュアル．東京医学社，東京，2015．

## 資料 実習で出合う検査基準値一覧②

■生化学検査

| | 検査項目 | 基準値 |
|---|---|---|
| 電解質・金属 | 血清ナトリウム(Na)(serum sodium) | 137〜145mEq/L |
| | 血清カリウム(K)(serum potassium) | 3.5〜5.0mEq/L |
| | 血清クロール(Cl)(serum chloride) | 98〜108mEq/L |
| | 血清カルシウム(Ca)(serum calcium) | 8.4〜10.4mg/dL |
| | 血清鉄(Fe)(serum iron) | 男性：80〜200μg/dL<br>女性：70〜180μg/dL |
| | 血清マグネシウム(Mg)(serum magnesium) | 1.7〜2.6mg/dL |
| 糖質 | 血糖(BS：blood sugar、GLU：glucose) | 70〜109mg/dL |
| | 糖化ヘモグロビン(HbA1c：hemoglobin A1c) | 4.6〜6.2(NGSP値) |
| 脂質 | 総コレステロール(TC：total cholesterol) | 120〜219mg/dL |
| | HDL-コレステロール<br>(HDL-C：high density lipoprotein-cholesterol) | 40〜65mg/dL |
| | LDL-コレステロール<br>(LDL-C：low density lipoprotein-cholesterol) | 65〜139mg/dL |
| | トリグリセリド(中性脂肪、TG：triglyceride) | 30〜149mg/dL |
| 酵素 | AST(GOT)<br>(AST：aspartate aminotransferase、<br>　GOT：glutamic oxaloacetic transaminase) | 10〜40IU/L |
| | ALT(GPT)<br>(ALT：alanine aminotransferase、<br>　GPT：glutamic pyruvic transaminase) | 5〜45IU/L |
| その他 | 血液ガス／酸塩基平衡<br>(blood gases/acid-base balance) | $PO_2$：80〜100Torr<br>$PCO_2$：35〜45Torr<br>pH：7.36〜7.44<br>$HCO_3^-$：22〜26mEq/L<br>BE：−2〜+2mEq/L<br>$SaO_2$：93〜98% |

■免疫血清検査・輸血

| | 検査項目 | 基準値 |
|---|---|---|
| 血漿タンパク | CRP(C反応性タンパク)<br>(CRP：C-reactive protein) | 0.30mg/dL未満 |

（検査基準値一覧①はp.102参照）

基準値は、測定法や試験の種類によって数値が異なるので、必ず各医療機関で使われている数値・単位を確認してください

# 小児ネフローゼ症候群

しょうにねふろーぜしょうこうぐん

●執筆＝辻野睦子　●医学監修＝丸山立憲

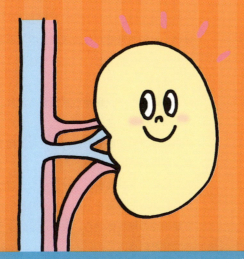

**ミニマム・エッセンス**

ネフローゼ症候群とは、糸球体基底膜の障害により、多量のタンパク質が漏出して、タンパク尿、低タンパク血症をきたす疾患群の総称である。
タンパク質の漏出に伴って浮腫や脂質異常症を生じやすくなる。
小児では3～9歳に最も多く、女児より男児に多くみられる。

## 解剖生理・病態・検査・治療・看護ケアがわかるマップ

**解剖生理**
腎臓、糸球体

↓

**病態**
糸球体が膨張し、基底膜・足突起が障害
↓
多量のタンパク質が漏出
↓
タンパク尿、低タンパク血症をきたす

**小児ネフローゼ症候群**

**分類**
**原因による分類**
●原発性(一次性)ネフローゼ症候群
●続発性(二次性)ネフローゼ症候群
**治療反応による分類**
●ステロイド抵抗性ネフローゼ症候群
●難治性ネフローゼ症候群　など

**検査**
●尿検査
●血液生化学検査
●腎生検

**症状**
●タンパク尿
●低タンパク血症
●低アルブミン血症
●脂質異常症
●浮腫

**治療**
●薬物療法(ステロイド)
●食事療法(塩分制限とナトリウム排泄の促進)
●安静療法

**看護ケア**
●各期における看護
●発達段階に応じたケア・かかわり
●家族への支援
●フィジカルアセスメント(発育、皮膚、呼吸器系、循環器系、消化器系)

# 病態理解につながる！解剖生理

## 腎臓の構造

- 腎臓は暗赤色で、成人では重さ約130g、長さ約10cm、幅約5cm、厚さ約4cmの臓器である。生後1か月では成人の約10分の1、3歳で約3分の1の大きさである。
- 腎臓は、第11胸椎から第3腰椎までの間に位置し、脊柱の両側に1対ある。多くは右側が左側より1椎体分程度低く位置する。
- 腎臓は後腹壁に接しており、後腹膜腔内にある。
- 腎臓はソラマメによく似た形をしており、皮質と髄質の大きく2つに分けられる。
- 髄質は血管に乏しく、ヘンレループ（係蹄）と集合管が腎錐体を形成している。
- 皮質は血管が豊富で、腎小体と迂曲した尿細管が含まれる。
- 腎小体は毛細血管が集まった糸球体とそれを包む袋状のボウマン嚢からなる（解剖はp.176も参照）。
- 尿細管は近位尿細管、ヘンレループ、遠位尿細管からなる。
- 1つの腎小体と1本の尿細管で構成される腎臓の機能的単位をネフロン（腎単位）と呼ぶ。一側の腎臓にネフロンは約100万個存在する。
- 糸球体には、輸入細動脈と輸出細動脈が出入りする。糸球体は、毛細血管壁から血液成分の濾過を行う。糸球体で濾過されたものを原尿といい、1日約150〜160L（成人）生成される。
- 原尿はボウマン嚢から尿細管へ流れ、集合管に集まり、尿となって腎盂に注ぐ。
- 糸球体で毛細血管の支持や貪食作用を行っている細胞をメサンギウム細胞という。
- 糸球体の毛細血管とメサンギウム（特殊な結合組織）の両方が合わさった表面を糸球体基底膜と足細胞がおおっている。
- 足細胞の細胞体から、タコの足のように伸びている部分を足突起という。

腎臓の構造

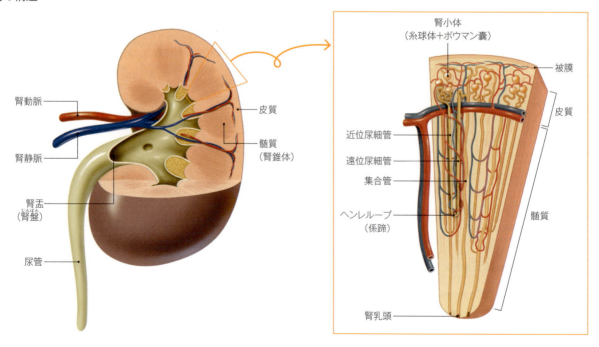

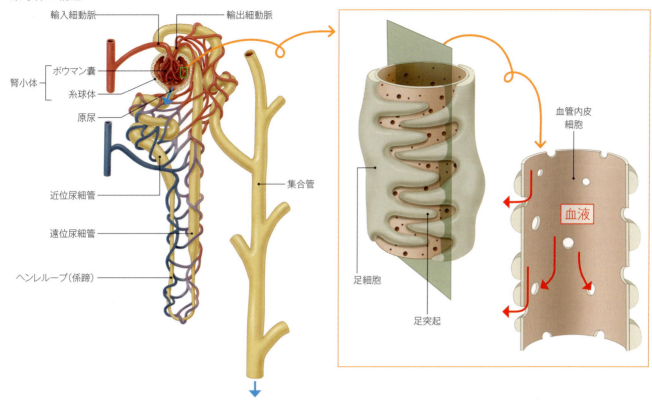

### 糸球体の構造

## 腎臓の機能

- 腎臓には、代謝物質の**排泄機能**と**内分泌機能**がある。
- 腎臓は、代謝による分解産物や体内の有害物質を尿として排泄し、食事によって摂取した電解質や代謝産物の血中濃度を調節している。
- 尿の濃縮機能（尿細管での水・ナトリウムの再吸収）により、1日で生成される**原尿の99％が再吸収**され、実際に尿として排出されるのは約1～1.5L/日である。
- 1分間に糸球体が濾過する体表面積あたりの血漿量（**糸球体濾過値**：GFR[*1]）の基準値は出生時には成人のおよそ5分の1程度で、発達とともに成人量（100～120mL/分）に徐々に近づき、2歳前後で成人と同程度になる。
- 糸球体での濾過の原動力は**血圧**であり、輸入細動脈圧が**40mmHg**以下になると尿は生成されなくなる。
- 小児の血清クレアチニンの基準値は、出生直後は母親と同値、1歳代で0.2mg/dL強、4歳で0.3mg/dL、8歳で0.4mg/dLである。

### 腎臓の働き

| 排泄 | 尿の濃縮機能 | 糸球体で不要な代謝産物を濾過する |
|---|---|---|
| | | 尿細管で水・ナトリウムを再吸収する |
| | 恒常性の維持 | 血液のpH[*2]を調節する |
| | | 電解質バランスを調節する |
| 内分泌 | レニン-アンジオテンシン-アルドステロン系 | 血圧を調節する |
| | | ナトリウム排泄を調節する |
| | エリスロポエチンの分泌 | 赤血球分化を促進し、赤血球産生に関与する |
| | ビタミンDの活性化 | カルシウム吸収を促進し、骨量維持に関与する |

[*1]【GFR】glomerular filtration rate　　[*2]【pH】hydrogen ion exponent：水素イオン指数

## アセスメントに活かせる！ 疾患と看護の基礎知識

### 病態生理

- ネフローゼ症候群は、何らかの原因（T細胞の機能異常が一因とされる説もある）で**糸球体**が膨張し、タンパク質が基底膜から透過しやすくなることで（**右図**）、多量のタンパク質が漏出して、**タンパク尿**、**低タンパク血症**をきたす疾患群の総称である。タンパク質の漏出に伴って、**浮腫**や**脂質異常症**を生じやすくなる。
- ネフローゼ症候群は**再発**や**増悪**を繰り返すことが多く、病型や病態により臨床経過はさまざまである。
- ネフローゼ症候群はどの年齢にも起こる。小児では**3～9歳**に最も多く、女児より**男児**に多くみられる。年齢が高くなると、男女の差はほとんどない。

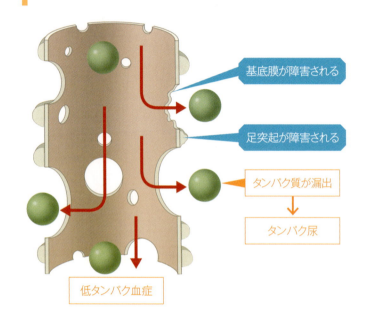

ネフローゼ症候群における糸球体基底膜の透過性の模式図

- 基底膜が障害される
- 足突起が障害される
- タンパク質が漏出 → タンパク尿
- 低タンパク血症

### 分類

- ネフローゼ症候群はその原因によって大きく**原発性（一次性）**と**続発性（二次性）**に分けられる（**右表**）。原発性は全体の**約4分の3**、続発性は**約4分の1**の割合である。
- 小児では、原発性に属する**微小変化型ネフローゼ症候群**が最も多い。微小変化型ネフローゼ症候群とは、腎臓の糸球体を光学顕微鏡で観察しても、ほとんど変化を認めないもので、**副腎皮質ステロイド薬**の治療が比較的有効である。
- 原発性ネフローゼ症候群では、初期治療で十分量の**副腎皮質ステロイド薬**に対して効果がみられるものが多いが、なかには効果の得られないものがあり、これらを**難治性**や**ステロイド抵抗性**として分類する（**p.191 表**）。

**ネフローゼ症候群の分類**

| 原発性（一次性）ネフローゼ症候群 | ●微小変化型ネフローゼ症候群<br>●膜性腎症<br>●膜性増殖性腎炎<br>●巣状糸球体硬化症<br>●先天性ネフローゼ症候群　など |
|---|---|
| 続発性（二次性）ネフローゼ症候群 | ●代謝性疾患（糖尿病性腎症・アミロイドーシスなど）<br>●膠原病（全身性エリテマトーデスなど）<br>●悪性腫瘍（ホジキン病、リンパ性白血病など）<br>●循環器疾患（腎静脈血栓症など）<br>●化学物質（薬物、金属剤など）<br>●感染症（ウイルス、マラリアなど） |

## ネフローゼ症候群の治療反応による分類

| ステロイド抵抗性ネフローゼ症候群 | 十分量のステロイドのみで治療して、1か月後の判定で完全寛解※1または不完全寛解I型※2に至らない場合とする |
|---|---|
| 難治性ネフローゼ症候群 | ステロイドと免疫抑制薬を含む種々の治療をして、6か月経っても完全寛解もしくは不完全寛解I型に至らない場合とする |
| ステロイド依存性ネフローゼ症候群 | ステロイドを減少または中止後、再発を2回以上繰り返すため、ステロイドを中止できない場合とする |
| 頻回再発型ネフローゼ症候群 | 6か月の間に2回以上再発する場合とする |
| 長期治療依存型ネフローゼ症候群 | 2年間以上継続してステロイド、免疫抑制薬等で治療している場合とする |

※1：完全寛解：尿タンパク＜0.3g/日 　※2：不完全寛解I型：0.3g/日≦尿タンパク＜1.0g/日
「平成22年度　厚生労働省難治性疾患対策進行性腎障害に関する調査研究班」による

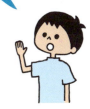

小児のネフローゼ症候群ではステロイドに反応するケースが多いです。一方で、長期に渡って治療を継続することが必要なケースもあります

## 症状と合併症

- 糸球体でのタンパク透過性亢進により、タンパク尿、低タンパク血症、低アルブミン血症を生じる。
- 低タンパク血症や低アルブミン血症により、肝臓でのアルブミンとリポタンパクの産生が亢進し、脂質異常症を生じる。
- 低タンパク血症による血漿膠質浸透圧の低下と組織液の増加により浮腫を生じる。
- ネフローゼ症候群の初期症状として顔面や眼瞼の浮腫、下肢や陰嚢(男児の場合)の浮腫、食欲不振や悪心・嘔吐、全身倦怠感、腹痛や下痢を生じる。
- ネフローゼ症候群が進行すると、全身浮腫、胸水や腹水の貯留、呼吸困難、血圧の低下、腎静脈血栓や肺塞栓症などの合併症を生じる。
- タンパク尿が著しいと、体液の貯留により体重増加が生じる。また、IgG※3の尿中漏出や血清タンパクの減少に伴って免疫が低下し、感染症に罹患しやすくなる。さらに、ビタミンの活性化機能が低下することによってビタミン欠乏症を生じることもある。
- ネフローゼ症候群が重症化すると、低タンパク血症がさらに進行し、血管から組織に体液が漏れることによって循環血液量減少性ショックによるネフローゼ急症を起こすことがある。

## 症状と合併症

| 症状 | ●タンパク尿<br>●低タンパク血症<br>●低アルブミン血症<br>●脂質異常症<br>●尿量の減少<br>●尿の性状の変調(褐色、泡沫状)<br>●呼吸困難、血圧低下、顔面蒼白<br>●食欲不振、悪心・嘔吐、下痢、腹痛<br>●体液の貯留(眼瞼の浮腫、顔面の浮腫、腹水、胸水、下肢の浮腫、陰嚢の浮腫(男児の場合)、鼠径部の隆起や腹壁ヘルニア、全身浮腫、体重増加、全身倦怠感など) |
|---|---|
| 合併症 | ●循環血液量減少性ショック<br>●静脈血栓症(凝固性亢進)<br>●皮膚障害<br>●感染症<br>●腹膜炎(腹水に関連したもの)<br>●長期化することによる成長障害と筋の発育不良<br>●ビタミン欠乏症<br>●ステロイド薬による副作用 |

＊3【IgG】immunoglobulin G：免疫グロブリンG

## 検査・診断

- 尿検査でタンパク尿が認められるなど、ネフローゼ症候群が疑われた場合はさまざまな精密検査を行い、診断を確定する。
- 尿タンパクは健康な人でもわずかに認める（下表 基準値参照）。
- タンパク尿とは、尿タンパクの排泄が1日あたり150mg以上に増加した状態をいう。肉眼的には、尿にタンパクが多量に含まれることによって表面張力が強まり、尿が泡立って泡が消えにくくなる。ネフローゼ症候群では高度のタンパク尿を伴うため、24時間の蓄尿検査や早朝起床時第1尿の採取が必要である。
- 尿量減少に伴う尿の濃縮のため、尿比重は上昇することが多い。尿の濃縮では褐色調を呈する。
- 尿検査の所見に加えて、浮腫の程度、体重の増加、血圧の変動などが診断の確定に役立つ。
- 小児のネフローゼ症候群の診断基準は、1973年旧厚生省特定疾患調査研究班や、日本小児腎臓病学会および国際小児腎臓学会による基準がある。
- 血液検査では、血清総タンパクや血清アルブミンの減少、血清総コレステロールの増加などが診断に役立つ。
- 成人のネフローゼ症候群はその原因が多岐にわたるため、通常では腎生検による病理組織学的検査を行い診断する。小児の場合は治療効果がみられない場合に腎生検を行い、病理組織診断をして治療方針を決める。

### 尿検査の基準値

| 検査項目 | 基準値 |
|---|---|
| pH | 6.0 前後 |
| 尿比重 | 1.002～1.030 |
| 尿糖 | 定性：陰性（－）<br>定量：30mg/dL以下、80mg/日以下 |
| 尿タンパク | 定性：陰性（－）、弱陽性（±）<br>定量：30mg/dL以下、80mg/日以下 |
| 尿潜血 | 陰性（－）、弱陽性（±） |
| 尿ケトン体 | 陰性（－） |

### 発達段階による診断基準

| | | 学童 | 幼児 | 乳児 |
|---|---|---|---|---|
| 1. タンパク尿 | | 3.5g/日以上または0.1g/kg/日以上、または早朝起床時第1尿で300mg/dL以上が3～5日持続する ||| 
| 2. 低タンパク血症 | 血清総タンパク | 6.0g/dL以下 || 5.5g/dL以下 |
| | 血清アルブミン | 3.0g/dL以下 || 2.5g/dL以下 |
| 3. 脂質異常症 | 血清総コレステロール | 250mg/dL以上 | 220mg/dL以上 | 200mg/dL以上 |
| 4. 浮腫 | | あり |||

1.2.は必須条件、3.4.は必須条件ではないが、認めれば診断はより確実（旧厚生省特定疾患調査研究班、1973年）

### 日本小児腎臓病学会および国際小児腎臓学会による基準（2005年）

| 小児突発性ネフローゼ症候群 | 高度タンパク尿 | 夜間蓄尿で40mg/時/m² 以上 |
|---|---|---|
| | 低アルブミン血症 | 血清アルブミン 2.5g/dL 以下 |

> 尿検査のほか、浮腫、体重増加、血圧変動などが診断に役立ちます

### 小児における血液検査データの基準値とネフローゼ症候群における変化

| 検査項目 | 基準値 | ネフローゼ症候群 |
|---|---|---|
| 血清総タンパク | 6.2～8.0g/dL | 減少 |
| 血清アルブミン | 4.0～5.8g/dL | 減少 |
| 血清総コレステロール | 1～4歳：210mg/dL以下<br>5～14歳：220mg/dL以下 | 増加 |

| 検査項目 | 基準値 | ネフローゼ症候群 |
|---|---|---|
| ヘモグロビン量 | 11.5～15.5g/dL | 増加 |
| ヘマトクリット | 乳幼児：38～42%<br>6～12歳：35～45% | 増加 |
| 赤血球沈降速度 | 0～10mm/時間 | 上昇 |

# 治療

## ネフローゼ症候群の治療

| 薬物療法 | ● 微小変化型ネフローゼ症候群は小児・成人とも多く、わが国の一次性ネフローゼ症候群の約80％を占め、**副腎皮質ステロイド薬に対する反応性がよい**<br>● 微小変化型ネフローゼ症候群は90％以上の症例で寛解に至るが、**再発が約80％程度**にみられ、**頻回再発型**や**ステロイド依存性**を示す場合もある。これらは長期的な副腎皮質ステロイド薬の使用や免疫抑制薬の併用が必要となることがあり、**副作用を最小限**にして再発を抑制する治療が重要である<br>● 初期治療では、**プレドニゾロン0.8～1mg/kg/日**（最大60mg）相当で開始し、寛解後1～2週間持続する。完全寛解後は2～4週ごとに5～10mg/日ずつ漸減する。5～10mg/日に達したら再発をきたさない最小量で1～2年程度維持し、漸減中止する。**4週後に完全寛解に至らない場合**は初回腎生検組織の再評価を行い、必要ならば再生検も考慮する<br>● 再発時の治療では、**プレドニゾロン20～30mg/日**もしくは初期投与量を投与する<br>● **頻回再発型**、**ステロイド依存性**、**ステロイド抵抗性ネフローゼ症候群**では、**免疫抑制薬**（シクロスポリン1.5～3.0mg/kg/日、またはミゾリビン150mg/日、または、シクロホスファミド水和物50～100mg/日など）を追加投与する<br>● 補助療法としては次の①②がある。①必要に応じて、**HMG-CoA**[*4]**還元酵素阻害薬**や**抗凝固薬**を使用する。②高血圧を呈する症例では**アンジオテンシン変換酵素阻害薬（ACEⅠ**[*5]**）**や**アンジオテンシンⅡ受容体拮抗薬（ARB**[*6]**）**の使用を考慮する<br>● 副腎皮質ステロイド薬を使用することによる**副作用**は**下表**のとおりである |
|---|---|
| 食事療法 | ● 体重増加を伴う浮腫ではナトリウム量の過剰を示しているため、**塩分制限とナトリウムの排泄を促進**することが大切である<br>● 成人におけるネフローゼ症候群患者のナトリウム摂取量の制限は、国際的に塩分3g/日未満が推奨されている。わが国では食生活の違いから、塩分摂取を6g/日未満とすることが推奨されている（「高血圧治療ガイドライン」より）<br>● 小児のネフローゼ症候群における食事療法として、**乏尿浮腫期には食塩の制限が必要**であるが、小児の特性である発育を考慮した場合、「**日本人の食事摂取基準（2015年版）**」に準じてタンパク質は推奨量（1歳未満はめやす量）、食塩は目標量（1歳未満はめやす量）、カリウムはめやす量を摂取するのが妥当といわれている<br>● 十分な塩分制限下では厳密な水分制限は不要であるが、利尿薬使用によって電解質異常を生じる場合は制限が必要である<br>● 浮腫を増悪させないための水分制限は、**前日の尿量**が1つのめやすとなる。毎日の**体重測定**において制限を調整する |
| 安静療法 | ● ステロイドの治療効果は2週間以内に現れ始めるため、それ以降の生活制限はできるだけ少なくする<br>● **ベッド上安静は浮腫の強い場合**に必要であるが、過度の安静は**血栓**を生じやすくなる。また、長期のベッド上安静はステロイドの副作用である**骨粗鬆症**を悪化させる可能性がある。よって、重篤な浮腫でなければ、厳格なベッド上安静は行わず、日常生活動作はできるだけ制限しない |

## 副腎皮質ステロイド薬の副作用と離脱症候群

| 副作用 | 軽症 | ● 痤瘡様発疹<br>● 月経異常<br>● 不眠 | ● 多毛症<br>● 皮下出血<br>● 白血球増多 | ● 満月様顔貌<br>● 紫斑<br>● 脱毛 | ● 食欲亢進<br>● 多尿<br>● 浮腫 | ● 体重増加<br>● 多汗<br>● 低カリウム血症 |
|---|---|---|---|---|---|---|
| | 重症 | ● 感染症<br>● 血圧上昇<br>● 緑内障 | ● 消化性潰瘍<br>● 動脈硬化<br>● 無菌性骨壊死 | ● 高血糖<br>● 血栓症<br>● 筋力低下 | ● 精神症状<br>● 副腎不全<br>● 筋萎縮 | ● 骨粗鬆症<br>● 白内障 |
| 離脱症候群 | | ● 食思不振<br>● 全身倦怠感 | ● 発熱<br>● 情緒不安 | ● 頭痛<br>● 下痢など | ● 筋肉痛 | ● 関節痛 |

厚生労働省難治性疾患克服研究事業 進行性腎障害に関する調査研究班編 難治性ネフローゼ症候群分科会：ネフローゼ症候群診療指針[完全版]，東京医学社，東京，2012．より引用

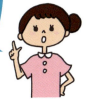

副腎皮質ステロイド薬の使用では十分な観察が大切になってきます

*4【HMG-CoA】hydroxymethylglutaryl-CoA：スタチン
*5【ACEI】angiotensin converting enzyme inhibitor
*6【ARB】angiotensin Ⅱ receptor blocker

# 看護ケア

## ネフローゼ症候群の各期における看護

| 時期 | 子どもの様子 | 看護 | |
|---|---|---|---|
| 急性期（乏尿浮腫期） | ●高度の浮腫や体重の増加など、急性期症状がみられる時期<br>●食事・水分の制限や、安静・活動の制限がある | ●**全身状態の観察**<br>浮腫による循環血液量減少性ショック、感染症、血栓症などの異常の早期発見に努める。また、水分出納のバランスを確実に確認する<br>●**子どもの家族における病気の理解度の把握**<br>①病識の有無<br>②不安や疑問への対応<br>③確実な内服への支援<br>④家族のサポート状況の把握<br>●**感染予防**<br>個室隔離や清潔隔離は感染症の伝播を阻止する有効な手段となる | ①病室環境への配慮<br>②全身清拭や口腔や陰部の清潔保持<br>●**浮腫に対するケア**<br>同一体位を避けた安楽な姿勢をとれる工夫を行う<br>①安静の保持<br>②皮膚損傷の予防（シーツのしわを伸ばす、小さな玩具の除去、ゆるやかな衣類など）<br>●**検査・処置に対するケア**<br>①事前の説明<br>②ストレスの緩和 |
| 回復期（利尿期） | ●尿量が増えて浮腫が軽減する時期<br>●副腎皮質ステロイド薬の副作用が出現してくる | ●**全身状態の観察**<br>①感染徴候の有無<br>②再発やステロイド薬の副作用の有無<br>③尿量増加に伴う脱水の出現の有無 | ●**入院生活の長期化に対するケア**<br>①転倒や転落などの事故防止・環境整備<br>②発達に応じた遊びや学習への援助<br>③家族も含めた心理的ケア |
| 寛解期 | ●尿タンパクが0.3g/日以下（完全寛解）または0.3g/日≦尿タンパク<1.0g/日（不完全寛解Ⅰ型）となり、退院に向かう時期 | ●**ステロイドの離脱症状に対するケア**<br>食欲不振・発熱などの出現に注意する<br>●**退院に向けたケア**<br>①退院後にも食事制限がある場合は家族に対する栄養指導を行う | ②再発を避けるため、適度の運動や疲れをためない生活に対して指導を行う<br>③継続した感染予防の方法について認識を確認する |
| 慢性期 | ●ステロイド抵抗性や難治性ネフローゼの場合<br>●寛解と再発を繰り返しながら、長期にわたってネフローゼ症候群と付き合っていく時期 | ●**子どもの病気の理解について**<br>発達の各段階で病気や苦痛に対する認知・思考は異なる（**下表**）。長くネフローゼ症候群と付き合っていく場合には、発達に応じた病気や検査・処置に対する説明を行うことも必要となる | ●**家族に対するケア**<br>①社会資源の活用（小児慢性特定疾患医療費助成制度※など）<br>②長期内服に対する発育期の小児への影響に対して、家族の理解度に合わせた不安の軽減 |

※小児慢性特定疾患治療研究事業の対象疾患群は、悪性新生物、慢性腎疾患、慢性呼吸器疾患、慢性心疾患、内分泌疾患、膠原病、糖尿病、先天性代謝異常、血友病等血液疾患・免疫疾患、神経・筋疾患、慢性消化器疾患の11であり、児童福祉法に基づいて、治療方法の研究や医療の給付が行われる。

## 各発達段階における認知発達と病気の理解

| 年齢 | ピアジェの理論区分 | 認知・思考 |
|---|---|---|
| ～2歳 | 感覚運動期 | ●病気という事象について**認識がない**<br>●苦痛や不安・恐怖が病気から発するとは理解できない |
| 2～7歳 | 前操作期 | ●論理的思考が始まる前段階<br>●病気であることは感覚としてわかるが、その**原因**の理解は難しい |
| 7～11歳 | 具体的操作期 | ●論理的思考が始まる時期<br>●病気の原因や治療の**目的**が理解できるようになる |
| 11～15歳 | 形式的操作期 | ●論理的思考が進み、仮説を立てて**推測できる**ようになる<br>●病気の経過や予後についての不安も表現する |

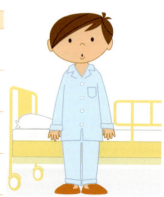

池西靜江, 石束佳子編：看護学生スタディガイド　2016. 照林社, 東京, 2015：1067. より引用

## 治療に関する看護ケア

| | |
|---|---|
| 薬物療法に対するケア | ●副腎皮質ステロイド薬は内服にて投与される<br>●**乳児期**ではミルクに混ぜたりせず、少量の水に混ぜて乳首・スプーン・スポイトなどを用いて内服させる<br>●**幼児期**では内服を嫌がって飲まない場合があるため、プレパレーションを用いた内服に関する理解の促しや、少量のジュースやアイスクリームに混ぜて飲ませるなどの工夫を行う。うまく**内服できたときにはほめる**ことを繰り返すと、内服拒否が少なくなっていく<br>●**学童期**や**思春期**では、副腎皮質ステロイド薬の必要性についてわかりやすく説明し、副作用による体の不調やボディイメージの変容などから**自己判断で内服中断をしない**ようなかかわりを行う<br>●副腎皮質ステロイド薬は**内服量が漸減されるが長期にわたって使用**するため、**家族の理解度**も確認しながら内服管理ができるよう支援する |
| 食事療法に対するケア | ●しっかりと尿量が増えるまでの間は、**塩分や水分が制限された食事**となる。もともと好き嫌いのある子どもの場合は、病院食を一切食べず家族が持参した飲食物をほしがることも多い。できるだけ病院食を摂取できるよう、家族の協力を得る<br>●子どもに与えるおやつは、塩分を控えたものが望ましい。ネフローゼ症候群において、厳重な塩分制限のある時期のおやつでは、**果物・乳製品・ゼリー**などが用いられる |
| 安静療法に対するケア | ●**乳児期**は愛着形成における重要な時期であるため、心身の安静保持に対しては母親のかかわりが不可である。安心して過ごせる環境調整を行う<br>●**幼児期以降**は活動制限に対するストレスが増強する。ベッド上安静の必要な時期は、子どもの**発達段階に合わせた説明**と、ストレス緩和のできる**遊びの工夫**が必要である。安静度の緩和に合わせて、日常生活動作も拡大されていくため、逆にベッドからの**転落**や病室での**転倒**などに注意する |

## フィジカルアセスメント

●子どものフィジカルアセスメントでは、健康上の問題だけでなく、**成長発達上の問題**や**療養環境上の問題**に対する状況をアセスメントしておく必要がある。
●フィジカルアセスメントを行う順序は、子どもの主訴や全身状態・発達段階によって判断するが、苦痛や脅威の少ないものから実施し、苦痛を伴うものは最後に短い時間で行うとよい。特に発達段階によって**接近の仕方**に配慮すると、観察を行いやすい（**下表**）。

### 観察時に配慮したい子どもへの接近の仕方

| 発達段階 | 接近の仕方 |
|---|---|
| 乳児期 | ●表情はにこやかで、やわらかい口調、高めのトーンで話しかける<br>●母親に抱っこや声かけなどの協力を求めながら、子どもの反応に応じて近づく |
| 幼児期前期 | ●母親から離れているときには不安感が高いので、突然話しかけたり触れたりしない<br>●処置や検査などでは気をまぎらわせるように、おもちゃなどであやしながら接する<br>●痛みを伴う治療や処置のときには、声をかけてから、スキンシップを図る |
| 幼児期後期 | ●体験をとおして理解できる年齢であるため、ごっこ遊びなどを取り入れる<br>●がんばったときには、ほめたりご褒美を用意すると、今後のがんばりを引き出せる |
| 学童期 | ●処置や検査では、理解を助けるようなわかりやすい表現で説明する<br>●状況によっては事前に目的や方法を伝えておき、可能な限りの選択肢を用意する |
| 思春期 | ●理解力に合わせ、自尊感情に配慮したかかわり方で接する |

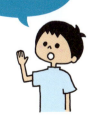

発達段階に合った接し方をします！

## ネフローゼ症候群患児のフィジカルアセスメント

| 項目 | 内容 |
|---|---|
| 発育に関するアセスメント | ●身体発育評価として、パーセンタイル値との比較やカウプ指数（乳幼児）、ローレル指数（学童期）、肥満度などで評価しておく（下表）<br>●乳幼児における精神・運動機能の評価は評価目的に応じたスケールを参考に評価するとよい<br>●ネフローゼ症候群の治療ではステロイド療法を主体に行う。免疫機能抑制により、生ワクチンの接種が一時できなくなることも踏まえて、入院時には予防接種状況を把握しておく |

■パーセンタイル値

| 数値 | 評価 |
|---|---|
| 50パーセンタイル | 中央値（平均値と一致しないこともある） |
| 10〜90パーセンタイル | 中央値も含め、約80％の子どもが含まれる（正常な範囲） |
| 10パーセンタイル未満および90パーセンタイルを超える場合 | 今後の経過を観察する必要がある |
| 3パーセンタイル未満および97パーセンタイルを超える場合 | 発育に何らかの偏りがあると評価し、精密検査を実施 |

■カウプ指数の計算式と基準

体重$(g) \div [身長(cm)]^2 \times 10$

| 指数 | 評価 |
|---|---|
| 10以下 | 消耗症 |
| 10〜13 | 栄養失調 |
| 13〜15 | やせ |
| 15〜19 | 標準 |
| 19〜22 | 優良、肥満傾向 |
| 22以上 | 肥満 |

■ローレル指数の基準

体重$(g) \div [身長(cm)]^3 \times 10^4$

| 指数 | 評価 |
|---|---|
| 100以下 | やせすぎ |
| 100〜120 | やせ |
| 120〜140 | 標準 |
| 140〜160 | 肥満傾向 |
| 160以上 | 肥満 |

■肥満度の計算式

肥満度 = {(実測体重[kg] − 標準体重[kg]) ÷ 標準体重[kg]} × 100

| 肥満度 | 評価 | 肥満度 | 評価 |
|---|---|---|---|
| +30以上 | 太りすぎ | +15〜−15 | 標準 |
| +20〜+30 | やや太りすぎ | −15〜−20 | やせ |
| +15〜+20 | 太りぎみ | −20以下 | やせすぎ |

| 項目 | 内容 |
|---|---|
| 皮膚のアセスメント | ●浮腫を生じている時期は、下肢の脛骨上に圧を加え皮膚の戻りを確認する（下表）<br>●小児のネフローゼでは顔面や眼瞼に出現しやすいことから、顔面の視診でも確認できる<br>●皮膚の損傷を受けやすいため、感染予防の視点から必要以上の確認は不要である<br>●低アルブミン血症では皮膚の戻りはすみやかである。利尿がついた後であれば、皮膚の弾力性を確認する方法として、皮膚の表面を軽くつまみ、つまんだ指を離す。小児ではすぐに元に戻るのが通常である<br>●浮腫を生じている時期の視診では、皮膚の光沢・外傷・褥瘡・発赤の有無をみる<br>●小児は新陳代謝が活発であるため、清潔保持が十分にできていないことも加味して、発疹・発赤がないか、かゆみを生じていないか、発汗が顕著で湿潤していないかを視診する。おむつを使用している年齢では、陰・殿部の発赤やかぶれがないかも問診・視診する |

**浮腫のアセスメント**

| レベル | 浮腫の度合い | | |
|---|---|---|---|
| +1 | 2mmの陥凹（容易に元に戻る） | 2mm | ●正常な輪郭（かろうじて認められる） |
| +2 | 4mmの陥凹（+1より長く続く） | 4mm | ●ほぼ正常な輪郭 |
| +3 | 6mmの陥凹（元に戻るのに数秒かかる） | 6mm | ●視診で腫れてみえる |
| +4 | 8mm以上の陥凹（元に戻るのに時間がかかる） | 8mm | ●腫れてみえる |

（次頁へ続く）

| 項目 | 内容 | |
|---|---|---|
| 呼吸器系のアセスメント | ●**乳児期**の胸郭は樽状で胸式呼吸がしにくいため、**腹式呼吸**である。**幼児期**は**胸腹式呼吸**、**学童期**になると**胸式呼吸**へ移行していく。呼吸測定は体動や啼泣により変動しやすいので、**睡眠中**や**機嫌のよいとき**を見計らって行うとよい<br>●浮腫がある時期では**腹水**や**胸水**を伴う場合がある。これにより**呼吸困難**を生じる場合があるので、呼吸音、呼吸の深さやリズムなど、胸郭の運動を妨げないようできるだけ | 臥位で触診・聴診する。乳幼児では嫌がることも多いため、母親に子どもを抱護してもらうなどの工夫を行う。SpO₂の測定は呼吸困難を客観的に判断する指標として有効である<br>●易感染状態にあるときは、上気道炎を併発しやすいため、気道分泌物の有無について聴診を行う |
| 循環器系のアセスメント | ●浮腫を伴う時期では**四肢末端の冷感**や**口唇のチアノーゼ**の有無について触診・視診する<br>●乳幼児の脈拍は速く、また血管が細くて弾力性に富んでいるために触知が難しい。そこで聴診器で心音の拍動回数を数える場合が多い。年齢ごとの正常値を知って比較するが、嫌がって泣いたり暴れたりすると容易に変動するため、気を紛らわせる工夫を行いながら実施する<br>●ネフローゼ症候群の乏尿期・利尿期では、循環血液量が減少することもあり、**低血圧**がないかを確認する。また、ステロイド療法が始まると副作用の出現によって**高血圧**を招く可能性もある。小児の血圧測定では、マンシェット幅が子どもの上腕の3分の2をおおうものを選択し、発達段階に応じた声かけや説明を行ったうえで実施する<br>●**水分出納バランス**を把握するため、飲水量や尿量を確認す | る。おむつを使用している年齢では、蓄尿や尿検査が必要な場合は採尿バッグを陰部に貼り付け、随時バッグを取り付けたり、取り除いたりする。蓄尿の上澄みに生じた泡の量はタンパク出現のめやすとなる<br>●体液過剰によって体重が増えているために、**毎日同一条件下で体重測定**を行い、利尿の状況を確認する。ステロイド療法の副作用による食欲亢進が出現してからは、過剰な栄養摂取がないかをみる指標として、体重測定を継続する<br>●倦怠感の評価では、臥床時間が長い、すぐに横になりたがる、無口になる、「あっち行って」「いや」などの発言だけはしっかりしている、などの活動性や機嫌がめやすとなる。ただし、興味のある遊びには夢中になって取り組むこともしばしばあり、取り組んでいる時間や姿勢などから疲労の度合いを判断する |
| 消化器系のアセスメント | ●口腔：乳歯の生え始めや永久歯への生え変わりの時期は齲歯を生じやすい。齲歯、食事摂取状況、易感染に対する**うがいや歯磨きの励行**状況を把握する<br>●乏尿期は腹水を生じている場合が多いため、**毎日同一条件下で腹囲測定**を行う。具体的には食事の影響が強くならないように「朝10時、ベッド上仰臥位」などと決める。腹水は重力によって移動するため、仰臥位の場合は臍部で鼓音・ | 側腹部で濁音が聴診される<br>●ネフローゼの初期の段階では倦怠感や食欲不振がみられる。また、腸管浮腫では腹痛や下痢を生じる。逆にステロイド療法の副作用が出現すると、下痢や便秘・食欲亢進などの消化器症状がみられる。腹痛に関する問診と、腸蠕動音を聴診する |

〈文献〉
1. 医療情報科学研究所編：病気がみえる vol.8 腎・泌尿器 第2版．メディックメディア，東京，2014．
2. T. ヘザー・ハードマン著，日本看護診断学会訳監，上鶴重美訳：NANDA-I 看護診断―定義と分類 2015-2017 原書第 10 版．医学書院，東京，2015．
3. 坂井建雄，岡田隆夫編：系統看護学講座 専門基礎分野 人体の構造と機能① 解剖生理学 第9版．医学書院，東京，2014．
4. 大東貴志，神尾弘美，河邊博史，他著：系統看護学講座 専門分野Ⅱ 成人看護学⑧ 腎・泌尿器 第14版．医学書院，東京，2015．
5. 奈良間美保，丸光恵，西野郁子，他著：系統看護学講座 専門分野Ⅱ 小児看護学② 小児臨床看護各論 第13版．医学書院，東京，2015．
6. 池西静江，石束佳子編：看護学生スタディガイド 2016．照林社，東京，2015．
7. セシリー・L・ベッツ，リンダ・A・サウデン編著，石黒彩子，山田知子監訳：小児看護ハンドブック 病態生理と看護診断 第2版．医学書院，東京，2007．
8. 山田幸宏：看護のための病態ハンドブック 改訂版．医学芸術社，東京，2007：354, 396, 371．
9. 小児ネフローゼ症候群薬物治療ガイドライン作成委員会編：小児特発性ネフローゼ症候群薬物治療ガイドライン 1.0 版．日腎雑誌 2005；47(7)：790-803．
10. 厚生労働省難治性疾患克服研究事業進行性腎障害に関する調査研究班 難治性ネフローゼ症候群分科会編：ネフローゼ症候群診療指針［完全版］．東京医学社，東京，2012．
11. 腎疾患の食事療法ガイドライン改訂委員会報告：慢性腎臓病に対する食事療法基準 2007 年版．日腎会誌 2007；49(8)：871-878．
12. 筒井真優美監修，飯村直美，西田志穂，江本リナ編：パーフェクト臨床実習ガイド ライフステージに沿った看護技術と看護の展開 小児看護実習ガイド．照林社，東京，2007．
13. 志自岐康子，城生弘美，松尾ミヨ子編：ナーシンググラフィカ 基礎看護学② ヘルスアセスメント 第4版．メディカ出版，大阪，2014．
14. 斉藤理恵子，早坂素子，西海真理編：小児看護ポケットナビ．中山書店，東京，2008．

#  臨床でよく使われる数式・数字

| 項目 | 計算式 | 備考 |
|---|---|---|
| ブリンクマン指数<br>(brinkman index：BI)<br>喫煙指数 | 1日の喫煙本数×喫煙年数 | 400を超えるとがんの危険性が高まる |
| ボディマス指数<br>(body mass index：BMI)<br>肥満度を示す体格指数 | $\dfrac{体重(kg)}{身長(m)^2}$ | 【肥満度の判定基準】<br>18.5未満　　　　低体重(やせ)<br>18.5〜25未満　　普通<br>25〜30未満　　　肥満(1度)<br>30〜35未満　　　肥満(2度)<br>35〜40未満　　　肥満(3度)<br>40以上　　　　　肥満(4度) |
| 消毒液の量の計算 | $\dfrac{作りたい％×作りたい量}{原液の％}$ | 作りたい量から計算された消毒液の量を引いた量が水の量 |
| 点滴滴下数の計算 | $\dfrac{輸液量(mL)×20または60}{指示された点滴所要分数}$ | 点滴セットの点滴筒の滴下口規格<br>成人用 1mL＝20滴<br>小児用 1mL＝60滴<br>(下記の早見表も参照) |
| 点滴所要分数の計算 | $\dfrac{輸液量(mL)×20または60}{滴下数/分}$ | |
| 酸素ボンベ内のO₂の量の計算 — kg/cm²単位の圧力計 | $\dfrac{ボンベ容量500(L)×圧力計の値}{充填圧 150(kg/cm^2)}$ | 臨床で使用するO₂ボンベの容量(L)はほとんど500(L)である |
| 酸素ボンベ内のO₂の量の計算 — MPa単位の圧力計 | $\dfrac{ボンベ容量500(L)×圧力計の値}{充填圧 14.7(MPa)}$※ | |
| 酸素ボンベの使用可能分数 | $\dfrac{ボンベ内の酸素量(L)}{毎分の酸素流量(L)}$ | 毎分の酸素流量(L)は医師の指示による |

※ $1MPa≒10.2kgf/cm^2$

### ●「1分間の滴下数」早見表
500mLの輸液を○時間で投与する際の、1分間あたりの滴下数(めやす)

| 点滴セット | 輸液量 500mL | | 点滴セット | 輸液量 500mL | |
|---|---|---|---|---|---|
| | 20滴/1mL | 60滴/1mL | | 20滴/1mL | 60滴/1mL |
| 30分 | 333.3 | 1000.0 | 7時間 | 23.8 | 71.4 |
| 1時間 | 166.7 | 500.0 | 8時間 | 20.8 | 62.5 |
| 2時間 | 83.3 | 250.0 | 9時間 | 18.5 | 55.6 |
| 3時間 | 55.6 | 166.7 | 10時間 | 16.7 | 50.0 |
| 4時間 | 41.7 | 125.0 | 12時間 | 13.9 | 41.7 |
| 5時間 | 33.3 | 100.0 | 24時間 | 6.9 | 20.8 |
| 6時間 | 27.8 | 83.3 | | | |

(○滴/分)

### ●カテーテル・注射針の太さ
フレンチ(Fr)とミリ(mm)との対応表(カテーテル)

| Fr | 3.5 | 5 | 6 | 8 | 10 | 12 | 14 | 16 | 18 | 20 | 22 | 24 | 26 | 28 | 32 | 36 |
|---|---|---|---|---|---|---|---|---|---|---|---|---|---|---|---|---|
| mm | 1.2 | 1.7 | 2.0 | 2.7 | 3.3 | 4.0 | 4.7 | 5.3 | 6.0 | 6.7 | 7.3 | 8.0 | 8.7 | 9.3 | 10.7 | 12.0 |

ゲージ(G)とミリ(mm)との対応表(注射針・採血針など)

| G | 27 | 26 | 25 | 24 | 23 | 22 | 21 | 20 | 19 | 18 |
|---|---|---|---|---|---|---|---|---|---|---|
| mm | 0.40 | 0.45 | 0.50 | 0.55 | 0.65 | 0.70 | 0.80 | 0.90 | 1.10 | 1.20 |

# 大腿骨頚部／転子部骨折

だいたいこつけいぶ／てんしぶこっせつ

●執筆＝渡邉江身子 ●医学監修＝糸井 恵

**ミニマム・エッセンス**

大腿骨頚部／転子部の骨折は、大腿骨近位部骨折のうち頻度が高い。頚部骨折は関節包内骨折で出血は少ないが、骨癒合の遷延化、偽関節、大腿骨頭壊死が起こりやすい。
転子部骨折では骨折部から出血が多く、骨折部位周辺に腫脹が起こる。患肢は外旋し、短縮することが多い。

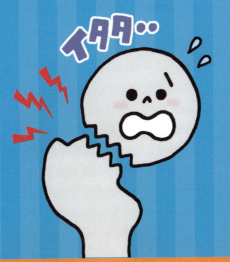

## 解剖生理・病態・検査・治療・看護ケアがわかるマップ

**解剖生理**
骨盤（寛骨）と大腿骨、股関節
↓
**病態**
高齢、女性
↓
骨粗鬆症を有し、骨強度が低下
↓
転倒
↓
①大腿骨頚部／②転子部骨折

**分類**
大腿骨近位部骨折の分類
● 大腿骨頚部骨折
（以前の頚部内側骨折：関節包内骨折）
● 大腿骨転子部骨折
（以前の頚部外側骨折：関節包外骨折）

**検査**
● 単純X線検査
● MRI・CT検査

**症状**
● 股関節痛
● 立位・歩行困難
● 疼痛

**治療**
**手術療法**
● （大腿骨頚部骨折）スクリュー・ハンソンピン®による固定、人工骨頭置換術
● （大腿骨転子部骨折）CHS、髄内釘
**術前牽引療法**
● 介達・直達牽引

**看護ケア**
● 術前のケア（牽引時の看護）
● 術後のケア（肢位保持、腓骨神経麻痺の予防、術後合併症の観察）
● 下肢深部静脈血栓の予防
● リハビリテーション
● フィジカルアセスメント（腓骨神経麻痺、関節可動域〈ROM〉の観察）

# 病態理解につながる！
# 解剖生理

## 骨盤（寛骨）と大腿骨の構造

- 腸骨、恥骨、坐骨は骨性結合により骨盤（寛骨）をつくっている。
- 寛骨は寛骨臼で大腿骨と股関節を形成し、この寛骨臼は腸骨、恥骨、坐骨で構成されている。
- 大腿骨は人体最大の骨である。
- 大腿骨は、骨頭、骨頚部、転子部、骨幹部、顆部（膝に近い部位）に分けられる。

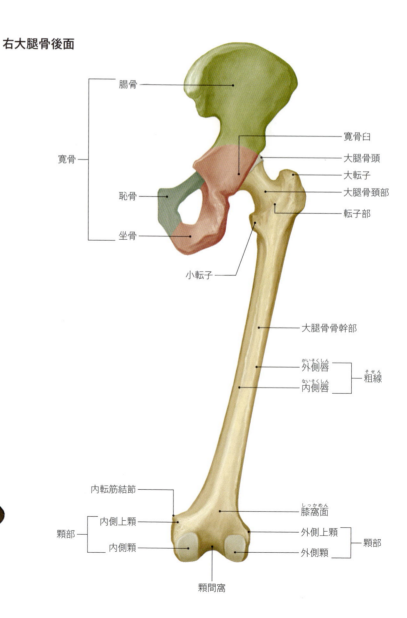

右大腿骨後面

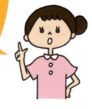

大腿骨は、人体で最長かつ強靭な管状骨（長管骨）であり、長さは約40cmで身長のほぼ1/4に相当します

## 股関節の構造

- 股関節は、骨盤（寛骨）の寛骨臼と下肢の大腿骨の骨頭によって構成されている。
- 寛骨臼と大腿骨頭は関節軟骨でおおわれている。
- 関節腔のなかを貫いて、大腿骨頭靱帯（円靱帯）が大腿骨頭と寛骨臼をつないでいる。
- 寛骨と大腿骨頚部を関節包がおおっている。
- 関節包は二重構造で、内側を滑膜、外側を線維膜という。
- 大腿骨頭は外側・内側大腿回旋動脈と、大腿骨頭靱帯の動脈から栄養を受けている。

**股関節の構造**

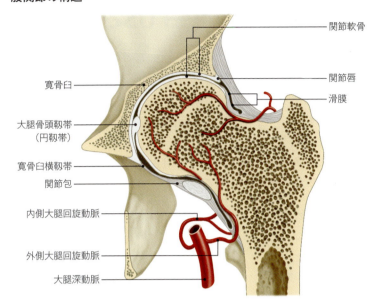

## 骨盤・股関節と体重移動

- 骨盤は、仙骨と寛骨（腸骨・恥骨・坐骨）で構成されている。
- 人の体重は、第5腰椎から仙骨に移動し、仙腸関節を経て股関節にかかる。
- 座位の場合、体重は股関節ではなく坐骨結節にかかる。
- 股関節にかかる体重を大腿骨が受け止めて、立位を保持する。

**骨盤・股関節と体重移動**

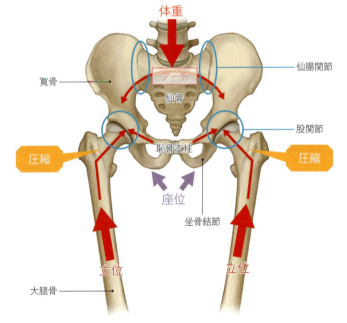

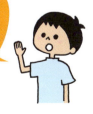

股関節は体重を支えたり、歩行するためにとても重要な役割を担っています

アセスメントに活かせる!
# 疾患と看護の基礎知識

## 骨折の分類

- 大腿骨近位部の骨折は、①**骨頭**骨折、②**頚部**骨折、③**頚基部**骨折※、④**転子部**骨折（および転子間骨折）、⑤**転子下**骨折に分けられる（**下図**）。
- ここでは、高齢者の転倒などによって発生する頻度の高い大腿骨頚部／転子部骨折について解説する。

> 大腿骨近位部の骨折は、**大腿骨頚部骨折**（以前の頚部内側骨折：関節包内骨折）と**大腿骨転子部骨折**（以前の頚部外側骨折：関節包外骨折）に分類されます

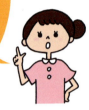

### 骨折の分類

- ⓐ 骨頭骨折（head fracture）
- ⓑ 頚部骨折（neck fracture）
- ⓒ 頚基部骨折（basi-cervical fracture, basal fracture of the femoral neck）
- ⓓ 転子部骨折（trochanteric fracture）および 転子間骨折（intertrochanteric fracture）
- ⓔ 転子下骨折（subtrochanteric fracture）

関節包　5cm

※頚基部骨折はその境界が不明瞭で治療としては転子部骨折と同様に考える。

## 受傷機転

- **高齢**の**女性**に多い。
- 基礎疾患として**骨粗鬆症**を有し、骨強度が低下している状態で起こりやすい。
- **転倒骨折**することが多い。

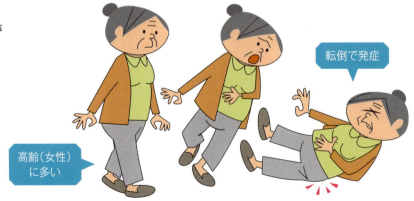

高齢（女性）に多い　転倒で発症

202

## 症状・合併症

- 転倒後、股関節痛を訴え、立位や歩行が困難になる（ただし、不完全骨折や大腿骨頸部骨折の場合は、直後は立位、歩行が可能な場合があり注意を要する）。
- 股関節を動かすと、疼痛が増強する。
- 大腿骨転子部骨折では骨折部から出血が多く、骨折部位周辺に腫脹が起こる。患肢は外旋し、短縮することが多い。
- 大腿骨頸部骨折は関節包内骨折で出血は少ないが、骨癒合の遷延化、偽関節、大腿骨頭壊死が起こりやすい。
- 偽関節は、骨折部が骨癒合しないことをいう。
- 大腿骨頭壊死は、骨頭への大腿回旋動脈の阻血により、骨頭が圧潰する。

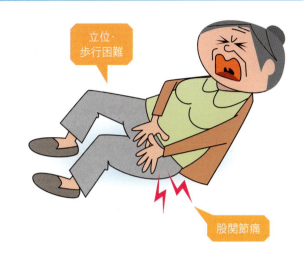

## 検査と診断

- 単純X線で正面像と側面像の2方向を撮影し、骨折を確認する。
- 骨折線がわかりにくい場合はMRI[*1]やCT[*2]を追加して診断する。

患者には高齢者が多いため、多くの合併症をもっている可能性が高く、全身状態の把握も大切です

## 大腿骨頸部骨折の分類

- 大腿骨頸部骨折では、ガーデン（Garden）分類が代表的である。

### 大腿骨頸部骨折：ガーデン（Garden）分類

| StageⅠ | StageⅡ | StageⅢ | StageⅣ |
| --- | --- | --- | --- |
| 不完全骨折 | 完全骨折しているが転位がない | 完全骨折で骨頭は回旋転位している | 完全骨折で骨折部が離開している |

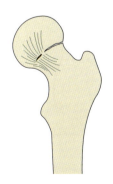 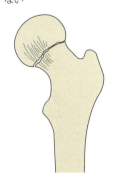 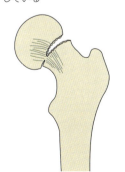 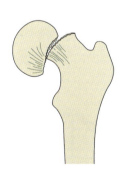

*1【MRI】magnetic resonance imaging：磁気共鳴画像診断
*2【CT】computed tomography：コンピュータ断層撮影

## 大腿骨転子部骨折の分類

- 大腿骨転子部骨折では、エバンス(Evans)分類が代表的である。
- エバンス(Evans)分類では、整復が比較的容易な骨折を安定、困難なものを不安定として分類している。

### 大腿骨転子部骨折：エバンス(Evans)分類

Type1

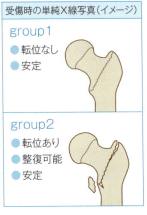

受傷時の単純X線写真（イメージ）
group1
- 転位なし
- 安定

group2
- 転位あり
- 整復可能
- 安定

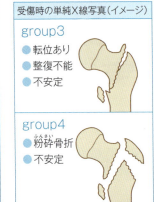

受傷時の単純X線写真（イメージ）
group3
- 転位あり
- 整復不能
- 不安定

group4
- 粉砕骨折
- 不安定

Type2

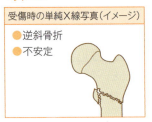

受傷時の単純X線写真（イメージ）
- 逆斜骨折
- 不安定

## 治療

- 全身状態が許せば、早期離床を目的に手術療法を行う。
- 枕による患肢挙上を行い、痛みに応じてベッドアップ、側臥位への体位変換を行う。
- 転位が著しい場合、手術前に牽引療法が行われることがある。牽引療法では介達牽引、もしくは直達牽引を行う（下図）。
- 大腿骨頚部骨折と大腿骨転子部骨折では手術方法が異なる（p.205 図）。
- 大腿骨転子部骨折ではCHS[*3]や髄内釘（ガンマネイル®等）を行う。
- 大腿骨頚部骨折（StageⅠ、Ⅱ）では、スクリューやハンソンピン®による固定を行うことが多い。大腿骨頚部骨折（StageⅢ、Ⅳ）では、人工骨頭置換術を行うことが多い。

### 牽引療法

直達牽引
転位の大きい場合。骨に直接鋼線を通す方法

- いずれも腓骨頭の圧迫を防ぎ、腓骨神経麻痺に注意する
- 殿部、踵部の褥瘡の発症に注意する

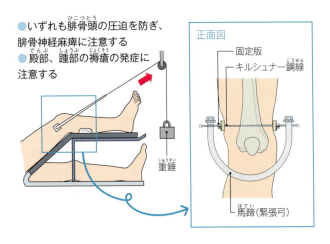

介達牽引
転位の小さい場合。皮膚を介して間接的に牽引する方法

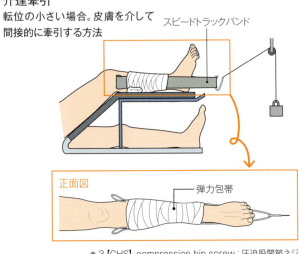

*3【CHS】compression hip screw：圧迫股関節ネジ

## 大腿骨頸部／転子部骨折の手術

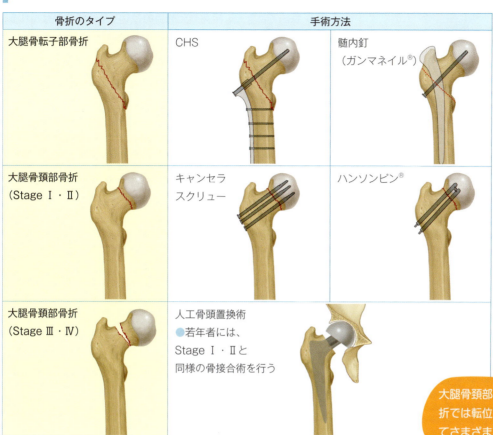

大腿骨頸部／転子部骨折では転位などによってさまざまな手術方法があります

## 大腿骨頸部／転子部骨折の術前・術後X線写真

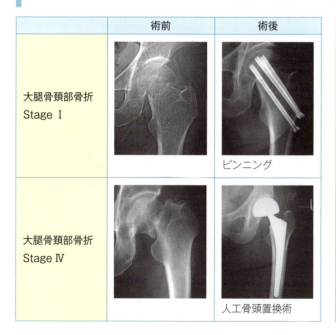

## 看護ケア

● 大腿骨頚部／転子部骨折は、おもに高齢者の転倒によって発症する骨折である。そのため、骨癒合に時間を要する保存療法ではなく、早期離床を目的として手術療法が行われる。したがって、手術の経過に合わせた看護ケアが必要となる。

## 術前・術直後・術後離床時のケア

### 術前の看護ケア

- 全身状態の観察として骨折部からの出血による貧血、脱水の有無を観察し、十分な補液、必要に応じて輸血（特に大腿骨転子部骨折）、水分摂取を促す
- 安静臥床に伴う筋力低下の予防や、神経障害（腓骨神経麻痺）の観察を行う
→ 腓骨頭（膝窩外側）の圧迫を防ぎ、肢位を整える

#### 腓骨頭の圧迫防止（p.207「腓骨神経の走行と支配領域」参照）
枕を使い、回旋中間位を保つ

総腓骨神経　深腓骨神経　浅腓骨神経

枕　腓骨頭を浮かせる　枕

→ 母趾、足趾、足関節の背屈運動の有無の確認を行う※
- 同一体位による苦痛を緩和する
- 下肢深部静脈血栓を防止するため、水分補給、足趾運動を行う
- 褥瘡など、臥床によるスキントラブルを体位変換などで予防する
- 床上での日常生活行動を支援する
- 環境変化に伴う戸惑いや不安を解消する
- 手術に対する不安の軽減を図り、術後の経過についてイメージ化を図る
- 無気肺・肺炎、尿路感染症など、術後合併症の予防・訓練を行う
① 肺炎など呼吸器合併症の予防
・深呼吸の促進：吸気は鼻から吸う、呼気は口をすぼめてストローを吹くように吐く
・咳嗽訓練、含嗽などを床上で練習する
・痛みのない範囲でベッドアップを行い、誤嚥を防ぐ
② 尿路感染症の予防
・術前の床上排泄訓練など
・水分摂取を促す（お茶、OS-1®などの電解質飲料）

※下腿外側から、第1・2趾間の知覚障害の有無を確認する

### 術直後の看護ケア

- 創部の観察と感染予防を行う（排液・排泄物による汚染、出血などに留意）
① 観察：ガーゼ保護上層部への出血の有無、熱感や疼痛などの自覚症状の有無
② 感染予防：陰部洗浄、全身清拭など
- 下肢深部静脈血栓を防止するため、水分補給、足趾運動のほか、弾性ストッキングの装着と観察、間歇的空気圧迫装置を使用する
- 呼吸器合併症の予防と観察を行う（深呼吸、呼吸状態の観察など）
- 腓骨神経障害を予防する
① 腓骨頭（膝窩外側）の圧迫を防ぎ、肢位を整える
② 母趾・足関節の背屈運動の有無
③ 足背のしびれの有無など
④ 下肢の肢位（軽度外転・回旋中間位）の確認
- 臥床に伴う筋力低下の予防、床上訓練（大腿四頭筋訓練、膝伸展位下肢挙上訓練）を行う
- 人工骨頭置換術後は、下肢（患肢）の脱臼を予防する（外転位回旋中間位保持）

#### 外転・回旋中間位の保持

脱臼予防のため、術後は良肢位（やや外転、回旋中間位）の保持が必要になる。術前からの訓練が必要である

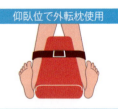
仰臥位で外転枕使用

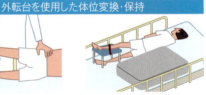
外転台を使用した体位変換・保持

### 術後離床時のケア

- 下肢（患肢）の免荷（または部分荷重）を守って活動できるよう支援する
- 臥床による筋力低下を改善し、可動域の拡大に向けて支援する
- 日常生活動作の再獲得に向けて支援する

## 大腿骨頸部骨折（人工骨頭置換術）のリハビリテーションプログラム（参考）

●介助下に車椅子・ポータブルトイレ移乗から開始し、立位→平行棒内歩行→歩行器歩行→杖歩行へと進めていく。

|  | 手術当日（術後） | 術後1日 | 術後2日 | 術後3日 | 術後4日 | 術後5日 | 術後6日 | 術後7～8日 | 術後10日 | 術後14日 |
|---|---|---|---|---|---|---|---|---|---|---|
| 点滴 | 持続 | | | | | | | | | |
| 抗菌薬 | 抗菌薬（点滴／内服） | | | 終了 | | | | | | |
| 安静度 | 頭部20～30°挙上 | 徐々にアップ | | ベッドサイド座位・車椅子 | | | | 立位・介助歩行 | | 自立歩行 |
| ドレーン | | | 抜去 | | | | | | | |
| 弾性ストッキング・間欠的空気圧迫装置 | | | | | | | | 終了 | | |
| 患肢の運動 | 大腿四頭筋等尺性運動・足趾足関節自動運動 | | | | | | | | | |
| 上肢・健肢 | 制限なし（自動運動の奨励） | | | | | | | | | |
| 排泄 | 膀胱内留置カテーテル | | 抜去 | 状態によりおむつ、床上排泄、ポータブルトイレ使用 | | | | トイレ移動 | | |
| 清潔 | | 清拭 | | | | | | | 抜糸後シャワー浴から入浴へ | |

※高齢者が多く、もともとのADLならびに経過によって進度が異なる。

### ポータブルトイレ
●座位時、股関節は外転位に保つことで脱臼を予防できることを指導し、その姿勢を訓練する。

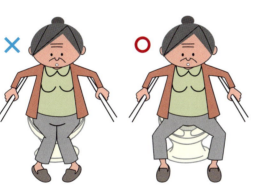

### 四点歩行器

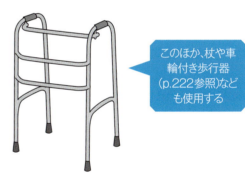

このほか、杖や車輪付き歩行器（p.222参照）なども使用する

## フィジカルアセスメント

●大腿骨頸部骨折の患者は、術前の牽引や安静臥床により、腓骨神経麻痺を起こしやすい。

●腓骨神経の支配領域（**右図**）から、下腿外側から第1・2趾間の知覚障害の有無（p.208図）や、足関節の背屈、足趾の背屈が可能か確認する（p.208図）。

### 腓骨神経の走行と支配領域
●総腓骨神経は、膝窩の外側壁を構成する大腿二頭筋に沿って下行し、腓骨頭の直下で腓骨の外側を前方にまわり、浅腓骨神経と深腓骨神経とに分かれる

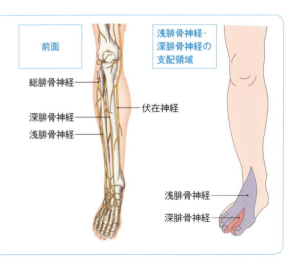

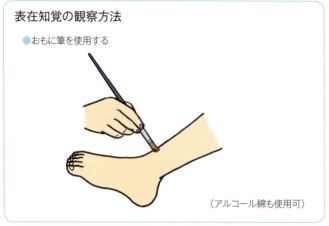

表在知覚の観察方法
●おもに筆を使用する
（アルコール綿も使用可）

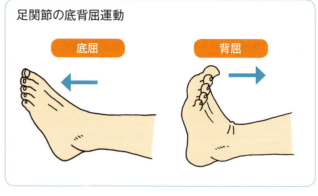

足関節の底背屈運動
底屈　背屈

- 安静臥床により、**関節可動域（ROM）**に異常がないか、観察する必要がある（**右図**）。
- 関節可動域には、「自動的」と「他動的」がある。関節そのもののほか、筋や皮膚の状態にも影響される。
- 測定時は、日本整形外科学会、日本リハビリテーション学会が制定した測定法（**下表**）によって行うことが原則である。ただし、正常域は健常者の平均値であり、絶対的なものではない。健側との比較が大切である。

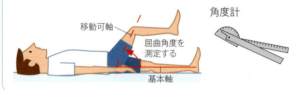

股関節の屈曲の測定
●人工骨頭置換術では、過屈曲で脱臼することがあり注意を要する

## ROM（関節可動域）の表示法と測定
●下肢測定

| 部位名 | 運動方向 | 参考可動域角度 | 基本軸 | 移動軸 | 測定部位および注意点 | 参考図 |
|---|---|---|---|---|---|---|
| 股 | 屈曲※1 | 125 | 体幹と平行な線 | 大腿骨（大転子と大腿骨外顆の中心を結ぶ線） | 骨盤と脊柱を十分に固定する　屈曲は背臥位、膝屈曲位で行う　伸展は腹臥位、膝伸展位で行う | |
| | 伸展※2 | 15 | | | | |
| | 外転※3 | 45 | 両側の上前腸骨棘を結ぶ線への垂直線 | 大中央線（上前腸骨棘より膝蓋骨中心を結ぶ線） | 背臥位で骨盤を固定する　下肢は外旋しないようにする　内転の場合は、反対側の下肢を屈曲挙上して、その下を通して内転させる | |
| | 内転※4 | 20 | | | | |
| | 外旋※5 | 45 | 膝蓋骨より下ろした垂直線 | 下中央線（膝蓋骨中心より足関節内外顆中央を結ぶ線） | 背臥位で、股関節と膝関節を90°屈曲位にして行う。骨盤の代償を少なくする | |
| | 内旋※6 | 45 | | | | |

（次頁へ続く）

| | | | | | | |
|---|---|---|---|---|---|---|
| 膝 | 屈曲 | 130 | 大腿骨 | 腓骨(腓骨頭と外顆を結ぶ線) | 股関節を屈曲位で行う | |
| | 伸展 | 0 | | | | |
| 足 | 屈曲(底屈)※7 | 45 | 腓骨への垂直線 | 第5中足骨 | 膝関節を屈曲位で行う | |
| | 伸展(背屈)※8 | 20 | | | | |
| 足部 | 外がえし | 20 | 下軸への垂直線 | 足底面 | 膝関節を屈曲位で行う | |
| | 内がえし | 30 | | | | |

※1　屈曲：曲げること　⇔　※2　伸展：伸ばすこと。まっすぐにすること
※3　外転：身体の中心から離れる運動　⇔　※4　内転：身体の中心へ向かう運動
※5　外旋：外側にまわす運動　⇔　※6　内旋：内側にまわす運動
※7　屈曲(底屈)：足関節に対して足を下に下げる運動
※8　伸展(背屈)：手関節や足関節に対して手や足を上に上げる運動
日本リハビリテーション医学会評価基準委員会：関節可動域表示ならびに測定法．リハビリテーション医学1995；32(4)：207-217．より引用

## 退院に向けたかかわり

● 自宅改修(段差の解消、手すりの設置など)や、洋式の生活(ベッド、椅子を用いる生活)などを患者、家族と相談する。

〈文献〉
1. 日本整形外科学会／日本骨折治療学会監修，日本整形外科学会診療ガイドライン委員会　大腿骨頸部／転子部骨折診療ガイドライン策定委員会編：大腿骨頸部／転子部骨折診療ガイドライン　第2版．南江堂，東京，2011．
2. 前田真治：老人のリハビリテーション　第7版．医学書院，東京，2008．
3. 加藤光宝編：新　看護観察のキーポイントシリーズ　整形外科．中央法規出版，東京，2011．
4. 遠藤健司：図解で理解　基礎からレクチャー！　整形外科疾患と看護　改訂第2版．メディカ出版，大阪，2010．
5. 飯田寛和監修：術前術後の流れが一目でわかる整形外科疾患別看護マニュアル．メディカ出版，大阪，2007．
6. 山田律子，井出訓，荻野律子，他編：生活機能からみた老年看護過程＋病態・生活機能関連図　第2版．医学書院，東京，2012．
7. T．ヘザー・ハードマン編著，日本看護診断学会監訳，上鶴重美訳：NANDA-I 看護診断　定義と分類 2015-2017 原書第10版．医学書院，東京，2015．
8. 坂井建雄，橋本尚詞：ぜんぶわかる人体解剖図．成美堂出版，東京，2010．
9. 坂井建雄，松村讓兒訳：プロメテウス解剖学アトラス　解剖学総論／運動器系　第2版．医学書院，東京，2011．
10. J Castaing, J Delplace 共著，井原秀俊，中山彰一，井原和彦共訳：図解　関節・運動器の機能解剖　下肢編．協同医書出版社，東京，1986：4-5．
11. Rene Cailliet 著，荻島秀男訳：図説　運動器の機能解剖．医歯薬出版，東京，2000：180．
12. A.I.Kapandji 著，塩田悦仁訳：カパンジー機能解剖学　Ⅱ下肢　原著第6版．医歯薬出版，東京，2010．
13. 福林徹，鳥居俊監訳：ビジュアル機能解剖　セラピストのための運動学と触知ガイド．南江堂，東京，2014

##  関節可動域(ROM)による上肢測定

● 下肢測定については、p.208参照。

| 部位名 | 運動方向 | 参考可動域角度 | 基本軸 | 移動軸 | 測定部位および注意点 | 参考図 |
|---|---|---|---|---|---|---|
| 肩<br>(肩甲帯の動きを含む) | 屈曲<br>(前方挙上) | 180 | 肩峰を通る床への垂直線(立位または座位) | 上腕骨 | 前腕は中間位とする。体幹が動かないように固定する。脊柱が前後屈しないように注意する | |
| | 伸展<br>(後方挙上) | 50 | | | | |
| | 外転<br>(側方挙上) | 180 | 肩峰を通る床への垂直線(立位または座位) | 上腕骨 | 体幹の側屈が起こらないように90°以上になったら、前腕を回外することを原則とする | |
| | 内転 | 0 | | | | |
| | 外旋 | 60 | 肘を通る前額面への垂直線 | 尺骨 | 上腕を体幹に接して、肘関節を前方90°に屈曲した肢位で行う。前腕は中間位とする | |
| | 内旋 | 80 | | | | |
| 肘 | 屈曲 | 145 | 上腕骨 | 橈骨 | 前腕は回外位とする | |
| | 伸展 | 5 | | | | |
| 前腕 | 回内※1 | 90 | 上腕骨 | 手指を伸展した手掌面 | 肩の回旋が入らないように肘を90°に屈曲する | |
| | 回外※2 | 90 | | | | |
| 手 | 屈曲<br>(掌屈)※3 | 90 | 橈骨 | 第2中手骨 | 前腕は中間位とする | |
| | 伸展<br>(背屈) | 70 | | | | |
| | 橈屈※4 | 25 | 前腕の中央線 | 第3中手骨 | 前腕は回内位で行う | |
| | 尺屈※5 | 55 | | | | |

※1 回内:手のひらを内側にまわすこと ⇔ ※2 回外:手のひらを外側にまわすこと
※3 屈曲(掌屈):手関節に対して手を下に下げる運動
※4 橈屈:手関節を橈骨側へ曲げること
※5 尺屈:手関節を尺骨側へ曲げること
日本リハビリテーション医学会評価基準委員会:関節可動域表示ならびに測定法. リハビリテーション医学1995;32(4):207-217. より引用

# 胸腰椎圧迫骨折

きょうようついあっぱくこっせつ

●執筆＝中島真由美　●医学監修＝糸井 恵

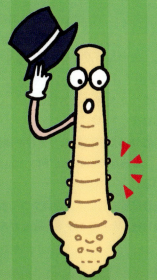

**ミニマム・エッセンス**

脊椎圧迫骨折とは、椎体が圧潰する骨折で、胸腰椎移行部が好発部位である。
高齢者ではほとんどが骨粗鬆症に起因し、尻餅などの軽微な外力で発症する。
おもな症状は強い腰背部痛で、体動時に背部中央に痛みがみられる。
日常生活動作の低下をきたすため、適切な治療が必要である。

## 解剖生理・病態・検査・治療・看護ケアがわかるマップ

**解剖生理**
脊椎、脊髄

↓

**病態**
骨粗鬆症の既往
↓
尻餅など軽微な外力が加わる
↓
椎体が上下から圧迫され圧潰

↓

**胸腰椎圧迫骨折**

**分類**
**高齢者**
●脆弱性骨折
**若年者**
●外傷性圧迫骨折
●がん転移

**検査**
●単純X線検査
●MRI・CT検査
●骨塩定量検査

**症状**
●腰背部痛(叩打痛)
●肋間神経痛
●関連痛(股関節〜大腿、下肢)
●歩行障害、下肢のしびれ、排泄障害

**治療**
●安静・固定(体幹装具の装着)
●薬物療法(疼痛管理)
●リハビリテーション
●手術療法

**看護ケア**
**症状の観察**
●疼痛、麻痺・神経症状、精神症状
**筋力の観察**
●徒手筋力測定法(MMT)
**患者指導**
●立ち上がり、寝返り、起き上がりの方法

# 解剖生理

病態理解につながる！

## 脊椎の構造と機能

- 脊椎は体幹を支持する器官であり、可動性を備えている。
- 脊椎は、7個の頚椎（C）と、12個の胸椎（T）、5個の腰椎（L）、そして仙骨（S）と尾骨からなる。
- 頚椎は頭部の重さを支え、腰椎は上半身を支えている。
- 胸椎は12本の肋骨とともに胸郭を形成し、肺などの内臓を保護している[1]。
- 仙椎は椎骨同士が癒合して一塊となり、腸骨などとともに骨盤を形成している。
- 頭部や上半身の荷重を和らげるため、横からみると頚椎と腰椎は前方に（前弯）、胸椎は後方に（後弯）弓なりに曲がり、全体にS字カーブを描いている（生理的弯曲）。
- 2つの椎骨の椎体と椎体の間には椎間板が存在する[1]。
- 椎間板は軟らかい髄核と線維軟骨組織である線維輪からなり、荷重を吸収するクッションの役割をする。
- 椎間板は20歳代後半から退行性変性を始め、加齢とともに弾力性を失っていく[2]。弾力性の程度は水分含有量に関係し、椎間板の水分含有量は新生児で88％、18歳で80％、70歳で69％といわれている[2]。
- 2つの椎骨の後方部は椎間関節で結合するほか、靱帯でも結合している。
- 椎骨は上下に連なり脊柱を構成しているが、椎体後面と椎弓からなる椎孔を上下につなげた空間は脊柱管を形成している。
- 脊柱管内部には、硬膜やクモ膜に囲まれた脊髄と、脊髄から分枝した神経根や馬尾神経が走行している。

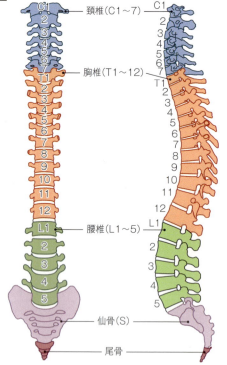

脊椎の構造

### 脊椎の構成

| 頚椎 | 7個（C1～7） |
|---|---|
| 胸椎 | 12個（T1～12） |
| 腰椎 | 5個（L1～5） |
| 仙骨 | 1個（S） |
| 尾骨 | 1個 |

## 胸椎の構造

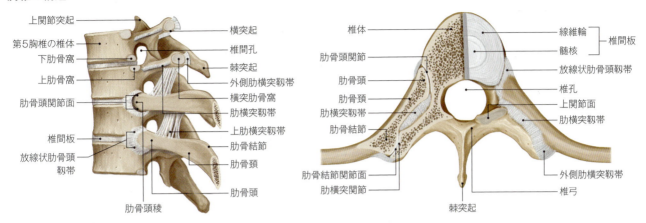

## 腰椎の構造

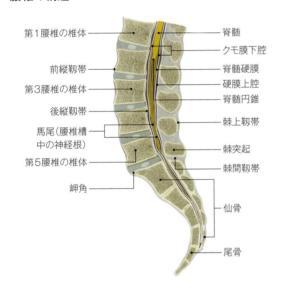
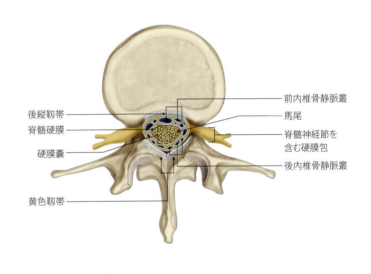

## 脊髄の構造と機能

- 脊髄は、延髄から尾側に延び、脊椎の各高位で左右1対の神経根が分岐しながら、脊髄の終端である脊髄円錐部まで続いている。
- 成人の場合、脊髄円錐部は第1腰椎の辺りに位置することが多い。
- 脊髄円錐部から尾側は馬尾が脊柱管内を走行し、腰椎や仙椎の各高位から左右1対の神経根が分岐している[3]。
- 頸神経は8対あり、7対は各頸椎の頭側、8番目は第7頸椎の尾側の椎間孔から出ている。

- 第1〜12胸神経と第1〜5腰神経は、各胸腰椎の尾側の椎間孔から出ている。
- 脊髄は、硬膜やクモ膜に包まれた空間内（クモ膜下孔）に脳脊髄液とともに存在する[3]。
- 脊髄前面から前根が、脊髄後面から後根が出て、椎間孔の近くで合流して椎間孔を出るところで1本の神経根になって末梢へ向かって走行している。
- 前根は運動機能を、後根は感覚機能を司り、後根は椎間孔内で後根神経節を形成している[3]。

## 脊髄神経の筋支配と日常生活動作の機能

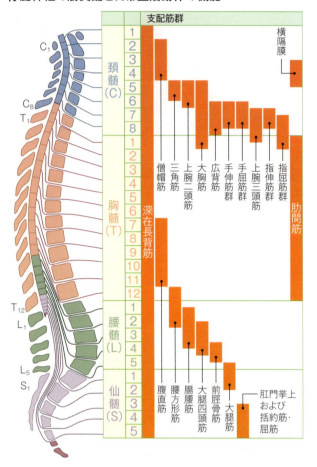

### 支配筋群の機能

| 支配筋群 | 機能 |
|---|---|
| 僧帽筋 | 肩挙上、上腕屈曲・外転（水平以上） |
| 横隔膜 | 吸息 |
| 三角筋 | 肩関節外転 |
| 上腕二頭筋 | 肘関節屈曲、前腕回外 |
| 上腕三頭筋 | 肘関節伸展 |
| 大胸筋 | 肩関節前方分回し、肩関節内旋 |
| 広背筋 | 肩関節後方挙上 |
| ●手伸筋群<br>●指伸筋群 | 手指伸展 |
| ●手屈筋群<br>●指屈筋群 | こぶしを握る |
| 肋間筋 | 強い吸息、呼息 |
| 腹直筋 | 有効な咳、脊柱支持 |
| 腰方形筋 | 骨盤挙上 |
| 腸腰筋 | 股関節屈曲 |
| 大腿四頭筋 | 膝関節伸展 |
| 前脛骨筋 | 足関節背屈（踵歩き） |
| 大殿筋 | 股関節伸展 |
| 肛門挙上および括約筋・屈筋 | 排便・排尿コントロール |

## 知覚神経の支配図

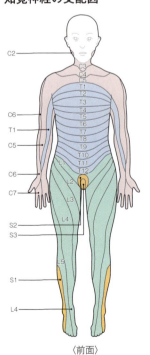
〈前面〉

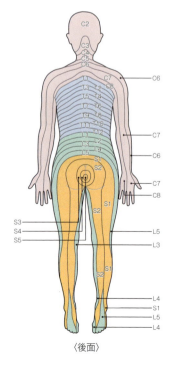
〈後面〉

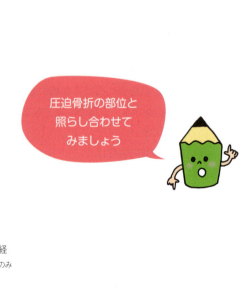

圧迫骨折の部位と照らし合わせてみましょう

# アセスメントに活かせる! 疾患と看護の基礎知識

## 病態生理

- **脊椎圧迫骨折**とは、椎体が上下から**圧迫**を受けて圧潰される骨折である。
- 胸椎から腰椎への移行部(胸腰椎移行部)である**第11胸椎、第12胸椎、第1腰椎、第2腰椎**の4つの椎骨は、圧迫骨折の好発部位である[4]。
- 高齢者の圧迫骨折のほとんどは**骨粗鬆症**に起因し、尻餅などの**軽微な外力**で発症する(**脆弱性骨折**)。中腰や体をひねったとき、くしゃみをしただけでも起こることがある。誘因がわからず本人が気づかないうちに折れていることもある[5]。
- 若年者の圧迫骨折の原因は、強い外力で生じる外傷性圧迫骨折が多い。交通事故やスポーツ損傷が多い[6]。がんの骨転移によっても起こりうる。
- 圧迫骨折は強い痛みを伴い、体動困難になるため、**疼痛コントロール**が必要である。また、椎体を圧潰し、後方の脊髄を圧迫すると**神経麻痺**を生じることがあり、椎体圧潰の進行を予防する対策が必要である。

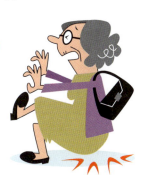

尻餅などの軽微な外力で発症

## 症状・合併症

- 圧迫骨折のおもな症状は強い**腰背部痛**である。体動時に背部中央に痛みがみられる。棘突起を順に軽く叩いていくと、骨折部でほかの部位とは違う強い痛みを訴える[7](**叩打痛**)。痛みは前かがみのときに増強し、立ち上がってしまうと痛みを感じずに歩行できることもある。
- 胸椎の圧迫骨折では、椎体が圧潰し肋間神経を圧迫するため、**肋間神経痛**を生じることがある。
- **関連痛**として、骨折高位の知覚神経支配領域に痛みがみられることがある。第1〜第3腰椎では股関節〜大腿に、第4・5腰椎では下肢に痛みが放散することがある。
- 腹痛は交感神経の刺激や腸の蠕動運動の低下による便秘などが関与する[6]。
- 初期治療を誤ると、圧潰が進むことで脊髄神経を圧迫し、**歩行障害**や**下肢のしびれや痛み**、**膀胱直腸障害**(排尿・排便障害)を生じることがある。

### 腰椎単純X線側面像

- 第3腰椎圧迫骨折(楔状変形)を認める。

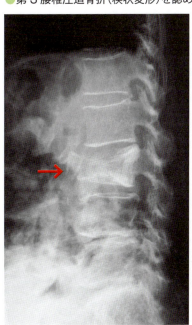

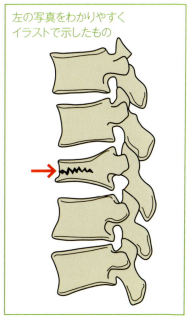

左の写真をわかりやすくイラストで示したもの

## 検査と診断

- **単純X線検査**で診断する。
- 骨折の**早期**は、単純X線検査では椎体変形が目立たないことが多く見逃されやすいため、**MRI**[*3]**検査**が有用である。骨折の状態をみるため、**CT**[*4]**検査**なども行う。
- 骨粗鬆症の診断のため**骨塩定量検査**（骨密度検査）（p.219 図参照）を行う。

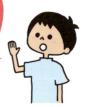

単純X線検査で骨折の部位、椎体の変化を確認しましょう

## 検査と診断

| 単純X線検査 | ●骨の形をはじめ、骨折、石灰化が写る検査である<br>●圧迫骨折の場合、腰椎側面像で椎体の前方が潰れるように変形する**楔状変形**が認められる<br>●圧迫骨折の**早期には変形が目立たない**ことが多いので、注意が必要である[7]<br>●転倒などの外傷性の圧迫骨折は比較的判断がつきやすいが、日常生活で生じる脆弱性骨折は変化がわかりにくい |
|---|---|
| MRI検査 | ●骨、椎間板、神経なども写すことができる<br>●**急性期の圧迫骨折が判別**できるため、単純X線検査ではわかりにくい圧迫骨折の急性期においても、MRIでは容易に診断ができる<br>●単純X線検査では、新しい骨折と、古い骨折を鑑別することが難しい場合がある<br>●初期の椎体骨折は、$T_1$強調画像で低信号（黒く見える）、$T_2$強調画像で高信号（白く見える）を呈する。これは骨折に伴う出血や浮腫を示している[12] |
| CT検査 | ●**骨折の程度を診断**する場合に有用である<br>●横断面画像や3次元画像を構成することができる |

### 第1腰椎圧迫骨折
- 単純X線検査のみではわかりにくく、MRI検査で診断された症例

### 第11胸椎・第1腰椎圧迫骨折：不安定型（陳旧）
- 治療せず放置したために骨折部が脊髄を圧迫している例（遅発性神経麻痺）。MRI $T_2$強調画像で、椎体後縁が脊髄を圧迫している

| 単純X線像 | MRI $T_1$強調画像 | 単純X線像 | MRI $T_2$強調画像 |
|---|---|---|---|
| 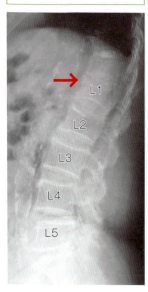 | 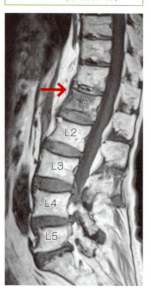 | 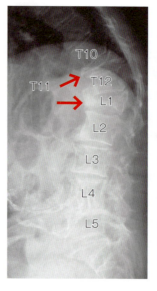 | 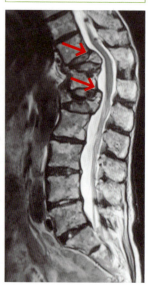 |

*3【MRI】magnetic resonance imaging：磁気共鳴画像診断  　*4【CT】computed tomography：コンピュータ断層撮影

## 治療

- 骨折した骨の変形が進行しないようにすることが重要であり、基本的に**保存的治療**が適応となる。
- まず、トイレや食事時以外の**ベッド上安静**と、消炎鎮痛薬を中心とした**疼痛管理**を行う。
- **体幹装具**(硬性コルセット)を装着して(**下図**)、できるだけ**早期に離床**を図る。若年者には反張位*5の体幹ギプスを用いることもある。
- 骨折が軽度の場合は自宅での安静療養、もしくは家族からの支援が得られにくい場合は入院加療を行う。

## 体幹装具 6

| 腰椎フレームコルセット | 腰椎ダーメンコルセット | 胸椎フレームコルセット | 胸椎ダーメンコルセット |
|---|---|---|---|
| 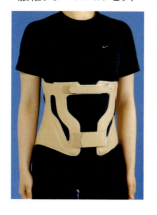 | 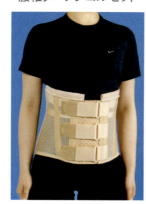 | 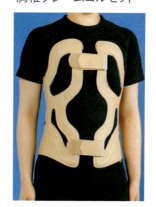 | 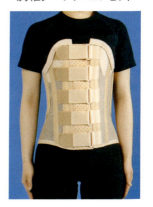 |

## 圧迫骨折の治療

| | |
|---|---|
| 安静・固定 | ●安静にする臥床期間、固定方法についてはさまざまで、まだ科学的根拠のある方法は確立されていない。患者の痛みや骨折の程度に応じて安静や固定の期間を決めている[12]。コルセット完成後、徐々に座位、立位、歩行へ進めていく<br>●高齢者の場合、1週間のベッド上安静で骨密度が1%減少するといわれている。ギプスやコルセットの使用によっても、腹筋や背筋の筋力低下が起こる。安静期間が長引くことによってこれらの廃用性萎縮は進行する。背筋や腹筋の筋力低下はさらなる腰痛の原因ともなるため、早期の離床は重要である<br>●若年者の場合は早期のリハビリテーションが可能で、受傷後すみやかに体幹ギプス固定し、歩行訓練を開始する。2～3週間で体幹装具を採型し、4～6週間で体幹装具を装着する[6] |
| 薬物療法 | ●疼痛が強いときには非ステロイド性抗炎症薬の内服、坐剤、外用剤を用いる<br>●骨粗鬆症がある場合、『骨粗鬆症の予防と治療ガイドライン』に示されている薬物治療開始基準に従い、推奨されている薬剤を開始する |
| リハビリテーション | ●安静期間中のリハビリテーション：下肢を中心に、股関節周囲(腸腰筋、大腿四頭筋、内転筋群、外転筋群)、膝関節・足関節周囲の筋力訓練・関節可動域(ROM*6)訓練を行う。深部静脈血栓の予防のために足関節の自動運動を行う<br>●歩行訓練：立位が安定していることを確認後、歩行器や4点支持歩行器などで歩行開始する。若年・壮年の場合はコルセットのみでの歩行が可能になることが多いが、高齢者の場合は転倒に注意し、杖歩行を目標に行う[12] |
| 手術 | ●適応：骨折部の不安定性が強かったり、骨片が脊髄を圧迫し神経症状を生ずるもの、いつまでも疼痛が残るものは、手術が必要になることがある<br>●一般的には脊椎固定術を行う<br>●圧迫骨折した椎体に、骨セメントを注入して補強・復元するバルーン椎体形成術(Balloon Kyphoplasty：BKP)が2010年2月に承認され一部施設で使用可能になった |

*5【反張位】背中をそらした姿勢のことで、圧迫骨折では前方の圧潰部が引き延ばされて元通りになる。　　*6【ROM】range of motion

## 圧迫骨折と密接に関係する「骨粗鬆症」

- 骨は表層に一定の厚みをもった緻密な構造の皮質骨と、そのなかにある梁状の網目構造(骨梁)の海綿骨からなる。皮質骨はおもに外力から耐えるための構造であり、海綿骨は衝撃力を吸収するための構造である[8]。
- 正常な脊椎は、薄い皮質の中に海綿骨が密に詰まっている。しかし、骨粗鬆症では海綿骨がまばらになり、骨量(骨の密度)が低下し骨の強度が低下する[9](下図)。
- 骨密度の低下と骨質が劣化して骨強度が低下したために、骨折しやすくなった状態を骨粗鬆症という(原発性骨粗鬆症)。正常では、骨吸収と骨形成が骨の新陳代謝(骨リモデリング)として行われ、骨質が維持されている。加齢や閉経に伴い、骨吸収が亢進して骨形成を上回ると、骨密度が低下する。
- 脆弱性骨折ありか、もしくは骨密度値がYAM[*1]の70%以下または－2.5SD以下の場合、骨粗鬆症と診断する。
- ほかにも長期臥床の患者や、副腎皮質ステロイドの長期内服をしている患者は骨粗鬆症になりやすい(続発性骨粗鬆症)。
- 多発性に圧迫骨折が生じると背中が丸くなり(円背)、身長が低くなる。骨粗鬆症は椎体の圧迫骨折のほかに、大腿骨頚部／転子部骨折、橈骨遠位端骨折、上腕骨近位端骨折などの原因になり、高齢者のQOL[*2]に大きく影響する。
- 骨粗鬆症の有病率は60歳代後半から増え、80歳代になると女性のほぼ半数、男性の2～3割が罹患する。女性の有病率は男性の約3倍である[10]。
- 予防のため、カルシウムの摂取、適度な運動、日光にあたることが大切である。

### 骨粗鬆症による椎体の変化[4,11]

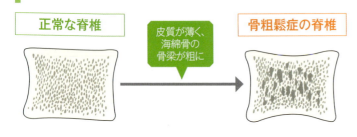

加齢や閉経に伴い、骨吸収が亢進して骨形成を上回ると、骨密度が低下します

### 原発性骨粗鬆症の診断基準(2012年改訂版)

- 低骨量をきたす骨粗鬆症以外の疾患または続発性骨粗鬆症を認めず、骨評価の結果が下記の条件を満たす場合、原発性骨粗鬆症と診断する。

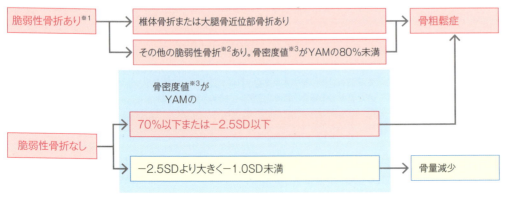

※1：軽微な外力によって発生した非外傷性骨折。軽微な外力とは、立った姿勢からの転倒かそれ以下の外力を指す。
※2：その他の脆弱性骨折。軽微な外力によって発生した非外傷性骨折で、骨折部位は肋骨、骨盤、上腕骨近位部、橈骨遠位端、下腿骨。
※3：骨密度は原則として腰椎または大腿骨近位部骨密度とする。

*1【YAM】young adult mean：若年成人平均値(20～44歳)　　*2【QOL】quality of life：生活の質、生命の質

## 骨塩定量検査（骨密度検査）（基準値：L2-L4）

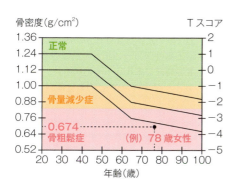

| 検査項目 | | 入院時 |
|---|---|---|
| 骨密度（g/cm²） | | 0.674 |
| 若年成人比較（YAM） | （％） | 60 |
| | Tスコア | －3.7 |
| 同年齢比較 | （％） | 80 |
| | Zスコア | －1.4 |

脆弱性骨折があるとYAMの80％未満、脆弱性骨折がないとYAMの70％以下または－2.5SD以下を骨粗鬆症と判定する

## 骨粗鬆症の治療薬

1. カルシウム
2. 女性ホルモン
3. 活性型ビタミンD
4. 活性型ビタミンD類似化合物
5. ビタミンK
6. ビスフォスフォネート
   エチドロネート、アレンドロネート、リセドロネート、ミノドロン酸、イバンドロネート
7. SERM（選択的エストロゲン受容体モジュレーター）
8. カルシトニン薬
9. テリパラチド（副甲状腺ホルモン）
10. デノスマブ（RANKLに対する抗体製剤）
11. そのほかの薬物（イプリフラボンなど）

# 看護ケア

## 症状の観察

● 疼痛や麻痺・神経症状の部位や程度、高齢の場合は精神症状について観察する。

### 疼痛・麻痺・神経症状・精神症状の観察

| 疼痛の観察 | ● 痛みの観察として、部位、程度、どのような痛みかなどを観察するが、痛みは主観的なもので、他者が測定することは難しい。そこで、患者の痛みを客観的に観察していくため、**ペインスケール**が開発されている<br>● スケールには、Wong-Baker Face Pain Rating Scale（以下、**フェイススケール**）やVisual Analogue Scale（以下、**VAS**）（p.232 図参照）、numeric rating scale（以下、**NRS**）、Categorical Scale（CS）、McGill Pain Questionnaire（MPQ）、痛みの感覚的性質を示す7角形プロフィールなどがある |
|---|---|
| 麻痺・神経症状の観察 | ● 麻痺・神経症状は、圧迫骨折の部位によって出現する部位が変わる<br>● 知覚神経の支配図（**p.214 下図**）や脊髄神経の筋支配と日常生活動作の機能（**p.214 上図**）を参考に観察する<br>● 神経症状の問診<br>▶発症が急性・亜急性・慢性であるか、軽快・悪化していないか、身体のどの部位に異常があるか、障害部位が拡大したりしていないかを聞く。ある部位についてアセスメントしたら、必ず反対側についてもアセスメントし、左右対称に調べる<br>▶感覚鈍麻・感覚過敏・異常感覚・運動麻痺などが同じ「しびれ」として表現されるので、どのような症状であるか具体的な観察が必要である |
| 精神症状の観察 | ● 圧迫骨折は高齢者に多い。長期間の臥床、入院による環境変化も加わり、高齢者は認知症症状やせん妄が出現する可能性がある<br>● 昼夜の区別のつくかかわりや、家族の面会、清潔ケアなどで日常生活に変化をつける。日常生活ができる限り自立して行えるように、必要なものを手の届く範囲に置くなどの環境調整が必要である<br>● せん妄が起こったときには転倒・転落の可能性があるため、注意が必要である |

## 筋力の観察

● **徒手筋力測定法**（MMT：manual muscle testing）は、筋力を p.220 上表のような6段階で評価する方法である。重力に抗して自動運動ができれば、基本的には **3 以上** であると判断される。

● 重力に抗して自動運動が可能であれば、逆の力で抵抗を加えてその抵抗に対して関節を動かせるかどうかで評価していく。

● 自動運動ができなければ、重力を除いた平面の状態で動かせるかどうか、筋収縮の有無などで評価する。

● 筋肉はそれぞれ特定の神経によって支配されているため、筋・骨格系に異常がない場合でも神経支配に障害があれば筋力は低下する。そのため、MMTを用いた筋力の評価は、神経障害の有無の評価にもつながる。例えば、膝関節の伸展では、大腿四頭筋の筋力とともに大腿神経（L2－L4）が評価される（**p.220 下表**）。

● MMTの評価を行うことで、日常生活の自立度をアセスメントし、必要な援助を考える。

## MMTの評価基準

| | |
|---|---|
| 5 | 強い抵抗を加えても、重力に打ち勝って正常可動域いっぱいに動く |
| 4 | いくらか抵抗を加えても、重力に打ち勝って正常可動域いっぱいに動く |
| 3 | 抵抗を加えなければ、重力に打ち勝って正常可動域いっぱいに動く |
| 2 | 重力を除けば、正常可動域いっぱいに動く |
| 1 | 関節の運動は認められないが、筋の収縮がわずかにみられる |
| 0 | 筋の収縮がまったく認められない |

● 正常可動域いっぱいは動かず、左記の各段階の中間をとりたい場合は、各数字に(＋)または(－)をつける。例えば、「重力を除いた状態なら」正常可動域の50％以上動けば2－、正常可動域の50％以下の動きであれば1＋とする。

● 3と2では、ADLの自立度が大きく異なる。

## おもな筋力と支配神経の評価

● 胸腰椎圧迫骨折のため、ここではおもに下肢について示す

| 運動 | おもに動く筋肉 | 支配神経 | 方法 |
|---|---|---|---|
| 股関節の外転 | 中殿筋<br>小殿筋 | 上殿神経(L4－S1) | (仰臥位の場合)<br>(MMT3以上では側臥位で測定する) |
| 股関節の内転 | 内転筋群<br>(大内転筋、長内転筋、短内転筋など) | 閉鎖神経(L2－L4)<br>坐骨神経(L4－S1) | (仰臥位の場合)<br>(MMT3以上では検査する下肢を下にして側臥位で測定する) |
| 膝関節の屈曲 | 大腿二頭筋<br>(半腱様筋、半膜様筋) | 坐骨神経(L5－S3) | (腹臥位の場合) |
| 膝関節の伸展 | 大腿四頭筋<br>(大腿直筋、外側広筋、内側広筋、中間広筋) | 大腿神経(L2－L4) | (仰臥位の場合) |

➡患者の力の向き　➡看護師の力の向き

※L：腰神経、S：仙骨神経

## 患者指導

- 硬性コルセット（フレームコルセット）は、装具の土台を上前腸骨棘に置くことでしっかり固定できる。支柱は脊椎の棘突起の両側に取り付け、腹部や胸部の圧迫は可能な限り避ける[13]。
- 骨折後約3か月は、椎体楔状変化の進行を予防するため、できるだけ前屈姿勢をとらないよう指導する[14]。座位から立ち上がる際は、踵を後ろに引き、体幹を前傾させないように立ち上がる（右図）。
- 腰椎椎間関節の運動は、屈曲から伸展の引導範囲は大きいが、側屈や回旋の運動範囲は小さく、大きな側屈や回旋を伴う運動は腰椎に負担がかかる。寝返りや起き上がり動作では、体幹を回旋させず、脊椎を1本の棒のようにしててこの原理と腕の力を利用する（下図、p.222上図）。電動ベッドがあれば利用する。
- 歩行器を使用する歩行時は、歩行器に肘をつき体重を預けるような姿勢ではなく、可能な限り体幹を起こして歩行する（p.222下図）。
- 床上臥床が続くと、高齢者では関節拘縮を起こしやすいため、意識的に関節を動かす必要がある。特に、他動的に行う下肢の関節拘縮予防訓練が必要である。
- 筋力低下を起こしやすいため、下肢の筋力トレーニング指導も大切である。
- 入浴時はコルセットを外すため、医師の許可を確認する。

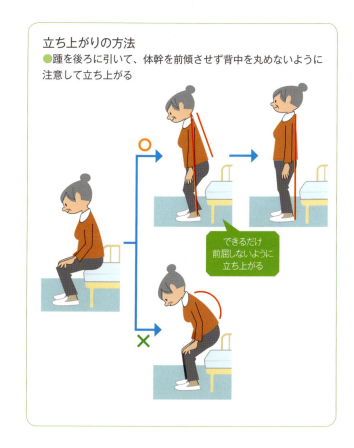

立ち上がりの方法
- 踵を後ろに引いて、体幹を前傾させず背中を丸めないように注意して立ち上がる

できるだけ前屈しないように立ち上がる

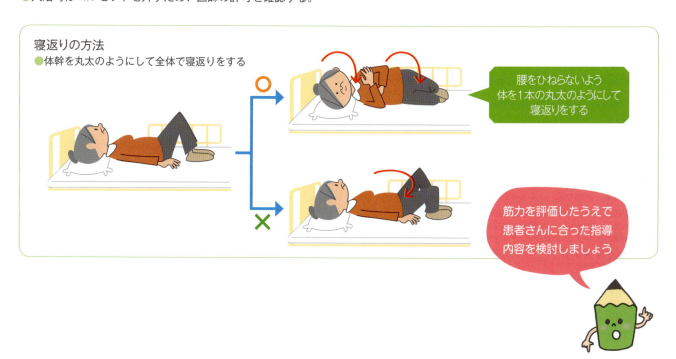

寝返りの方法
- 体幹を丸太のようにして全体で寝返りをする

腰をひねらないよう体を1本の丸太のようにして寝返りをする

筋力を評価したうえで患者さんに合った指導内容を検討しましょう

### 起き上がりの方法
- 体幹を旋回させず、脊椎を1本の棒のようにしててこの原理と腕の力で起き上がる

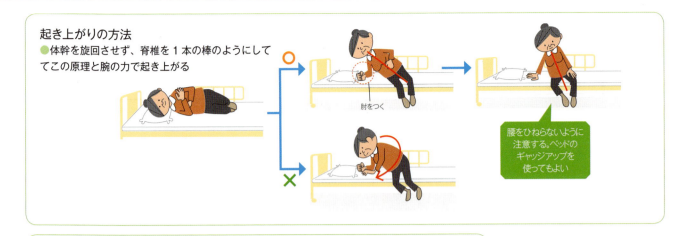

### 歩行器歩行動作
- 歩行時は、歩行器に肘をつき体重を預けるのではなく、できるだけ体幹を起こす
- 前傾姿勢にならないよう、歩行器の高さ調節も重要

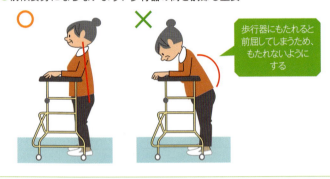

＜文献＞
1. 落合慈之監修：整形外科疾患ビジュアルブック．学研メディカル秀潤社，東京，2012：29-30．
2. 織田弘美，加藤光寶，小林ミチ子，他：系統看護学講座専門分野Ⅱ 成人看護学⑩ 運動器 第13版．医学書院，東京，2012：178．
3. 落合慈之監修：整形外科疾患ビジュアルブック．学研メディカル秀潤社，東京，2012：31-32．
4. 織田弘美，加藤光寶，小林ミチ子，他：系統看護学講座専門分野Ⅱ 成人看護学⑩ 運動器 第13版．医学書院，東京，2012：113．
5. 川西昌浩：圧迫骨折の知識と看護．ブレインナーシング 2009；25（6）：104-108．
6. 田中雅人，太田晴之：脊椎圧迫骨折．尾敏文編，整形外科病態整理32 はじめてマニュアル，整形外科看護 2011；5（春季増刊）：104-105．
7. 川西昌浩：腰痛治療の最前線？圧迫骨折はセメントでなおせ．最新医学社，大阪，2007：18-62．
8. 織田弘美，加藤光寶，小林ミチ子，他：系統看護学講座専門分野Ⅱ 成人看護学⑩ 運動器 第13版．医学書院，東京，2012：27．
9. 織田弘美，加藤光寶，小林ミチ子，他：系統看護学講座専門分野Ⅱ 成人看護学⑩ 運動器 第13版．医学書院，東京，2012：181．
10. 佐藤千史，井上智子編：人体の構造と機能からみた 病態生理ビジュアルマップ 5，医学書院，東京，2010：49-59．
11. 江連和久，村田栄子編：看護学生のための解剖生理よく分かるBOOK．クリニカルスタディ 2010年5月増刊号；31（6）：59-60．
12. 及川優美，豊根知明：脊椎圧迫骨折 脊椎圧迫骨折とは．整形外科看護 2011；16（7）：27-34．
13. 土方浩美編：ポケット版整形外科ケアマニュアル．照林社，東京，2000：144．
14. 山下敏彦編：運動器の痛み診療ハンドブック．南江堂，東京，2007：93．
15. 骨粗鬆症の予防と治療ガイドライン作成委員会編：骨粗鬆症の予防と治療ガイドライン 2015年版．ライフサイエンス出版，東京，2015．
16. 岡崎寿美子：看護診断にもとづく痛みのケア 第2版．医歯薬出版，東京，2004．
17. 竹村信彦，井手隆文，寺尾保生，他：系統看護学講座専門分野Ⅱ 成人看護学⑦ 脳・神経 第14版．医学書院，東京，2013．
18. 藤崎郁：フィジカルアセスメント完全ガイド 第2版．学研メディカル秀潤社，東京，2012．
19. 横山美紀：はじめてのフィジカルアセスメント．メヂカルフレンド社，東京，2009．
20. 坂井建雄，松村讓兒監訳：プロメテウス解剖学アトラス 解剖学総論／運動器系 第2版．医学書院，東京，2011．

# 関節リウマチ

かんせつりうまち

●執筆＝渡邉江身子　●医学監修＝糸井 恵

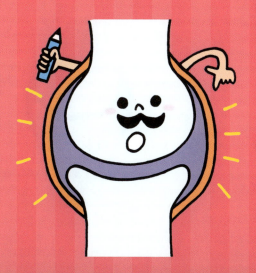

**ミニマム・エッセンス**

関節リウマチとは、多発性関節炎を主徴とする進行性炎症性疾患である。
滑膜の炎症により、骨・軟骨が破壊され、関節の変形をきたす。
自己免疫疾患である。
30〜50歳代に好発し、男女比では男：女＝1：3〜4で女性に多い。
有病率は0.5％である。

## 解剖生理・病態・検査・治療・看護ケアがわかるマップ

**解剖生理**
- 関節（手、足）

↓

**病態**
- 関節の滑膜の炎症
  ↓
- 炎症に関するサイトカインの放出
  ↓
- 滑膜の増殖、破骨細胞の活性化
  ↓
- 軟骨・骨の破壊

↓

**関節リウマチ**

**分類**
- ●関節リウマチ
- ●悪性関節リウマチ
- ●若年性関節リウマチ

**検査**
- ●血液検査
- ●単純X線検査
- ●関節液検査
- ●超音波検査、MRI・CT検査

**症状**
- ●手指のこわばり
- ●関節の腫脹、疼痛
- ●関節の変形、可動域制限

**治療**
- ●薬物療法
- ●基礎療法（十分な睡眠・食事・安静）
- ●運動療法（リハビリテーション）
- ●手術療法

**看護ケア**
- ●薬物療法による副作用の観察
- ●自己注射に関する患者指導
- ●リウマチ体操
- ●温罨法
- ●体位・姿勢の工夫
- ●マッサージ
- ●関節保護・固定や生活行動の工夫
- ●自助具の使用

# 病態理解につながる！
# 解剖生理

## 関節の構造

- 骨と骨のつなぎ目を関節という。関節には動く範囲が大きい**可動関節**、動く範囲が狭い**半関節**、動かない**不動関節**がある。
- 一般に関節をつくる一方の骨は丸く突出して**関節頭**をつくり、他方は関節頭に応じて凹んで**関節窩**をつくる。
- 関節頭と関節窩の互いに触れ合う表面を**関節面**という。
- 関節面は**関節軟骨**で覆われている。弾力性に富み、衝撃を緩和する。関節軟骨の端は滑膜に接する位置で終わっている。
- 関節は二重構造の**関節包**で覆われていて、内側を**滑膜**、外側を**線維膜**という。
- 滑膜の内側を**関節腔**といい、**滑液**（関節液）で満たされている。
- 滑膜を構成する滑膜細胞は滑液を産生している。
- 滑液は粘稠な液体で、関節面の潤滑油の役割を果たす。

### 関節の構造

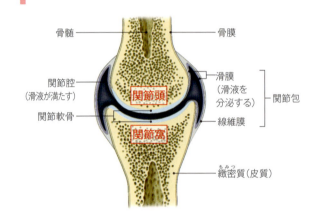

## 関節の種類

- 関節はその形態から、**球関節**、**蝶番関節**、**車軸関節**、**楕円関節**、**鞍関節**、**平面関節**などの種類に分けられる。

### 関節の種類

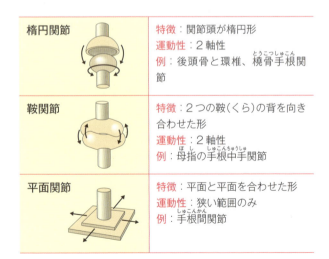

| | | |
|---|---|---|
| 球関節 | | 特徴：関節頭が球形で関節窩が椀状<br>運動性：多軸性<br>例：股関節、肩関節 |
| 蝶番関節 | | 特徴：関節頭と関節窩が蝶番（ちょうつがい）の形に似ている<br>運動性：1軸性<br>例：腕尺関節、指節間関節 |
| 車軸関節 | | 特徴：関節頭が円筒形で関節窩の中で回転する<br>運動性：1軸性<br>例：橈尺関節、環椎と軸椎 |
| 楕円関節 | | 特徴：関節頭が楕円形<br>運動性：2軸性<br>例：後頭骨と環椎、橈骨手根関節 |
| 鞍関節 | | 特徴：2つの鞍（くら）の背を向き合わせた形<br>運動性：2軸性<br>例：母指の手根中手関節 |
| 平面関節 | | 特徴：平面と平面を合わせた形<br>運動性：狭い範囲のみ<br>例：手根間関節 |

## 手の関節

- 手は8個の**手根骨**、5個の**中手骨**、14個の指骨からなる。
- 手根骨と前腕の骨(橈骨・尺骨)の間は楕円関節を形成している。
- 手根骨間は平面関節を形成し(手根間関節)、可動性は少ない。
- 手根骨と中手骨の間は**手根中手関節**(CM[*1]関節)を形成している。
- 中手骨と指骨(基節骨)の間は**中手指節関節**(MP[*2]関節)を形成している。
- 指骨(基節骨)と指骨(中節骨)の間は**近位指節間関節**(PIP[*3]関節)を形成している。
- 指骨(中節骨)と指骨(末節骨)の間は**遠位指節間関節**(DIP[*4]関節)を形成している。

### 手の骨と関節(手背側)

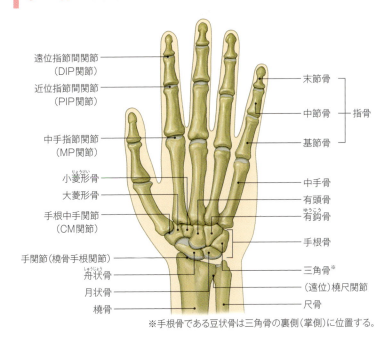

※手根骨である豆状骨は三角骨の裏側(掌側)に位置する。

## 足の関節

- 足は7個の足根骨、5個の中足骨、14個の趾骨からなる。
- 距骨と下腿の骨(脛骨・腓骨)で距腿関節(足関節)を形成している。
- 足根骨間は平面関節を形成している。
- 足根骨と中足骨の間は足根中足関節を、中足骨と趾骨(基節骨)の間は中足趾節関節(MTP[*5]関節)を形成している。
- 趾骨と趾骨の間は近位および遠位の趾節間関節(IP[*6]関節)を形成している。
- 足の関節は日常生活動作でも捻挫や靱帯断裂などを起こすことが多く、また習慣化しやすいので注意する。

### 足の骨と関節(足背側)

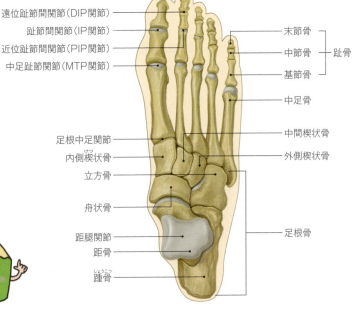

膝関節、股関節、肩関節、肘関節の解剖も復習しておきましょう

*1【CM】carpometacarpal joint
*2【MP】metacarpophalangeal joint
*3【PIP】proximal interphalangeal joint
*4【DIP】distal interphalangeal joint
*5【MTP】metatarsophalangeal joint
*6【IP】interphalengeal joint

> アセスメントに活かせる!

# 疾患と看護の基礎知識

## 病態生理

- 関節リウマチ(RA*7)は自己免疫疾患の一つで、感染などを契機に免疫異常が起こると考えられている。遺伝的素因や環境因子も関与するが、明らかな原因は不明である。
- 関節の滑膜が炎症により増殖し、パンヌス*8を形成して、徐々に軟骨・骨を破壊する。
- 細胞間伝達物質であるサイトカインが炎症および関節破壊に関与する。
- 関節の腫れ(腫脹)や痛み(疼痛)から始まり、進行するとしだいに軟骨や骨が破壊されて関節が変形していく。
- 好発年齢は30～50歳代に多く、男女比では男：女＝1：3～4で女性に多い。有病率は約0.5％。
- 関節リウマチに血管炎をはじめとする関節外症状を認め、難治性もしくは重篤な臨床病態を伴うものを悪性関節リウマチという。
- 15歳以下の小児期に発症する場合を若年性関節リウマチという。

### 関節リウマチの好発部位（手）

- 関節リウマチは、中手指節（MP）関節や近位指節間（PIP）関節、手関節（橈骨手根関節）などに好発する。

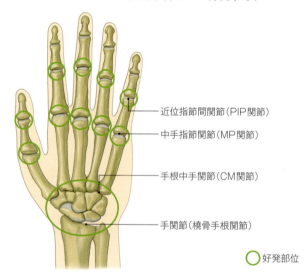

## リウマチ関節炎の進展

- 関節炎は滑膜の炎症から始まり、関節液（滑液）の貯留増加、滑膜の絨毛状増殖とパンヌス形成が起こり、軟骨破壊・骨破壊を起こす。最終的に関節の変形・強直を起こす。

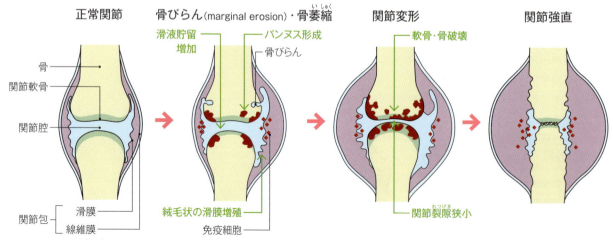

*7【RA】rheumatoid arthritis
*8【パンヌス】関節の滑膜細胞が増殖して形成された組織。軟骨や骨に浸潤する。
*9【CT】computed tomography：コンピュータ断層撮影
*10【MRI】magnetic resonance imaging：磁気共鳴画像診断

## 症状

- 起床時の**手指のこわばり**（朝のこわばり）に始まり、しだいに関節に**腫れ**（腫脹）や**痛み**（疼痛）が出現する（紡錘状腫脹）。
- 日内変動があり、起床時に強く、昼ごろには回復する。
- 腫れや痛みは**左右対称性**に起こることが多い。指の関節の左右対称性とは、「左手第2指と右手第3指のPIP関節」など、左右のいずれかの指の同じ関節に腫れや痛みがある状態を指す。
- 腫れや痛みは中手指節（MP）関節や近位指節間（PIP）関節、手関節から始まることが多い。膝や肩関節から発症することもある。足では中足趾節（MTP）関節から始まることが多い。
- 症状が進行すると、手指の変形では、**ボタン穴変形**、**スワンネック変形**、**尺側偏位**などが起こる。
- 足趾の変形では**外反母趾**、**槌趾変形**が起こる。

### 手指の変形

**ボタン穴変形**
- PIP関節が屈曲し、DIP関節が過伸展したもの。伸筋腱の中央索（central band）が断裂し、側索（lateral band）が掌側に脱臼して発症

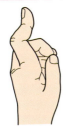

**スワンネック変形**
- PIP関節が過伸展し、DIP関節が屈曲したもの。PIP関節の滑膜炎と背側の伸筋腱膜の瘢痕拘縮が原因

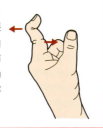

**紡錘状腫脹**
- PIP関節周囲の滑膜が増殖して腫脹し、糸巻き状の腫脹となる
- 比較的早期から発症。やわらかいのが特徴

**尺側偏位**
- 母指以外の手指でMP関節より先が尺骨側（小指側）に偏位する

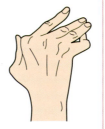

### 外反母趾と槌趾変形

- 母趾の中足趾節関節が変形してその先が外側に偏位する。
- 第2～5趾の近位趾節間関節が屈曲した状態となるのを槌趾変形という。

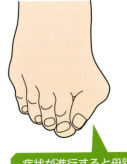

> 症状が進行すると母趾の基部に痛みが生じる。専用の靴敷きや靴は効果的

## 検査

- 関節リウマチには血液検査、単純X線検査、超音波（エコー）検査、CT[9]検査、MRI[10]検査、関節液検査などが行われる。

### 関節リウマチの検査

| | |
|---|---|
| 血液検査 | ・血清学的検査：リウマトイド因子（RF[11]）、抗CCP抗体[12]<br>・活動性の指標：血沈（ESR[13]）、CRP[14]、MMP-3[15]<br>・貧血、肝臓・腎臓機能障害など、薬の副作用のチェックとしても重要である |
| 単純X線検査 | ・骨萎縮、関節裂隙の狭小化<br>・骨びらん<br>・関節変形<br>・進行すると関節強直（関節の融合）<br>・胸部単純X線（肺炎・結核等） |
| 超音波検査 | ・RA早期における滑膜の血流シグナルの増加（炎症） |
| CT検査 | ・関節の破壊像<br>・胸部CT（肺炎・結核等） |
| MRI検査 | ・滑膜炎<br>・骨髄浮腫、早期の骨侵食 |
| 関節液検査 | ・清明もしくはやや混濁<br>・粘稠度の低下（ムチンが減少するため） |

※除外診断として関節液のピロリン酸カルシウムの結晶（→偽痛風）、尿酸結晶（→痛風）がある。白血球数の増加（数万/μL）は化膿性関節炎の診断となる。

[11]【RF】rheumatoid factor
[12]【抗CCP抗体】anti-cyclic citrullinated peptide antibody
[13]【ESR】erythrocyte sedimentation rate
[14]【CRP】C reactive protein：C反応性タンパク
[15]【MMP-3】matrix metalloproteinase-3：マトリックスメタロプロテアーゼ-3

## 診断・分類

- 従来はACR[*16]1987の診断基準を用いていたが、症状がそろうのに年月がかかるため、より早期に診断し、治療を開始する目的で、2010年に新RA分類基準が採択された。この新基準では、1関節以上の腫脹を認め、ほかの疾患が除外される場合、表の合計が **6点以上** を関節リウマチと診断する。
- 診断後の病期や機能障害度の分類としてSteinbrocker(スタインブロッカー)分類がある。

### ACR基準（1987）

- 下記の7項目のうち4項目以上を満たせば関節リウマチと診断

| | |
|---|---|
| 1 | 朝のこわばり（1時間以上持続する） |
| 2 | 多関節炎（少なくとも3領域以上の関節の腫れ） |
| 3 | 手の関節の腫れ |
| 4 | 対称性の関節の腫れ |
| 5 | リウマチ結節 |
| 6 | リウマトイド因子（リウマチ因子）陽性 |
| 7 | X線検査で典型的な関節所見 |

※ 1〜4は6週間以上続く場合

### 日本リウマチ学会の新RA分類基準（ACR／EULAR[*17]2010）

- 下記のスコアの合計が6点以上である症例は「RA」と診断

| 腫脹または圧痛関節数（0〜5点）※3 | |
|---|---|
| 1個の中〜大関節※2 | 0 |
| 2〜10個の中〜大関節※2 | 1 |
| 1〜3個の小関節※1 | 2 |
| 4〜10個の小関節※1 | 3 |
| 11関節以上（少なくとも1つは小関節※1） | 5 |
| 血清学的検査（0〜3点） | |
| RFも抗CCP抗体も陰性 | 0 |
| RFか抗CCP抗体のいずれかが低値の陽性 | 2 |
| RFか抗CCP抗体のいずれかが高値の陽性 | 3 |
| 滑膜炎の期間（0〜1点） | |
| 6週間未満 | 0 |
| 6週間以上 | 1 |
| 急性期反応（0〜1点） | |
| CRPもESRも正常値 | 0 |
| CRPかESRが異常値 | 1 |

※1：MCP、PIP、MTP2-5、1stIP、手首を含む
※2：肩、肘、膝、股関節、足首を含む
※3：DIP、1stCMC、1stMTPは除外
低値の陽性：基準値上限より大きく上限の3倍以内の値
高値の陽性：基準値の3倍より大きい値

### 関節リウマチの病期分類（Steinbrocker分類）

| | |
|---|---|
| Stage I（初期） | 1 X線写真上に骨破壊はない<br>2 X線学的骨粗鬆症はあってもよい |
| Stage II（中等期） | 1 X線学的に軽度の軟骨下骨の破壊を伴う、あるいは伴わない骨粗鬆症がある；軽度の軟骨破壊はあってもよい※<br>2 関節運動は制限されてもよいが、関節変形はない※<br>3 関節周辺の筋萎縮がある<br>4 結節および腱鞘炎のような関節外軟部組織の病変はあってもよい |
| Stage III（高度進行期） | 1 骨粗鬆症に加えX線学的に軟骨および骨の破壊がある※<br>2 亜脱臼、尺側偏位、あるいは過伸展のような関節変形がある。線維性または骨性強直を伴わない※<br>3 強度の筋萎縮がある<br>4 結節および腱鞘炎のような関節外軟部組織の病変はあってもよい |
| Stage IV（末期） | 1 線維性あるいは骨性強直がある※<br>2 それ以外はStage IIIの基準を満たす |

※印のついている基準項目は、特にその病期あるいは進行度に患者を分類するためには必ずなければならない項目である。

### 関節リウマチの機能障害度分類（Steinbrocker分類）

| | |
|---|---|
| class 1 | 日常生活動作を完全にこなせる |
| class 2 | 日常の身の回りの世話、職場での機能性は果たせるが、趣味、スポーツなどは限定される |
| class 3 | 日常の身の回りの世話はできるが、職場での機能性、趣味、スポーツなどは限定される |
| class 4 | 日常の身の回りの世話、職場での機能性、趣味、スポーツなどが限定される |

[*16]【ACR】American college of rheumatology：米国リウマチ学会
[*17]【EULAR】the European league against rheumatism：欧州リウマチ学会

## 治療

- RA治療には、**基礎療法**（十分な睡眠・食事・安静）、**薬物療法、手術療法、運動療法（リハビリテーション）** が行われる。
- 近年、生物学的製剤の導入により、薬物療法がめざましく進歩し、腫脹や疼痛などの症状の軽減のみならず、関節のX線学的進行の防止を目標とし、関節リウマチの"寛解"をめざす時代になった。
- 薬物療法は**非ステロイド性抗炎症薬**（NSAID[18]）、**副腎皮質ステロイド薬、抗リウマチ薬**（合成系 DMARD[19]）と**生物学的製剤**（biologics）に分けられる。最近は早期から抗リウマチ薬が導入される。
- 運動療法は関節の拘縮を防止し、筋力を維持するために大切である。炎症が強く疼痛が強いときは、可能な範囲で、自動介助運動を中心に行う。
- 関節の変形をきたし、日常生活が不自由な場合には**手術療法**が行われる。

## 薬物療法

| 薬物の種類 | 特徴 |
|---|---|
| 抗リウマチ薬<br>（合成系 DMARD） | ● 免疫異常を是正し、RAの進行を防止する<br>● メトトレキサート（MTX[20]）は最も有効で関節の破壊を防止する効果がある。副作用として肝機能障害、間質性肺炎、造血機能障害、感染の悪化、リンパ増殖性疾患などがある<br>● ほかに、ブシラミン、サラゾスルファピリジン、タクロリムス、トファシチニブなどがある |
| 生物学的製剤※<br>（biologics） | ● 関節の炎症、破壊に重要な役割をするサイトカインの働きを選択的に抑制する薬剤<br>● 腫瘍壊死因子（TNF[21]）阻害薬：インフリキシマブ（レミケード®）、アダリムマブ（ヒュミラ®）、エタネルセプト（エンブレル®）、ゴリムマブ（シンポニー®）、セルトリズマブ ペゴル（シムジア®）<br>● IL-6[22]阻害薬：トシリズマブ（アクテムラ®）<br>● T細胞を標的：アバタセプト（オレンシア®）<br>● （バイオ後続品：インフリキシマブ後続1）<br>● 肺炎・結核などの感染症に注意 |

| 薬物の種類 | 特徴 |
|---|---|
| 非ステロイド性抗炎症薬（NSAID） | ● プロスタグランジンの産生を抑制し、痛みや炎症を改善する<br>● 副作用として胃潰瘍、腎機能低下に注意する |
| 副腎皮質ステロイド薬 | ● 少量で強い抗炎症効果があるが、長期の服用では骨粗鬆症、易感染性に注意が必要である<br>● 急速な減量や中止によって離脱症状（リバウンド、ショックなど）を起こす<br>● 副作用として、消化性潰瘍、感染症の悪化、糖尿病誘発、骨粗鬆症などがある<br>● 関節内注射としても用いる |

※生物学的製剤の導入前には、以下のような検査が必要になる。胸部単純X線写真、胸部CT、心電図、一般採血、肝炎の有無（HBs抗原/抗体、HCV抗体）、KL-6（間質性肺炎のマーカー）、β-Dグルカン（肺真菌症の有無）、クオンティフェロン（結核の検査）。

## 基礎療法

- 十分な睡眠と栄養をとり、体力をつける
- 病気に対する正しい知識・情報を得る
- 日常生活の工夫を行う

## 運動療法（リハビリテーション）

- 運動療法の目的は関節可動性と筋力の維持である
- 基本的に自動運動で行う
- 疼痛がある場合も関節拘縮を予防するため、可能な範囲で動かす
- リウマチ体操（自動運動でゆっくりと体肢や体幹を動かす）を行う
- 運動は入浴後など身体が温まっているときに行うとよい

※運動療法を行う前に温罨法（温熱療法）を行うと、疼痛の閾値を上げ、筋や関節の血液循環を促進し可動性を高めるのに有効である。

---

[18]【NSAID】non-steroidal anti-inflammatory drug
[19]【DMARD】disease modifying antirheumatic drug
[20]【MTX】methotrexate
[21]【TNF】tumor necrosis factor
[22]【IL-6】interleukin-6：インターロイキン6

# 手術療法

| | |
|---|---|
| 滑膜切除術 | ●炎症を起こしている関節の滑膜を取り除く手術<br>●生物学的製剤の使用により減少した |
| 人工関節置換術 | ●関節の変性が進行し、機能障害が著しい場合に行われる<br>●膝関節、股関節が多いが、肘、指、足趾にも行われる<br>●関節の疼痛がとれ、支持性が得られるため、ADL*23の改善が期待できる |

①人工膝関節置換術

術前（左膝・正面） 術前（左膝・側面）

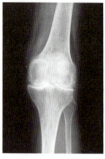
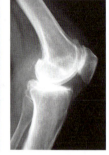

●内外側関節裂隙の著しい狭小化

術後（左膝・正面） 術後（左膝・側面） （模型）

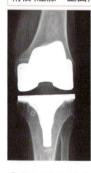
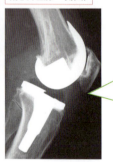
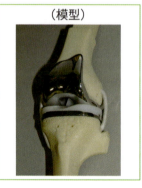

> RAの予後は近年著しく改善しており、早期診断・治療により関節破壊を防ぎ、すでに関節破壊した関節は手術を行うことでADLの改善が可能です！

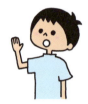

②外反母趾に対する人工関節置換術と第2～5趾関節形成術

術前　術後　　術前イメージ

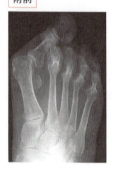
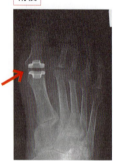
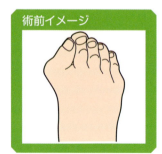

※ほかに関節形成術や固定術も行われる。

*23【ADL】activites of daily living：日常生活動作

## 看護ケア

- 薬物療法では、下記の副作用に注意して観察する。
- 日常生活動作、痛み、RAの活動性の評価を行う。
- ADLの維持のためのリウマチ体操や、疼痛緩和のための温罨法、自助具の使用などを行う。

### 薬物療法の副作用の観察

- 副作用は軽微のものから重篤なものまでさまざまあるが、特に呼吸器感染症や早期ではアレルギー反応などに注意が必要である。
- 患者の症状、体温、血圧、脈拍、経皮的動脈血酸素飽和度（$SpO_2$）などに留意する。

| | |
|---|---|
| 抗リウマチ薬<br>（合成系DMARD） | ●生化学的検査AST・ALT値の上昇 → 肝機能障害<br>●HBVの増加 → B型肝炎の再活性化<br>●から咳 → すりガラス陰影（胸部単純X線像）、KL-6上昇 → 間質性肺炎<br>●赤血球、血小板、白血球の減少 → 造血器障害<br>●悪心・嘔吐・食欲低下 → 消化器症状 |
| 生物学的製剤<br>（biologics） | 早期：●注射部位や全身の皮膚の発赤・搔痒感・皮疹、血圧低下 → アレルギー反応<br>数週間経過：●咳嗽・発熱 → 肺炎・上気道炎などの呼吸器感染症<br>・喀痰をともなわない場合は間質性肺炎の可能性あり<br>・長期間続く咳 → 結核 |
| 非ステロイド性抗炎症薬<br>（NSAID） | ●呼吸困難、喘鳴 → 気管支喘息発作<br>●胃痛・胃部不快感 → 胃・十二指腸潰瘍など<br>●他の薬剤との併用による作用<br>・経口血糖降下薬＝血糖降下作用の増強<br>・ニューキノロン系抗菌薬＝まれにけいれんを誘発<br>・ワルファリンカリウム（ワーファリン®）＝抗凝固作用が増強 |
| 副腎皮質ステロイド薬 | ●胃痛・腹痛・胃部不快感など → 消化性潰瘍<br>●顔貌・容姿などの変化 → 満月様顔貌、肥満、多毛<br>●血圧の変動 → 高血圧症、副腎機能不全<br>●血糖値の上昇 → 糖尿病の誘発・増悪 |

### 副作用のリスクを回避するために

- 脱水の場合、薬物濃度が上昇するため、副作用を生じやすい。
- 発熱、下痢などの場合、抗リウマチ薬を休薬するように十分な患者指導が必要である。

### 自己注射に関する患者指導

- 生物学的製剤のなかには、自己注射が可能な製剤もある。
- 実際に指導（下表）を行い、できることを確認して開始する。
- 自己注射は、毎回、体温・血圧・脈拍を測定し、異常がないか確認して行う。

| 実施するおもな項目 | ポイント |
|---|---|
| ●在宅での自己注射が可能な状況かアセスメントを行う（自己注射導入の有無は医師による判断） | ●自己注射は患者自身か、または患者の家族によって在宅で行うため、本人の希望や家庭状況をもとに判断する必要がある |
| ●自己注射が確立するまでのスケジュールについて、患者または家族が理解できるよう説明する | ●注射手技の練習回数や期間は、患者・家族の状況によって異なる<br>●清潔操作、廃棄処理も指導する |
| ●自己注射を実施する場合は、患者手帳や自己注射日誌などを作成し、記載する | ●手帳には、「注射日・実施部位・健康状態（体温・血圧・脈拍）・その他気づいたこと」などをこまめに記載するよう指導する |
| ●副作用の発見と対応について説明する | ●発熱・咳嗽・咽頭痛・呼吸困難感・浮腫・倦怠感・皮膚の発疹・注射部位の発赤などの異常が現れた場合は、すみやかに連絡するよう指導する |

関節リウマチ

# アセスメントの視点：mHAQ（modified health assessment questionnaire）

- [1]～[8]の各カテゴリの最も高い点を採用し、その総和／回答したカテゴリー数（すなわち平均点）を指数とする。

| カテゴリ | 質問 | 難なくできる（0点） | 少し難しい（1点） | かなり難しい（2点） | できない（3点） |
|---|---|---|---|---|---|
| [1] 衣類着脱、身支度 | Q1. 靴紐を結び、ボタンかけも含め、自分で身支度ができますか？ | ☐ | ☐ | ☐ | ☐ |
| [2] 起床 | Q2. 就寝、起床の動作ができますか？ | ☐ | ☐ | ☐ | ☐ |
| [3] 食事 | Q3. いっぱいに水が入っている茶碗やコップを口元まで運べますか？ | ☐ | ☐ | ☐ | ☐ |
| [4] 歩行 | Q4. 戸外の平坦な地面を歩けますか？ | ☐ | ☐ | ☐ | ☐ |
| [5] 衛生 | Q5. 身体全体を洗いタオルで拭くことができますか？ | ☐ | ☐ | ☐ | ☐ |
| [6] 伸展 | Q6. 腰を曲げて床にある衣類を拾えますか？ | ☐ | ☐ | ☐ | ☐ |
| [7] 握力 | Q7. 水道の蛇口を開けたり閉めたりできますか？ | ☐ | ☐ | ☐ | ☐ |
| [8] 活動 | Q8. 車の乗り降りができますか？ | ☐ | ☐ | ☐ | ☐ |

Fries JF, Spitz P, Kraines RG, et al. Measurement of patient outcome in arthritis. *Arthritis Rheum* 1980；23(2)：137-145. Matsuda Y, Singh G, Yamanaka H, et al. Validation of a Japanese version of the Stanford Health Assessment Questionnaire in 3,763 patients with rheumatoid arthritis. *Arthritis Rheum* 2003；49(6)：784-788. より引用

# VAS（Visual Analogue Scale）

- 長さ100mmの線上で、患者の感じている痛みの強さや印象などを左端～右端の間で示してもらう。
- 示された点を左端より測定し(mm)、スコアとする。

【関節の痛み】
なし ──────────────────── 最も強い
0 ├─────────────────────┤ 100(mm)

【病気全般の印象】
よい ──────────────────── きわめて悪い
0 ├─────────────────────┤ 100(mm)

# DAS28-ESR

- 生物学的製剤投与前と投与後（2～4週間毎）の値を調べる。
- 値が下がった場合、薬剤の効果があったと評価できる。

> 5.1：高い
3.2～5.1：中等度
3.2未満：低い
2.6未満：臨床的寛解

# 計算式

$DAS28\text{-}ESR = 0.56 \times \sqrt{①} + 0.28 \times \sqrt{②} + 0.70 \times LN\,④ + 0.014 \times ③$
LN：自然対数

| ① 疼痛関節数 | 肩関節×2、肘関節×2、手関節×2、手指×20、膝関節×2の28関節中の疼痛（医師が押して計測）関節数と腫脹関節数 |
|---|---|
| ② 腫脹関節数 | |
| ③ 患者の病状評価 | VAS（視覚アナログ尺度）：100mmのスケール上で、大変調子がよい＝0mm、きわめて悪い＝100mmで患者に評価してもらう |
| ④ 血沈（ESR） | mm/時 |

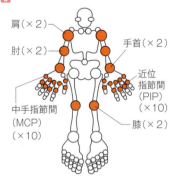

肩（×2）
肘（×2）
手首（×2）
中手指節間（MCP）（×10）
近位指節間（PIP）（×10）
膝（×2）

## リウマチ体操

- 疼痛が増強しない範囲で、無理せず実施する。
- 実施前後に深呼吸をする。ベッド周囲や、照明などの環境を整える。
- 各関節の可動域と、関節運動に必要な骨格筋の筋力維持を目的として行う。

### 臥位（がい）での運動

1. 股関節・膝関節を曲げ伸ばす
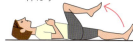

2. 膝関節を伸展して上げられる範囲で下肢を挙上する
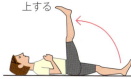

3. 左右交互に下肢を外側へ移動する
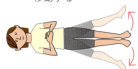

4. 足関節を左右に倒す
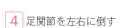
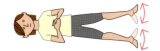

5. できる範囲で垂直膝立てをして殿部（でんぶ）を挙上する
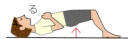

6. ゴムを足関節にかけて、下肢を内旋し、両足を開ける
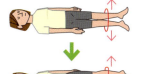

7. ソフトボールなどを下肢の間に挟んで両下肢で押さえる
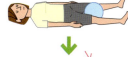
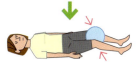

### 手の運動

1. 指を1本ずつ開いていく
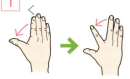

2. 指を握って開く
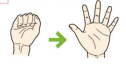

3. 手関節を交互に掌屈（しょうくつ）・背屈（はいくつ）する
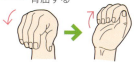

4. 手関節を母指側に側屈（そくくつ）する

5. 肘関節を屈曲・伸展する
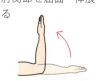

### 足の運動

1. 足趾を屈曲し、趾間を開きながら伸展していく
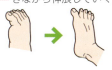

2. 母趾を中心にして足関節を回す

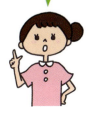

関節拘縮の予防のため、疼痛が増強しない範囲で根気よく続けよう

## 体位・姿勢の工夫

- 関節の可動制限があり、運動時に疼痛を生じるため、日常の家事においても負担の少ない姿勢をとる。
- 台所に椅子を置いて、座って調理などを行う。
- ベッドは堅めのマットレスを使用する。
- 浴室にも椅子を置いて、座って身体を洗う。
- 仰臥位ではヘッドアップや膝の下にクッションなどを敷き、股関節・膝関節が安楽な角度を保つ。
- 側臥位では、背部や腹部にクッションを使用する。

## 関節保護・固定や生活行動の工夫

- 筆記具や包丁などは、摩擦係数の高い布やすべり止めシートを巻いて使用する。
- 衣服は着脱しやすいようにボタンよりファスナーやマジックテープなどを使用する。
- 荷物は手で持たず、ショルダーなどにして肩にかける。

## 温罨法

- 罨法には乾性・湿性がある。
- 入浴・足浴・手浴など、38～40℃の温湯を使用して温めるのが有効である。
- 使い捨てカイロなどを使用するのもよい。
- リウマチ体操などの運動の前に実施すると効果が高くなる。

温罨法は疼痛緩和の目的で行います。運動前に実施すると効果的！

## マッサージ

- 温罨法のあとに行うと効果的である。
- 肩関節や肘関節周囲筋、手内筋のマッサージを行う。
- 股関節・膝関節周囲筋、足底筋のマッサージを行う（関節周囲は疼痛や可動制限がある場合、無理に他動運動をしない）。

## 自助具の使用

- ペットボトルはオープナーを使用する。
- 靴下を脱ぐ際は、リーチャーを使用し、着用時はソックスエイドを使用する。
- 食事時に箸が使用しづらい場合は、スプーン・フォークなどにバンドをつけて使用する。

リーチャー

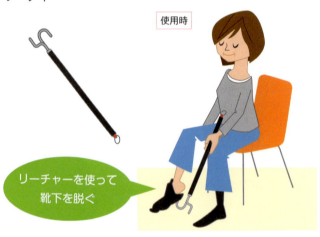

リーチャーを使って靴下を脱ぐ

ソックスエイド

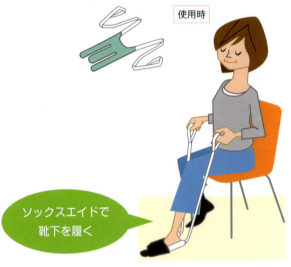

ソックスエイドで靴下を履く

食事の自助具（一例）

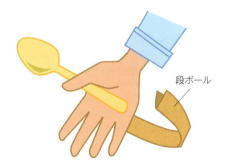
段ボール

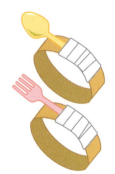

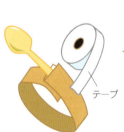
テープ

手の大きさに合わせて、段ボールにテープを巻き付ける

〈文献〉
1. 医療情報科学研究所編:病気がみえる vol.6 免疫・膠原病・感染症.メディックメディア,東京,2009:52.
2. 奈良信雄:ナースの内科学 改訂6版.中外医学社,東京,2006:505.
3. 小野寺綾子,陣田泰子編:新看護観察のキーポイントシリーズ 成人内科Ⅲ.中央法規出版,東京,2011:120.
4. 田村直人:薬物療法の実際 非ステロイド系抗炎症薬(NSAIDs)とステロイド薬.総合リハビリテーション 2010;38(3):227-232.
5. 市東沙織:最新治療に対する関節リウマチ看護の実際.ナーシング・トゥデイ 2008;23(8):17-28.
6. 強力陽子:関節リウマチ患者の特徴.整形外科看護 2010;15(11):1178-1180.
7. 駒野有希子,針谷正祥:関節リウマチに対する生物学的製剤—その効果と安全性—.看護技術 2008;(54)11:19-24.
8. 加藤文雄,加賀良子,大沼扶久子,他:整形外科エキスパートナーシング 改訂第3版.南江堂,東京,2003.
9. 黒沢尚,青木きよ子編:新体系看護学全書 成人看護学11 運動器 第3版.メヂカルフレンド社,東京,2012.
10. 落合葵美子監修,栗生田友子編:新体系看護学全書 別冊11 リハビリテーション看護 第2版.メヂカルフレンド社,東京,2015.
11. 織田弘美,加藤光寶,小林ミチ子,他:系統看護学講座 専門分野Ⅱ成人看護学⑩運動器 第13版.医学書院,東京,2012.
12. 武田宜子,下村晃子,道木恭子,他:系統看護学講座 別巻 リハビリテーション看護 第6版.医学書院,東京,2015.
13. 糸井恵:関節リウマチの治療法の進歩—生物学的製剤を中心に—.明治国際医療大学誌 2009;2:1-9.
14. Fries JF, Spitz P, Kraines RG, et al. Measurement of patient outcome in arthritis. *Arthritis Rheum* 1980;23(2):137-145.
15. 神戸克明:関節リウマチの治療薬.整形外科看護 2014;19(3):36-43.
16. 首藤敏秀:機能を低下させる関節リウマチ.からだの科学 2011;271:137-142.
17. 元木絵美:関節リウマチ患者へのフットケア.臨牀看護 2013;39(14):1995-2000.
18. 桑名正隆:関節リウマチの薬物療法,治療効果と副作用のモニタリング.からだの科学 2012;273:79-83.
19. 松尾絹絵:リウマチ自助具 作業療法.臨牀看護 2013;39(14):2001-2005.
20. 船橋惠子,松原司:整形外科で自己注射が必要な薬ってどんな種類があるの?.整形外科看護 2014;19(3):86-93.
21. 西林保Byron監修,佐藤隆一,八木範彦編:リハ実践テクニック 関節リウマチ.メジカルビュー社,東京,2009.
22. Matsuda Y, Singh G, Yamanaka H, et al. Validation of a Japanese version of the Stanford Health Assessment Questionnaire in 3,763 patients with rheumatoid arthritis. *Arthritis Rheum* 2003;49(6):784-788.

## 資料 臨床でよく使われる計量単位

| 項目 | 単位名 | 記号 | よく使われる単位 |
|---|---|---|---|
| 長さ | メートル | m | nm(ナノメートル)<br>μm(マイクロメートル)<br>mm(ミリメートル) |
| 面積 | 平方メートル | m² | μm²(平方マイクロメートル)<br>mm²(平方ミリメートル) |
| 体積 | 立方メートル | m³ | μm³(立方マイクロメートル)<br>mm³(立方ミリメートル)<br>cm³(立方センチメートル)<br>dm³(立方デシメートル) |
| | リットル | L | fL(フェムトリットル)<br>pL(ピコリットル)<br>nL(ナノリットル)<br>μL(マイクロリットル)<br>mL(ミリリットル)<br>dL(デシリットル) |
| 質量 | キログラム | kg | pg(ピコグラム)<br>ng(ナノグラム)<br>μg(マイクログラム)<br>mg(ミリグラム)<br>g(グラム) |
| 物質量 | モル | mol | nmol(ナノモル)<br>μmol(マイクロモル)<br>mmol(ミリモル) |
| 質量濃度 | キログラム毎リットル* | kg/L | ng/L(ナノグラム毎リットル)<br>μg/L(マイクログラム毎リットル)<br>mg/L(ミリグラム毎リットル)<br>g/L(グラム毎リットル) |
| モル濃度 | モル毎リットル | mol/L | nmol/L(ナノモル毎リットル)<br>μmol/L(マイクロモル毎リットル)<br>mmol/L(ミリモル毎リットル) |
| 圧力、分圧 | トル | Torr | Torr(トル) |
| | 水銀柱メートル | mHg | mmHg(水銀柱ミリメートル) |
| | 水柱メートル | mH₂O | cmH₂O(水柱センチメートル) |
| 密度 | キログラム毎リットル | kg/L | mg/L(ミリグラム毎リットル)<br>g/L(グラム毎リットル) |

*「毎」は「パー」と呼ぶことが多い。例：キログラム・パー・リットル

# 小児白血病

(しょうにはっけつびょう)

●執筆＝辻野睦子　●医学監修＝丸山立憲

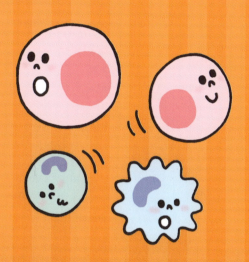

**ミニマム・エッセンス**

骨髄中で造血細胞が腫瘍化し、白血病細胞が増殖したものを白血病という。

白血病は、小児がんの約3分の1を占める。

小児白血病のほとんどは急性白血病であり、その多くが急性リンパ性白血病（ALL）である。

## 解剖生理・病態・検査・治療・看護ケアがわかるマップ

**解剖生理**
血液、造血のしくみ

↓

**病態**
遺伝、ウイルス、放射線、化学物質、薬剤のほか、原因不明
↓
骨髄のなかで白血病細胞が増殖
↓
正常な骨髄機能が抑制、全身臓器に浸潤

↓

**小児白血病**

**分類**
急性白血病
●急性骨髄性白血病（AML）、急性リンパ芽球性白血病（ALL）
慢性白血病
●慢性骨髄性白血病（CML）
●慢性リンパ性白血病（CLL）

**検査**
●血液検査
●画像検査（単純X線・CT・超音波）
●骨髄検査
●腰椎検査

**症状**
造血障害
●易感染性（発熱など）
●貧血（全身倦怠感など）
●出血傾向（鼻出血、皮下出血）
臓器浸潤
●中枢神経症状
●歯肉腫脹
●リンパ節腫脹
●肝脾腫

**治療**
●多剤併用療法
●中枢神経浸潤の予防・治療
●維持療法
●造血幹細胞移植

**看護ケア**
●感染予防
●出血傾向、貧血症状のケア
●輸血療法・化学療法時のケア（副作用対策など）
●発達段階に応じたかかわり
●検査・治療への恐怖に対するケア

# 解剖生理

病態理解につながる！

## 血液の生理

- 血液は**液体成分**と**細胞成分**の大きく2つに分けられる。
- 液体成分は**血漿**と呼ばれ、水に**血液凝固因子**やアルブミン・グロブリンなどのタンパク質、電解質、グルコース、各種の微量元素などが溶け込んでいる。血漿には、栄養素の運搬や体液の保持などの役割がある。
- 細胞成分は**血球**と呼ばれ、**赤血球・白血球・血小板**からなる。

### 赤血球、白血球、血小板

#### 赤血球
- 赤血球は、直径7〜8μm、厚さ2μmの、中央が凹んだ扁平な円盤型の細胞で、核をもたない（寿命は**約120日**）。
- 赤血球の赤色は、**ヘモグロビン**（Hb[*1]：血色素）を含んでいるため、Hbが酸素の運搬に関与している。

| | 基準値（$\times 10^4/\mu L$） |
|---|---|
| 新生児 | 432 ± 9 |
| 乳児 | 400 ± 10 |
| 幼児 | 430 ± 10 |
| 学童 | 440 ± 10 |
| 成人 | 男性：440〜580<br>女性：380〜520 |

#### 白血球
- 白血球は、**顆粒球・リンパ球・単球**の3つに分類される。
- 顆粒球は**好中球・好酸球・好塩基球**に、リンパ球は**T細胞**（Tリンパ球）・**B細胞**（Bリンパ球）・NK細胞[*2]に分けられる。
- 白血球の寿命は**数日間**と短い。

| | 基準値（$/\mu L$） |
|---|---|
| 新生児 | 11,000 |
| 乳児 | 9,000〜11,000 |
| 幼児 | 8,000〜9,000 |
| 学童 | 6,000〜7,000 |
| 成人 | 3,500〜9,800 |

#### 血小板
- 血小板は、巨核球が崩れてできた直径2〜4μmの細胞の破片で、核をもたない。
- 血小板は血管が損傷した際に粘着し、血栓を形成して**止血**する。
- 血小板の寿命は**7〜10日**である。

| | 基準値（$\times 10^4/\mu L$） |
|---|---|
| 新生児 | 20 ± 4 |
| 乳児 | 23 ± 5 |
| 幼児 | 23.5 ± 5.5 |
| 学童 | 23.5 ± 5 |
| 成人 | 15〜40 |

## 血液の成分

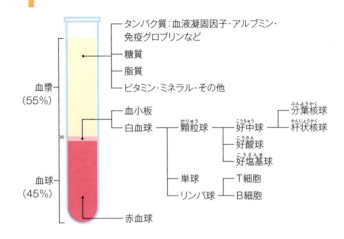

## 白血球の分類

- 白血球は体内に侵入した異物への防御と、老化した細胞などを発見して破壊する役割を担っている。

| 分類 | 白血球分画基準値 | 働き |
|---|---|---|
| 好中球 | 分葉核：38〜58%<br>杆状核：2〜13% | ●細菌感染や外傷などによって炎症が生じると、血管内から組織に出て遊走し（遊走能）、細菌を貪食し（貪食能）、殺菌する（殺菌能） |
| 好酸球 | 1〜6% | ●細菌を貪食する<br>●寄生虫の除去や、アレルギー反応を制御する |
| 好塩基球 | 0〜1% | ●IgE[*3]受容体を介した即時型アレルギー反応を引き起こす |
| 単球 | 3〜7% | ●マクロファージ（大食細胞）へ分化して、細菌や異物を貪食し、それを抗原と認識する<br>●リンパ球に抗原情報を提示し、免疫反応を引き起こす |
| リンパ球 | 27〜46% | ●外部からの病原体や異物を認識し、排除しようとする（免疫応答） |

[*1]【Hb】hemoglobin
[*2]【NK細胞】natural killer cell：ナチュラルキラー細胞
[*3]【IgE】immunoglobulin E：免疫グロブリンE

## 造血のしくみ

- 赤血球・白血球・血小板はすべて、骨髄の中にある**造血幹細胞**で産生される。
- 造血幹細胞は、ほかの複数の血液細胞に分化する能力（**多分化能**）と、自分と同じ血液細胞を複製する能力（**自己複製能**）をもつ。分化・複製を繰り返し、やがて成熟した血球となる。
- 造血幹細胞は、まず**骨髄系**と**リンパ系**に分化する。骨髄系幹細胞はやがて赤血球・顆粒球・単球・血小板の**前駆細胞**となり、さらに分化を繰り返して**成熟細胞**となる。リンパ系幹細胞は、T細胞とB細胞、NK細胞の前駆細胞となり、さらに分化を繰り返して成熟したT細胞・B細胞、NK細胞となる。

### 正常な血球の分化・成熟

**分化の過程** → **成熟の過程** →

| 造血幹細胞 | 中間段階の幹細胞 | 前駆細胞 | 芽球 | 成熟細胞 |
|---|---|---|---|---|
| すべての血球に分化可能 | 複数系統へ分化可能 | 単一、もしくは限られた系統のみに分化可能 | 成熟しておらず、通常末梢血中には出現しない | 成熟した細胞（血球）はそれぞれ機能をもつ |

多能性造血幹細胞 — 自己複製

骨髄系：
- 赤芽球系 →（エリスロポエチン）→ 赤芽球 → 網状赤血球 → 赤血球
- 顆粒球単球系 →（GM-CSF*4）→ 単球系（M-CSF*5）→ 単芽球 → 単球 → マクロファージ
- 顆粒球系（G-CSF*6）→ 骨髄芽球 → 好中球
- 好酸球系 → 骨髄芽球 → 好酸球
- 好塩基球系 → 骨髄芽球 → 好塩基球
- 巨核球系 →（トロンボポエチン）→ 巨核芽球 → 巨核球 → 血小板

リンパ系：
- T-NK細胞系 → T細胞系 → Tリンパ芽球 → T細胞（成熟過程は胸腺内にて行われる）
- NK細胞系 → NKリンパ芽球 → NK細胞
- B細胞系 → Bリンパ芽球 → B細胞 → 形質細胞（成熟過程はリンパ節内にて行われる）

*4【GM-CSF】granulocyte macrophage colony stimulating factor：顆粒球単球コロニー刺激因子
*5【M-CSF】macrophage colony stimulating factor：マクロファージコロニー刺激因子
*6【G-CSF】granulocyte colony stimulating factor：顆粒球コロニー刺激因子

## アセスメントに活かせる！
# 疾患と看護の基礎知識

## 病態生理

- 白血病とは、骨髄のなかで**白血病細胞が増殖**し、**正常な骨髄機能が抑制され**全身の臓器に浸潤する状態である。白血病は小児がんの**約3分の1**を占める。
- 原因は不明であるが、**遺伝**、**ウイルス**、**放射線**、**化学物質**、**薬剤**などが関与するものもある。
- 白血病は急性と慢性に分けられ、急性白血病はさらに**急性リンパ芽球性白血病**（ALL）と**急性骨髄性白血病**（AML）に分けられる。小児の白血病は97%が急性型で、そのほとんどはALLである。ALLは**リンパ系腫瘍**に分類され、さらに**T細胞由来**のものと**B細胞由来**のものに分けられる。
- 小児では慢性白血病の頻度は非常に少ない。
- 急性白血病では、末梢血に成熟細胞と未熟な白血病細胞の中間段階の細胞がみられない**白血病裂孔**が起こる。
- ALLは**幼若なリンパ芽球**が腫瘍となって増殖したもので、骨髄や末梢血など広範囲に腫瘍細胞が浸潤する。

## 分類（FAB分類）

- 急性白血病の分類は、**FAB**[*7]**分類**とWHO[*8]**分類**がある。
- FAB分類は、**骨髄穿刺を行うことによって細胞系統・形態で分類する方法**である。臨床ではFAB分類を用いることが多い。
- FAB分類では、芽球比率が30%以上のものを急性白血病、30%未満のものを慢性白血病と定義している。さらに芽球のうち、**ミエロペルオキシダーゼ**（MPO[*9]）**染色**で染まる細胞が3%以上なら**骨髄系腫瘍**、3%未満であれば**リンパ系腫瘍**に分けられる。

### 急性白血病のFAB分類

**急性骨髄性白血病（AML**[*10]**)**
ミエロペルオキシダーゼ3%以上

| | |
|---|---|
| M1 | ● 急性骨髄性白血病（AML）未分化型<br>● 骨髄芽球が90%以上を占める |
| M2 | ● 急性骨髄性白血病（AML）分化型<br>● アウエル小体[*12]が目立ち、転座した染色体t(8;21)を認める |
| M3 | ● 急性前骨髄球性白血病（APL[*13]）<br>● アウエル小体が集まったファゴット（faggot）を有する前骨髄球が主体であり、t(15;17)を有する。播種性血管内凝固症候群（DIC[*14]）が必発である |
| M4 | ● 急性骨髄単球性白血病（AMMoL[*15]）<br>● 骨髄芽球と単芽球が混在する。好酸球が増加する例がある（M4Eo） |
| M5 | ● 急性単球性白血病（AMoL[*16]）<br>● 単芽球が主体であるM5aと、分化した単球が主体のM5bに分かれる |
| M6 | ● 赤白血病（AEL[*17]）<br>● 異形成の強い赤芽球が増加する |
| M7 | ● 急性巨核芽球性白血病（AMegL[*18]）<br>● MPOは陰性、ただし電顕ペルオキシダーゼ陽性の巨核芽球が増加する |

**急性リンパ性白血病（ALL**[*11]**)**
ミエロペルオキシダーゼ3%未満

| | |
|---|---|
| L1 | 小型リンパ芽球 |
| L2 | 大型リンパ芽球 |
| L3 | バーキットリンパ腫の白血病化。大型で空胞を有する |

飯野京子, 他著：系統看護学講座 専門分野II 成人看護学④血液・造血器 第14版. 医学書院, 東京, 2015：92. より引用

---

*7【FAB】French American British
*8【WHO】World Health Organization：世界保健機関
*9【MPO】myeloperoxdase
*10【AML】acute myelogenous leukemia
*11【ALL】acute lymphoblastic leukemia
*12【アウエル小体】前骨髄球中に形成される針状の構造
*13【APL】acute promyelocytic leukemia
*14【DIC】disseminated intravascular coagulation
*15【AMMoL】acute myelomonoblastic leukemia
*16【AMoL】acute monocytic leukemia

## 分類（WHO 分類）

- FAB 分類は治療や予後を考える際にあまり役立てられないため、2008 年に WHO 分類（第 4 版）が提唱されている。
- WHO 分類は、急性白血病・慢性白血病・悪性リンパ腫などを包括的に捉えて複雑であるため、臨床では FAB 分類を用いて診断することも多い。

### 急性白血病の WHO 分類 第 4 版（2008）

#### A．AML と関連する前駆細胞腫瘍

| | | |
|---|---|---|
| 1 | 特異的（反復性）遺伝子異常を有する AML | ●相互転座 / 逆位を伴う急性骨髄性白血病<br>a. t(8;21)(q22;q22)：*RUNX1-RUNX1T1* を有する<br>b. inv(16)(p13;q22) または t(16;16)(p13;q22)：*CBFβ-MYH11* を有する<br>c. 急性前骨髄球性白血病 [t(15;17)(q22;q12)]：*PML-RARα* を有する AML とその亜型]<br>d. t(9;11)(p22;q23)：*MLLT3-MLL* を有する<br>e. t(6;9)(p23;q34)：*DEK-NUP214* を有する<br>f. inv(3)(q21q26.2) または t(3;3)(q21;q26.2)：*RPN1-EVI1* を有する<br>g. t(1;22)(p13;q13)：*RBM15-MKL1* を有する（巨核芽球性）<br>●遺伝子変異を伴う急性骨髄性白血病<br>a. *NPM1* 変異を有する<br>b. *CEBPA* 変異を有する |
| 2 | 多血球系の異形成を伴う | a. MDS[*19]/MPD[*20] に続発するタイプ<br>b. 初発 AML |
| 3 | 治療関連 AML/MDS | a. アルキル化剤に関連した AML/MDS<br>b. 放射線療法に関連した AML/MDS<br>c. トポイソメラーゼⅡ阻害剤に関連した AML<br>d. その他のタイプ |
| 4 | 上記に分類されなかった分類不能型（NOS[*21]）AML | a. 最末分化型<br>b. 未分化型<br>c. 分化型<br>d. 急性骨髄単球性白血病<br>e. 急性単芽球性 / 単球性白血病<br>f. 急性赤白血病<br>　1）未分化型<br>　2）分化型<br>g. 急性巨核芽球性白血病<br>h. 急性好塩基性白血病<br>i. 骨髄線維化を伴う急性汎骨髄症 |
| 5 | 骨髄肉腫 | |
| 6 | ダウン症候群に関連する骨髄性増殖症 | a. 一過性骨髄異常増殖症<br>b. 骨髄性白血病 |
| 7 | 芽球性形質細胞様樹状細胞腫瘍 | |

#### B．系統不明瞭な急性白血病

| | | |
|---|---|---|
| 1 | 未分化型 | |
| 2 | 混合型 | a. t(9;22)(q34;q11.2)：*BCR-ABL* を有する<br>b. t(v;11q23)：*MLL* の再構成を有する<br>c. B 細胞性 / 骨髄性、分類不能（NOS）<br>d. T 細胞性 / 骨髄性、分類不能（NOS）<br>e. 分類不能（NOS）（まれ） |
| 3 | その他 | a. NK 細胞性リンパ芽球性白血病 / リンパ腫 |

#### C．前駆細胞性リンパ性腫瘍（白血病 / リンパ腫）

| | | |
|---|---|---|
| 1 | B 細胞性リンパ芽球性、分類不能（NOS） | |
| 2 | 特異的（反復性）遺伝子異常を有する B 細胞性リンパ芽球性白血病 / リンパ腫 | a. t(9;22)(q34;q11.2)：*BCR-ABL* を有する<br>b. t(v;11q23)：*MLL* の再構成を有する<br>c. t(12;21)(p13;q22)：*TEL-AML1(ETV6-RUNX1)* を有する<br>d. 高二倍体<br>e. 低二倍体(Hypodiploid 急性リンパ性白血病)<br>f. t(5;14)(q23;q32)：*IL-3-IGH* を有する<br>g. t(1;19)(q23;p13.3)：*E2A-PBX1(TCF3-PBX1)* |
| 3 | T 細胞性リンパ芽球性白血病 / リンパ腫 | |

※表内の大文字イタリック表記は遺伝子のシンボルを表す。
※表内の記号の意味は次の通り。t（転座）、q（染色体長腕）、p（染色体短腕）、inv（逆位）、v（v 遺伝子）。t(8;21)(q22;q22)は、「8 番と 21 番染色体の長腕 22 バンドと長腕 22 バンドの転座」を表す。

飯野京子, 木崎昌弘, 森文子：系統看護学講座 専門分野Ⅱ 成人看護学④ 血液・造血器 第 14 版．医学書院, 東京, 2015：93．より引用

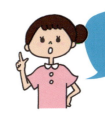

特異的遺伝子異常を有する AML が細分化されました

---

[*17]【AEL】acute erythroleukemia
[*18]【AMegL】acute megakaryoblastic leukemia
[*19]【MDS】myelodysplastic syndrome：骨髄異形成症候群
[*20]【MPD】myeloproliferative disorders：骨髄増殖性疾患群
[*21]【NOS】not otherwise specified

## 症状・合併症

- 急性白血病の症状では、白血病細胞の増殖により正常な血球が減少したために生じる造血障害と、骨髄外に白血病細胞が浸潤する臓器浸潤が起こる。
- 造血障害では、易感染性（発熱など）、貧血（全身倦怠感など）、出血傾向（鼻出血・皮下出血など）が起こりやすい。
- 臓器浸潤では、中枢神経症状、歯肉腫脹、リンパ節腫脹、肝脾腫などが出現する。
- 急性白血病の合併症では、白血病細胞が異常な物質を分泌したり、自ら崩壊して細胞の内容物を大量に放出する代謝異常がある。

### 急性白血病の症状と合併症

| | 特徴 | 出現しやすい症状 | | 合併症 |
|---|---|---|---|---|
| 急性リンパ芽球性白血病（ALL） | ● MPO染色（3%未満）<br>● 小児に多い | ● 発熱<br>● 貧血<br>● 出血傾向<br>● リンパ節腫脹<br>● 肝脾腫 | ● 骨痛<br>● 頭痛・嘔吐<br>● 中枢神経症状<br>● 精巣浸潤 | ● 播種性血管内凝固症候群（DIC）<br>● 低カルシウム血症<br>● 高尿酸血症<br>● 高カリウム血症<br>● 高リン血症<br>● 尿酸腎症 |
| 急性骨髄性白血病（AML） | ● MPO染色（3%以上） | ● 貧血<br>● 発熱・易感染性<br>● 出血傾向 | ● 肝脾腫<br>● リンパ節腫脹<br>● 腫瘤形成 | |

## 検査と診断

### 小児白血病の検査

| | |
|---|---|
| 血液検査 | ● 血球計算検査では、赤血球数・血小板数・白血球数・網状赤血球数、白血球分画に着目する（基準値は p.238「血液の生理」参照）<br>● 末梢血に白血病細胞が多く出現している場合は、白血球数が異常に増加する。末梢血に出現していない場合は白血球数は正常または減少している<br>● 白血球分画では、白血球細胞が芽球・異型細胞・そのほかの細胞などに分けてカウントされるため、注意が必要である<br>● 生化学検査では白血病細胞の増殖や崩壊によって、LDH*22（乳酸脱水素酵素）の上昇や、尿酸・カリウム・リンの上昇、カルシウムの低下がみられる。DICを起こすと、凝固異常やFDP*23（線維素分解産物）の上昇を生じる場合がある |
| 画像診断 | ● CT*24や超音波（エコー）は、縦隔・肝臓・脾臓・リンパ節への浸潤を調べるために行う<br>● 単純X線撮影は、骨転移や肺炎の有無を調べるため全身に行う場合がある |
| 骨髄検査 | ● 白血病が疑われる場合、診断を確定するために骨髄検査が行われる<br>● 骨髄検査には、骨髄穿刺と骨髄生検があるが、通常は骨髄穿刺を行い、骨髄液が何らかの原因で吸引できない場合に骨髄生検を行う。小児では、後上腸骨稜から採取することが多い<br>● 採取した骨髄液では、形態学的検査・免疫学的マーカー検査・染色体検査・遺伝子学的検査が行われる |
| 腰椎検査 | ● 腰椎検査は、白血病細胞が中枢神経系に浸潤していないかを確認するために行う<br>● 左右の腸骨稜を結んだヤコビー線をめやすにして椎間を経て脊髄腔を穿刺する<br>● 一般的に、髄液中に異常細胞を5個/μL以上認めた場合は浸潤があると判断される |

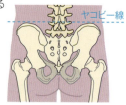
ヤコビー線

*22【LDH】lactic dehydrogenase
*23【FDP】fibrin and fibrinogen degradation product：フィブリン分解産物
*24【CT】computed tomography：コンピュータ断層撮影

## 治療

- 小児の白血病の治療成績の向上は目覚ましく、現在、急性リンパ芽球性白血病は 70 ～ 80％が治癒している。
- 白血病の治療では「total cell kill」(身体中の白血病細胞を1つ残らず根絶すること)が治癒の目標となる。すなわち、白血病細胞がわずかでも存在すれば、それが増殖して再発すると考えられている。そのため、数種類の抗がん薬による全身的な化学療法(多剤併用療法)を中心に治療が行われている。
- 化学療法は段階的に行われる。国内の多施設による共同研究において考案されたプロトコール(病型などにより薬剤の選択・組み合わせ・投与量・治療期間などが示された統一治療)を用いることが多い。
- プロトコールに沿って、骨髄穿刺の鏡検でも白血球細胞が認められない状態(寛解)になるまで寛解導入療法という強力な治療を最初に行う。完全寛解(白血病細胞が5％未満の状態)に到達したら、寛解後療法(強化療法・聖域療法・維持療法)を行う。
- 造血幹細胞移植療法は、強い化学療法や全身放射線療法を行ったうえで、本人の細胞を用いる自家移植と白血球の型が同じあるいは近い他人の細胞を用いる同種移植がある。白血病細胞を根絶することを目的として行われ治療効果も大きい。ただし、早期の合併症が多く、晩期障害(長期的な影響)も大きいために、寛解導入療法・寛解後療法を行っても効果がない場合に行われる。方法には、骨髄移植・末梢血幹細胞移植・臍帯血移植などがある。

## 寛解導入療法と寛解後療法

| | | 治療方法 | 多剤併用 |
|---|---|---|---|
| 寛解導入療法 | | ●約4～6週間、ステロイド薬と抗がん薬を3～4種類用いて治療する<br>●骨髄に正常細胞が現れて輸血が不要になり、白血病細胞が5％未満となる完全寛解に到達するまで行われる<br>●この時期は白血病細胞の崩壊に伴う合併症が起こりやすいため、厳重な管理を要する | ●アントラサイクリン系薬剤(ダウノルビシン塩酸塩・ドキソルビシン塩酸塩)<br>●ビンクリスチン硫酸塩<br>●プレドニゾロン<br>●L-アスパラギナーゼ<br>●シクロホスファミド水和物　など |
| 寛解後療法 | 強化療法 | ●約6～12か月間、抗がん薬の点滴を中心にした化学療法を行う<br>●寛解の程度をより深める | ●寛解導入に用いなかった薬剤を中心とした多剤併用<br>●メトトレキサート、シタラビン、デキサメタゾン、プレドニゾロンなどの髄注<br>●6-メルカプトプリン(維持療法) |
| | 聖域療法 | ●脳・脊髄や精巣など、薬剤が届きにくい部位(聖域という)への白血病細胞の浸潤を予防するために行う<br>●頭蓋照射(頭に放射線を当てる)、髄注(抗がん薬を脳脊髄液中に注入する)、抗がん薬を大量に点滴するなどの治療を行う | |
| | 維持療法 | ●約1～2年間、外来でおもに経口抗がん薬を投与する<br>●この時期は家庭での日常生活や通学なども可能である<br>●維持療法を省くと再発する確率が高くなる | |

## 急性リンパ芽球性白血病の治療経過

- 完全寛解の状態では、通常の検査では白血病細胞は認められず、正常な造血機能が回復しているが、体内には1億を超える白血病細胞が残っている。
- 強化療法で白血病細胞をさらに減らし、聖域療法・維持療法を継続し、約2～3年で白血病細胞をほぼ0にもっていく。

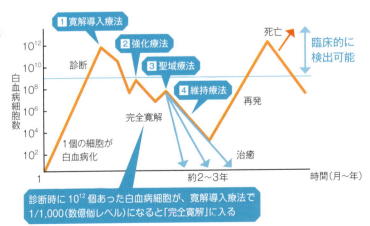

# 看護ケア

## 感染予防

| 清潔隔離 | ●クリーンルームは、空気中に浮遊する塵埃が設定した基準以下に管理され、必要に応じて温度や湿度を一定に調整できる病室である。必要な清浄度を維持するため、塵埃を取る高性能フィルター（ヘパフィルターなど）が装備され、塵埃が外部から侵入しないよう、室内は**陽圧**に維持されている<br>●近年では造血細胞移植であっても、必ずしもクリーンルームでなくてもよいとされているが、血液検査データや児の症状によって、個室や清潔隔離は感染症の伝播を阻止する有効な手段であるといえる<br>●隔離を行う場合の留意点として、①事前の説明、②頻回な訪室、③物品管理（持ち込んでよいものの精選）、④発達に応じた遊びや学習への援助、⑤家族も含めた心理的ケアが大切である |
|---|---|
| 口腔ケア | ●歯の生え変わりの時期では、疾病の有無にかかわらず齲歯に注意する必要がある<br>●口内炎を起こしやすい薬剤（シタラビン、メトトレキサートなど）を使用時は、普段の含嗽や歯磨きの状況を把握し、これまで以上に念入りな口腔ケアを実施する。口腔内の痛みや出血がみられる場合、含嗽や綿棒での拭き取りを行う<br>●口唇の乾燥では、亀裂からの感染を予防するため、ワセリンなどを塗布する |
| 皮膚の清潔保持 | ●化学療法中は皮膚バリア機能が低下するため、皮膚が乾燥しやすく脆弱化している<br>●可能な限り毎日シャワーまたは入浴し、皮膚障害の予防に努める。入浴ができない場合は洗顔・洗髪・陰部洗浄（ウォシュレット®の使用）など部分的に行う<br>●中心静脈カテーテルの刺入部位には、水蒸気透過性の高いドレッシング材を使用するが、発赤・腫脹・疼痛の有無を適宜観察する |
| 早期発見 | ●採血を実施した日は、白血球数や好中球数を児や家族にも伝え、**手洗い・含嗽など体調管理に対するセルフケア能力**を高める<br>●骨髄抑制の時期では、高熱が続く場合に菌血症や敗血症に至ることがあるため、バイタルサインの変化に注意する |

## 出血傾向の看護ケア

| 観察 | ●出血に対する増悪や軽減がアセスメントできるよう、観察した内容を**正確に記録**する<br>●動きが活発であれば下腿の前面に出血斑（紫斑）が出現しやすく、出血斑が大きい場合は直径を図っておく。少しの活動で出血斑が出現したり、数が多い場合は、その状況も把握する<br>●鼻出血、粘膜の出血も生じやすいため、衣服やシーツへの付着がないかを観察する<br>●重篤な場合は、脳内出血や消化管出血を起こす可能性もあるため、**意識障害の出現や便の色を観察する** |
|---|---|
| 環境整備 | ●乳幼児では、ベッド上での転倒やベッドからの転落などの事故防止に努める。児から離れるときはベッド柵を一番上まで上げ、おもちゃの素材や形もやわらかめのものを選ぶ<br>●鼻出血を予防するため、室温を上げ過ぎず、湿度は50〜60％程度を保つ |
| 出血予防 | ●爪は短く切り、骨髄穿刺では伸縮性のあるテープを使用して過度の圧迫を避けるなど、切り傷や皮下出血を起こさないように注意する |

## 貧血症状の看護ケア

| 観察 | ●眼球粘膜や口唇粘膜の色調において、蒼白の有無を確認する<br>●児の年齢に応じて、動悸・息切れ・めまい・頭痛など自覚症状を聴取する<br>●パルスオキシメータを用いて、動作時や安静時の経皮的動脈血酸素飽和度（$SpO_2$）の変化を把握する |
|---|---|
| 安静の保持 | ●急に立ち上がると、ふらつきやめまいを生じる<br>●子どもは貧血があっても遊びに夢中になり、長時間同一体位になったり、興奮しすぎて疲労を生じることがある。児の理解度に応じて、休息の取り方や活動時の配慮について説明する |

## 輸血療法の看護ケア

●輸血は、血液中の赤血球・血小板などの成分が低下した際に行われる。

### 輸血療法による副作用・合併症

| 溶血性副作用 | 急性 | ABO型不適合輸血（血管内溶血）など |
|---|---|---|
| | 遅発性 | Rh型不適合輸血（血管外溶血）など |
| 非溶血性副作用 | 急性 | 発熱、蕁麻疹、アナフィラキシーショック、輸血関連性肺障害など |
| | 遅発性 | 輸血後移植片対宿主病（輸血後GVHD）など |
| 感染症 | | 細菌、B型・C型肝炎ウイルスなど |

●輸液療法による副作用や合併症（下図）の早期発見と、その対応を知っておくことが大切である。

### 早期発見・対応

①輸血開始後5〜30分間は、観察を密に行い、異常の早期発見に努める
②悪寒・嘔気・発疹・呼吸困難などの症状を呈した場合は、即時に輸血を中止する

## 化学療法に用いる薬剤と有害事象

- 小児の白血病治療では多剤併用療法が行われることが多く、それぞれの薬剤がもつ有害事象によって生じる副作用を観察し、その緩和に努める必要がある。

小児の急性リンパ芽球性白血病におけるおもな化学療法薬剤と有害事象による副作用

| 薬剤 | | おもな有害事象による副作用 | | | | | | | | | |
|---|---|---|---|---|---|---|---|---|---|---|---|
| | | すべてに共通<br>●骨髄抑制<br>●脱毛<br>●悪心 | 高血圧 | 高血糖 | 易感染性 | 骨壊死 | 肝障害 | 粘膜障害 | 心毒性 | 出血性膀胱炎 | その他 |
| ステロイド | プレドニゾロンリン酸エステルナトリウム | | ● | ● | ● | ● | | | | | |
| | デキサメタゾン | | ● | ● | ● | ● | | | | | 精神神経症状 |
| 代謝拮抗薬 | メルカプトプリン水和物 | | | | | | ● | ● | | | |
| | メトトレキサート | | | | | | ● | ● | | | 腎障害、白質脳症 |
| | シタラビン | | | | | | | | | | 発熱、結膜炎、粘膜障害 |
| アントラサイクリン | ドキソルビシン塩酸塩、ダウノルビシン塩酸塩、イダルビシン塩酸塩、ミトキサントロン塩酸塩、ピラルビシン | | | | | | | | ● | | |
| 微小管阻害薬 | ビンクリスチン硫酸塩、ビンブラスチン硫酸塩 | | | | | | | | | | 末梢神経障害、便秘 |
| 酵素製剤 | L-アスパラギナーゼ | | | | | | | | | | アレルギー、凝固障害、膵炎 |
| アルキル化薬 | シクロホスファミド水和物 | | | | | | | | ● | ● | |
| | イホスファミド | | | | | | | | | ● | 腎毒性 |

## 化学療法の副作用に対する看護ケア

| 副作用 | 症状 | 看護ケア | |
|---|---|---|---|
| 骨髄抑制 | 易感染性、貧血、出血傾向、倦怠感 | ●倦怠感に応じた活動と安静のバランス調整<br>●環境整備<br>●生ものの食品の摂取禁止 | など |
| 脱毛・皮膚症状 | 毛髪や眉毛の脱毛、発疹、色素沈着、爪の変形 | ●刺激の少ない素材でできた帽子やバンダナで頭皮保護<br>●スキンケア・保湿 | など |
| 精神神経症状 | 精神的不安定、末梢神経障害（しびれなど） | ●児が話したいときに話ができる環境調整<br>●自覚症状に対する観察と傾聴 | など |
| 出血性膀胱炎 | 頻尿、残尿感、排尿時痛、血尿 | ●十分な水分補給<br>●排尿誘導 | など |
| 消化器症状 | 悪心・嘔吐、下痢、口内炎 | ●制吐薬の投与<br>●食事の工夫<br>●便の性状や回数の観察<br>●体幹を締め付けない服装や安楽な体位 | など |
| 血管外漏出 | 腫脹・疼痛、長時間の放置による潰瘍 | ●投与時の初期症状の観察 | など |

## 病気の理解や発達段階に考慮したかかわり

- 発達の各段階で、病気や苦痛に対する認知・思考は異なる（各発達段階における認知発達と病気の理解については、**p.194表**参照）。
- 子どもは経験や体験がないことによる恐怖が強いために、遊びを含めた形で疑似体験により、恐怖の軽減ができる。このような「心理的準備」に対するケアを**プレパレーション**という。

## 検査・処置に対する苦痛の緩和

| 採血 | ●中心静脈カテーテルを挿入していれば痛みを伴わずに実施できる<br>●乳幼児では、処置中にじっとできないため一時的な抑制が必要であったり、針がなくても注射器や血液を見るのを怖がることがある<br>●安全確保のため採血時には固定を行い、終わったあとは児のがんばりを褒めることが大切である |
|---|---|
| 骨髄穿刺<br>腰椎穿刺<br>髄腔内注射 | ●穿刺の際に痛みを伴う検査では、鎮静下で行われることも多い<br>●鎮静前の絶飲食や覚醒後の体位の制限によって、ストレスを伴うこともある<br>●年長児になると覚醒下で実施されることもあり、背後に穿刺される場合は見えない状況に恐怖や不安が伴う場合もある<br>●行われる検査や処置の具体的な内容について、年齢に応じた説明を行い、検査中でも安心できる物理的環境・人的環境を整える |

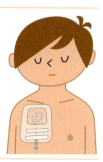

〈文献〉
1. 医療情報科学研究所編：病気がみえる vol. 5 血液．メディックメディア，東京，2008．
2. T. ヘザー・ハードマン編，日本看護診断学会監訳，上鶴重美訳：NANDA-I 看護診断定義と分類 2015-2017 原書第 10 版．医学書院，東京，2015．
3. 坂井建雄，岡田隆夫：系統看護学講座 専門基礎分野 人体の構造と機能① 解剖生理学 第 9 版．医学書院，東京，2014．
4. 飯野京子，木崎昌弘，森文子：系統看護学講座 専門分野Ⅱ 成人看護学④ 血液・造血器 第 14 版．医学書院，東京，2015．
5. 奈良間美保，丸光惠，西野郁子，他：系統看護学講座 専門分野Ⅱ 小児看護学② 小児臨床看護各論 第 13 版．医学書院，東京，2015．
6. 池西静江，石束佳子編：看護学生スタディガイド 2016．照林社，東京，2015．
7. 国立がん研究センターがん対策情報センター 編：小児がんシリーズ 小児の白血病 第 2 版．国立がん研究センターがん対策情報センター，東京，2013．
8. 藤内美保：「不安」の診断指標の検討 不安の程度と因子分析から．看護実践の科学 2000；25（10）：68-72．
9. セシリー・L・ベッツ，リンダ・A・サウデン 編著，石黒彩子，山田知子監訳：小児看護ハンドブック 病態生理と看護診断 第 2 版．医学書院，東京，2007．
10. 戸谷誠之，宮坂勝之，白幡聡：こどもの検査値ノート 第 2 版．医学書院，東京，2004．
11. 平田美香：検査・処置の苦痛の緩和 小児白血病の子どもたちにとっての最善の検査・処置とは？．小児看護 2013；36（8）：1034-1042．
12. 田村恵美：化学療法における薬物投与の安全とリスクマネジメント．小児看護 2013；36（8）：1043-1055．
13. 加藤元博：小児の化学療法における基礎知識．小児看護 2014；37（13）：1622-1625．
14. 奈良間美保，丸光惠，西野郁子，他：系統看護学講座 専門分野Ⅱ 小児看護学① 小児看護学概論・小児看護学総論 第 13 版．医学書院，東京，2015．

# 乳がん

にゅうがん

●執筆＝井村弥生　●医学監修＝神山 順

ミニマム・エッセンス

乳がんとは、おもに乳管上皮および乳腺小葉の組織から発生する悪性新生物（がん）である。

罹患者数は増加傾向にあり、女性のがんでは発症数第1位である。

表在症状が現れるため、患者自身で気付くことが多い。

進行度によって治療法（手術療法、化学療法、放射線療法）が異なる。

## 解剖生理・病態・検査・治療・看護ケアがわかるマップ

### 解剖生理
乳房、乳腺、乳房周囲の神経、女性ホルモンのしくみ

### 病態
遺伝子の異常、エストロゲン、高脂肪食
↓
乳管上皮細胞のがん化、浸潤
↓
石灰化、腫瘍形成、間質浸潤

### 乳がん

#### 分類
**組織学的な分類**
- 非浸潤がん、浸潤がん、Paget病

**進行度による分類**
- TNM分類（Stage 0～Ⅳ）

### 検査
- 問診・視診・触診
- 乳房X線検査（マンモグラフィ）・乳腺超音波検査
- 病理組織検査
- MRI・CT検査→診断、リンパ節転移の確認

### 症状
- 腫瘤触知
- えくぼ状のくぼみ
- 乳頭からの異常分泌
- 皮膚症状

### 治療
- 外科手術療法
- 放射線療法
- 化学療法
  ▶抗がん薬
- ホルモン療法
  ▶ホルモン薬
- 分子標的療法
  ▶分子標的治療薬
- リンパ節の処置

### 看護ケア
- 術前：治療選択時の支援
- 術後合併症の観察
- リンパ浮腫のケア
- 術後：リハビリテーション、精神的援助、補装具など
- 放射線療法・化学療法の副作用対策とケア

## 病態理解につながる！
# 解剖生理

## 乳房・乳腺の構造

- 乳房は前胸部左右の第2肋骨から第6肋骨間の位置に存在し、**乳腺**と多くの**脂肪組織**からなる。乳房1つあたりに15〜20の乳腺が存在し、乳頭の周囲に並ぶ。それぞれを**乳腺葉**と呼ぶ。

- **乳管**は乳房に十数本あり、乳頭の先端部に開口している。各乳腺葉から1本の乳管が出て、途中で**乳管洞**をつくり、それぞれ乳頭まで続く。

## 乳房の解剖

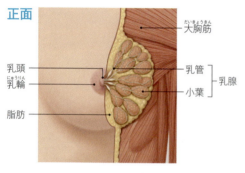
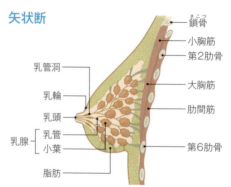

| 乳頭 | 乳房の中央部褐色の色素に富む隆起した部分。ちくび |
|---|---|
| 乳輪 | 乳頭の周囲で褐色に富み円形をしている部分 |
| 乳腺葉 | 乳頭を中心に放射状に存在する。乳腺葉には乳管が通じ、乳頭に開口する |

## 乳房・乳腺の構造

- 乳腺には**血管**や**リンパ管**が分布している。
- 乳房の働きは**乳汁分泌**で、**妊娠・授乳**時には発達し、乳汁が産生される。
- 乳腺で産生分泌された乳汁は、乳管、乳頭を通じ体外へ排出される。
- 乳房の脂肪組織は乳汁の産生にはまったく関係しない[1]。

## リンパ節と胸筋

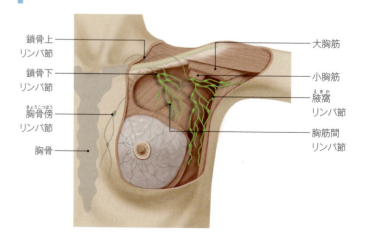

# 乳房周囲の神経

- 乳房周囲には**肋間上腕神経**や**長胸神経**がある。

## 肋間上腕神経

- 肋間上腕神経は第2・第3肋間より出現し、腋窩組織内を通り上腕に向かって走行する。
- 上腕の内側の知覚を支配する。
- 腋窩リンパ節郭清による神経損傷を起こすと、上腕内側の知覚障害やしびれが生じることがある。

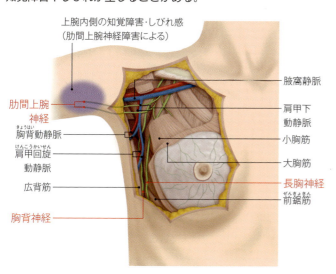

## 長胸神経

- 長胸神経は腕神経叢の$C_5$〜$C_7$から起こり、前鋸筋上を密着して下行し分布する。
- 前鋸筋は第1〜8肋骨から起こり、肩甲骨の上角から下角までの内側縁全長にわたり停止する。
- 術中に長胸神経損傷を起こすと、腕の挙上が困難となる。

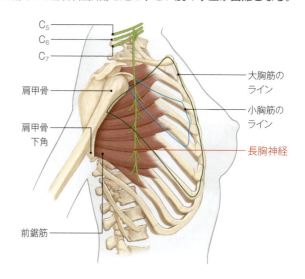

# 女性ホルモンのしくみ

- 乳房に影響を与える女性ホルモンは**エストロゲン**（卵胞ホルモン）と**プロゲステロン**である。
- 思春期になると女性ホルモンのエストロゲン分泌が促進し、女性生殖器（子宮、卵巣、乳房）が発達する。
- 乳がんの発生と増殖には女性ホルモンが大きく関与している。

## 女性ホルモン形成のしくみ

- 視床下部から分泌されたゴナドトロピン放出ホルモン（GnRH*¹）が下垂体前葉を刺激し（①）、下垂体前葉より性腺刺激ホルモンが分泌され、卵巣を刺激する（②）。そして刺激を受け、卵巣からエストロゲンとプロゲステロンが分泌され、乳房の発達が起こる（③）。

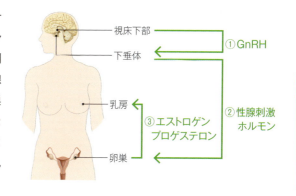

*1【GnRH】gonadotropin releasing hormone

## アセスメントに活かせる！
# 疾患と看護の基礎知識

## 病態生理

- おもに乳管上皮および乳腺小葉の組織から発生する悪性新生物（がん）である。
- 乳がんの原因ははっきりしないが、結婚・出産・授乳などに関係しており、**女性ホルモンの分泌活動**が背景にある。発症はほとんどが女性である（男性の発症はわずか1％程度）。
- 乳がんの罹患者数は**増加**しており、女性のがんでは発症数第1位の疾患である。発症年齢は30歳代後半から増加し、40〜50歳代に多い。また乳がんでの死亡順位は平成23（2011）年で第5位である[2]。
- 好発部位は、**外上部**である。
- 乳がんは、**リンパ行性**、**血行性**に転移する。

## 乳がんの発生機序

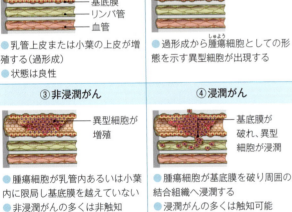

① 軽度の過形成
- 乳管上皮または小葉の上皮が増殖する（過形成）
- 状態は良性

② 異型過形成
- 過形成から腫瘍細胞としての形態を示す異型細胞が出現する

③ 非浸潤がん
- 腫瘍細胞が乳管内あるいは小葉内に限局し基底膜を越えていない
- 非浸潤がんの多くは非触知

④ 浸潤がん
- 腫瘍細胞が基底膜を破り周囲の結合組織へ浸潤する
- 浸潤がんの多くは触知可能

## 好発部位と発生率

- 乳房を5つの部位に分けて考える。

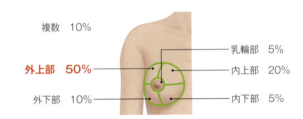

複数　10％
乳輪部　5％
**外上部　50％**
内上部　20％
外下部　10％
内下部　5％

## 転移

| | |
|---|---|
| リンパ行性転移（30％） | ● 浸潤したがん細胞がリンパ管に入り、リンパ節に到達する。そこでがん細胞が病巣を形成しリンパ節転移が起こる<br>● 鎖骨上リンパ節、胸骨傍リンパ節、腋窩リンパ節へ転移する |
| 血行性転移（50％） | ● 血管の中に侵入したがん細胞が、血流によって骨や肺、肝臓などに定着することで成り立つ<br>● 骨、肺、肝臓、脳、健側の胸膜などに起こる（遠隔転移） |
| その他（20％） | ● 局所浸潤性 |

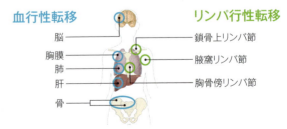

**血行性転移**：脳、胸膜、肺、肝、骨
**リンパ行性転移**：鎖骨上リンパ節、腋窩リンパ節、胸骨傍リンパ節

## 乳がんのリスクファクター

| | |
|---|---|
| 遺伝・病歴因子 | ● 家族歴、既往歴<br>● 良性乳腺疾患の既往 |
| ホルモン環境<br>エストロゲン関与因子 | ● 早期初潮、晩期閉経<br>● 未婚、不妊、未出産、高齢出産 |
| 生活習慣因子 | ● 喫煙、飲酒<br>● 肥満、不規則な生活 |

## 症状

- 初期症状は局所症状で発見される。**表在性の症状**が出現し、患者自身で気づくことが多い。

### 視診・触診での所見

- 外上部に症状が現れることが多い

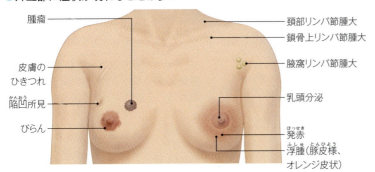

| 腫瘤 | ●初期症状として腫瘤の触知。境界不明瞭 |
|---|---|
| 皮膚症状 | ●えくぼ状のくぼみ（陥凹所見） |
| 乳頭分泌 | ●乳頭からの分泌物。血性のことが多い |
| 乳頭湿疹 | ●腫瘤形成なく、乳頭表面に浸潤する湿疹のようになる。Paget病という |
| 炎症様症状 | ●リンパ液のうっ滞による浮腫が生じる<br>●皮膚がオレンジの皮のようになる |

## 分類（進行度分類）

- 進行度分類には **TNM分類**[*2] が利用される。
- 乳がんの病期はT：原発巣腫瘤径、N：所属リンパ節転移の有無、M：がん細胞の遠隔転移の有無により、ステージ（病期）0～IVに分類される。

### 乳がんの進行度分類

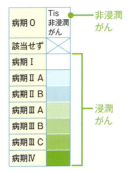

### T：原発巣

| TX | 評価不可能 | T2 | しこりの大きさが2cmを超え、5cm以下のもの |
|---|---|---|---|
| Tis | 非浸潤がんあるいはPaget病 | T3 | しこりの大きさが5cmを超えるもの |
| T0 | 視・触診、画像診断（マンモグラフィや超音波）にて原発巣を認めないもの | T4 | 大きさに関係なく胸壁に固定したり、皮膚表面に浸潤したもの |
| T1 | しこりの大きさ（画像診断を併用して判断する）が2cm以下のもの | | |

### N：所属リンパ節[※1]

| | 同側腋窩リンパ節レベルI、II | | 胸骨傍リンパ節 | 同側腋窩リンパ節レベルIII[※2] | 同側鎖骨上リンパ節 |
|---|---|---|---|---|---|
| | 可動 | 周囲組織への固定あるいはリンパ節癒合 | | | |
| NX | 評価不可能 | | | | |
| N0 | − | − | − | − | − |
| N1 | ＋ | − | − | − | − |
| N2 a | − | ＋ | − | − | − |
| b | − | − | ＋ | − | − |
| N3 a | ＋/− | ＋/− | ＋/− | ＋ | − |
| b | ＋ または ＋ | | ＋ | − | − |
| c | ＋/− | ＋/− | ＋/− | ＋/− | ＋ |

※1：リンパ節転移の診断は触診と画像診断などによる。
※2：UICC（Unio Internationalis Contra Cancrum：国際対がん連合）のTNM分類第7版でいう鎖骨下リンパ節に相当する。

### M：遠隔転移

| M0 | 遠隔転移なし | M1 | 遠隔転移あり |
|---|---|---|---|

日本乳癌学会編臨床・病理乳癌取扱い規約 第17版.
金原出版, 東京, 2012：2. より転載

乳がんは、組織学的分類、進行度分類、悪性度分類などいくつかの分類があります

*2【TNM分類】tumor nodes metastasis classification

# 分類（組織学的分類）

## 乳がんの組織学的分類

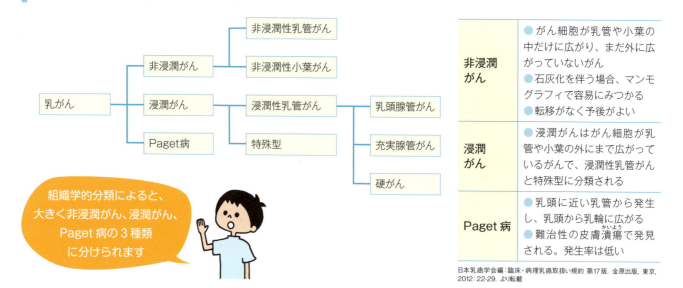

| 非浸潤がん | ● がん細胞が乳管や小葉の中だけに広がり、まだ外に広がっていないがん<br>● 石灰化を伴う場合、マンモグラフィで容易にみつかる<br>● 転移がなく予後がよい |
|---|---|
| 浸潤がん | ● 浸潤がんはがん細胞が乳管や小葉の外にまで広がっているがんで、浸潤性乳管がんと特殊型に分類される |
| Paget病 | ● 乳頭に近い乳管から発生し、乳頭から乳輪に広がる<br>● 難治性の皮膚潰瘍で発見される。発生率は低い |

日本乳癌学会編：臨床・病理乳癌取扱い規約 第17版．金原出版，東京，2012：22-29．より転載

組織学的分類によると、大きく非浸潤がん、浸潤がん、Paget病の3種類に分けられます

# 検査と診断

● 乳がんの診断に必要な一般的な検査を示す。

## 乳がんの検査

| 視診、触診 | ● 乳房の対称性、変形、乳頭、乳房に湿疹や発赤などの異常の有無や、腋窩リンパ節腫脹の有無を確認する |
|---|---|
| 乳房X線検査（マンモグラフィ） | ● 腫瘤や石灰化した部分が映し出される<br>● 腫瘤の境界が不明瞭なときや石灰化の小さいものが1か所にたくさん集まってみえるときは悪性を疑う |
| 乳腺超音波検査 | ● 超音波では乳腺は白く、がんは黒っぽく描出されるので区別しやすく、発見しやすい利点がある |
| MRI*3 検査 | ● 乳房内の病巣の広がり、リンパ節転移の有無を確認する |
| CT*4 検査 | ● 乳房内の病巣の広がり、リンパ節転移やその他の臓器への転移の有無を確認する |
| 骨シンチグラフィ検査 | ● 骨転移の有無を調べる |
| 細胞診検査 | ● 細胞が良性か悪性かを判断する |
| 病理組織検査 | ● 組織学的な診断が行える |

日本乳癌学会編：患者さんのための乳がん診療ガイドライン．金原出版，東京，2014：を参考にして作成．

## 診断治療の流れ

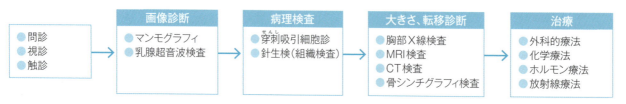

*3【MRI】magnetic resonance imaging：磁気共鳴画像診断　　*4【CT】computed tomography：コンピュータ断層撮影

# 治療

- 外科的療法、内科的療法、放射線療法などを組み合わせて行う。進行度によって治療方法が異なる。
- 外科的療法では、**胸筋合併乳房切除術**、**胸筋温存乳房切除術**、**乳房温存手術**が行われる。

## 乳がんの治療

| | | | |
|---|---|---|---|
| 外科的療法 | ● 乳がんの手術には乳房切除術と乳房温存手術の2種類がある。どちらも腫瘍摘出とリンパ節郭清[*5]を行う | ホルモン療法 | ● 乳がんはホルモン依存性の高いがんで、エストロゲン、プロゲステロンに反応して増殖する<br>● ホルモンの感受性がある場合に行われ、女性ホルモンの分泌を抑えたり、女性ホルモンががんに作用するのを抑える |
| 化学療法 | ● 抗がん薬を用いた治療法である。がん細胞だけでなく全身の細胞への影響がある | | |
| 分子標的治療 | ● 乳がん細胞がもつ増殖刺激因子HER2[*6]タンパクが働くことで、がんの増殖が起こるとされている。そのため、HER2タンパクの働きを抑制してがん増殖を抑える薬剤を使用する<br>● HER2陽性者は乳がん患者の25%程度いるとされている<br>● トラスツズマブはHER2タンパクをもつがん細胞だけに効果を発する | 放射線療法 | ● 乳がんは放射線に比較的感受性がある<br>● 放射線を照射することで細胞の中の遺伝子に作用してがん細胞を死滅させる<br>● 乳房温存手術後は温存した乳房や胸壁、周囲組織へのがんの再発予防のため実施される |

## 外科的療法

| 術式 | 切除臓器 | 特徴 | |
|---|---|---|---|
| 胸筋合併乳房切除術 | ● 全乳房と腋窩リンパ節<br>● 鎖骨リンパ節<br>● 大胸筋<br>● 小胸筋 | ● 創部が大きく、身体侵襲が大きい<br>● 患側上肢の浮腫や胸筋切除に伴う機能障害が生じる | |
| 胸筋温存乳房切除術 | ● 全乳房切除と腋窩リンパ節<br>● 鎖骨リンパ節<br>(オーチンクロス手術では大胸筋と小胸筋温存。ペイティ手術では、大胸筋のみを温存) | ● 胸筋合併乳房切除術より、術後の機能障害が少ない<br>大胸筋による腋窩のふくらみ<br>(ペイティ手術の場合) | |
| 乳房温存手術 | ● 乳房の一部<br>● 腋窩リンパ節 | ● 乳房が残る<br>● 術後放射線療法を行うことが多い | |

## リンパ節の処置

### 腋窩リンパ節郭清
- 腋窩リンパ節転移の可能性がある場合、郭清術を行う。
- 郭清により局所問題（運動障害、知覚障害、浮腫）が起こる。

### センチネルリンパ節生検
- 腫瘍から最初にリンパ液を受け取るリンパ節で、転移の有無を調べ、転移がなければ患側腋窩リンパ節郭清を省略する方法が試験的に行われている。
- 侵襲が少なく腋窩リンパ節郭清術時の局所問題が軽減される。
- 偽陰性や再発の可能性がある。

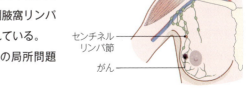

*5【郭清】腫瘍そのものだけでなく、周囲のリンパ節や転移している可能性のある組織を徹底的に取り除くこと。
*6【HER2】human EGFR-related 2：細胞表面に存在する約185kDaの糖タンパク

## 看護ケア

- 患者はほとんどが女性で、壮年期にある者が多く、家庭的役割や社会的役割をもつ者が多い。また、乳がんは表在性のがんであるため身体変化が生じ、精神的な影響も起こる。
- 上記を考慮し**身体的**、**精神的**、**社会的**な3側面からの看護が必要となる。
- がんによる死亡を予防するには、**早期発見**・**早期治療**が最も大切で、乳がんの場合、**自己検診**および**マンモグラフィ**併用乳がん検診による早期発見が有効となる。

### 治療選択時の看護

- 乳がんの治療は一般的に手術療法、放射線療法、薬物療法などを組み合わせて行うが、患者自身に治療の選択を迫られる場合が多くある(乳房温存手術もしくは乳房切除術を行うか)。
- がんの告知を受けたうえ、治療の決定をしなければならず患者の精神的な負担は大きく、患者を支える看護が必要である。

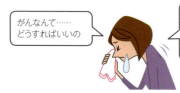

### 治療方法の特徴と看護

| 治療法 | 特徴 | 副作用 | 観察点および援助 |
|---|---|---|---|
| 手術療法 | ●下記の方法がある<br>・乳房切除術<br>・乳房温存手術 | ●術後合併症(出血、呼吸器症状、リンパ漏、創部感染、患側上肢の浮腫など) | ●術後合併症(**下図**)に注意して観察する |
| 化学療法 | ●抗がん薬は、複数の薬剤を併用する場合が多い | ●使用する薬剤により、多様な副作用がある<br>・急性症状(薬剤投与直後から24時間以内)として消化器症状<br>・遅延症状として骨髄抑制、脱毛 など | ●悪心・嘔吐、食欲不振、口内炎：1回の食事量を減らし、回数を増やすなど食べやすい状況をつくる<br>●感染症状(発熱や白血球減少)や貧血症状：感染予防について指導する |
| 放射線療法 | ●患側の胸壁、鎖骨上窩などに45〜50Gy程度照射(5回/週、約5週間実施) | ●局所症状として、皮膚炎や倦怠感、放射線肺炎などがあるが、大きな問題となることは少ない | ●照射部分の皮膚症状(発赤や痛み)、皮膚局所の熱感、色素沈着：皮膚の保護を指導する<br>●倦怠感<br>●咳嗽、発熱 |
| ホルモン療法 | ●女性ホルモン(エストロゲン)の減少<br>●エストロゲン合成阻害<br>●卵巣機能停止 | ●女性ホルモンの減少による、更年期症状に似た症状(突然の発汗や動悸、不安や睡眠障害など)が出現することがある | ●発汗、動悸<br>●精神的状態(イライラ、うつ症状)：症状は徐々に軽減することが多いため、経過観察を行い、患者の苦痛が大きい場合は医師と相談して対応する |

### 手術療法における術後合併症

- 乳房切除術の手術後は、術後合併症に注意して観察する。

| 術後日数 | 術当日 | 1日目 | 2日目 | 3日目 | 4〜7日目 | 8日〜2週間 |
|---|---|---|---|---|---|---|
| 術後出血 | →→→→→→→→→ | | | | | |
| 呼吸器合併症 | →→→→→→→→→→→→→→→→→→→→→ | | | | | |
| リンパ漏 | →→→→→→→→→→→→→→→→→→→→→→→→→→→→→ | | | | | |
| 創部感染 | | →→→→→→→→→→→→→→→→→→→→→→→ | | | | |
| 患側上肢の浮腫 | →→→→→→→→→→→→→→→→→→→→→→→→→→→→→→→→→→→→ | | | | | |

## その他の乳がんに特徴的な問題と看護

| 患側上肢の機能障害のリスク | ●術創周囲や腋窩リンパ節郭清後の瘢痕化治癒により、肩関節の拘縮を起こしやすく、上肢の運動障害をまねきやすい<br>●患部の過剰安静や疼痛により生活動作が制限されやすい |
|---|---|
| リンパ浮腫 | ●手術侵襲やリンパ節郭清に伴い、リンパ還流が阻害され、静脈血やリンパ液の還流障害が起こりやすい。また、腫瘍の浸潤、放射線療法によるリンパ管閉塞などによっても生じる<br>●皮膚の保護、スキンケア、リンパドレナージ、圧迫療法、運動療法などで症状改善を図る<br>●詳細はp.140参照 |
| ボディイメージの変化 | ●女性の象徴である乳房の喪失や変形により、患者の自己概念に変化が生じ、精神的苦痛が起こる<br>●補正下着の紹介や、乳房再建についても話ができれば患者に安心をもたらす |

## 視診・触診による自己検診

●左右の乳房の観察を行う。
●1か月に1度は自己チェックを行う。月経の終了後1週間前後に行うほうがよい。

❶鏡の前に立ち両腕を上下し、乳房の左右の変形や動きの違いがないかみる

❷左乳房は右手で、右乳房は左手で触診する
※しこりや硬さの違い、引きつりがないかを確かめる。
触り方は2〜3本の指の腹を使い、少しずつ軽く押さえていく

❸仰臥位になり外側から体幹中央へ触知し、しこりがないか確かめる

❹乳首を軽くつまみ、分泌物が排出されないか確認する

自分で触って早期発見するんだね！

## 乳房切除術の手術後の補正について

●女性にとって、乳房を失うことは、女性としての自信を失うなど、精神的影響を大きく受ける。それらの問題を解決する方法として、補正下着の利用や、場合によっては乳房再建術などが行われることがある。
●患者には、ビデオやパンフレット、補整下着の見本などの情報を提供し、前向きに生活ができるようかかわる。

| 方法 | 特徴 |
|---|---|
| 補整下着 | ●下着メーカーより、乳がん術後用の補正下着などが発売されている<br>●患者が女性の美しさや楽しみをもてるよう、機能性やデザイン性など考慮されている。価格も手ごろなものが多い<br>●従来のものより、形を考慮し、乳房の部分にシリコンやパッドを利用して、左右差が目立たないように工夫されている |
| 乳房再建術 | ●形成外科の外科的治療により、再建を行うことがある<br>●乳房を再建することで再発率が高まったり、診断に影響を与えることはない<br>●手術療法の前に、主治医と術後の実施について検討するほうがよい |

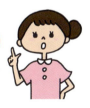

## 術後のリハビリテーション

●乳がんの術後は創部や腋窩リンパ節郭清などによる周囲組織の拘縮が生じるため、上肢の運動機能障害が起こる。
●患者は、疼痛や患部を動かすことを怖がり、過度の安静を図ることがある。
●左記により関節の拘縮を起こすことが考えられる。元の生活状況に回復できるよう術後のリハビリテーションが必要になる。

# 乳がん術後のリハビリテーション

- 患者に、術後に患側上肢の浮腫や運動障害が生じることを説明し、術後の運動の目的の理解を深める。
- 術前に患側上肢の運動機能を確認し、術後の回復評価に利用する。

| | | | | |
|---|---|---|---|---|
| **術後1日目〜**<br>末梢循環改善<br>目的で行う | ● 肩は固定したままでの前腕の運動<br>● 1セット10回、1日3セット | ボールにぎり<br> | 肘の屈伸<br> | じゃんけん（末梢循環を改善させる）<br> |
| **術後3日目〜**<br>肩関節の運動・拘縮予防目的で行う | ● 肩の前方90°挙上運動（前方90°以上は挙上せず、また側方挙上と水平外転は禁止）<br>● 1セット10回、1日3セット | 肩の前方90°挙上運動<br> | | |
| **術後5日目〜**<br>肩関節の可動域範囲を拡大させる | ● 肩関節の内・外転、回旋、屈曲・伸展運動<br>● 1セット10回、1日3セット | 肩関節の振り子運動<br>外転 内転 回旋 屈曲 伸展<br>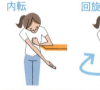   | | |
| **術後1週間ごろ**<br>許可があれば、患側上肢を挙上 | ● 上肢の挙上運動<br>● 1セット5回、1日2セット | 壁はい運動<br>壁に胸・つま先をつけ、両手を壁にはわせながら上に上げていく<br>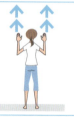 | 羽ばたき<br>椅子に座り、指を頭の後ろで組み、両肘を開いたり、閉じたりする<br>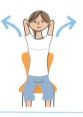 | |
| **術後2週間目〜**<br>元の生活に近づけるように運動 | 腕の側方ストレッチ<br>❶座位または立位で、患側上肢の手関節を、健側上肢の手指で握り、頭上に挙上する<br>❷ゆっくりと健側上肢の手指で患側上肢を頭部に引き寄せ、耳に触れるようにする（このとき、頭部が下垂、また、背部が丸くならないように姿勢を保つ）<br>※楽にできる場合は、健側上肢側に身体を曲げて行う | <br> | ネコのポーズ<br>❶床に両手・両足を着き、安定するように膝の間隔を少し開き、両手は肩幅に開く<br>❷ゆっくり踵の上に殿部を下ろしながら、頭を腕のなかに入れて両肘をまっすぐに伸ばしていく（手掌は床につけたまま）<br>❸❷の姿勢でゆっくりと3回呼吸し、❶の姿勢に戻る<br>※楽にできる場合は、両手をつく位置を5cm程度前方にして行う | 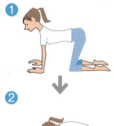<br> |

〈文献〉
1. 日本乳癌学会編：臨床・病理乳癌取扱い規約 第17版．金原出版，東京，2012．
2. 厚生労働統計協会編：国民衛生の動向 2013/2014．厚生の指標 増刊 2013；60（9）：58．
3. 日本乳癌学会編：科学的根拠に基づく 乳癌診療ガイドライン1 治療編 2015年版．金原出版，東京，2015．
4. 日本乳癌学会編：患者さんのための乳がん診療ガイドライン2014年版．金原出版，東京，2014．
5. 嶺岸秀子，千崎美登子編：ナーシング・プロフェッショナル・シリーズ がん看護の実践-2 乳がん患者への看護ケア．医歯薬出版，東京：2008．
6. 下間正隆：エキスパートナース MOOK36 カラー版 まんがで見る術前・術後ケアのポイント．照林社，東京，2000．
7. 佐藤憲明：ドレーン・チューブ管理＆ケアガイド．中山書店，東京，2014．
8. 江川隆子編：コンパクト新版 これなら使える看護診断 厳選 NANDA-Ⅰ看護診断83．医学書院，東京，2013．
9. 四国がんセンター編：乳がん看護 トータルガイド．照林社，東京，2008．
10. 西山ゆかり：乳がん患者の術後回復期における看護．任和子編著，プチナース BOOKS実習記録の書き方がわかる 看護過程展開ガイド，照林社，東京，2015：150-167．

# 統合失調症

とうごうしっちょうしょう

●執筆＝柴田早苗、北村雄児　●医学監修＝田中邦雄

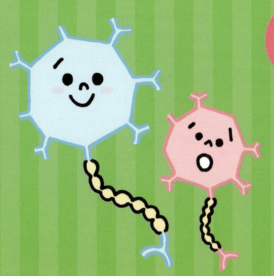

**ミニマム・エッセンス**

統合失調症とは、思春期から成人期にかけて発症し、特徴的な思考障害、自我障害などが現れ、社会生活に困難をきたす代表的な精神疾患である。

明らかな原因や発症機序は未解明だが、神経化学的要因、ストレス脆弱性モデル、心理・社会的要因などが多次元的に影響し合い発症すると考えられている。

## 解剖生理・病態・検査・治療・看護ケアがわかるマップ

**解剖生理**
神経伝達物質、ドパミン経路

↓

**病態**
発症メカニズムは未解明
↓
さまざまな要因により発症
（神経化学的要因、ストレス脆弱性、病前性格、遺伝、神経病理、心理・社会的要因）

↓

**統合失調症**

**分類**
**病型による分類**
- 破瓜型
- 緊張型
- 妄想型
- 残遺型

**検査**
- 問診
- CT・MRI・SPECT・PET検査
- 心理検査

**症状**
**陽性症状**
- 幻覚・妄想
- 思考障害
- 奇異な行動
- 興奮

**陰性症状**
- 思考の貧困
- 感情鈍麻
- 意欲の低下
- 無為・自閉
- 非社交性

**治療**
- 薬物療法（抗精神病薬）
- 精神療法
- 社会療法（リハビリテーション）

**看護ケア**
- 病期に応じたケア
- ヘルスアセスメント
- 薬物療法による副作用のケア
- 社会資源の活用

# 病態理解につながる！
# 解剖生理

## 神経伝達物質

- 脳には140億以上の**神経細胞**が存在するといわれている。その神経細胞を**ニューロン**という。
- ニューロンは、情報を受け取るために木の枝のように伸びた**樹状突起**、細胞の中心である**細胞体**、細胞体で生じた活動電位（インパルス）を伝える**軸索**、軸索の端にあり次の神経に情報を伝える**神経終末**の4つの部分からなる。
- 軸索は数百以上にも枝分かれして、多数のニューロンの樹状突起や細胞体表面と**シナプス**を形成する。シナプスを介して、ニューロン間で情報の伝達が行われる。
- ニューロン間で情報のやりとりをするために必要な物質を**神経伝達物質**という。
- 精神疾患の治療薬の多くが、シナプスにおける神経伝達物質の放出や、受容体に作用して効果を発揮している。
- 精神活動の面で重視される神経伝達物質には、γ-アミノ酪酸（GABA）、**ドパミン**、**セロトニン**、**ノルアドレナリン**などがある。特にドパミン、セロトニン、ノルアドレナリンを総称して**脳内モノアミン**といい、睡眠や覚醒、情動の調節に深く関与している。

### 神経細胞とシナプスにおける神経伝達物質の流れ

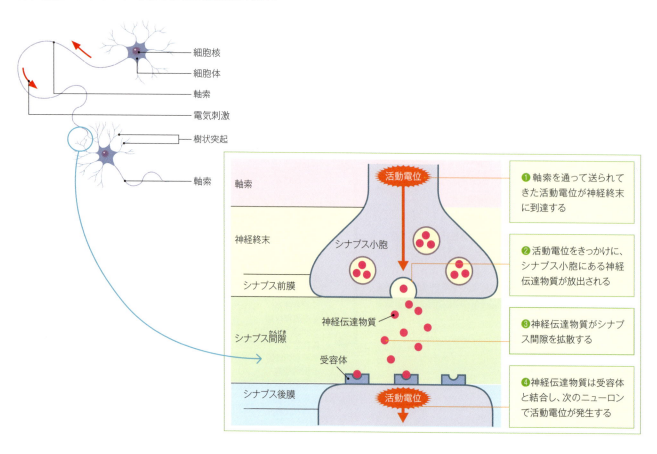

## 4つのドパミン経路

- 脳内でドパミンを神経伝達物質として用いる経路は、Ⓐ中脳辺縁系、Ⓑ中脳皮質系、Ⓒ黒質線条体系、Ⓓ漏斗下垂体系の4つがある（下図）。
- 幻覚や妄想などの陽性症状は、中脳辺縁系においてドパミンが過剰になることで生じるとされている。
- 抗精神病薬にはドパミン遮断作用があり、本来は中脳辺縁系におけるドパミン受容体だけを適度に遮断することで、過剰になったドパミンの働きを弱め、抗精神病作用を得ることをねらいとして投与される。
- 定型抗精神病薬でドパミンを遮断すると、中脳辺縁系以外の3つの経路のドパミンも遮断される可能性がある。それによって副作用が出現する。

### 脳内の4つのドパミン経路

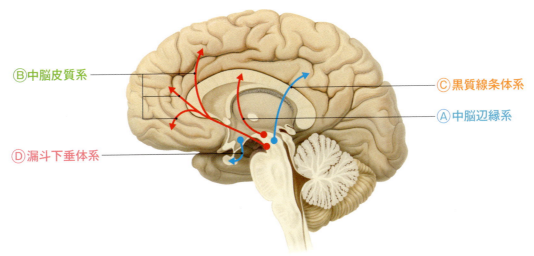

長嶺敬彦：予測して防ぐ抗精神病薬の「身体副作用」．医学書院，東京，2009：15．より転載

| ドパミン経路 | 特徴 | 統合失調症に伴うドパミンの状態 | 抗精神病薬投与によるドパミン遮断に伴う変化 |
|---|---|---|---|
| Ⓐ中脳辺縁系 | 幻覚や妄想と関連 快感や薬物乱用による多幸感にも関連 | 過剰（幻想・妄想） | 幻覚・妄想に有効 |
| Ⓑ中脳皮質系 | 陰性症状や認知症状と関連 | 減少（陰性症状・認知機能障害） | 陰性症状・認知機能障害の進行 |
| Ⓒ黒質線条体系 | 錐体外路系で運動を調節 | 変化なし | 減少することで錐体外路症状の出現 |
| Ⓓ漏斗下垂体系 | プロラクチン分泌を調節 | 変化なし | 減少することで高プロラクチン血症の出現 |

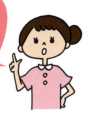

脳内でドパミンを神経伝達物質として用いる経路は4つ！

# アセスメントに活かせる！
# 疾患と看護の基礎知識

## 定義

- 約28万人いる精神科入院患者のうち、**約62%が統合失調症患者**といわれており[1]、統合失調症は精神科領域における代表的疾患である。
- 統合失調症に確立された概念はいまだないが、「**思春期から成人期にかけて発症し、特徴的な思考障害、自我障害、およびそれに伴う行動異常を示し、多くは慢性的に経過し、自発性や対人接触が低下し、社会生活に困難をきたす疾患**」[2]と説明できる。

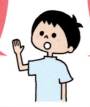

統合失調症の罹患危険率は0.7～0.8%。約100人に1人弱の人が、一生のうちに罹患するリスクがあります

以前は「精神分裂病」と呼ばれていましたが、その名称が、誤解や偏見、差別を生み出す一因となっていると考えられ、2002年「統合失調症」と名称が変更されました

## 病因・誘因

- 統合失調症の明らかな原因や発症のメカニズムは解明されていない。単一の原因によって発症するのではなく、さまざまな要因（**下表**）が多次元的に影響し合い発症すると考えられている。

ライフイベントとは、恋愛、失恋、結婚、失職、借金、対人関係のこじれ、いじめ、叱責、自尊心が傷つくできごとなどのこと

## 統合失調症の要因

| 要因 | 要因の説明 |
|---|---|
| 神経化学的要因 | ●脳内でのドパミンの過剰、活動性の亢進が発症に関与しているとされる「ドパミン仮説」や、脳内でのグルタミン酸伝達の低下が発症に関与しているとされる「グルタミン酸仮説」などがある |
| ストレス脆弱性モデル | ●ストレスに対する脆弱性（もろさ・弱さ）をもった人に、外部環境からの心理的ストレッサーが作用して発症するというモデルで、ズビンら（Zubin J,et al.）によって提唱された<br>●ストレスがコーピング閾値を超えることが、統合失調症の発症や再発に関与するということである。そのコーピング閾値の低さがストレス脆弱性といえる |
| 病前性格 | ●統合失調症と親和性をもつ性格傾向として、クレッチマー（E.Kretschmer）は非社交的、内気、控えめ、まじめ、従順、正直などを挙げている<br>●これらの傾向は発症したすべての人に当てはまるものではない。一方で、病前性格と発症後の症状には関連性があることが指摘されている |
| 遺伝要因 | ●双生児、養子研究などから、統合失調症の発症に遺伝要因が関与することが明らかにされている。遺伝率は40～85%[3]と算出されており、遺伝の関与が大きい疾患と考えられる<br>●しかし単純な遺伝病とはいえず、遺伝因子が統合失調症的傾向を伝達し、そのうえにさまざまな要因が加わることで発症すると考えられている |
| 神経病理（脳の異常） | ●CT[*1]やMRI[*2]を用いた研究が進められており、全脳体積の減少や側脳室の拡大などの構造異常が報告されている。しかし明らかな特異的所見はまだ確立されていない<br>●統合失調症の神経病理は退行性変化の結果ではなく、脳発達の過程でのさまざまな要因が脳の成熟プロセスに障害を与え、思春期以降の発症へと押し進めてしまうとする考え方が重要視されている |
| 心理・社会的要因 | ●ストレスをもたらすライフイベントに出会う、また過度な存在によって発症または再発につながることが多いとされている |

*1【CT】computed tomography：コンピュータ断層撮影　　*2【MRI】magnetic resonance imaging：磁気共鳴画像診断

## 病型

- 統合失調症のおもな病型として、**破瓜型・緊張型・妄想型**がある（下表）。ほかに**残遺型**がある。しかしこれらの病型に当てはまらない例や、経過とともに別の型に移行していく例もある。

- **残遺型**：長期に経過していくなかで、幻覚、妄想などの陽性症状が目立たなくなり、自発性の低下、感情鈍麻、発語量や会話内容の貧困化、対人交流の乏しさなどの陰性症状によって、社会生活機能が長期にわたり低下する病型である。

### 統合失調症の病型

| 病型 | 発症年齢 | 特徴 | 経過と予後 |
|---|---|---|---|
| 破瓜型 | 10歳代後半から20歳代前半 | ●意欲低下<br>●感情鈍麻<br>●無為・自閉 | ●周囲には目立たず、徐々に発症することが多い<br>●慢性の経過をたどり、次第に人格水準の低下をきたしていく<br>●人格変化の予後は不良 |
| 緊張型 | 20歳代前後 | ●精神運動興奮（緊張病性興奮）<br>●昏迷状態（緊張病性昏迷）<br>●拒絶・カタレプシー・緘黙 | ●急激に発症する<br>●短期間で回復する場合が多い。しかし再発することも少なくない<br>●人格変化の予後は一般に良好 |
| 妄想型 | 20歳代後半から30歳代、ときに40歳前後 | ●幻覚・妄想<br>●妄想は被害的、誇大的、嫉妬に関するものが多い | ●徐々に発症し、何回かの増悪を経て慢性期に移行していく<br>●徐々に人格水準の低下をきたす場合もあれば、人格変化が目立たない場合もある |

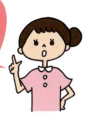

破瓜とは、「16歳・思春期」という意味をもちます

## 症状

- クロウ（T.J. Crow）による症状分類に**陽性症状**と**陰性症状**がある。
- 陽性症状とは、通常の精神活動に病的な要素が加わることで生じる目立った症状のことである。**幻覚・妄想、思考障害**（滅裂思考など）、**奇異な行動、興奮**などがある。
- 陰性症状とは、通常の精神機能が欠如したように見える目立たない症状のことである。**思考の貧困、感情鈍麻、意欲の低下、無為・自閉、非社交性**などがある。
- 統合失調症に特徴的な症状を下表にまとめた。

### 統合失調症の特徴的な症状

| 障害の種類 | 精神症状 | | 精神症状の説明 |
|---|---|---|---|
| 知覚障害 | 幻覚 | | 実際には存在しない対象を知覚すること。知覚の種類によって、幻聴、幻視、幻触、幻嗅、幻味などがある |
| | ●幻聴 | | 統合失調症において最も多くみられる症状。その内容の多くは不快で被害的なものである |
| | ●体感幻覚 | | 運動感覚や平衡感覚、臓器感覚などの異常。「脳が溶ける」「体に虫が入っている」などの奇妙な知覚体験を訴える |
| 思考障害 | 思考過程の障害 | 思考途絶 | 話の途中で、考えが突然なくなり、黙り込んでしまう状態。しばらくしてまた話を始める |
| | | 滅裂思考 | 脈絡、統一性のない思考により、前後の関連性が欠けた、まとまりのない、わけのわからない話をする。極端な場合は、言葉のサラダといわれるように、相互に関連性のない言葉の羅列になる |
| | | 連合弛緩 | 思考の連合（つながり）が弛緩してしまう（緩んでしまう）こと。思考が関係性のない観念と結びつくことで、会話のつながりや意味が失われた状態 |

（次頁へ続く）

## 統合失調症の特徴的な症状（つづき）

| 障害の種類 | | 精神症状 | 精神症状の説明 |
|---|---|---|---|
| 思考障害 | 思考体験の障害 | 作為思考（させられ思考） | 自分の考えが他者に操られている、考えさせられているといった思考体験。作為体験の1つ |
| | | ●思考奪取 | 自分の考えが他人に抜き取られてしまう体験 |
| | | ●思考吹入 | 自分の考えではない考えが外から吹き込まれる体験 |
| | | ●思考伝播 | 自分の考えていることが他人に伝わってしまう体験 |
| | | ●思考察知 | 自分の考えが他人に知られてしまう体験 |
| | | 強迫観念 | 自分でも不合理で、重要でないと思っているような考えが気になり、払いのけることができない状態。強迫観念に基づく行動が強迫行為である |
| | | 支配観念 | ある考えが長期間に渡って絶えず意識され、なかなか消えない状態 |
| | 思考内容の障害 | 一次妄想 | その生じ方が了解不能な妄想 |
| | | ●妄想気分 | 周囲で何かが起こっているような不気味さや、何かに脅かされているなど、漠然とした緊迫感・不安感を自覚すること |
| | | ●妄想着想 | 根拠もなく突然に、誤った考えを事実として確信すること。「自分は天皇の子どもである」など |
| | | ●妄想知覚 | 知覚したことに対して了解不能で異常な意味づけをすること |
| | | 二次妄想 | 感情状態や幻覚などから、その成り立ちが了解できる妄想 |
| | | 被害妄想 | 被害的内容の妄想の総称で、統合失調症に最も多い |
| | | ●関係妄想 | 自分に関係のないできごとや、人々の言動や態度を自分に関係づけて考える妄想。被害的に関係づけることが多い |
| | | ●注察妄想 | みんなから自分が注目されている、見張られているという妄想 |
| | | ●被毒妄想 | 食物や薬など、自分が口にするものに毒が入っているという妄想。幻嗅や幻味と結びつき、拒食や拒薬になることが多い |
| | | 微小妄想 | 自分の能力、財産、地位、健康などを実際よりも過小評価する妄想の総称 |
| | | ●罪業妄想 | 自分の行動や思考によって、皆に迷惑をかけた、罪深い人間だと思い込む妄想 |
| | | ●心気妄想 | 身体的な異常はないが、重症で、不治の病を患っていると思い込む妄想 |
| | | ●貧困妄想 | 自分の経済状態が困窮してしまっていると思い込む妄想 |
| | | 誇大妄想 | 自分の能力、財産、地位、信用などを実際よりも過大評価する妄想の総称 |
| | | ●恋愛妄想 | 自分は他者から愛されているという妄想。相手に物を贈ったり、交際や結婚を申し込んだり、問題行動に発展することがある |
| | | ●宗教妄想 | 宗教に関連して、自分は救世主、神、預言者など、特別な人間であるという妄想 |
| | | ●血統妄想 | 自分は高貴な血筋をひいていると思い込む妄想 |
| 感情障害 | | 不安 | 対象のない漠然とした不快なおそれの感情。幻覚や妄想の多くは不安をもたらす |
| | | 感情鈍麻（平板化） | 感情の起伏が失われてしまった状態。感情が平板化し、周囲への無関心、無表情、意欲の減退を伴う。統合失調症が慢性化したときにみられる |
| | | 両価性 | 同一の対象に対して、愛と憎、快と不快など、相反する感情を同時に抱くこと |
| 自我障害 | | 離人症 | 自分の知覚、思考、行為などが、自分のものであるという意識や、自分がしているという能動意識が障害されること。生き生きとした現実感がなくなる状態 |
| | | 作為体験（させられ体験） | 自分の思考、行動、感情などが、他者に操られている、させられているという能動性の障害。作為思考も含まれる |
| 意欲・行動障害 | | 緊張病性興奮 | 周囲の状況とは無関係に興奮が持続し、目的が理解できないような奇異な行動が突発的に生じる（衝動行為） |
| | | 無為 | 意欲が減退することで、自発的行動や人との接触、周囲への関心がみられなくなる状態。統合失調症が慢性化したときにみられる |
| | | 昏迷 | 周囲の刺激に反応せず、自発的行動や発語がまったくない状態。しかし意識は清明であり、周囲の状況は察知できている |
| | | 拒絶 | 他人の指示や要求、やさしさなどに対して抵抗すること。拒食、拒薬、緘黙（かんもく）（話しかけられても言葉を発しない）など。緊張型で起こりやすい |
| | | 自閉 | 現実世界との接触を避け、自分自身の空想的世界に生きている状態 |
| 認知機能障害 | | | 統合失調症の中核的な症状の1つで、社会機能と密接に関連している |
| | | 神経認知の障害 | 遂行機能・流暢性・持続的注意・選択的注意・運動速度などの障害 |
| | | 社会認知の障害 | 顔表情認知・共感化能力などの障害 |
| 病識の欠如 | | | 自分が罹患している疾患、その症状に関する客観的な判断や自覚を欠いている状態。治療が進むと病識が生じてくるが、そうでない場合、長期的な予後は不良といわれている |

*3【SPECT】single photon emission computed tomography：単一光子放射型コンピュータ断層撮影

## 経過と予後

- 統合失調症の経過と予後は、発症時期、病型、治療、生活環境などによってさまざまである。しかし開放的処遇になり、薬物療法やリハビリテーションの進歩によって、重症化する統合失調症は減少してきている。
- 経過は、**前駆期・急性期・消耗期・回復期**に分けることができる（右図）。これらの経過は連続・直線的に進むというよりは、波状的に行きつ戻りつしながら進むことが多い。また、治療に抗して異常体験が固着し、慢性的に経過するケースもある。
- **慢性統合失調症**：急性期にみられた幻覚・妄想など、病的体験による不安感は軽減されてくる。しかし意欲の低下、感情鈍麻など陰性症状が目立つようになる。また、社会性や人格水準が徐々に低下していくケースもある。慢性期は環境の作用を受けて成立する[4]とも考えられている。

### 統合失調症の経過

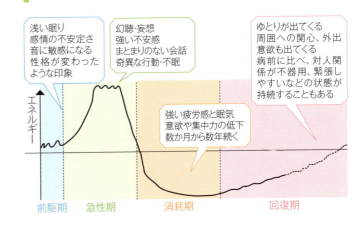

## 検査と診断

- 統合失調症の診断を確定させる身体的所見や検査データは見出されていない。そのため、特徴的な臨床症状の把握が重要となる。それに加えて、**生育歴、生活史、家族歴、既往歴、症状の経過**などを踏まえ、総合的に診断する。
- 診断の決め手は、医師による観察であり、本人や家族からの問診に基づく判断である。一方で、脳画像検査であるCTやMRI、脳の局所的な循環代謝を計測するSPECT[*3]、PET[*4]、心理検査などが診断のために行われることもある。
- 国際的に広く用いられている診断基準として、**WHO**[*5]**の国際疾病分類第10版（ICD-10）**（下表）と**アメリカ精神医学会診断統計マニュアル（DSM-5）**（p.264表）がある。

### ICD-10による統合失調症の診断基準

| | |
|---|---|
| (a) | 考想化声、考想吹入あるいは考想奪取、考想伝播 |
| (b) | 支配される、影響される、あるいは抵抗できないという妄想で、身体や四肢の運動や特定の思考、行動あるいは感覚に明らかに関連づけられているもの、および妄想知覚 |
| (c) | 患者の行動にたえず注釈を加えたり、仲間たちの間で患者のことを話題にしたりする幻声、あるいは身体のある部分から発せられるという他のタイプの幻声 |
| (d) | 宗教的あるいは政治的な身分、超人的な力や能力といった、文化的に不適切でまったく不可能な、他のタイプの持続的な妄想（例えば、天候をコントロールできるとか、別世界の宇宙人と交信しているといったもの） |
| (e) | どのような種類であれ、持続的な幻覚が、明らかな感情的内容を欠いた浮動性の妄想か部分的な妄想、あるいは持続的な支配観念を伴ったり、あるいは数週間か数か月毎日継続的に生じているとき |
| (f) | 思考の流れに途絶や挿入があり、その結果、まとまりのない、あるいは関連性を欠いた話し方をしたり、言語新作がみられたりするもの |
| (g) | 興奮、常同姿勢あるいは蝋屈症、拒絶症、緘黙、および昏迷などの緊張病性行動 |
| (h) | 著しい無気力、会話の貧困、および情動的反応の鈍麻あるいは不適切さのような、普通には社会的引きこもりや社会的能力の低下をもたらす「陰性症状」。これらは抑うつや向精神薬の投与によるものではないことが明らかでなければならない |

**診断ガイドライン**

統合失調症の診断のために通常必要とされるのは、上記の(a)から(d)までに挙げられたなかのいずれか1つに属するもので、少なくとも1つきわめて明らかな症状（十分に明らかでなければ、普通2つ以上であること）、あるいは(e)から(h)に挙げられたなかから少なくとも2つからなる症状が、1か月以上の期間、ほとんどいつも明らかに存在していなければならない

World Health Organization編, 融道男, 中根允文, 小見山実, 他監訳：ICD-10精神および行動の障害 臨床記述と診断ガイドライン 新訂版. 医学書院, 東京, 2005：98-99. より引用

[*4]【PET】positron emission tomography：陽電子放射断層撮影　　[*5]【WHO】World Health Organization：世界保健機関

## DSM-5による統合失調症の診断基準

| A | 以下のうち2つ（またはそれ以上）、おのおのが1か月間（または治療が成功した際はより短い期間）ほとんどいつも存在する。これらのうち少なくとも1つは(1)か(2)か(3)である<br>(1)妄想<br>(2)幻覚<br>(3)まとまりのない発語（例：頻繁な脱線または滅裂）<br>(4)ひどくまとまりのない、または緊張病性の行動<br>(5)陰性症状（すなわち情動表出の減少、意欲欠如） |
|---|---|
| B | 障害の始まり以降の期間の大部分で、仕事、対人関係、自己管理などの面で1つ以上の機能のレベルが病前に獲得していた水準より著しく低下している（または、小児期や青年期の発症の場合、期待される対人的、学業的、職業的水準にまで達しない） |
| C | 障害の持続的な徴候が少なくとも6か月間存在する。この6か月の期間には、基準Aを満たす各症状（すなわち、活動期の症状）は少なくとも1か月（または、治療が成功した場合はより短い期間）存在しなければならないが、前駆期または残遺症状の存在する期間を含んでもよい。これらの前駆期または残遺期の期間では、障害の徴候は陰性症状のみか、もしくは基準Aに挙げられたた症状の2つまたはそれ以上が弱められた形（例：奇妙な信念、異常は知覚体験）で表されることがある |
| D | 統合失調感情障害と「抑うつ障害または双極性障害、精神病性の特徴を伴う」が以下のいずれかの理由で除外されていること<br>(1)活動期の症状と同時に、抑うつエピソード、躁病エピソードが発症していない<br>(2)活動期の症状中に気分エピソードが発症していた場合、その持続期間の合計は、疾病の活動期および残遺期の持続期間の合計の半分に満たない |
| E | その障害は、物質（例：乱用薬物、医薬品）または他の医学的疾患の生理学的作用によるものではない |
| F | 自閉スペクトラム症や小児期発症のコミュニケーション症の病歴があれば、統合失調症の追加診断は、顕著な幻覚や妄想が、その他の統合失調症の診断の必須症状に加え、少なくとも1か月（または、治療が成功した場合はより短い）存在する場合にのみ与えられる |

American psychiatric Association編, 高橋三郎, 大野裕監訳:DSM-5 精神疾患の分類と診断の手引. 医学書院, 東京, 2014：48-49. より引用

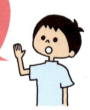

特徴的な臨床症状の把握が診断のカギとなります

## 治療

- 治療は**薬物療法**を中心に、**精神療法**、**社会療法**（**リハビリテーション**）を統合していくことが重要となる。
- これらの治療の前提として、患者との良好で安定した関係性を築くことが必須である。また、多職種がチームとしてかかわるとともに、家族や患者を取り巻く人びとと連携・協力しながら治療にあたることも重要である。

### 統合失調症のおもな治療

| 薬物療法 | | ●統合失調症の治療の基本となる。薬物療法は症状の激しい時期に効果を発揮するとともに、社会生活を維持するうえにおいても重要な役割を果たす<br>●抗精神病薬には副作用の強いものも多いが、副作用が出現しても「副作用止め」の薬物で対処する場合が多い<br>●何種類もの薬剤を使用する「多剤併用」が多く、その改善が薬物療法における課題にもなっている<br>●病識が不十分であったり、副作用のために服薬を中断するケースも少なくない。**薬物に対するコンプライアンス**は重要な課題である |
|---|---|---|
| | ①定型抗精神病薬 | ●ドパミン受容体の遮断作用によって、幻覚・妄想などの陽性症状に効果を示す<br>●陰性症状にはあまり効果を示さず、錐体外路症状や自律神経症状などの副作用が生じやすい特性をもっている |

（次頁へ続く）

| | | | |
|---|---|---|---|
| | ②非定型抗精神病薬 | | ●近年用いられるようになった抗精神病薬である<br>●ドパミンだけでなく、セロトニン受容体の遮断作用もあり、陽性症状と陰性症状の両方に効果を示す<br>●錐体外路症状や自律神経症状などの副作用も少ないことから、現在の薬物療法の中心になっている<br>●血糖値の上昇など、身体的な経過観察がより必要といわれている |
| | ③持効性抗精神病薬（デポ剤） | | ●服薬が十分に行えない場合（拒薬や怠薬など）や社会復帰段階に投薬の回数を減らし、確実に薬物療法を行う目的で用いられる<br>●1回の注射で、2〜4週間程度効果が持続する |
| 精神療法 | | | ●患者の心理面を支えることを目的にした治療法である<br>●言葉や言葉以外の方法を用いて心の交流を図り、不安や苦悩を緩和するとともに、自分の病気や症状の理解を深めたり、自分の行動や思考の傾向に気づくなどの効果が期待できる |
| | ①支持的精神療法 | | ●さまざまな問題や困難に対処するために、一緒に考え、相談し、現実の問題を解決するための治療的かかわりである |
| | ②集団精神療法 | | ●集団のなかで自己表現や共感能力を身につけたり、他者の反応を体験することで現実検討をつけるなど、集団の相互作用で治療を進行させていく |
| | ③その他 | | ●芸術療法（絵画療法・音楽療法など）、精神分析、認知行動療法などがある |
| 社会療法（リハビリテーション） | | | ●社会復帰を図るために個々の患者に働きかけていく諸活動である |
| | ①作業療法 | | ●個々に応じた作業を継続して行うことで、現実に関心が向き、自発性や対人関係が改善されるなどの効果がある<br>●長期入院患者にとっては入院生活の質の向上にも貢献する |
| | ②レクリエーション療法 | | ●遊びやゲーム、スポーツ、院外活動（買い物・散歩など）などを単独または集団的に行い、自発性や周囲との接触性を高め、また自己を表現できるなどの効果がある |
| | ③生活技能訓練（SST*6） | | ●実生活上の技能（あいさつの方法・服薬管理など）や対人関係の対処能力を高めるために、ロールプレイングなどの技法を用いて行う訓練プログラムである |

## 抗精神病薬の種類

| 分類 | | 一般名 | おもな商品名 | 作用 | 副作用 |
|---|---|---|---|---|---|
| 定型抗精神病薬 | フェノチアジン系 | ●クロルプロマジン塩酸塩<br>●レボメプロマジン塩酸塩<br>●プロペリシアジン<br>●フルフェナジンマレイン酸塩<br>●フルフェナジンデカン酸エステル | ●コントミン®<br>●ウインタミン®<br>●ヒルナミン®<br>●レボトミン®<br>●ニューレプチル®<br>●フルメジン®<br>●フルデカシン® | 混乱や興奮を抑え、睡眠を得られる働きが強い | 錐体外路症状（アカシジア・ジストニア・パーキンソニズム・遅発性ジスキネジア）・口渇・便秘・眠気・体重増加・悪性症候群など |
| | ブチロフェノン系 | ●ハロペリドール<br>●ブロムペリドール | ●セレネース®<br>●リントン®<br>●インプロメン® | 幻覚や妄想を抑える働きが強い | |
| | ベンザミド系 | ●スルピリド | ●ドグマチール®<br>●ミラドール® | 意欲の低下、根気が続かないようなときに、比較的、賦活作用がある | |
| 非定型抗精神病薬 | セロトニン・ドパミン遮断薬（SDA） | ●リスペリドン<br>●ペロスピロン塩酸塩水和物<br>●ブロナンセリン | ●リスパダール®<br>●ルーラン®<br>●ロナセン® | 少量で確実な抗幻覚妄想作用がある | 高プロラクチン血症など |
| | 多元受容体作用抗精神病薬（MARTA） | ●オランザピン<br>●クエチアピンフマル酸塩 | ●ジプレキサ®<br>●セロクエル® | 抗幻覚妄想作用に加え、鎮静、催眠効果、抗うつ作用がある | 体重増加・血糖上昇など |
| | ドパミン受容体部分作動薬（DSS） | ●アリピプラゾール | ●エビリファイ® | マイルドな鎮静作用がある | 不眠・焦燥・胃腸症状など |

*6【SST】social skills training

## 看護ケア

- 統合失調症の経過は多様ではあるが、疾患と共存しながら、地域のなかで生活していくことを多職種と連携しながらめざしていく。
- そのためにも、看護師が病期に応じた的確なアセスメントと看護ケア、地域で生活することを支援できる社会資源を把握しておくことは重要である。
- 精神科では"こころ"の問題に着目しがちである。しかし、"身体"の観察・アセスメントは精神科において必要不可欠である。
- 身体の異変を適切にアセスメントし、ケアをすることは心のケアにつながることでもある。

### 病期に応じた看護ケア

| 急性期<br>安全の確保とセルフケアの介助 | ●精神症状を的確に見きわめるとともに、薬物療法が確実に、安全に行えるようにする<br>●十分な休息と安全の確保ができるよう、環境の調整を行う<br>●環境からの刺激を調節し、不安感を軽減するため、また身体の損傷を予防するために、行動制限である身体拘束や保護室への隔離が行われることもある<br>●どんなに激しい精神運動興奮があったとしても、投薬や行動制限の際の説明は必ず行い、適切な言葉かけをすることは重要である<br>●精神症状によって低下しているセルフケア(清潔、栄養、排泄、睡眠など)の介助を行う |
|---|---|
| 消耗期・回復期<br>心身機能の回復と社会復帰への準備 | ●精神症状に留意しながら徐々に活動範囲を拡大していき、規則的な生活リズムが維持できるよう支援していく<br>●消耗期には特に、安全・安心な環境のなかで、十分な睡眠を確保できるようにする<br>●コミュニケーションの回復を図るため、患者の話には耳を傾け、気持ちを理解していく。一方で病識がもてるよう、現実に目を向けた話題を話すようにしていく<br>●レクリエーションや作業療法への参加を促し、対人関係がもてるように働きかけていく<br>●継続的な服薬を促すとともに、患者自身で管理ができるよう服薬指導を行う。また、疾患やストレスなどに対する問題対処能力を身につけられるよう取り組んでいく<br>●家族への支援を進めるとともに、社会復帰に向け、他職種との連携を図っていく |
| 慢性期<br>長期にわたる入院を余儀なくされている患者の的確なアセスメントと社会復帰への模索 | ●社会復帰を阻害している因子を的確にアセスメントし、必要な援助、治療、リハビリテーションを検討する<br>●他職種それぞれの専門性を活かし、チームでかかわっていく<br>●地域での生活を支える制度やサービス体制の構築をしていく<br>●家族には、患者に対する援助を依頼すると同時に、家族に対するサポートも行う<br>●長期の入院患者であっても、可能性を信じ、根気強くかかわっていくことが重要となる |

## ヘルスアセスメント

- 身体疾患の有無、既往歴とそれに伴う検査データや症状の把握は重要である。
- 患者の身体的な訴えが、器質的な病変に起因するものか、幻覚や妄想などの精神症状に伴う表現なのか見きわめないといけない。患者によってはうまく表現できない、あるいは実際とは違った表現で訴えることもあるため、身体の観察・アセスメントは適時行う必要がある。
- 薬物療法に伴う副作用(右図)、考えられる合併症(リスク)を観察・アセスメントすることも重要である(p.267 表)。
- 抗精神病薬の最も重篤な副作用に悪性症候群がある。

### 悪性症候群のおもな症状

| 特徴的な症状 | 高熱(38℃以上)、筋硬直、CPK*7値の上昇 |
|---|---|
| 前駆症状 | 頻脈、発汗、流涎、振戦、尿失禁、白血球増加など |

### 抗精神病薬のおもな副作用

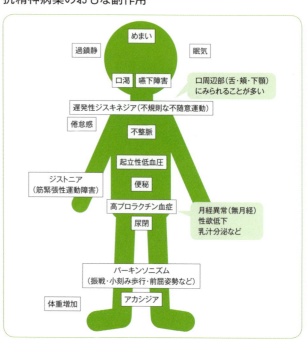

## 抗精神病薬の副作用から考えられる合併症（リスク）と観察ポイント

| おもな副作用 | 考えられる合併症（リスク） | 観察ポイント | 補足 |
| --- | --- | --- | --- |
| 口渇 | 多飲症（病的多飲症）<br>水中毒 | ●体重測定（飲水量を客観的に把握する方法として日内体重変動率をみる）<br>●尿量・尿比重<br>●血清ナトリウム値<br>●飲水量・飲水行動<br>●その他、下表参照 | ●多飲症の原因には脳の器質的な障害・精神症状に伴う行動・ストレス・喫煙なども考えられる<br>●頻回の体重測定はストレスを感じさせてしまう可能性もある |
| 嚥下障害 | 誤嚥性肺炎 | ●むせ・咳嗽の有無<br>●嗄声の有無<br>●姿勢<br>●食事の形態・食行動 | ●「早食い」などの食行動にも注目する<br>●過鎮静による覚醒不足がないか注意がいる |
| 便秘 | 麻痺性イレウス<br>巨大結腸症 | ●排便状態<br>●消化器症状（膨満感・腹痛・悪心・食欲不振など）<br>●腸蠕動音<br>●精神状態の変化（不安・イライラ・不眠・集中力や意欲の低下など） | ●日中の活動量にも注目する<br>●便秘に伴う消化器症状が精神状態の変化で表現される場合もある |
| 体重増加 | 肥満<br>メタボリックシンドローム<br>生活習慣病 | ●BMI[*8]・体重の推移<br>●高脂血症の有無<br>●糖尿病の有無 | ●体重増加には活動量の減少、間食の過食も因子として考えられる<br>●非定型抗精神病薬であるジプレキサ®、セロクエル®は高血糖を引き起こす危険性があるため、糖尿病の傾向にある患者には投与しない |

### 多飲症と水中毒

- 多飲症と水中毒は同じではない。
- 多飲症とは「水分を必要以上に多く飲むこと」[5]で、1日に3L以上の水分を摂取する状態をいう。水中毒とは「多飲症に誘発されるもので、希釈性低ナトリウム血症による諸症状を呈している状態」[6]をいう。
- 多飲症は早期発見・早期介入が重要である。多飲症の患者とよりよい関係を構築し、治療・ケアを行うことで水中毒を予防することができる。

### 多飲症と水中毒の症状

| 多飲症 | 水の飲み過ぎに伴う症状 | | 水分の貯留に伴う症状 | | |
| --- | --- | --- | --- | --- | --- |
| | ●悪心・嘔吐　●めまい<br>●胸やけ　●胃もたれ | | ●浮腫（下肢・顔面など）　●頻尿・夜尿　●尿失禁<br>●下痢　●高血圧 | | |
| 水中毒 | 精神症状 | | 神経症状 | | 指標となるデータ |
| | ●イライラ　●ぼんやり<br>●怒りっぽい　●幻聴など精神症状の悪化 | | ●ふらつき　●頭痛　●手足のふるえ<br>●脱力感・無気力　●不随意運動<br>●けいれん　●もうろう状態・意識障害 | | ●体重増加：日内体重変動が7%以上<br>●血清ナトリウム値：128mEq/L以下<br>●尿量：1日尿量が4L以上 |

---

*7【CPK】creatine phosphokinase：クレアチンホスホキナーゼ
*8【BMI】body mass index：体格指数。体重（kg）を身長（m）の2乗で割った値。標準体重は22となる。

## 生活を支援する社会資源

- 地域で生活していくためには、継続した支援やリハビリテーションが必要となる。さまざまな専門機関の社会資源をうまく活用することが大切となる。

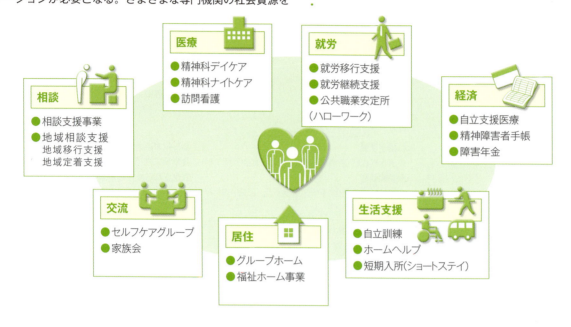

〈文献〉
1. 厚生労働省：平成23年（2011）患者調査の概況．http://www.mhlw.go.jp/toukei/saikin/hw/kanja/11/index.html（2015.11.1アクセス）
2. 坂田三允：統合失調症・気分障害をもつ人の生活と看護ケア．中央法規出版，東京，2004：28．
3. 新井誠，糸川昌成：統合失調症の遺伝子異常．松下正明編，精神医学キーワード事典．中山書店，東京，2011：231．
4. 中井久夫，山口直彦：看護のための精神医学 第2版．医学書院，東京，2004：149．
5. 川上宏人：「多飲症の治療」を見つめなおす．精神看護 2007；10（4）：19．
6. 川上宏人，松浦好徳編：多飲症・水中毒．医学書院，東京，2010：20-21．
7. American Psychiatric Association 編，髙橋三郎，大野裕監訳：DSM-5 精神疾患の分類と診断の手引．医学書院，東京，2014．
8. 長嶺敬彦：抗精神病薬の「身体副作用」がわかる．医学書院，東京，2006：88，93．
9. 伊藤順一郎，土屋徹編：あせらず・のんびり・ゆっくりと 病気・くすり・くらし 統合失調症を知る心理教育テキスト当事者版．全国精神障害者家族会連合会，東京，2001．
10. 川野雅資編：精神看護学Ⅱ 精神臨床看護学 第6版．ヌーヴェルヒロカワ，東京，2015．
11. 京都府精神保健福祉総合センター：「心の健康のためのサービスガイド」統合失調症の経過について．http://www.pref.kyoto.jp/health/health/health03_c.html（2015.11.1アクセス）
12. 水野雅文編：専門医のための精神科臨床リュミエール5 統合失調症の早期診断と早期介入．中山書店，東京，2009．
13. 浦部晶夫，島田和幸，川合眞一編：今日の治療薬 解説と便覧 2015．南江堂，東京，2015．
14. 長嶺敬彦：予測して防ぐ抗精神病薬の「身体副作用」．医学書院，東京，2009．
15. 太田保之，上野武治編：学生のための精神医学 第3版．医歯薬出版，東京，2014．
16. 武井麻子，末安民生，小宮敬子，他：系統看護学講座 専門分野Ⅱ 精神看護の展開 精神看護（2）第4版．医学書院，東京，2013．
17. World Health Organization 編，融道男，中根允文，小見山実，他監訳：ICD-10 精神および行動の障害 臨床記述と診断ガイドライン 新訂版．医学書院，東京，2005．
18. 井上智子編：病期・病態・重症度からみた疾患別 看護過程＋病態関連図 第2版．医学書院，東京，2012．
19. 木下綾：退院に向けた服薬アドヒアランス獲得への援助．日本精神科看護学会誌 2010；53（3）：183-187．
20. 姫井昭男：精神科の薬がわかる本 第3版．医学書院，東京，2014．
21. 高木永子監修：看護過程に沿った対症看護 病態生理と看護のポイント 第4版．学研メディカル秀潤社，東京，2010．

## 番外編 正常分娩
せいじょうぶんべん

●執筆＝糠塚亜紀子　●医学監修＝兒玉英也

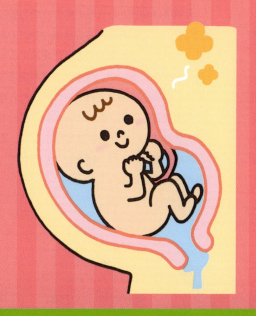

**ミニマム・エッセンス**

女性が体内に胎児を保有している状態を「妊娠」、胎児を体外に娩出することを「分娩」、妊娠・分娩後に非妊時の状態に戻る期間を「産褥」という。

出生後28日未満を新生児期といい、その時期にある児のことを「新生児」という。

### 解剖生理・経過・検査・分娩・看護ケアがわかるマップ

**解剖生理**
内性器・外性器
妊娠の成立、胎盤の形成、乳汁の分泌

↓

**経過**
妊娠の成立（受精卵の着床）
↓
胎盤の形成
↓
乳汁の分泌

↓

**正常分娩**

**分類**
時期による分類
● 流産
● 早産
● 正期産
● 過期産

**検査**
妊婦健康診査
● 血圧
● 尿検査
● 体重
● 浮腫
● 子宮底長
● 腹囲

**妊娠による変化で生じる症状**
● 妊娠糖尿病
● 妊娠貧血
● つわり（悪阻）
● 便秘
● 頻尿

**分娩**
分娩期の異常
● 会陰裂傷（第1度～第4度）
● 弛緩出血

**看護ケア**
産褥期
● 新生児のケア
● 子宮復古、母乳育児を促進するケア

# 解剖生理
## 妊娠・分娩・産褥の理解につながる!

### 女性の内性器・外性器の構造と機能

- 内性器は、子宮・腟および付属器(卵巣・卵管)からなる。
- 子宮は、骨盤内の膀胱の後方、直腸の前方に位置し、胎児成育の場である上方2/3ほどの子宮体部と、胎児が通過する下方の子宮頸部に分けられる。
- 子宮体部の上部を子宮底、内腔を子宮腔といい、内面は子宮内膜に覆われ、月経周期に伴って周期的変化を繰り返す*1。
- 腟は、子宮と外性器を結ぶ管状の器官で、腟内は酸性で外部からの微生物の侵入を防ぐ。月経の排出や精液の進入路および産道の3つの機能がある。
- 外性器には、外陰部および乳房が含まれる。
- 大陰唇は恥丘から会陰の間の皮膚の膨隆であり、小陰唇は大陰唇の内側にある左右の皮膚のひだであり、前端は陰核を包んでいる。会陰は腟口と肛門を隔てる役割をもち、皮膚は薄く伸展性に富むが、分娩時には裂傷を生じることがある。
- 乳房は脂肪組織と支持組織に囲まれた腺組織であり、中央の突出部分を乳頭、乳頭周囲の輪状部分を乳輪という。
- 乳腺は15~20の乳腺葉からなり、乳腺葉の末端は腺房を形成する。乳汁は、腺房でつくられて乳管に集められ、乳口から排出される。

### 内性器の構造

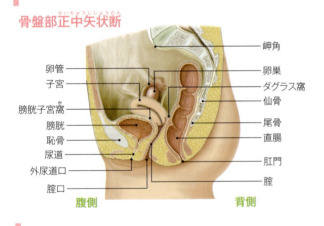

### 外性器の構造

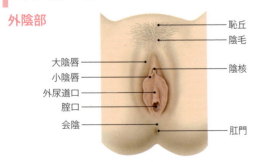
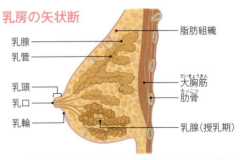

*1【性周期・月経周期】平均28日で、卵巣周期と子宮内膜周期がある。卵巣周期は、卵胞期・排卵期・黄体期に分けられ、卵胞刺激ホルモン・エストロゲン・黄体化ホルモンの作用により卵胞が成熟し、排卵が起こり、黄体が形成され受精卵の着床に備える。子宮内膜周期は、月経期・増殖期・分泌期に分けられ、黄体からのエストロゲン・プロゲステロンの作用により受精卵を着床しやすくするために子宮内膜を増殖させる。

## 妊娠の成立

- 妊娠とは、女性が卵子と精子の受精によって生じた受精卵が子宮内膜に着床し、胎児および付属物を体内に保有している状態をいう。

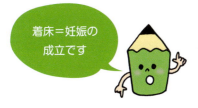
着床＝妊娠の成立です

### 妊娠の成立

- 卵巣から成熟した卵子が腹腔内に排出され（排卵）、卵管采によって卵管膨大部へ取り込まれる
- 卵子の寿命は約24時間（精子の寿命は約72時間）
- 卵管膨大部で卵子と精子が出合う（受精）
- 受精卵は分割（卵割）しながら卵管内を通り、子宮腔内へ移送される
- 子宮内膜では受精卵が子宮内膜に定着する（着床）

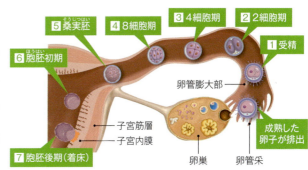

## 胎盤の形成

- 胎盤は、妊娠7週ごろから形成が始まり、**妊娠16週ごろまでには完成**する。
- 受精卵が着床した子宮内膜が、脱落膜に変化し、この脱落膜に、胎芽を取り巻く絨毛という突起状の組織が入り込んでいき、胎盤が形成される。
- 胎盤の機能には、母体・胎児間の**酸素・二酸化炭素のガス交換・代謝物質の排泄・栄養摂取**、ならびに、**妊娠維持に必要なホルモンの産生**[*2]がある。胎児の生命維持のために重要な臓器である。
- 胎盤は、妊娠末期には重さ**約500g**となり、分娩時は**胎児娩出後に排出**される。

### 胎盤の構造

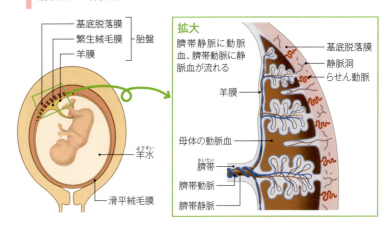

## 乳汁の分泌

- 分娩により胎盤が娩出されると、胎盤で産生されていたエストロゲン、プロゲステロンが低下し、この2つによる乳汁分泌抑制作用が解除され、**プロラクチン**の作用が働き、乳汁の分泌が開始される。授乳により児が吸啜すると、その刺激が脳下垂体へ伝わり、プロラクチンと**オキシトシン**の分泌を促進し、乳汁分泌が増加し、射乳が起こる。また、オキシトシンは子宮復古[*3]も促進する。

### 授乳時の吸啜刺激によるホルモンの働き

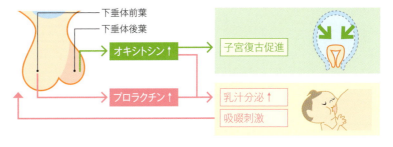

*2【妊娠の維持に必要なホルモン】妊娠を維持するために必要なホルモンである、ヒト絨毛性ゴナドトロピン（hCG）、ヒト胎盤性ラクトゲン（hPL）、エストロゲン（エストラジオール、エストリオール）、プロゲステロンが胎盤から産生されている。特にhCG、hPLは胎盤からのみ産生される。

*3【子宮復古】妊娠・分娩によって変化した子宮が非妊時の状態に戻ること。

# アセスメントに活かせる！妊娠・分娩・産褥の看護と新生児の基礎知識

## 妊娠による変化

- 妊娠による母体・胎児の変化を**下表**に示す。
- 代謝：基礎代謝が8〜15%亢進する。糖代謝については、糖質の摂取需要が高まり、相対的にインスリンが不足するため、**妊娠糖尿病**のリスクがある。
- 循環：妊娠30〜36週ごろで、循環血液量40〜50%増、心拍出量・心拍数もともに増加する。循環血液量の増加は妊娠30週ごろがピークとなる。血漿量の増加率が大きいため、**妊娠貧血**のリスクがある。ヘモグロビン(Hb[*4])**11g/dL未満**またはヘマトクリット(Ht[*5])**33%未満**の場合、妊娠貧血と診断される。
- 消化：妊娠初期は妊婦の50%が**つわり**（悪阻）を生じる。**食欲不振**や、黄体ホルモンの分泌増加に伴い、消化管の蠕動運動が低下し、**便秘**になりやすい。また妊娠後期も、増大する子宮による消化管の圧迫により便秘になりやすい。
- 腎・泌尿器：妊娠初期は子宮が膀胱を圧迫することで、妊娠後期は胎児下降部が膀胱・尿道を圧迫することで、**頻尿**になりやすい。また、尿管・膀胱が弛緩・拡張するため、上行感染、尿失禁のリスクがある。

## 妊娠の経過と母体の変化・胎児の成長

| 区分 | 妊娠初期 | | | | 妊娠中期 |
|---|---|---|---|---|---|
| 妊娠週数 | 0〜3週 | 4〜7週 | 8〜11週 | 12〜15週 | 16〜19週 |
| 母体の変化 | ●着床<br>●妊娠に気づかない<br>●基礎体温高温相持続 | ●月経の停止<br>●神経質になる | ●つわり（悪阻）<br>●乳房緊満<br>●リビド着色（子宮腟部や腟壁が赤紫色ないし青紫色に着色する）<br>●便秘、頻尿<br>●アンビバレントな感情 | ●つわり軽減<br>●基礎体温低温相へ<br>●下腹部が膨らみを帯び始める | ●安定期に入る<br>●胎動を感じる（経産婦16週、初産婦18週）<br>●乳房増大<br>●体重増加 |
| 子宮底の高さ（子宮底長） | | | 恥骨結合上縁 | 恥骨結合上2〜3横指（12cm） | 臍下2〜3横指（15cm） |
| 胎児の成長 | ●胎芽期〜（妊娠10週まで）<br>●催奇形性は生じない | ●眼、耳、口の発生<br>●エコーにて胎嚢確認（5週）、心拍動確認（6〜7週） | ●胎児期〜<br>●頭部・体幹・四肢の判別可能 | ●産毛発生・性別明瞭<br>●ドップラーにて心拍聴取（12週ごろ）<br>●胎盤完成（16週ごろ） | ●爪・毛髪の発生<br>●手足の運動が活発<br>●呼吸様運動開始 |
| 胎児の体重 | | 4g | 20g | 120g | 250〜300g |

（次頁へ続く）

[*4]【Hb】hemoglobin　　[*5]【Ht】hematocrit

## 妊婦の体重増加

- 非妊時の体格が**ふつう**（BMI[*6]18.5 以上 25.0 未満）の場合、妊娠全期間を通しての推奨体重増加量は **7〜12kg** である（厚生労働省「妊産婦のための食生活指針」）。

### 妊婦の体重増加のめやす

| 体格区分 | 妊娠全期間を通しての推奨体重増加量 | 妊娠中期から末期における1週間あたりの推奨体重増加量 |
|---|---|---|
| 低体重<br>BMI 18.5 未満 | 9〜12kg | 0.3〜0.5kg/週 |
| ふつう<br>BMI 18.5 以上<br>25.0 未満 | 7〜12kg | 0.3〜0.5kg/週 |
| 肥満<br>BMI 25.0 以上 | 個別対応 | 個別対応 |

厚生労働省「妊産婦のための食生活指針」より引用

## 妊婦健康診査

- 「**母子保健法**」の第10条「保健指導」、第12条「妊婦健康診査」に基づき、**妊婦健康診査**が実施される。
- 「**母子健康手帳**」に記載される健診内容は、血圧、尿タンパク、尿糖、体重、浮腫、子宮底長、腹囲などである。
- 妊婦健康診査は、妊娠 **12〜23週** までは **4週間に1回**、**24〜35週** は **2週間に1回**、**36週以降** は **1週間に1回** である。

母子の健康のために定期的な健康診査を受ける必要があります

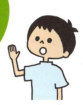

|  | 妊娠中期 | | 妊娠末期 | | | |
|---|---|---|---|---|---|---|
|  | 20〜23週 | 24〜27週 | 28〜31週 | 32〜35週 | 36〜39週 | 40〜41週 |
|  | ●胎動が著明になる<br>●食欲の増加<br>●腹部の突出<br>●腰背部痛<br>●腟分泌物の増加 | ●羊水の増加（腹部の増大）<br>●妊娠線<br>●痔核・静脈瘤<br>●下肢浮腫<br>●手のしびれ | ●胃・肺の圧迫挙上による動悸、息切れ、食欲不振<br>●腰痛<br>●睡眠障害 | ●肩呼吸、胸式呼吸<br>●頻尿、残尿感<br>●足がつる<br>●帯下の増加<br>●腹部緊満 | ●子宮底が下がり、胃部圧迫が軽減<br>●便秘、頻尿<br>●恥骨部痛<br>●骨盤がゆるむ |  |
|  | 臍高〜臍上1横指<br>(21cm) | 臍上2〜3横指<br>(24cm) | 剣状突起と臍の中央<br>(27cm) | 剣状突起下2〜3横指<br>(30cm) | 剣状突起と臍の中央<br>(33cm) |  |
|  | ●眉毛・睫毛の発生<br>●胎脂の発生<br>●22週以降、娩出した場合、生存可能 | ●しわがあり老人様顔貌<br>●肺胞の完成<br>●性器の完成 | ●筋肉が発達し運動が活発になる<br>●聴覚の完成（外界の音に反応） | ●皮下脂肪の増大<br>●サーファクタントが十分に分泌 | ●成熟児の特徴を示す<br>●胎盤を介して免疫が移行<br>●児頭が骨盤内に下降 | ●42週以降になると胎盤の老化が始まる |
|  | 600〜700g | 1,000〜1,200g | 1,500〜1,700g | 2,000〜2,500g | 3,000〜3,500g |  |

20週 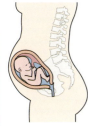　28週 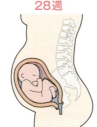　38週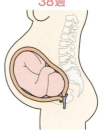

[*6]【BMI】body mass index：体格指数（肥満指数）。体重（kg）÷身長（m）$^2$。

## 分娩の経過

| 時期 | | 妊娠末期 | 分娩 | | | |
|---|---|---|---|---|---|---|
| | | 前駆期 | 第1期(開口期) | 第2期(娩出期) | 第3期(後産期) | 第4期(分娩後2時間) |
| 主な経過 | | 子宮頸管の熟化／産徴(血性分泌) | 分娩開始／子宮頸管の展退／固定／胎胞形成／嵌入 | 破水*7／排臨*8／発露*9／子宮口全開大／児頭娩出 | 胎児娩出 | 胎盤娩出 |
| 所要時間 | 初産婦 | 人によって異なる | 10～12時間 | 2～3時間 | 15～30分 | |
| | 経産婦 | | 4～6時間 | 1～1.5時間 | 10～20分 | |
| 陣痛 | | 前駆陣痛 | 開口期陣痛 | 娩出期陣痛 | 後産期陣痛 | 後陣痛 |
| 子宮口開大度 | | 子宮頸管／子宮口0cm | 1～2cm／3～4cm | 7～8cm／10cm | | |
| 分娩機転 | | 児頭が骨盤内に下降する | 第1回旋 | 第2回旋／第3回旋／第4回旋 | 胎盤娩出 | |

## 分娩期の異常：会陰裂傷

● 児を娩出する際に、会陰の組織に強い力がかかり裂傷を生じることを**会陰裂傷**という(下図)。

### 会陰裂傷の分類

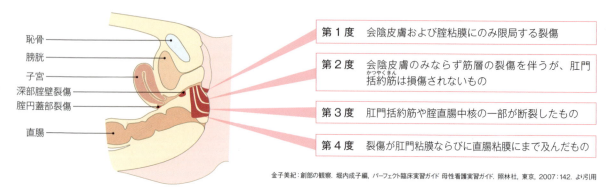

| | |
|---|---|
| 第1度 | 会陰皮膚および腟粘膜にのみ限局する裂傷 |
| 第2度 | 会陰皮膚のみならず筋層の裂傷を伴うが、肛門括約筋は損傷されないもの |
| 第3度 | 肛門括約筋や腟直腸中核の一部が断裂したもの |
| 第4度 | 裂傷が肛門粘膜ならびに直腸粘膜にまで及んだもの |

金子美紀：創部の観察. 堀内成子編, パーフェクト臨床実習ガイド 母性看護実習ガイド. 照林社, 東京, 2007：142. より引用

*7【破水】子宮口の開大に伴い胎胞が破れて羊水が流出すること。分娩開始前に起こる破水を前期破水、分娩陣痛開始後から子宮口全開大前に起こる破水を早期破水という。

*8【排臨】胎児の先進部が下降し、陣痛発作時には児頭が陰裂の間から見えるが、陣痛間欠時には児頭が腟内に後退し見えなくなる状態のこと。

*9【発露】排臨よりも陣痛が進み、さらに児頭が下降し、陣痛間欠時に児頭が後退しない状態のこと。

## 分娩期の異常：弛緩出血

- 分娩期の出血は 500mL 未満が正常である。分娩第3期または胎盤娩出直後の子宮筋の収縮不良による 500mL 以上の異常出血を弛緩出血という（下図）。

### 弛緩出血

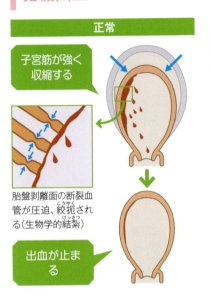
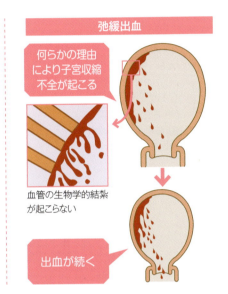

| | |
|---|---|
| 原因 | ● 多胎・巨大児などによる子宮筋の過度伸展<br>● 遷延分娩による母体疲労<br>● 短時間の強い子宮収縮<br>● 胎盤遺残　など |
| 症状 | ● 持続する暗赤色の出血<br>● 外診・内診にて子宮の収縮不良 |
| 治療 | ● 子宮底輪状マッサージ<br>● 双手圧迫法<br>● 胎盤遺残などがある場合は遺残物除去<br>● 子宮収縮促進薬 |

## 新生児の特徴

- バイタルサインは、睡眠・覚醒状態、経過、環境を考慮して判断する。

### 新生児のバイタルサイン

| | 正常 | 正常からの逸脱 |
|---|---|---|
| 呼吸 | ● 呼吸数：30〜60回/分<br>● リズムや深さは不規則であること多い<br>● 呼吸音：雑音や左右差なし | ● 多呼吸、徐呼吸、20秒以上の無呼吸<br>● 鼻翼呼吸、陥没呼吸、シーソー呼吸<br>● 呻吟、下顎の沈下<br>● 左右差、雑音 |
| 心拍 | ● 心拍数：120〜160回/分<br>● リズム規則的、雑音なし | ● リズム不整、心雑音<br>● 徐脈、頻脈 |
| 体温 | 37℃前後、冷感なし | 低体温、高体温 |

### 新生児の特徴

| | |
|---|---|
| 栄養 | ● 母乳栄養：出生後1週間は、母乳分泌量は問題にせず、乳頭に直接吸啜できることを目標にする<br>● 新生児期に必要なエネルギー所要量 120kcal/kg/日（母乳中のエネルギー量 65kcal/dL） |
| 排泄 | ● 初回排泄は24時間以内にある<br>● 排尿：回数10〜15回/日、無〜淡黄色<br>● 排便：回数3〜5回/日、胎便0〜2日・暗緑色・粘稠・無臭、移行便2〜3日・緑黄色、普通便3〜5日・黄色 |
| 生理的体重減少 | ● 新生児は、細胞外液の減少、尿や不感蒸泄などによる水分の喪失、胎便の排泄、栄養・水分の摂取不良により体重が減少する<br>● 生後3〜5日ごろがピークで出生体重の5〜10%の範囲、生後1〜2週で出生体重に戻る |
| 生理的黄疸 | ● 新生児は、肝臓でのビリルビンの取り込みや転移酵素の活性が低く、ビリルビンを処理する能力が少ないため、血中ビリルビン濃度が上昇し、皮膚が黄染する<br>● 生後2〜3日から肉眼的に認められる黄疸が生じ、生後4〜5日ごろにピークになり、転移酵素の活性が高まるにつれ黄疸は軽快し、7〜10日で消失する |

# 産褥の経過

- 産褥期には、**退行性変化**と**進行性変化**がある。
- **退行性変化**：妊娠・分娩によって変化した身体が妊娠前の状態に戻っていく変化。
- **進行性変化**：**乳房増大**や**乳汁分泌**のように分娩後に進んでいく変化。

## 産褥の経過

| | | 分娩当日 | 1日 | 2日 | 3日 | 4日 | 5日 | 6日 | 7日 | 10日 | 2週 | 4週 | 6〜8週 |
|---|---|---|---|---|---|---|---|---|---|---|---|---|---|
| 子宮 | 高さ | 分娩後12時間 臍高 | 臍下1〜2横指 | | 臍下2〜3横指 | | 臍と恥骨の中央 | | 恥骨上2指 | 腹壁から触れず | | | |
| | 長さ | 15cm | 12cm | | 10cm | 9cm | | | | | | | |
| 子宮体部 | 形状 | | | 2、3日 胎盤・卵膜剥離面 子宮頸部（外子宮口） | | | | | 1週ごろ ●手拳大 | | 2、3週ごろ ●剥離面に新しい上皮ができる | 4週ごろ | 6週ごろ ●鶏卵大 ●非妊時の子宮の大きさに戻る |
| | 重さ | | | 約1,000g | | | | | 約500g | | 約300g | 約100g | 約70g |
| 子宮頸部（外子宮口） | | 2指分開いている | | | | | | | 1指分開いている | | | 閉鎖 | |
| 悪露（おろ） | | 赤色 血液成分が多く含まれる | | | | | | | 褐色 ヘモグロビンが変性し、褐色を呈する | | 淡黄色 血液成分は減少し、白血球が主体となる | 白色 子宮腺分泌液が主体となる | 消失 |
| 血液 | 赤血球 | 分娩時の出血により、ヘモグロビン量は産褥4日ごろまでで減少するが、産褥1か月までに非妊時のレベルまで回復する | | | | | | | | | | | |
| 体重 | | 胎児、胎盤の娩出、羊水の排出、出血、発汗などにより約5.5kg減少する | | | | | | | | | | | |
| 乳汁分泌 | | 初乳20〜50mL/日→移行乳200〜500mL/日→成乳400〜500mL/日 | | | | | | | | | | | |
| 心理過程（Reva Rubin） | | 受容期 ●受身的・依存的 ●関心は自分自身に向かう ●優柔不断になることもある | | | | | | | 保持期 ●依存性がなくなり、自分のことは自分でするようになる ●新生児に対する責任を感じるようになる ●児や自分自身のケアについての教育を受け入れるようになる ●児の世話について自信がないことを訴える人もいる | | | 解放期 ●家族との関係を再調整する ●児に対して幻想を抱くのをやめる ●抑うつを感じることもある | |

# 産褥期の異常・トラブル

- 子宮収縮不全のために産褥の子宮復古が遅れた状態を**子宮復古不全**という。原因・機序は弛緩出血と同様である。
- 授乳中に起こる乳腺組織の炎症を**乳腺炎**といい、乳汁のうっ滞や感染が原因で起こる。

## 子宮復古不全

| 分類 | ●器質性子宮復古不全：遺残物などの障害物が直接子宮復古を阻害する<br>●機能性子宮復古不全：子宮自体が収縮できない |
|---|---|
| 症状 | ●産褥日数と比較し、子宮は大きくやわらかく、赤色悪露が持続し、悪露の減少が遅れる |
| 治療 | ●子宮収縮薬や抗生物質の与薬、子宮内容物除去術 |

## 乳腺炎

| | うっ滞性乳腺炎 | 急性化膿性乳腺炎 |
|---|---|---|
| 分類 | ●乳管の閉塞などにより乳汁が乳腺内にとどまる | ●うっ滞が解消せず、乳頭から細菌感染を起こす |
| 時期 | ●産褥1週間以内が多い | ●産褥2～3週ごろに多い |
| 症状 | ●乳房の腫脹、疼痛、熱感、硬結、発赤 | ●38℃以上の高熱、乳房の腫脹、疼痛、熱感、発赤、腋下リンパ節腫脹、血管の怒張 |
| 対処・治療 | ●乳頭・乳房マッサージ、積極的に授乳、授乳後搾乳 | ●抗生物質の与薬、切開排膿 |

# 産褥期の観察と看護

### 子宮復古を促進するケア
- 子宮復古状態を観察し、不良な場合はケアを実施する。
- 子宮復古の観察とアセスメント項目は**下表**の通り。

## 子宮復古の観察とアセスメント項目

| 子宮復古状態 | 子宮底の高さと硬さ、後陣痛の有無、悪露の量と性状 |
|---|---|
| 子宮復古への影響要因 | 全身状態、活動、睡眠、排尿・排便状態、授乳状況、子宮収縮薬内服の有無 |
| 分娩状況 | 出血量、分娩所要時間、分娩第4期までの子宮収縮状態、胎盤・卵膜遺残の有無 |

## 子宮復古の観察方法

1. 観察の目的と方法を説明し、排尿を済ませてもらう
2. 仰臥位になってもらい、不必要な露出を避けてプライバシーに留意し、両膝を立ててもらい、腹壁を弛緩させる
3. 前回の観察結果から子宮底の位置を予測しながら、手を差し入れるようにして子宮底を確認する**(右図)**。膝を伸ばしてもらい、臍を起点として指を横にして子宮底の高さを測定する（臍下○横指と表現する）
4. 子宮底を触診したまま、手掌と指全体で子宮の硬さを観察する
5. 前回の観察結果と比較するとともに、悪露や後陣痛および影響要因を勘案し、子宮復古状態を判断する

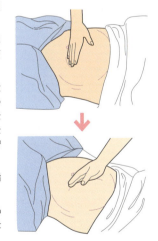

## 子宮復古不良時のケア：子宮底輪状マッサージ

1. 観察した結果、子宮復古不良の場合、子宮底に手を置いたまま、円を描くようにマッサージする**(右図)**
2. 軽度の子宮復古不良の場合はマッサージによって子宮が硬くなり、子宮底が下降していく。同時に悪露の排泄状態を確認し、再び子宮復古状態を観察する

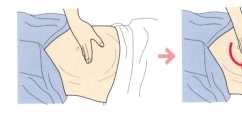

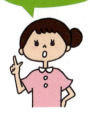

マッサージにより子宮復古を促します

### 母乳育児を促進するケア

- 乳房・乳頭の形態を観察・アセスメントし、授乳しやすい抱き方や乳頭・乳輪の手入れなどを指導する。
- 乳房の観察とアセスメント項目は**右表**の通り。

### 乳房の観察とアセスメント項目

| | |
|---|---|
| 乳房・乳頭の形態 | 乳房・乳頭の型、乳頭・乳輪の柔軟性、乳頭部の疼痛や亀裂 |
| 乳汁分泌状態 | 乳房緊満、乳管開口数、射乳、乳汁分泌量 |
| 授乳状況 | 授乳回数・間隔・時間、授乳姿勢、抱き方、新生児の哺乳力 |
| 授乳への影響要因 | 褥婦・新生児の全身状態、母乳栄養の知識、疲労・不安 |

### 乳頭の型

**突出した乳頭**
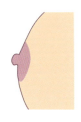

**扁平乳頭**
- 乳頭がほぼ平面に並ぶ

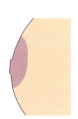

**陥没乳頭**
- **仮性陥没**：乳輪部周辺を圧すると乳頭が反屈して突出する
- **真性陥没**：乳頭が陥没していてどのようにしても反屈しない

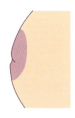

### 乳房の型

| | Ⅰ型 | Ⅱa型 | Ⅱb型 | Ⅲ型 |
|---|---|---|---|---|
| 形状 | ●扁平型 | ●おわん型<br>●下垂していない | ●おわん型<br>●下垂している | ●著しく下垂している<br>●大きい |
| aとbの割合 | a＜b | a≒b | a＞b | a＞b |
| 授乳しやすい抱き方 | 縦抱き | 横抱き | 脇抱き（フットボール抱き） | 逆さ抱き（添え乳） |

### 授乳のためのケア：乳頭・乳輪マッサージ

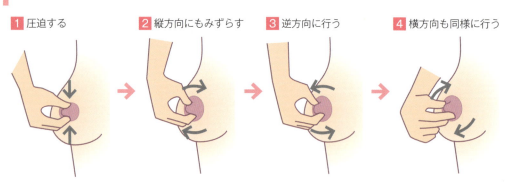

1 圧迫する → 2 縦方向にもみずらす → 3 逆方向に行う → 4 横方向も同様に行う

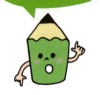

乳頭・乳輪を柔軟にし、児が吸着しやすくする目的で実施します

〈文献〉
1. 森恵美, 高橋真理, 工藤美子, 他：系統看護学講座 専門分野Ⅱ 母性看護学② 母性看護学各論 第12版. 医学書院, 東京, 2012.
2. 太田操編著：ウェルネス看護診断に基づく母性看護過程 第2版. 医歯薬出版, 東京, 2009.
3. 大西和子監修：事例で学ぶ看護過程 第2版 PART2. 学研メディカル秀潤社, 東京, 2014.
4. 新道幸恵編：事例で学ぶ母性看護学. メヂカルフレンド社, 東京, 2004.
5. 吉沢豊予子, 鈴木幸子編：新訂 第2版 マタニティアセスメントガイド. 真興交易（株）医書出版部, 東京, 2012.
6. 佐世正勝, 石村由利子編：ウエルネスからみた母性看護過程＋病態関連図. 医学書院, 東京, 2009.
7. 新見明子編：根拠がわかる疾患別看護過程 病態生理と実践がみえる関連図と事例展開. 南江堂, 東京, 2010.
8. 任和子：プチナース BOOKS 実習記録の書き方がわかる看護過程展開ガイド ヘンダーソン ゴードン NANDA-Ⅰ オレム ロイ. 照林社, 東京, 2015.
9. T. ヘザー・ハードマン編, 日本看護診断学会監訳, 上鶴重美訳：NANDA-I 看護診断 定義と分類 2015－2017 原書第10版. 医学書院, 東京, 2015.
10. 横尾京子, 中込さと子：ナーシング・グラフィカ 母性看護学（1）母性看護実践の基本 第3版. メディカ出版, 大阪, 2013.
11. 横尾京子, 中込さと子：ナーシング・グラフィカ 母性看護学（2）母性看護技術 第2版. メディカ出版, 大阪, 2013：103.
12. 医療情報科学研究所編：病気がみえる vol.10 産科 第3版. メディックメディア, 東京, 2013：224-225, 321, 363-364.
13. 青木康子：実践マタニティ診断 第3版. 医学書院, 東京, 2013.
14. 前原邦江：産褥期の母親役割獲得過程を促進する看護に関する研究 母子相互作用に焦点をあてた看護介入の効果. 母性衛生 2006; 47（1）:43-51.

正常分娩

# 索引

## 和文

### あ

- アイスマッサージ……71
- アカシジア……266
- 悪性症候群……96, 98, 266
- アシドーシス……27, 158
- アセトン臭……158
- 圧痕……60
- アップルコアサイン……135
- アテローム血栓性脳梗塞……66, 158
- アドヒアランス……151
- アフタ……147
- アルカローシス……27
- アルドステロン……177
- アルブミン……238
- 安静療法……195

### い

- 胃……104
- ——がん……103, 106
- 易感染性……242
- 息切れ……54
- 意識障害……54, 67, 77, 83
- ——の程度の評価……68, 84, 85
- 胃体部……104
- 一次運動野……64
- 胃底部……104
- イレウス……109, 113, 114, 137
- インスリン……154, 155, 161
- 咽頭……2, 16
- インフルエンザ菌……4

### う

- ウィリス動脈輪……65, 74, 76
- ウインスロー孔……113
- ウェアリングオフ(wearing off)現象 96, 98
- 右脚……51
- 齲歯……197
- 右心室……50
- 右心不全……53
- 右心房……50
- 運動神経……65
- 運動療法……34, 45, 123, 161, 229

### え

- 栄養療法……151
- 会陰裂傷……274
- 液化酸素(親・子器)……32
- 腋窩リンパ節郭清……253
- エストロゲン……249, 271
- エリスロポエチン……180, 239
- 嚥下性(誤嚥性)肺炎……13, 71, 92
- 炎症……111
- 延髄……91
- 円背……218
- エンピリック(経験的)治療……8

### お

- 横隔膜……26
- 黄疸……120, 125
- 嘔吐……22
- オキシトシン……271
- 悪心……22, 245
- 悪阻(つわり)……272
- オッディ括約筋……144
- 温罨法……234

### か

- 外呼吸……26
- 咳嗽……4, 6, 12, 19, 28
- 回腸……144
- 開頭術……80
- 外反母趾……227
- 潰瘍性大腸炎……146
- カウプ指数……196
- 化学受容器……27
- 化学療法……21, 108, 136, 243, 245, 253
- 下気道……2, 16
- 喀痰……4, 6, 12, 19, 28
- 拡張期……52
- 下垂体前葉……249
- ガス交換……2, 26, 51
- 滑膜……201, 224
- 寡動……94
- 仮面様顔貌……94
- 下葉……3
- 顆粒球……238
- カルディオバージョン……48
- 寛解……229, 243
- 感覚神経……65
- 肝鎌状間膜……118
- 換気……26
- 眼球突出……172
- 間欠性跛行……158
- 肝硬変……117, 120
- 寛骨……200
- ——臼……200
- 間質性肺炎……4, 12, 22, 231
- 患者指導……24, 221, 231
- 肝腫大……125
- 肝障害……22
- 肝小葉……119
- 乾性咳嗽……12
- 肝性脳症……120
- 関節……224
- ——可動域(ROM)……208
- ——軟骨……224
- ——リウマチ……223, 226
- 肝臓……118, 155
- 灌注排便法……139
- 冠動脈……39
- ——インターベンション(PCI)……44
- ——バイパス術……44
- カントリー線……118
- 間脳……64
- 肝脾腫……242
- 関連痛……215

### き

- 気管……2, 16
- 気管支……2, 16
- ——拡張薬……33
- 気管支鏡検査……20
- 偽関節……203
- 気管内吸引……35
- 気管軟骨……2, 16
- 起座位……61
- キサンチン製剤……33
- キサントクロミー……87
- 気道……2, 16
- ——抵抗……26
- ——のクリアランス作用……2
- 逆流性食道炎……112
- 吸引……35
- 急性冠症候群(ACS)……40
- 急性骨髄性白血病(AML)……240
- 急性リンパ芽球性白血病(ALL)……240
- 吸入……35
- 橋……27, 91
- 仰臥位……61
- 胸郭……212
- 胸腔……3
- ——ドレーン……23
- 胸骨角……2, 16
- 胸鎖乳突筋……26
- 胸水……19
- 胸椎……212
- 胸痛……5, 6
- 胸膜……16

| | | |
|---|---|---|
| 胸腰椎圧迫骨折 …………………… 211 | 牽引療法 ………………………… 204 | 骨髄抑制 ……………………… 22, 245 |
| 虚血性心疾患 ………………… 53, 156 | 幻覚 ……………………………… 261 | 骨折 ……………………………… 202 |
| キリップ(Killip)分類 ……………… 42 | 言語聴覚士 ………………………… 72 | 骨粗鬆症 ………… 202, 215, 218, 228 |
| 禁煙指導 …………………………… 33 | 腱鞘炎 …………………………… 228 | 骨転移 ……………………… 21, 215 |
| 筋固縮 …………………………… 92, 94 | | 骨盤 ………………… 200, 201, 212 |
| 筋線維 …………………………… 51 | こ | 骨リモデリング ………………… 218 |
| | 好塩基球 ………………………… 238 | コルセット ……………………… 217 |
| く | 構音障害 ……………………… 70, 72 | |
| 区域気管支 …………………… 2, 16 | 交感神経 ………………………… 65 | さ |
| 空腸 ……………………………… 144 | ──幹 ……………………………… 17 | サードスペース ………………… 110 |
| クーリング ………………………… 24 | ──系 ……………………………… 54 | サーファクタント ………………… 3 |
| クスマウル呼吸 ……………… 14, 158 | 抗凝固療法 ………………………… 69 | 再灌流療法 ………………………… 44 |
| 口すぼめ呼吸 ………………… 29, 34 | 口腔ケア …………………………… 71 | 細気管支 ……………………… 2, 16 |
| クモ状血管腫 …………………… 125 | 口腔内・鼻腔内吸引 ……………… 35 | 細菌性肺炎 ……………………… 5, 12 |
| クモ膜 ……………………………… 74 | 高血圧 …………………………… 53, 66 | 採血 ……………………………… 246 |
| クモ膜下出血(SAH) ………… 73, 76 | 抗血小板療法 ……………………… 69 | 臍帯血移植 ……………………… 243 |
| クラミジア ………………………… 4 | 高血糖 …………………………… 158 | 在宅酸素療法(HOT) …………… 31 |
| クリーンルーム ………………… 244 | 抗コリン薬 ………………………… 33 | サイトカイン …………………… 226 |
| グリコーゲン ……………… 119, 155 | 好酸球 …………………………… 238 | サイフォン ………………………… 86 |
| グリソン鞘 ……………………… 118 | 甲状腺 …………………………… 166 | サイログロブリン ……………… 166 |
| グルカゴン ……………………… 154 | ──機能亢進症 ………… 165, 168 | 杯細胞 …………………………… 16 |
| グルコース ……………………… 155 | ──クリーゼ ………………… 169 | 左脚 ………………………………… 51 |
| グレーフェ(Graefe)徴候 ……… 169 | 後上腸骨稜 ……………………… 242 | 坐骨 ……………………………… 200 |
| グレブス病(Graves' dissease) … 168 | 甲状軟骨 ………………………… 166 | 左心系 ……………………………… 50 |
| クローン病 ………………… 143, 146 | 抗精神病薬 ……………………… 265 | 左心室 ……………………………… 50 |
| グロブリン ……………………… 238 | 叩打痛 …………………………… 215 | 左心不全 ………………………… 53 |
| | 好中球 ……………………… 24, 238 | 左心房 ……………………………… 50 |
| け | 喉頭 ………………………… 2, 16 | 嗄声 ……………………… 19, 166 |
| 脛骨 ……………………………… 225 | 後頭葉 ……………………………… 64 | 酸塩基平衡 ……………………… 182 |
| 経静脈的血栓溶解療法(IVCT) … 44 | 口内炎 ……………………… 22, 244 | 産褥 ……………………………… 276 |
| 頸静脈 ……………………………… 59 | 後負荷 ……………………………… 52 | 三尖弁 …………………………… 38, 51 |
| ──怒張 ………………… 54, 59 | 後腹膜 …………………………… 130 | 酸素 ………………………………… 3 |
| 頸椎 ……………………………… 212 | ──腔 ……………………… 188 | ──解離曲線 …………………… 10 |
| 経皮的冠動脈内血栓溶解療法(PTCR) … 44 | 項部硬直 ……………………… 77, 82 | ──吸入療法 …………………… 10 |
| 経皮的動脈血酸素飽和度(SpO$_2$) … 244 | 硬膜 ………………………………… 74 | ──濃縮器 ……………………… 32 |
| 血液 ……………………………… 238 | 肛門括約筋 ……………………… 130 | ──ボンベ ……………………… 32 |
| ──凝固因子 ………………… 238 | 誤嚥性肺炎 ………………… 13, 71, 92 | ──マスク ……………………… 11 |
| ──透析(HD) ………………… 182 | 股関節 ……………………… 200, 201 | ──流量計 ……………………… 12 |
| 血管内塞栓術 ……………………… 80 | 呼吸 ……………………………… 26 | |
| 血管攣縮 …………………………… 80 | ──運動 ………………………… 26 | し |
| 血漿 ……………………………… 238 | ──音聴診 ……………………… 9 | シーソー呼吸 …………………… 14 |
| 血小板 …………………………… 238 | ──音の評価 …………………… 9 | シートン法 ……………………… 150 |
| 楔状変形 ………………… 215, 216 | ──機能検査 …………………… 30 | 自家移植 ………………………… 243 |
| 血清クレアチニン(Cr)濃度 …… 178 | ──困難 ……… 6, 19, 31, 36 | 弛緩出血 ………………………… 275 |
| 血栓溶解療法 ……………………… 69 | ──中枢 ………………………… 26 | 敷石像 …………………………… 148 |
| 血痰 ……………………………… 19 | ──の観察 ……………………… 14 | 子宮 ……………………………… 270 |
| 血中尿素窒素(BUN) …………… 178 | ──補助筋 ……………………… 26 | 糸球体 …………………… 176, 188 |
| 結腸 ……………………………… 130 | ──リハビリテーション ……… 34 | ──濾過値(GFR) ……… 177, 189 |
| 血糖コントロール ……………… 160 | 呼吸器系 …………………………… 2 | 子宮復古不全 …………………… 277 |
| 血糖測定 ………………………… 162 | 黒質 ………………………………… 90 | 刺激伝導系 ……………………… 39, 51 |
| 血糖値 …………………………… 155 | 黒質線条体系 …………………… 259 | 思考障害 ………………………… 261 |
| ケトン体 ………………………… 119 | 骨塩定量検査 …………………… 219 | 脂質異常症 ……………………… 191 |
| 下痢 …………… 22, 112, 132, 147 | 骨髄移植 ………………………… 243 | 視床下核 …………………………… 90 |
| ケルニッヒ徴候 ……………… 77, 82 | 骨髄穿刺 ………………… 240, 246 | 視診 ……………………… 10, 251 |

| | | |
|---|---|---|
| ジスキネジア … 96, 98 | 心基部 … 50 | 水頭症 … 75, 79, 81 |
| ジストニア … 266 | 心筋 … 38 | 髄内釘 … 204 |
| 姿勢反射障害 … 94 | ──梗塞 … 37, 40 | 水分出納 … 60, 197 |
| シックデイ … 162 | 神経根 … 212 | 水泡音 … 9, 59 |
| 失語 … 72 | 神経細胞 … 258 | 髄膜 … 74 |
| ──症の分類 … 88 | 神経障害 … 158, 163 | ──炎 … 87 |
| 湿性咳嗽 … 12, 54 | 心原性ショック … 41 | ──刺激症状 … 77, 82 |
| 自動能 … 51 | 心原性脳梗塞 … 66 | 睡眠障害 … 92 |
| シナプス … 91, 258 | 人工関節置換術 … 230 | 頭蓋内圧 … 74 |
| しびれ … 219 | 人工肛門 … 138 | ──亢進 … 74, 81, 83 |
| 社会資源 … 61, 99, 194, 268 | 人工骨頭置換術 … 204 | スクイージング法 … 13 |
| 社会療法 … 264 | 心雑音 … 58 | すくみ足 … 95 |
| 斜角筋 … 26 | 心室 … 38 | スクラッチテスト … 125 |
| 尺骨 … 225 | ──期外収縮(VPC) … 41, 46 | 頭痛 … 82 |
| シャント … 183 | ──細動(VF) … 46 | ステルワーグ徴候(瞬目減少) … 169 |
| 縦隔 … 17 | ──性不整脈 … 41 | ステント留置術 … 44 |
| 収縮期 … 52 | ──中隔 … 38 | ストーマ … 136, 138 |
| 重炭酸イオン … 27 | ──頻拍(VT) … 46 | スパイログラム … 30 |
| 十二指腸 … 144 | 心疾患 … 66 | スパイロメータ … 30 |
| 終末細気管支 … 16 | 心周期 … 51 | スリル … 184 |
| 主気管支 … 16 | 腎症 … 158 | スワンガンツカテーテル … 42, 55 |
| 粥状動脈硬化 … 40 | 腎生検 … 192 | |
| 手術療法 … 21, 80, 109, 136, 206, 230, 254 | 新生児 … 275 | **せ** |
| 手術侵襲 … 110 | 振戦 … 92, 94 | 声音振盪 … 10 |
| 手掌紅斑 … 125 | 心尖部 … 50 | 生活技能訓練(SST) … 265 |
| 主膵管 … 154 | 心臓 … 38, 50 | 生活習慣病 … 66 |
| 腫脹 … 226 | ──カテーテル検査 … 42 | 正常圧水頭症 … 79 |
| 術後イレウス … 114 | ──弁膜症 … 53 | 正常分娩 … 269 |
| 術後補助化学療法 … 108 | ──リハビリテーション … 45 | 精神症状 … 92 |
| 授乳 … 248, 271 | 腎臓 … 176, 188 | 精神療法 … 264 |
| 腫瘍マーカー … 20, 135 | 靱帯断裂 … 225 | 声帯 … 16 |
| 循環血液量減少性ショック … 191 | 心タンポナーデ … 19 | 生物学的製剤 … 229 |
| 漿液 … 16 | 心電図 … 39, 43, 51 | 脊髄 … 212 |
| 上気道 … 2, 16 | 心嚢 … 38 | ──神経 … 65 |
| 小細胞がん … 20 | ──液 … 19, 38 | ──ドレナージ … 80 |
| 上大静脈 … 17 | 心拍出量 … 52 | 脊椎 … 212 |
| 小腸 … 144 | 心拍数 … 39 | ──圧迫骨折 … 215 |
| 小児ネフローゼ症候群 … 187 | 心不全 … 41, 49, 53 | 赤血球 … 238 |
| 小児白血病 … 237, 242 | 腎不全 … 178 | 摂食・嚥下障害 … 13, 71 |
| 小脳 … 64 | 心房 … 38 | ──のリハビリテーション … 71 |
| 漿膜 … 16 | ──中隔 … 38 | セミファーラー位 … 61 |
| 上葉 … 3 | 心膜腔 … 38 | セロトニン … 258 |
| 食事療法 … 56, 123, 151, 160, 195 | 腎門 … 176 | 線維性心膜 … 38 |
| 触診 … 10, 251 | | 線維素分解産物 … 242 |
| 食道 … 2 | **す** | 線維膜 … 201, 224 |
| 除細動 … 48 | 随意運動 … 90 | 仙骨 … 212 |
| 女性化乳房 … 125 | 膵液 … 144, 154 | 線条体 … 90 |
| 除脳硬直 … 68, 85 | 髄液 … 74 | 全層性肉芽腫性炎症 … 146 |
| 除皮質硬直 … 68, 85 | 膵管 … 144 | センチネルリンパ節生検 … 253 |
| 自律神経症状 … 92 | 髄腔内注射 … 246 | 蠕動運動 … 104 |
| シルビウス溝 … 64 | 髄質 … 188 | 前頭葉 … 64 |
| 腎盂 … 176, 188 | 膵臓 … 154 | 前負荷 … 52 |
| 心エコー検査 … 55 | 錐体外路系 … 90 | 線毛運動 … 2, 16 |
| 腎機能 … 178, 181, 189 | 錐体路 … 90 | |

## そ

- 早期離床 … 114
- 造血幹細胞 … 239
- 総胆管 … 144
- 僧帽弁 … 38
- 瘙痒感 … 126
- 側頭葉 … 64
- ソックスエイド … 234
- ソマトスタチン … 154

## た

- 体位ドレナージ … 13
- 体幹装具 … 217
- 対光反射 … 85, 86
- 代謝性アシドーシス … 180
- 体循環 … 51
- 代償機転 … 54
- 大静脈 … 38
- 体性感覚野 … 64
- 大腿骨 … 200
  - ──頚部骨折 … 199, 202
  - ──転子部骨折 … 199, 202
- 大腸 … 130, 145
  - ──がん … 129, 132
- 耐糖能障害 … 156
- 大動脈 … 38
  - ──弓 … 17
  - ──弁 … 38, 51
- 大脳 … 64
  - ──基底核 … 90
  - ──皮質 … 64
- 大肺胞上皮細胞 … 3
- 胎盤 … 271
- 多飲症 … 267
- ダグラス窩 … 113, 130
- 打診 … 125
- 脱臼 … 206
- 脱毛 … 24, 245
- ダルリンプル徴候（瞼裂開大）… 169
- 多列円柱線毛上皮 … 16
- 単球 … 238
- 胆汁 … 144
- 単純X線検査 … 216
- 淡蒼球 … 90
- 胆嚢 … 118
- タンパク尿 … 190
- ダンピング症候群 … 112, 115

## ち

- チアノーゼ … 10, 54, 197
- チェーン・ストークス呼吸 … 14, 83
- 知覚神経 … 214
- 恥骨 … 200
- 腟 … 270
- チャイルド・ピュー分類 … 122
- 虫垂 … 130
- 中脳 … 91
  - ──黒質 … 91
  - ──皮質系 … 259
  - ──辺縁系 … 259
- 中葉 … 3
- 超音波内視鏡検査 … 108
- 超音波ネブライザー … 35
- 長胸神経 … 249
- 腸骨 … 200
- 聴診 … 9, 58
- 腸蠕動音 … 113
- 直腸 … 130

## つ・て

- 椎間板 … 212
- 椎骨動脈 … 65, 74
- 槌趾変形 … 227
- 低血糖 … 163
- 低酸素血症 … 10
- 低タンパク血症 … 190
- 転移 … 19, 107, 135, 250

## と

- 洞（房）結節 … 51
- 頭蓋骨 … 74
- 洞結節 … 39
- 統合失調症 … 257, 260
- 瞳孔不同 … 83
- 橈骨 … 225
- 同種移植 … 243
- 透析療法 … 183
- 頭頂葉 … 64
- 疼痛 … 203, 226
  - ──コントロール … 215
- 糖尿病 … 153, 156
  - ──性腎症 … 178
  - ──足病変 … 162
- 動脈血酸素分圧（$PaO_2$）… 10
- 動脈血酸素飽和度（$SaO_2$）… 10
- 動脈血二酸化炭素分圧（$PaCO_2$）… 27
- 動脈硬化 … 40, 66
- 特発性細菌性腹膜炎（SBP）… 124
- 徒手筋力測定法（MMT）… 86, 219, 220
- 徒手リンパドレナージ（MLD）… 141
- ドパミン … 92, 258
- トライツ靭帯 … 144
- 努力様呼吸 … 10
- ドレーン … 86, 113
- トロンボポエチン … 239

## な

- 内頚動脈 … 65, 74
- 内呼吸 … 26
- 内視鏡的硬化薬注入療法（EIS）… 124
- 内視鏡的静脈瘤結紮術（EVL）… 124
- 軟膜 … 74

## に・ぬ

- ニコチン依存症 … 33
- 二酸化炭素 … 3
- 日内変動 … 227
- ニトログリセリン … 41
- ニボー … 114
- 乳管 … 248
- 乳がん … 247, 250
  - ──術後のリハビリテーション … 256
- 乳酸脱水素酵素 … 242
- 乳汁 … 270
- 乳腺 … 248
  - ──炎 … 277
  - ──葉 … 248
- 乳頭・乳輪マッサージ … 278
- 乳房 … 248, 270
  - ──温存手術 … 253
  - ──切除術 … 253
- ニューロン … 90, 258
- 尿検査 … 192
- 尿細管 … 176
- 尿毒症 … 180
- 尿崩症 … 79
- 妊娠 … 271
  - ──糖尿病 … 272
  - ──貧血 … 272

## ね

- ネフローゼ症候群 … 190
- ネフロン … 176, 188
- 捻挫 … 225
- 捻髪音 … 9

## の

- 脳 … 64, 74, 90
- 脳幹 … 64, 91
- 脳血管障害 … 76
- 脳梗塞 … 63, 65, 66, 80
- 脳室ドレナージ … 81
- 脳室腹腔シャント術 … 81
- 脳神経 … 65
- 脳脊髄液 … 74
- 脳槽ドレナージ … 81
- 脳卒中 … 66, 156
- 脳転移 … 21
- 脳動脈瘤 … 76
- 脳ヘルニア … 83
- ノーリア／スティーブンソン分類 … 56
- ノルアドレナリン … 258

283

## は

パーキンソニズム　93, 266
パーキンソン体操　100
パーキンソン病　89, 92
パーセンタイル値　196
肺　2, 16
　　――うっ血　53
　　――のコンプライアンス　26
パイエル板　144
肺炎　1, 4
肺炎球菌　4
肺がん　15, 18
肺容量減少術(LVRS)　31
肺循環　51
肺静脈　38, 50
肺尖部　17
排痰法　13
肺底　16
肺動脈　38, 50
　　――楔入圧(PCWP)　55
　　――弁　38, 51
排尿障害　22
排便障害　132
肺胞　3, 16
　　――性肺炎　4
肺門　16
廃用症候群　70
廃用性萎縮　217
ハウストラ　145
バウヒン弁　130, 144
拍出量　39
歯車現象　94
播種性血管内凝固症候群(DIC)　242
バスキュラーアクセス　183
バセドウ病　168
ばち指　29, 121
白血球　238
白血病　240
発熱　4, 6
ハッフィング法　13
波動法　126
羽ばたき振戦　120, 125
馬尾神経　212
バビンスキー徴候　94
バルーン血管形成術(POBA)　44
バルーン椎体形成術(BKP)　217
パルスオキシメータ　10, 30
バレー徴候　86
反回神経　16, 17, 19
パンコースト症候群　19
パンヌス　226

## ひ

ビア樽状胸郭　29
pH調節　27
ビオー呼吸　14
鼻腔　2, 16
　　――カニューラ　11
腓骨　225
　　――神経麻痺　206
尾骨　212
皮質　188
皮質症状　67
脾腫　126
鼻出血　244
非小細胞がん　20
ヒス束　39, 51
非ステロイド性抗炎症薬(NSAID)　229
必要エネルギー量　115
非定型肺炎　5
皮膚障害　22
肥満度　196
標準12誘導心電図　45, 46
ビリルビン　119
ビルロートⅠ・Ⅱ法　109
貧血　112, 242
頻脈　6

## ふ

ファーター乳頭　144, 154
ファーラー位　61
フェイススケール　219
フォレスター分類　42, 55
不均衡症候群　184
腹腔動脈　105
腹腔ドレーン　113
副交感神経　65
副甲状腺　166
複合的理学療法(CPT)　140
腹式呼吸　34
腹水　120, 124, 126
腹痛　132, 147
腹膜透析(PD)　182
腹膜播種　106
浮腫　22, 59, 191, 196
不随意運動　120
不随意筋　38
不整脈　46, 47
フットケア　164
部分的脾動脈塞栓術(PSE)　124
プラチナコイル　80
ブリストル便形状スケール　128
ブリンクマン指数　18, 28
プルキンエ線維　39, 51
プレパレーション　246
ブレブ　77
フローボリューム曲線　30
プロゲステロン　249, 271
プロラクチン　259, 271
分子標的治療薬　22, 136
分娩　274
噴門　104

## へ

閉塞性肺炎　19
ペインスケール　219
ペースメーカ　39, 67
$β_2$刺激薬　33
ヘパフィルター　244
ペプシノゲン　104
ペプシン　104, 145
ヘモグロビン　80, 102, 148, 182, 192, 238
ヘリコバクター・ピロリ　106
ベンチュリーマスク　11
便秘　22, 61, 95, 112, 128, 132, 182, 215, 267, 272
扁平肺上皮細胞　3
ヘンレループ　177, 188

## ほ

蜂窩織炎　140
放散痛　41
房室結節　39, 51
放射線宿酔　24
放射線療法　21, 108, 136, 243, 253
乏尿　54, 194
泡沫状喀痰　54
膨満感　114, 132, 142, 267
ボウマン嚢　176, 188
ポータブルトイレ　207
歩行器　207, 222
ボディイメージ　72, 174, 255
母乳　275, 278
ホメオスタシス　110
ポリペクトミー　136
ホルネル症候群　19
ホルモン　110, 154, 166
　　――療法　253

## ま

マイコプラズマ　4
マクロファージ　3, 40, 238
マッサージ　71, 234, 277
末梢血幹細胞移植　243
末梢神経障害　22, 163, 245
麻痺　86
慢性肝炎　120
慢性腎臓病(CKD)　175, 178
慢性腎不全(CRF)　175, 178
慢性閉塞性肺疾患(COPD)　25, 28
マンモグラフィ　252

## み

ミエロペルオキシダーゼ(MPO) ……240
ミオクローヌス …………………120
水中毒 ……………………………267
脈絡叢 ……………………………75

## む

ムーア(Moore)の侵襲 ……………111
ムーンフェイス …………………151
無気肺 ……………………19, 112
無動 ………………………92, 94

## め・も

メサンギウム細胞 …………176, 188
メズサの頭 ………………………125
メチシリン感受性黄色ブドウ球菌(MSSA) 5
メチシリン耐性黄色ブドウ球菌(MRSA) ……4
メビウス徴候 ……………………169
メルゼブルクの三徴候 ……………169
盲腸 …………………………130, 145
網膜症 ………………………158, 183
門脈 …………………………105, 118

## や・ゆ・よ

薬物療法 ……8, 32, 44, 69, 124, 150,
　　　　　　　161, 195, 229, 264
ヤコビー線 ………………………242
幽門 ………………………………104
輸血 ………………………………244
葉気管支 ……………………2, 16
腰椎 …………………………176, 212
　　──検査 ……………………242
　　──穿刺 ……………78, 246
　　──ドレナージ ………………81
ヨード ……………………………174

## ら

ラクナ梗塞 …………………66, 158
卵管 ………………………………270
ランゲルハンス島 ………………154
卵巣 ………………………………270

## り

リウマチ体操 ……………………233
リーチャー ………………………234
リザーバー付き酸素マスク ……11
離脱症候群 ………………………193
リハビリテーション
　　………70, 96, 207, 217, 229, 255
輪状軟骨 ……………………16, 166
リンパ ………………17, 105, 131
　　──浮腫 …………137, 140, 255
リンパ球 …………………………238
リンパ節郭清 ………………108, 137

## る・れ

ルーワイ法 ………………………109
レヴィ小体 ………………………92
レジメン …………………………136
レニン・アンジオテンシン・アルドステロン系(RAAS) …………………54

## ろ

瘻孔 …………………………146, 150
労作時呼吸困難 …………………28
漏斗下垂体系 ……………………259
ローレル指数 ……………………196
肋間上腕神経 ……………………249
濾胞構造 …………………………166

## わ

ワルダイエル咽頭輪 ……………2
腕神経叢 …………………………17

# 欧文・略語

## A

A-DROP ……………………………7
AAA(aromatic amino acid) ………122
ACC(American College of Cardiology) ……………………57
ACE(angiotensin converting enzyme) …………………58, 182
ACEI(angiotensin converting enzyme inhibitor) ……………………193
Acom(anterior communicating artery) ………………………76
ACR(American college of rheumatology) ………………228
ACS(acute coronary syndrome) ……40
ADH(antidiuretic hormone) ………177
ADL(activities of daily living)
　　………34, 67, 80, 96, 173, 230
AEL(acute erythroleukemia) ……240
AFP(alpha-fetoprotein) ……108, 122
AHA(American Heart Association)
　　…………………………39, 57
AIDS(acquired immunodeficiency syndrome) ……………………5
AIH(autoimmune hepatitis) ………121
Alb(albumin) …………………55, 80
ALL(acute lymphoblastic leukemia)
　　…………………………………240
ALT(alanine aminotransferase) ……55
AMegL(acute megakaryoblastic leukemia) ……………………240
AML(acute myelogenous leukemia)
　　…………………………………240
AMMoL(acute myelomonoblastic leukemia) ……………………240
AMoL(acute monocytic leukemia) 240
APD(automated peritoneal dialysis)
　　…………………………………183
APL(acute promyelocytic leukemia)
　　…………………………………240
ARB(angiotensin Ⅱ receptor blocker)
　　………………………58, 182, 193
ASO(arteriosclerosis obliterans) ……158
AST(aspartate aminotransferase)
　　………………………42, 55, 120
ATP(adenosine triphosphate) ……120

## B

BCAA(branched chain amino acid)
　　…………………………………122
BMI(body mass index) …120, 267, 273
BNP(brain natriuretic peptide) ……55
BTR(branched chain amino acids/tryosin molar ratio) ……………123
BUN(blood urea nitrogen) ……7, 178
B型肝炎ウイルス …………………124
B細胞 ………………………………240

## C

Ca(calcium) …………………18, 167
CA125(carbohydrate antigen125)
　　…………………………………108
CA19-9(carbohydrate antigen19-9)
　　……………………………108, 135
CAG(coronary angiography) ………39
CCU(coronary care unit) …………182
CDAI(Crohn's disease activity index)
　　…………………………………148
CEA(carcinoembryonic antigen)
　　……………………20, 108, 135
CHDF(continuous hemodiafiltration)
　　…………………………………182
CHS(compression hip screw) ……204
CI(cardiac index) ……………42, 55
CK(creatine kinase) ………………55
CK-MB(creatine kinase MB) ………42
CKD(chronic kidney disease) ……178
CM(carpometacarpal joint) ………225
CO(cardiac output) ………………52
$CO_2$(carbon dioxide) ……………120
　　──ナルコーシス………………32
CoA(coenzyme A) …………………120
COMT(catechol-O-methyltransferase) 97
COPD(chronic obstructive pulmonary disease) ……………………25, 28
CPK(creatine phosphokinase) 55, 266
CPT(complex physical therapy) …140

Cr(creatinine) ……………………… 177
CRP(C reactive protein) … 6, 148, 227
CSF(cerebrospinal fluid) …………… 75
CT(computed tomography)
　… 20, 55, 67, 78, 94, 108, 122, 135, 148,
　　181, 203, 216, 227, 242, 252, 260
CTR(cardiothoracic radio) ………… 55
CVP(central venous pressure) …… 53
CYFRA21(soluble cytokeratin 21-1
　fragments) ……………………… 20
C型肝炎ウイルス ………………… 124, 244

## D
DAS28-ESR ………………………… 232
DCI(dopa-decarboxylase inhibitor) 96
DIC(disseminated intravascular
　coagulation) …………………… 240
DIP(distal interphalangeal joint) … 225
DMARD(disease modifying anti-
　rheumatic drug) ……………… 229
DPP-4(dipeptidyl peptidase-4) … 161
DSA(digital subtraction
　angiography)
　………………………………………… 78
DSM-5 ……………………………… 264

## E
ED(extensive disease) …………… 20
EIS(endoscopic injection
　sclerotherapy) ………………… 124
EMR(endoscopic mucosal resection)
　……………………………… 108, 136
ESA(erythropoiesis stimulating
　agents) ………………………… 182
ESD(endoscopic submucosal
　dissection) ……………… 108, 136
ESR(erythrocyte sedimentation rate)
　……………………………… 148, 227
ETV(entecavir) …………………… 124
EULAR(the European league against
　rheumatism) …………………… 228
EUS(endoscopic ultrasound) 108, 135
EVL(endoscopic variceal ligation) 124

## F
FAB(French American British)
　……………………………… 240, 241
FBS(fasting blood sugar) ………… 159
FDP(fibrin and fibrinogen degradation
　product) ………………………… 242
FFA(free fatty acid) ……………… 155
FT₃(free triiodothyronine) ……… 167
FT₄(free thyroxine) ……………… 167
FVC(forced vital capacity) ……… 30

FXTAS(Fragile X tremor-ataxia
　syndrome) ……………………… 93

## G
G-CSF(granulocyte colony
　stimulating factor) …………… 239
GA(glycoalbumin) ………………… 159
GAD(glutamic acid decarboxylase)
　……………………………………… 157
GCS(Glasgow Coma Scale) 68, 78, 85
GFR(glomerular filtration rate)
　……………………………… 177, 189
GIP(gastric inhibitory polypeptide)
　……………………………………… 104
GLP-1(glucagon-like peptide 1) … 161
GM-CSF(granulocyte macrophage
　colony stimulating factor) … 239
GnRH(gonadotropin releasing
　hormone) ……………………… 249

## H
H-FABP(heart type fatty acid-binding
　protein) ………………………… 42
hANP(human atrial natriuretic
　peptide) ………………………… 55
Hb(hemoglobin) … 55, 80, 148, 238, 272
HbA1c(hemoglobin A1c) ………… 159
HD(hemodialysis) ………………… 182
HDL(high density lipoprotein) …… 69
HDS-R(revised Hasegawa dementia
　scale) …………………………… 67
HER2(human EGFR-related 2) … 253
HLA(human leukocyte antigen) … 157
HLA-Bw35(human leukocyte antigen
　Bw35) …………………………… 169
HMG-CoA(hydroxy-methylglutaryl-
　CoA) …………………………… 193
HOT(home oxygen therapy) …… 31
HRCT(high-resolution computed
　tomography) …………………… 30
Ht(hematocrit) …………… 148, 272
Hunt and Kosnik分類 …………… 78

## I
I-ROAD ……………………………… 7
IA-2(insulinoma-associated
　antigen-2) ……………………… 157
IAA(insulin autoantibody) ……… 157
IABP(intra-aortic balloon pumping) 42
IBD(inflammatory bowel diseases)
　……………………………………… 146
IC-PC(internal carotid-posterior
　communicating artery) ……… 76
ICA(islet cell antibody) ………… 157

ICD-10 ……………………………… 263
ICG(indocyanine green) ………… 122
ICP(intracranial pressure) ……… 74
ICU(intensive care unit) ………… 182
IFN(Interferon) …………………… 124
IgE(immunoglobulin E) ………… 238
IgG(immunoglobulin G) ………… 191
IL-6(interleukin-6) ……………… 229
IOIBD(International Organization for
　the Study of Inflammatory Bowel
　Disease) ………………………… 148
IP(interphalengeal joint) ………… 225
IVCT(intravenous coronary
　thrombolysis) …………………… 44

## J・K・L
JCS(Japan Coma Scale) ……… 68, 84
LD(limited disease) ……………… 20
LDH(lactic dehydrogenase) … 42, 242
LDL(low density lipoprotein) …… 69
LMV(lamivudine) ………………… 124
LVG(left ventriculography) …… 42
LVRS(lung volume reduction
　surgery) ………………………… 31

## M
M-CSF(macrophage colony
　stimulating factor) …………… 239
MAO-B(monoamine oxidase B) … 97
MCA(middle cerebral artery) …… 76
MDS(myelodysplastic syndrome) 241
mHAQ(modified health assessment
　questionnaire) ………………… 232
MLD(manual lymph drainage) … 140
MMP-3(matrix metalloproteinase-3)
　……………………………………… 227
MMSE(mini mental state
　examination) …………………… 67
MP(metacarpophalangeal joint) … 225
MPD(myeloproliferative disorders)
　……………………………………… 241
MPO(myeloperoxdase) ………… 240
MRA(magnetic resonance
　angiography) ………… 67, 78, 122
MRI(magnetic resonance imaging)
　………… 20, 55, 67, 94, 122, 135, 148,
　　　　　203, 216, 227, 252, 260
MRSA(methicillin resistant
　Staphylococcus aureus) ……… 4, 7
MSSA(methicillin sensitive
　Staphylococcus aureus) ……… 5
MTP(metatarsophalangeal joint) … 225
MTX(methotrexate) …………… 229

## N

- Na(natrium) ······················ 54, 124
- NAD(nicotinamide adenine dinucleotide) ···················· 120
- NBI(narrow band imaging) ···· 108, 135
- NGSP値(National Glycohemoglobin Standardization Program) ······· 159
- NK細胞(natural killer cell) ············ 238
- NMR(nuclear magnetic resonance) ······················ 181
- NOS(not otherwise specified) ····· 241
- NPH(normal pressure hydrocephalus) ·················· 81
- NRS(numeric rating scale) ·········· 219
- NSAID(non-steroidal anti-inflammatory drug) ············ 146, 229
- NSE(neuron specific enolase) ······ 20
- NST(nutritional support team) ···· 151
- NYHA(New York Heart Association)分類 ························· 53

## O

- OGTT(oral glucose tolerance test) ······················ 159
- OK-432(Okamoto-Koshimura432) ······················ 108

## P

- P(phosphorus) ······················ 167
- P-Ⅲ-P(procollagen-Ⅲ-peptide) ····· 122
- $PaCO_2$(partial pressure of arterial carbon dioxide) ················ 27
- Paget病 ···································· 252
- $PaO_2$(partial pressure of arterial oxygen) ····················· 6, 27
- PCI(percutaneous coronary intervention) ················· 44
- $PCO_2$(carbon dioxide partial pressure) ····················· 26
- PCWP(pulmonary capillary wedge pressure) ···················· 42, 55
- PD(peritoneal dialysis) ·············· 182
- PDE(phosphodiesterase) ············ 56
- PET(positron emission tomography) ················ 20, 135, 263
- $PGI_2$(prostaglandin $I_2$) ·············· 79
- pH(hydrogen ion exponent) ················ 27, 130, 189
- PIP(proximal interphalangeal joint) ······················ 225
- PIVKA-Ⅱ(protein induced by vitamin Kabsenceorantagonist Ⅱ) ········· 122
- PKAN(Pantothenate kinase-associated neurodegeneration) ···· 93
- PLT(platelet〈count〉) ················ 148
- $PO_2$(oxygen partial pressure) ······· 26
- POBA(plain oldballoon angioplasty) ······················ 44
- Pro-GRP(pro-gastrin-releasing peptide) ······················ 20
- PSE(partial splenic embolization) 124
- PSK(polysaccharide kureha) ······· 108
- PSP(phenolsulfonphthalein) ········ 181
- PTA(percutaneous transluminal angioplasty) ··················· 81
- PTCA(perucutaneous transluminal coronary angioplasty) ·········· 44
- PTCR(percutaneous transluminal coronary recanalization) ········· 44
- PTH(parathyroid hormone) ················ 167, 177, 182

## Q・R

- QOL(quality of life) ················ 34, 45, 57, 96, 139, 149, 218
- R-Y法(Roux-en-Y anastomosis) ··· 109
- RA(rheumatoid arthritis) ············ 226
- RAAS(renin angiotensin aldosterone system) ····················· 54
- RBC(red blood cell〈count〉) ········ 148
- RF(rheumatoid factor) ··············· 227
- ROM(range of motion) ···· 70, 208, 217
- rt-PA(recombinant tissue plasminogen activator) ············ 81

## S

- SAH(subarachnoid hemorrhage) ···· 76
- SBP(spontaneous bacterial peritoniti) ····················· 124
- SBチューブ(Sengstaken-Blakemore Tube) ························ 124
- SCC(squamous cell carcinoma) ··· 20
- SGLT2(sodium glucose cotransporter2) ················· 161
- SLX(sialyl Lewis X-l antigen) ······· 20
- SPECT(single photon emission computed tomography) ··········· 263
- $SpO_2$(percutaneous oxygen saturation) ·················· 6, 32
- SST(social skills training) ············ 265
- ST(speech-language-hearing therapist) ····················· 72
- Steinbrocker分類 ·························· 228

## T・U

- T-Bil(total bilirubin) ·················· 55
- $T_3$(triiodothyronine) ················ 166
- $T_4$(thyroxine) ······················ 166
- TCD(transcranial doppler) ············ 78
- TG(triglyceride) ······················ 69
- TIA(transient ischemic attack) ····· 66
- TNF(tumor necrosis factor) ········ 229
- TNM(tumor nodes metastases) ························ 20, 251
- TnT(troponin T) ······················ 55
- TP(total protein) ·················· 55, 80
- TRAb(TSH receptor antibody) ····· 168
- TRH(thyrotropin releasing hormone) ······················ 167
- TSH(thyroid stimulating hormone) ······················ 166
- T細胞 ····························· 238, 240

## V

- VAS(visual analogue scale) ··· 219, 232
- VF(ventricular fibrillation) ············ 46
- VIP(vasoactive intestinal polypeptide) ··················· 104
- VPC(ventricular Premature contraction) ················ 46, 47
- VT(ventricular tachycardia) ·········· 46

## W・X

- WBC(white blood cell) ··············· 148
- WFNS(World Federation of Neurological Surgeons) ············ 78
- WHO(World Health Organization) ······················ 240, 263
- WHO分類 ····························· 241

## Y・Z

- YAM(young adult mean) ············· 218

## 数字

- 1回拍出量 ····························· 52
- 1秒率(FEV1%:percentage of forced expiratory volumein one second) ······················ 30, 31
- 1秒量(FEV1:forced expiratory volume in one second) ······················ 30
- 3D-CTA(3D computed tomography angiography) ················ 67, 78
- $^{99m}$Tc-PYP(technetium-99m pyrophosphate) ················ 42

**プチナースBOOKS**

**アセスメントに使える**

**疾患と看護の知識**

| | |
|---|---|
| 2016年1月25日　第1版第1刷発行 | 編　集　池西　静江、小山　敦代、 |
| 2018年7月10日　第1版第2刷発行 | 　　　　西山　ゆかり |
| | 発行者　有賀　洋文 |
| | 発行所　株式会社　照林社 |
| | 〒112-0002 |
| | 東京都文京区小石川2丁目3-23 |
| | 電話　03-3815-4921（編集） |
| | 　　　03-5689-7377（営業） |
| | http://www.shorinsha.co.jp/ |
| | 印刷所　大日本印刷株式会社 |

- 本書に掲載された著作物(記事・写真・イラスト等)の翻訳・複写・転載・データベースへの取り込み、および送信に関する許諾権は、照林社が保有します。
- 本書の無断複写は、著作権法上の例外を除き禁じられています。本書を複写される場合は、事前に許諾を受けてください。また、本書をスキャンしてPDF化するなどの電子化は、私的使用に限り著作権法上認められていますが、代行業者等の第三者による電子データ化および書籍化は、いかなる場合も認められていません。
- 万一、落丁・乱丁などの不良品がございましたら、「制作部」あてにお送りください。送料小社負担にて良品とお取り替えいたします。(制作部 0120-87-1174)

検印省略（定価はカバーに表示してあります）
ISBN978-4-7965-2368-4
©Shizue Ikenishi, Atsuyo Koyama, Yukari Nishiyama/2016/Printed in Japan